病 理 学

（第2版）

U0202891

（供护理学类专业用）

主　编　齐洁敏　董志恒
副主编　姜晓刚　董孟华　佘　颜　胡　敏　李能莲
编　者　（以姓氏笔画为序）

于慧玲（内蒙古医科大学）

王瑶瑶（贵州中医药大学）

卢小敏（湖南医药学院）

仲丽丽（黑龙江中医药大学）

刘春花（江西中医药大学）

齐洁敏（承德医学院）

纪海茹（承德医学院）

李能莲（甘肃中医药大学）

杨志鸿（昆明医科大学）

杨雯娟（大理大学）

佘　颜（湖南中医药大学）

周晓红（河北中医学院）

周铁军（西南医科大学）

胡　敏（安徽中医药大学）

姜晓刚（济宁医学院）

董志恒（北华大学）

董孟华（滨州医学院）

秘　书　纪海茹（兼）

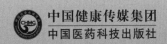
中国健康传媒集团
中国医药科技出版社

内 容 提 要

本教材为"普通高等医学院校护理学类专业第二轮教材"之一，系根据本套教材编写的总体原则、要求以及病理学课程教学大纲的基本要求和课程特点编写而成。本教材共有十七章。总论为第一章至第五章，为普通病理学，阐述不同疾病的共同病变和疾病发生发展的共同规律（共性）。各论为第六章至第十六章，为系统病理学，阐述各种疾病的特点（个性）。第十七章介绍临床病理基础知识。本教材具有内容条目化、文字简洁化，引入较多的彩图和比较归纳表，更利于理解和记忆的特点。本教材为书网融合教材，即纸质教材有机融合电子教材、教学配套资源（PPT、微课、视频、图片等）、题库系统、数字化教学服务（在线教学、在线作业、在线考试）。

本教材主要供普通高等医学院校护理学类专业教学使用，也可作为护士执业资格考试、研究生入学考试、进修等的参考用书。

图书在版编目（CIP）数据

病理学/齐洁敏，董志恒主编.—2版.—北京：中国医药科技出版社，2022.8
普通高等医学院校护理学类专业第二轮教材
ISBN 978–7–5214–3224–4

Ⅰ.①病…　Ⅱ.①齐…　②董…　Ⅲ.①病理学–医学院校–教材　Ⅳ.①R36

中国版本图书馆 CIP 数据核字（2022）第 081561 号

美术编辑　陈君杞
版式设计　友全图文

出版　**中国健康传媒集团**｜中国医药科技出版社
地址　北京市海淀区文慧园北路甲 22 号
邮编　100082
电话　发行：010–62227427　　邮购：010–62236938
网址　www.cmstp.com
规格　889mm×1194mm $^1/_{16}$
印张　21 $^1/_2$
字数　621 千字
初版　2016 年 8 月第 1 版
版次　2022 年 8 月第 2 版
印次　2022 年 8 月第 1 次印刷
印刷　三河市万龙印装有限公司
经销　全国各地新华书店
书号　ISBN 978–7–5214–3224–4
定价　**86.00 元**

获取新书信息、投稿、为图书纠错，请扫码联系我们。

为了贯彻《中共中央、国务院中国教育现代化2035》"加强创新型、应用型、技能型人才培养规模"的战略任务要求，落实《国务院办公厅关于加快医学教育创新发展的指导意见》，紧密对接新医科建设对医学教育改革的新要求，满足新时代医疗卫生事业对人才培养的新需求，中国医药科技出版社在教育部、国家药品监督管理局的领导下，通过走访主要院校对2016年出版的全国普通高等医学院校护理学类专业"十三五"规划教材进行了广泛征求意见，有针对性地制定了第2版教材的出版方案，旨在赋予再版教材以下特点。

1.立德树人，融入课程思政

把立德树人贯穿、落实到教材建设全过程的各方面、各环节。课程思政建设应体现在知识技能传授中厚植爱国主义情怀，加强品德修养、增长知识见识、培养奋斗精神灌输，不断提高学生思想水平、政治觉悟、道德品质、文化素养等。医学教材着重体现加强救死扶伤的道术、心中有爱的仁术、知识扎实的学术、本领过硬的技术、方法科学的艺术的教育，培养医德高尚、医术精湛的人民健康守护者。

2.精准定位，培养应用人才

体现《国务院办公厅关于加快医学教育创新发展的指导意见》"立足基本国情，以服务需求为导向，以新医科建设为抓手，着力创新体制机制，分类培养研究型、复合型和应用型人才"的医学教育目标，结合医学教育发展"大国计、大民生、大学科、大专业"的新定位，注重人才培养应从疾病诊疗提升拓展为预防、诊疗和康养，以健康促进为中心，服务生命全周期、健康全过程的转变，精准定位教材内容和体系。教材编写应体现以医疗卫生事业需求为导向，以岗位胜任力为核心，以培养医工、医理、医文学科交叉融合的高素质、强能力、精专业、重实践的本科护理人才培养目标。

3.适应发展，优化教材内容

教材内容必须符合行业发展要求：体现医疗机构对护理人才在临床实践能力、沟通交流能力、服务意识和敬业精神等方面的要求；体现临床程序贯穿于教学的全过程，培养学生的整体临床意识；体现国家相关执业资格考试的有关新精神、新动向和新要求；注重吸收行业发展的新知识、新技术、新方法，体现学科发展前沿，并适当拓展知识面，为学生后续发展奠定必要的基础；满足以学生为中心而开展的各种教学方法的需要，充分发挥学生的主观能动性。

4.遵循规律，注重"三基""五性"

教材内容应注重"三基"（基本知识、基础理论、基本技能）、"五性"（思想性、科学性、先进性、启发性、适用性）；"内容成熟、术语规范、文字精炼、逻辑清晰、图文并茂、易教易学"；注意"适用性"，即以普通高等学校医学教育实际和学生接受能力为基准编写教材，满足多数院校的教学需要。

5.创新模式，提升学生能力

在不影响教材主体内容的基础上要保留"案例引导""学习目标""知识链接""目标检测"模块，去掉"知识拓展"模块。进一步优化各模块的内容，培养学生理论联系实践的实际操作能力、创新思维能力和综合分析能力；增强教材的可读性和实用性，培养学生学习的自觉性和主动性。

6.丰富资源，优化增值服务内容

搭建与教材配套的中国医药科技出版社在线学习平台"医药大学堂"（数字教材、教学课件、图片、视频、动画及练习题等），实现教学信息发布、师生答疑交流、学生在线测试、教学资源拓展等功能，促进学生自主学习。

本套教材凝聚了省属院校高等教育工作者的集体智慧，体现了凝心聚力、精益求精的工作作风，谨此向有关单位和个人致以衷心的感谢！

尽管所有参与者尽心竭力、字斟句酌，教材仍然有进一步提升的空间，敬请广大师生提出宝贵意见，以便不断修订完善！

普通高等医学院校护理学类专业第二轮教材

建设指导委员会

李惠萍（安徽医科大学）　　　　杨　渊（湖南医药学院）

肖洪玲（天津中医药大学）　　　宋维芳（山西医科大学汾阳学院）

张　瑛（长治医学院）　　　　　张凤英（承德医学院）

张春玲（贵州中医药大学）　　　张银华（湖南中医药大学）

陈　廷（济宁医学院）　　　　　武志兵（长治医学院）

罗　玲（重庆医科大学）　　　　金荣疆（成都中医药大学）

周谊霞（贵州中医药大学）　　　单伟颖（承德护理职业学院）

房民琴（三峡大学第一临床医学院）　孟宪国（山东第一医科大学）

赵　娟（承德医学院）　　　　　赵秀芳（四川大学华西第二医院）

赵春玲（西南医科大学）　　　　柳韦华（山东第一医科大学）

钟志兵（江西中医药大学）　　　钟清玲（南昌大学）

洪静芳（安徽医科大学）　　　　徐　刚（江西中医药大学）

徐旭东（济宁医学院）　　　　　徐富翠（西南医科大学）

郭先菊（长治医学院）　　　　　黄文杰（湖南医药学院）

龚明玉（承德医学院）　　　　　章新琼（安徽医科大学）

梁　莉（承德医学院）　　　　　彭德忠（成都中医药大学）

董志恒（北华大学基础医学院）　蒋谷芬（湖南中医药大学）

雷芬芳（邵阳学院）　　　　　　潘晓彦（湖南中医药大学）

魏秀红（潍坊医学院）

数字化教材编委会

病理学是通过研究疾病的病因、发病机制、病理变化和转化规律，阐明疾病本质的医学科学。本课程重点阐述疾病过程中，机体细胞、组织和器官的病理变化，从而对疾病的预防、诊断、治疗和预后发挥重要的指导作用。对本课程的基本知识、基本理论和基本技能的学习，可为培养从事护理专业应用型人才打下坚实的基础。

为了切实满足护理行业应用型人才的培养需求，我们结合普通高等医学院校护理学类专业的教学需要，紧跟学科研究进展，对上一版教材进行修订。本教材的编写团队成员来自全国16所高等医学院校，均为病理学教学、科研及临床病理诊断一线的骨干教师和专家教授，具有丰富的病理学教学和临床病理经验，且对学科发展动态十分了解，为本教材的编写奠定了基础。

本次修订，继续坚持"三基"（基本理论、基本知识、基本技能）和"五性"（思想性、科学性、启发性、先进性、实用性）的编写宗旨，进一步优化教材结构，丰富教材内容，以满足培养从事护理行业应用型人才的需求；在传授基本知识的基础上，密切结合护理临床，力求反映病理学的最新研究进展和发展方向。各模块的设置提升了教材内容的可读性和实用性：章首设有"学习目标"，目的是首先明确本章需掌握、熟悉、了解的内容和要求；"学习目标"后设有"案例引导"，有利于提高学生的学习兴趣和效率；章内设有"知识链接"，将病理学新概念、新理论和新发展方向相关内容融入教材；章后设有"目标检测"习题和答案，用于检验学习成果、强化重点知识应用；章末有思维导图式的"本章小结"，帮助学生系统梳理知识框架，有利于加深理解和加强记忆。本教材在结构上，增加"思政元素"，体现"立德树人"的根本任务；在内容上，吐故纳新，去除陈旧知识，补充新知识，保持教材的先进性；在编写形式上，采用书网融合的方式，依托医药大学堂智能化教学服务平台，配套PPT、微课、习题库等数字化教学资源，使教材更加丰富和立体化。

本教材内容成熟，术语规范，文字精练，逻辑清晰，引入较多的彩图和比较归纳表，模块设置合理，配套资源丰富，易教易学，利于学生理解和记忆，体现了"以学生为中心"的教学理念。本教材主要供普通高等医学院校护理学类专业教学使用，也可作为护士执业资格考试、研究生入学考试、进修等的参考用书。

本教材共有十七章。总论为第一章至第五章，为普通病理学。阐述不同疾病的共同病变和疾病发生发展的共同规律（共性）。各论为第六章至第十六章，为系统病理学。阐述各种疾病的特点（个性）。第十七章介绍临床病理基础知识。

在编写过程中，各位编者精诚合作，怀揣高度的责任感，精益求精，但因水平所限，书中难免有疏漏、不尽如人意之处，恳切希望读者及同行赐教指正。

编　者
2022 年 5 月

目 录 CONTENTS

绪 论

PPT

📖 学习目标

1. **掌握** 病理学的概念；病理学的内容和任务；病理学在医学中的地位。
2. **熟悉** 病理学的研究方法。
3. **了解** 病理学的发展史。

➡ 案例引导

案例：患者，女性，59 岁。因发现右乳腺肿物十余天，来医院检查。查体：右乳外上象限有一肿块，大小约 1cm×2cm×2cm，边界欠清楚。

讨论：是否需要对该患者进行病理活检确诊？人体病理学的研究方法有哪些？

病理学（pathology）是研究疾病的病因（etiology）、发病机制（pathogenesis）、病理变化（pathological change）、结局和转归的一门医学基础学科。病理学的学习目的是认识和理解疾病的发生发展规律，掌握疾病的本质和特性，为临床诊断、治疗和预防提供理论基础。在临床医学实践中，病理学也是诊断疾病并为其治疗提供依据的最可靠方法之一。病理学与影像医学、检验医学一起，被称为临床医学的三大支柱。

一、病理学的内容和任务

病理学分为总论和各论两部分。总论包括细胞和组织的适应与损伤、损伤的修复、局部血液循环障碍、炎症、肿瘤。各论包括心血管系统疾病、呼吸系统疾病、消化系统疾病、泌尿系统疾病、生殖系统及乳腺疾病、淋巴造血系统疾病、免疫性疾病、内分泌系统疾病、神经系统疾病、传染病、寄生虫病。另外，临床病理基础知识可为后续的临床实践和科学研究提供重要的技术参考。总论研究疾病的一般规律以及基本病理过程，阐述不同疾病的共同病变与疾病发生发展的共同规律（共性），又称为普通病理学。各论研究各种疾病的特殊规律，阐述各种疾病的概念、病因、发病机制、病理变化与临床病理联系，分别阐述具体疾病的特点（个性），又称为系统病理学。例如脑炎、肺炎、肝炎和肾炎等，均属于炎症性疾病，其基本病变都是炎症（共性），但各器官组织的形态结构和功能代谢不同，引起炎症的病因、发生机制、病理变化、转化规律、临床表现和防治措施也不同（个性）。认识疾病的共性，有利于认识疾病的个性，反之亦然。总论与各论之间相辅相成，内容虽各有侧重，但有着不可分割的内在联系，学习时应融会贯通，不可偏废。

二、病理学在医学中的地位

在医学教育中，病理学是联系基础医学和临床医学的重要桥梁课程。病理学既密切联系基础医学，又为临床医学提供学习、认识疾病的相关基础知识，其目的是认识和掌握疾病的本质和发生发展规律。病理学的学习，需要应用人体形态、功能、代谢等各种知识，综合分析、融会贯通，才能掌握疾病的发生发展规律。病理学以生物学、解剖学、组织胚胎学、生物化学与分子生物学、生理学、病原生物学、免疫学和遗传学等为基础，是一门与基础医学各学科密切相关的学科，也为内科学、外科学、妇产科学和儿科学等临床医学学科提供不可或缺的基础知识。病理学在基础医学和临床医学各学科间起十分重要的桥梁作用，病理学的学习有助于联系基础医学和临床医学各学科知识，培养医学生综合认识疾病的思维能力和分析能力。病理学也是一门具高度实践性的学科，课程学习一般包括理论课、实习课、临床病例讨论和见习尸体剖检等学习形式。对于医学生来说，学习病理学要特别注意形态与功能、局部与整体、病理变化与临床病理联系之间的有机联系。

在临床诊疗工作中，病理学检查是诊断疾病最重要的方法之一。国外把病理医生称为"doctor's doctor"，病理学诊断被称为诊断的"金标准"，又被当作医学诊断中的"法官"。随着现代科学技术的迅速发展，实验室检查、各种内镜的检查、影像学检查等在疾病的发现和定位上发挥了重要作用，但是许多疾病仍然依靠病理学做出最终诊断。病理学还能解释患者出现症状和体征的原因、鉴定发现新病种、用于新药的筛选以及对患者的死因做出最权威的终极判断。

在科学研究中，病理学具有重要的、不可替代的基础和平台作用。各种疾病的研究均需要以正确的病理诊断为依据，临床病理检验中积累的人体大体标本、石蜡包埋组织和切片既是研究疾病的宝贵材料，也是病理教学和师资培养的重要资源。目前，病理学研究已深入分子和基因水平，对于阐明疾病的发生机制和个体精准化治疗具有重要作用。

总之，病理学在医学教育、临床诊疗和科学研究方面都具有极其重要的作用和地位。加拿大籍著名医生和医学教育家 William Osler 称"病理学为医学之本"。

三、病理学的研究方法

病理学分为人体病理学和实验病理学，前者通过尸体解剖、活体组织检查和细胞学检查来研究疾病，对疾病做出最后的诊断；后者通过建立疾病的动物模型、体外培养组织或细胞来进行医学研究，阐明疾病的病因和发生机制。

（一）人体病理学研究方法

1. 尸体解剖（autopsy） 简称尸检，即对死者的遗体进行病理剖验，是病理学的基本研究方法之一。尸检的作用主要有：①确定诊断，查明死因，分析各种病变的主次和相互关系，协助临床总结疾病诊断和治疗的经验教训，以提高诊疗水平；②发现和确定某些传染病、地方病、流行病和新疾病病种；③积累各种疾病的较全面的病理资料，供医疗、教学和科研之用。

2. 活体组织检查（biopsy） 简称活检，即采用局部手术切除、内镜钳取、细针穿刺、搔刮等方法，取得患者活体病变组织，在显微镜下进行病理诊断。活检的目的在于：①取得新鲜标本，对患者疾病做出病理学诊断，并提示疾病的分期和分级状况；②术中冷冻切片快速诊断，可对手术中的患者做出及时诊断，协助术中选择术式和范围；③多次定期活检，可随诊观察病情演变，判断治疗效果；④新鲜活组织检查还有利于对病变组织中的蛋白质、酶、糖和核酸等物质进行检测，如用免疫组织化学法、电镜观察、基因检测和组织培养等进行更深入的研究。因此，活检是目前病理学最常用和最重要的研究方法。外科病理学，又称诊断病理学（diagnostic pathology），就是在活检的基础上建立的病理学分支，是目前诊断疾病最权威的方法，在临床上广泛使用。

3. 细胞学检查 通过采集病变处的细胞，涂片染色后进行诊断。如采集泌尿生殖道、消化道和呼吸道等病变部位的分泌液（如痰、乳腺溢液）、渗出物（如胸腔积液、腹腔积液）、排泄物（如尿）、排遗物（粪）或人工获取（如针吸、涂抹、刮取）的各种脱落细胞，通过涂片染色在光镜下进行观察诊断。优点是设备简单，操作简便，患者痛苦小，常用于疾病的普查。缺点是需活检后才能确定诊断。

（二）实验病理学研究方法

1. 动物实验（animal experiment） 在适宜的动物上复制疾病模型，用于研究疾病的病因学、发病学、病理变化以及结局和转归。主要目的是：①复制人类疾病模型，通过复制过程和人为干预，研究疾病病因、发病机制和转归的规律；②利用动物自发性疾病，人为地控制某些条件，对其进行观察和实验治疗；③进行一些不宜在人体上进行的研究，如致癌、致畸和毒物致病等。但动物实验的结果不能机械地套用于人体，需比较、分析、整合后，才能作为人体疾病研究的补充。

2. 组织和细胞培养（tissue and cell culture） 将组织或细胞在适宜条件下进行体外培养，可研究不同病因作用下病变发生发展的过程。例如：在病毒感染和其他致瘤因素的作用下，细胞如何发生恶性转化；在恶性转化的基础上，发生哪些分子生物学和细胞遗传学改变；在不同因素的作用下，能否阻断恶性转化的发生或使其逆转；免疫因子、射线和抗癌药物等对癌细胞生长的影响等。以上内容都是肿瘤研究中十分重要的课题。近年来，研究人员通过体外培养建立了不少人体和动物肿瘤的细胞系，对研究肿瘤细胞的分子生物学特性起到了重要作用。优点是周期短、条件单一，干预因素易于控制；缺点是离开了复杂的体内整体环境，其结果与体内过程不同，故不能将体外研究结果与体内过程简单地等同看待。

四、病理学的发展史

病理学是最古老的医学学科之一。我国秦汉时期的《黄帝内经》、隋唐时代的《诸病源候论》等，都曾对疾病发生的原因和表现进行过叙述。南宋时期宋慈的《洗冤集录》更是详细地记录了伤痕病变、尸体剖检和中毒鉴定等案例，已形成法医病理学的雏形。

古希腊的 Hippocrates 提出了"体液论"学说，认为疾病是体内血液、黏液、黄胆汁、黑胆汁分泌失衡所致。这些朴素唯物论思想对医学，特别是病理学的发展起到了奠基作用。

18 世纪中叶，意大利医学家 Morgani 经过 700 多例尸体解剖，发表了《疾病的位置和原因》一书，详细记录了疾病时器官发生的大体形态变化，提出了器官病理学（organ pathology）的概念，开创了现代病理学研究的先河。19 世纪初，意大利病理学家 Rokitansky 在巨著《病理解剖学》中编绘了大量器官病变的精细图谱，极大地丰富和发展了器官病理学。与此同时，法国生理学家 Bernard 首先倡导研究活体疾病，在动物身上复制人类疾病，开始了实验病理学（experimental pathology）研究。

19 世纪中叶，随着显微镜的发明和使用，德国病理学家 Virchow 提出，细胞的改变和功能障碍是一切疾病的基础，创立了具有划时代意义的细胞病理学（cellular pathology）。其巨著《细胞病理学》于 1858 年出版，至今其理论和技术仍具有重要的作用和意义。

20 世纪中叶以来，由于电子显微镜技术的出现，特别是近 30 年来现代免疫学、现代遗传学和分子生物学的兴起，免疫组织化学、形态计量和图像分析技术、核酸蛋白质分子生物学等新技术的应用，新的病理学分支逐渐产生，如超微病理学（ultrastructural pathology）、免疫病理学（immunopathology）、遗传病理学（genetic pathology）、定量病理学（quantitative pathology）、分子病理学（molecular pathology）等。病理学的发展，使疾病的病因与病变、形态与功能、定性与定量、静态与动态、基础与临床等多方面研究更加有机地结合起来，具有了更好的客观性、重复性和可比性，也拓宽了病理学的研究领域。

我国现代病理学始于 20 世纪初，尤其是中华人民共和国成立以来，老一辈病理学家经过艰苦的工作，编著出版了具有我国特色的病理学教科书和参考书，培养出大批病理学专门人才和学术带头人，建立起独立的病理学教学体系和教学机构。我国的病理学研究在肿瘤（如肝癌、食管癌、鼻咽癌）、传染病和寄生虫病（如血吸虫病、黑热病）、地方病（如克山病、大骨节病）、心血管疾病（如动脉粥样硬化、冠心病和高血压）等方面都取得了可喜的研究成果。同时，病理尸检、活检、细胞学检查等也在我国得到了广泛应用与发展，为临床疾病的诊治提供了理论指导。

随着科学技术的发展和人类对于疾病认识的不断深化，病理学也将得到进一步的发展。目前，随着 5G 网络时代的到来，借助图像数字化以及数字存储传输技术的发展，将病理学切片转化为切片数字化图像（whole slide image，WSI）进行数据存储已成为现实。WSI 又称为数字切片（digital slides）或虚拟切片（virtual slides），使用者可以不通过显微镜而直接在个人的计算机上进行 WSI 的阅片、教学、科学研究、远程诊断及疑难病例的会诊，被称为数字病理学（digital pathology）。人工智能技术在病理学研究中的应用已成为当今的一个热点，将大大推动病理学的发展。

对疾病的观察和研究还可从个体向群体和社会发展，并与环境结合，由此，病理学出现了地理病理学、社会病理学等新的分支。这些学科的发展大大加深了人类对疾病本质的认识，同时也为许多疾病的防治开辟了新的途径和发展空间。病理学这门古老的学科必将以全新的面貌展示在世人面前。

目标检测

答案解析

一、选择题

（一）A1 型题

1. 活检采取病变组织的方法有（　　）

    A. 局部切除　　　B. 内镜钳取　　　　C. 深部脏器穿刺　　　　D. 搔刮　　　　E. 以上均可

2. 德国病理学家 Virchow 创建了（　　）

    A. 器官病理学　　　B. 组织病理学　　　C. 细胞病理学　　　D. 超微病理学　　　E. 分子病理学

3. 细胞学检查可用于检测（　　）

    A. 痰液　　　B. 尿液　　　C. 胸水、腹水　　　D. 针吸细胞　　　E. 以上均可

4. 临床上最广泛应用的病理学检查方法是（　　）

    A. 活检　　　B. 尸体剖检　　　C. 动物实验　　　D. 组织细胞的培养　　　E. 核酸杂交技术

（二）X 型题

1. 活体组织检查的重要意义是（　　）

    A. 确定分级　　　B. 确定疾病的诊断　　　C. 判断分期

    D. 肿瘤普查　　　E. 冷冻切片快速诊断

2. 病理学常用的研究方法有（　　）

    A. 尸检　　　B. 活检　　　C. 动物实验　　　D. 组织细胞培养　　　E. 细胞学检查

二、思考题

1. 简述病理学在医学教育、临床诊断和科研工作中的作用。
2. 简述病理学的研究方法。

（齐洁敏）

书网融合……

本章小结

思政元素

第一章　细胞和组织的适应与损伤

PPT

📓 **学习目标**

　　1. **掌握**　萎缩、肥大、增生、化生的概念和类型；常见可逆性损伤（变性）的概念、类型、形态特点和好发部位；不可逆性损伤（坏死）的类型及其病变特点。

　　2. **熟悉**　凋亡与坏死的区别；各种变性、坏死的相互关系及其后果；凋亡的概念及形态特点。

　　3. **了解**　细胞损伤的原因和机制；细胞老化的概念、特征、形态学和机制。

⇒ **案例引导**

　　案例：患者，男性，66 岁。既往有冠心病和高血压病史 16 年。某日清晨锻炼时，突然倒地，不省人事 1 小时。急诊入院后，抢救无效死亡。3 天后尸体剖检见左心室前壁大面积不规则灰白色病灶。镜下见心肌细胞结构消失，呈片状无结构的红染物质。

　　讨论：患者左心室的尸检结果为何种病变？与患者死亡有何关系？

　　细胞是机体的基本结构和功能单位。为应对内外环境的各种改变，机体的正常细胞必须不断调整自身的代谢、功能和形态、结构，以保持生命活动的正常进行。机体接受过多或过少的生理性负荷或轻微的病理性刺激时，细胞会产生一系列适应性反应。如果刺激强度超过了机体的耐受和适应能力，则会导致细胞损伤。较弱病因导致的细胞损伤，在病因去除后，细胞可恢复正常，称可逆性损伤；而较强病因导致的细胞损伤，即使在病因去除后，细胞也不能恢复正常，称不可逆性损伤，即细胞死亡。刺激导致细胞产生适应、可逆性损伤还是不可逆性损伤，与刺激的性质和强度以及该细胞的分化、易感性、血液供应、营养状况及其既往状态密切相关。

　　适应性反应、可逆性损伤或不可逆性损伤是细胞功能和结构变化的连续过程，正常、适应和损伤之间并无截然界限，而且正常、适应和可逆性损伤在一定条件下还可以相互转化（图 1-1）。

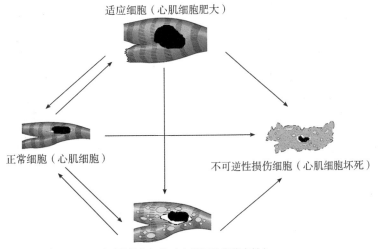

图 1-1　正常细胞、适应细胞、可逆性损伤细胞和不可逆性损伤细胞之间的关系

第一节　细胞和组织的适应

适应（adaptation）是当内外环境改变时，细胞、组织和器官对环境变化所产生的非损伤性应答性反应，使机体能耐受环境的改变而有利于存活。

适应的常见形态学类型是萎缩、肥大、增生和化生，表现为细胞数目、细胞体积、细胞形态等的变化（图1-2）。细胞通过不断改变自身代谢、功能和结构，以适应内外环境的变化而达到新的平衡。一般而言，病因去除后，发生适应性反应的细胞可逐渐恢复正常。

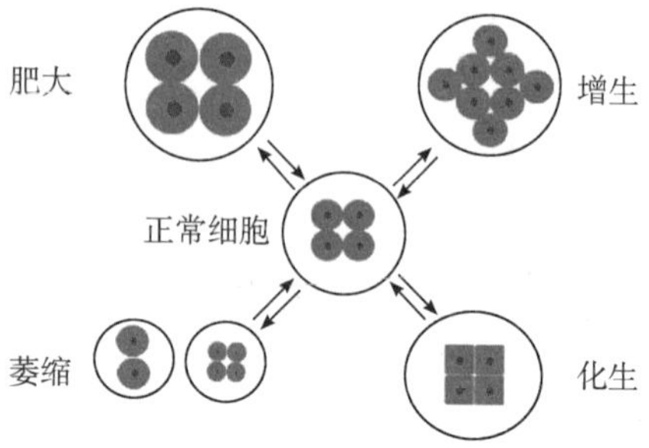

一、萎缩

萎缩（atrophy）是指发育正常的器官、组织和细胞的体积缩小和（或）细胞数目减少。萎缩一般由细胞功能活动下降、血液和营养物质供应不足等引起。组织器官的发育不全（hypoplasia）和未曾发育（aplasia）不属于萎缩范畴，发育不全是指组织或器官未发至正常大小，未曾发育则是指处于根本没有发育的状态。

图1-2　细胞和组织的适应模式图

（肥大　增生　正常细胞　萎缩　化生）

（一）萎缩的类型

萎缩分为生理性萎缩和病理性萎缩两大类。

1. 生理性萎缩　是机体生命过程中的正常现象，例如青春期后胸腺的退化萎缩，女性绝经期雌激素水平降低导致的卵巢、子宫和乳腺等的萎缩。

2. 病理性萎缩　按其发生原因的不同，常见分类如下。

（1）营养不良性萎缩　营养缺乏、消耗过多或血液供应不足所致，又分为两种。①全身营养不良性萎缩：如重度营养不良（图1-3）、结核病和恶性肿瘤等慢性消耗性疾病时，蛋白质等营养物质摄入不足或消耗过度，可导致全身组织萎缩。②局部营养不良性萎缩：如心脏冠状动脉粥样硬化导致局部血管管腔狭窄，使心肌供血不足而发生萎缩（图1-4）。

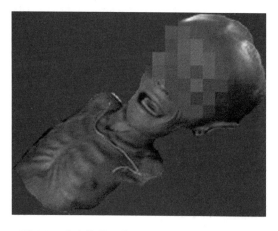

图1-3　重度营养不良所导致的极度消瘦肉眼观

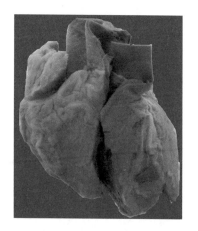

图1-4　萎缩的心脏肉眼观

心脏体积缩小，冠状动脉迂曲（红色箭头所示）

（2）压迫性萎缩　组织和器官长期受压导致血管受压，细胞缺血缺氧。例如结石和肿瘤等导致上尿路梗阻，肾盂积水可造成肾实质萎缩（图1-5）。

（3）失用性萎缩　组织与器官长期工作负荷减少和功能代谢降低所致。如患者因股骨骨折，以石膏等外固定肢体，患肢骨骼肌随之萎缩。随着肢体重新进行正常活动，相应骨骼肌细胞也会恢复正常大小和功能。

（4）去神经性萎缩　运动神经元或轴突损伤导致所支配器官组织的萎缩。如脊髓灰质炎时，脊髓前角神经元受损，对肌肉活动的调节丧失，同时，活动减少等也导致相应肢体肌肉萎缩。

（5）内分泌性萎缩　内分泌腺功能降低导致靶器官细胞萎缩。如雌激素减少导致卵巢、乳腺和子宫等萎缩；下丘脑–腺垂体缺血坏死使促肾上腺皮质激素释放减少，导致肾上腺皮质细胞萎缩。

（6）老化和损伤性萎缩　大脑和心脏发生老化的常见原因为神经细胞和心肌细胞的萎缩。细菌和病毒导致的慢性炎症，亦为细胞、组织或器官萎缩的常见原因，例如慢性胃炎时胃黏膜的萎缩。细胞凋亡亦可引起组织器官的萎缩，如阿尔茨海默病时的大脑萎缩即由大量神经元凋亡导致。

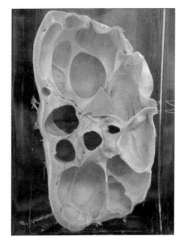

图 1-5　肾压迫性萎缩肉眼观

肾盂积水，肾盂、肾盏扩张呈囊状（红色箭头所示），肾实质受压而萎缩变薄

（二）萎缩的病理变化

镜下观：萎缩的细胞体积变小，细胞胞质内有呈棕褐色细小颗粒状的脂褐素，为细胞内自噬溶酶体未完全消化溶解的、由富含磷脂的膜包被的、残留的细胞器碎片。间质结缔组织或脂肪组织增生。肉眼观：萎缩的器官体积缩小，重量减轻，色泽变深。脂褐素明显增多时，整个器官呈棕褐色，称褐色萎缩。

临床上，某种萎缩可能并非由单一因素引起，而是多种因素共同作用所致。例如骨折后导致的肌肉萎缩，往往是失用性萎缩、神经性萎缩、营养性萎缩甚至压迫性萎缩（因石膏外固定过紧）等众多因素共同作用的结果；而大脑和心脏等的老年性萎缩，则是生理性萎缩与病理性萎缩兼有。发生持续的病理性萎缩的细胞可通过凋亡而消失。

实质细胞萎缩时，间质成纤维细胞和脂肪细胞却可增生肥大，从而填补实质细胞萎缩的空间。此时器官或组织体积虽增大，但其实质细胞无论在体积、数量还是功能上都处于偏低状态，称假性肥大。

二、肥大

肥大（hypertrophy）是由于功能增加，合成代谢旺盛引起细胞增大而导致组织和器官体积增大，可伴有实质细胞数目增多。肥大可以是生理性或病理性的，根据原因和发生机制的不同，又可分为代偿性肥大和内分泌性肥大两类。

（一）代偿性肥大

代偿性肥大（compensatory hypertrophy）又称为功能性肥大，常由负荷增加导致。如原发性高血压时，因细小动脉硬化，外周阻力增大，心脏的后负荷增加，心肌细胞肥大，心室壁增厚（图 1-6），心肌收缩力增强，以适应外周小血管阻力的异常增加。

（二）内分泌性肥大

内分泌性肥大（endocrine hypertrophy）又称为激素性肥大，如妊娠期由于雌激素和孕激素的作用，子宫平滑肌细胞肥大，以适应胎儿的生长。又如缺碘时垂体分泌的促甲状腺激素分泌过量，引起甲状腺

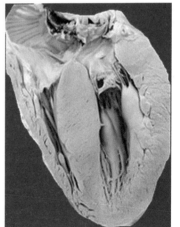

图 1-6　左心室向心性肥大肉眼观

左心室壁和室间隔增厚，心腔缩小，
心脏外形无明显增大

滤泡上皮细胞肥大并增生，导致甲状腺肿。

肥大的细胞体积增大，细胞核肥大、深染，组织与器官体积增大。肥大的细胞功能增强，但细胞肥大的代偿功能是有限度的。例如心脏过度肥大时，心肌细胞血液供应相对不足，心肌收缩力逐渐降低，最终心脏功能逐渐失代偿而导致心力衰竭。

三、增生

增生（hyperplasia）是细胞有丝分裂活跃使实质细胞数目增多而导致的组织和器官体积增大，常伴有功能增强。增生多为靶细胞受到过度激素刺激以及生长因子和其受体过度表达所致，同时也与细胞凋亡受到抑制有关。增生可以是生理性或病理性的，根据原因和发生机制的不同，可分为代偿性增生和内分泌性增生两种。

（一）代偿性增生

代偿性增生，如高海拔地区空气中的氧含量较低，机体骨髓红细胞前体细胞和外周血中的红细胞均代偿性增多。又如肝脏部分切除后，残存的肝细胞分泌生长因子，刺激肝细胞大量增生以进行代偿。

（二）内分泌性增生

内分泌性增生又称为激素性增生，如雌激素增多引起的子宫内膜增生（图1-7）。又如肾癌细胞分泌促红细胞生成素，使骨髓中红细胞生成增多，外周血红细胞数目增多。

增生可以是弥漫性或局限性的。弥漫性增生使组织和器官的体积均匀弥漫性增大；局限性增生在组织和器官中形成单发或多发性结节，如前列腺增生和乳腺增生。大部分病理性增生在病因去除后即可停止，如炎症、创伤修复、激素和生长因子引起的增生会因有关引发因素的去除而停止。但某些病理性增生若失去机体控制，则可能会演变为肿瘤性增生，如某些上皮过度增生会转变为癌前病变，继而发展为肿瘤。

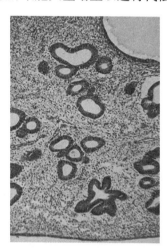

图1-7　子宫内膜单纯性增生镜下观
子宫内膜腺体增生，部分腺体扩张呈囊状，上皮细胞排列成假复层或复层

虽然增生和肥大是两种不同的病变，但两者经常同时发生。原因是它们可能具有类同的触发机制和诱因，如大量生长因子过度表达会激活细胞内 RNA、DNA 及蛋白质的复制合成，促使细胞数量和细胞体积发生变化。调控细胞增生和肥大的生长因子包括转录生长因子、表皮生长因子、白细胞介素-6 以及肿瘤坏死因子等。

细胞本身的分裂增殖类型（永久性细胞、稳定细胞、不稳定细胞，详见第二章）是决定细胞肥大和（或）增生的最重要因素。分裂增殖能力旺盛的稳定细胞及不稳定细胞，如妊娠期子宫的平滑肌细胞和肝脏部分切除后残存的肝细胞、胆管细胞，它们既可增生又可肥大；而分裂增殖能力较低但分化特异性较强的永久性细胞，如神经细胞及心肌细胞，仅能发生肥大。对于既可增生又可肥大的细胞，其分化功能和增殖功能可各自表达，也可共同表达。若细胞有丝分裂被阻滞在 G_2 期，就会出现多倍体，细胞肥大但不分裂；如细胞顺利由 G_0 期依次进入 G_1 期等后续时相，则完成分裂增殖进程。

四、化生 ⓔ微课

化生（metaplasia）是一种分化成熟的细胞类型转变为另一种分化成熟的细胞类型的过程。化生并非由一种成熟细胞直接转变为另外一种成熟细胞，而是具有分裂增殖能力以及多向分化能力的干细胞、储备细胞或未分化细胞等转分化（transdifferentiation）所导致。化生是调控细胞生长和分化的基因重编程（reprogramming），从而出现与原细胞类型不同的结构、功能和代谢特征。

（一）化生的类型

大多数化生发生在性质相似的同源性细胞之间，即上皮细胞之间或间叶细胞之间。上皮组织的化生在原因消除后可恢复正常，但间叶组织的化生多不易逆转。

1. 上皮组织的化生

（1）鳞状上皮化生　简称鳞化，常见的是柱状上皮化生为鳞状上皮。如慢性支气管炎时，支气管黏膜上皮由假复层纤毛柱状上皮转变为鳞状上皮（图1-8）；慢性子宫颈炎时，宫颈被覆的柱状上皮和腺上皮转变为鳞状上皮。

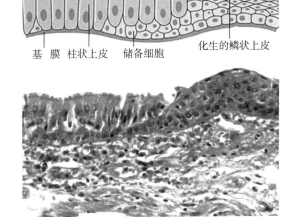

基　膜　柱状上皮　储备细胞　　　　化生的鳞状上皮

图 1-8　支气管黏膜柱状上皮的鳞状上皮化生镜下观

支气管黏膜假复层纤毛柱状上皮中的储备细胞分裂增殖，化生为鳞状上皮

⊕ **知识链接**

假复层纤毛柱状上皮

气管和支气管黏膜被覆的假复层纤毛柱状上皮由纤毛细胞、杯状细胞、小颗粒细胞和刷细胞等组成。其中以纤毛细胞最多，呈柱状，游离面有密集的纤毛，可将吸入的尘埃、细菌等吸附在黏液性屏障上，通过纤毛的摆动而咳出，从而将吸入的空气净化。因其各种细胞的细胞核不在同一水平面上，似复层排列，称假复层纤毛柱状上皮，实际为单层上皮。

（2）柱状上皮化生　鳞状上皮也会向柱状上皮化生，如 Barrett 食管时，鳞状上皮被类似胃腺的柱状上皮细胞所取代；慢性子宫颈炎时，宫颈鳞状上皮被子宫颈管黏膜柱状上皮所取代，形成肉眼所见的子宫颈糜烂（假性糜烂）；慢性萎缩性胃炎时，胃黏膜上皮可被肠黏膜上皮组织替代，称肠上皮化生（简称肠化）。

2. 间叶组织的化生　间质中未分化的间叶细胞可分化为成骨细胞（骨化生）或成软骨细胞（软骨化生），产生相应的骨基质和软骨基质。这类化生多见于发生骨化性肌炎等的受损软组织，也可见于某些肿瘤的间质。

（二）化生的意义

化生是机体为适应环境的改变而发生的形态学变化，其生物学意义利弊兼有，但大多数情况下对机体无益。例如慢性支气管炎时，呼吸道发生鳞状上皮化生，对局部有害环境的抵抗力有所提高，但假复层纤毛柱状上皮黏液分泌和纤毛摆动等原有的自净功能丧失。此外，如果化生长期持续存在，可使细胞生长失去控制而发生细胞恶性变。如支气管鳞状上皮化生与支气管鳞状细胞癌的发生有关，Barrett 食管柱状上皮化生则是某些食管腺癌的组织学来源。因此，某些化生是与肿瘤发生密切相关的癌前病变。

（三）上皮-间质转化

上皮-间质转化（epithelial-mesenchymal transition，EMT）是指上皮细胞通过特定的程序转化为具有间质细胞表型的生物学过程，在组织重建、慢性炎症、胚胎发育、肿瘤生长和转移以及多种纤维化疾病中发挥重要作用。

上皮细胞转化为间质细胞的主要特征是：逐渐丧失上皮细胞表型，上皮细胞黏附分子如E-钙黏蛋白以及细胞骨架角蛋白表达减少；获得间质细胞表型，如纤维粘连蛋白、波形蛋白、N-钙黏蛋白表达增多，转录因子 Snail 水平升高。上皮性恶性肿瘤发生 EMT 时，上皮细胞极性和与基底膜连接丧失，侵袭、迁移、抗凋亡和降解细胞外基质等能力则明显增强，使肿瘤细胞更易向周围组织浸润性生长，更易随血流运行至远隔部位而形成转移灶。研究显示，整合素信号通路、酪氨酸激酶受体信号通路、转化生长因子 β 信号通路、Wnt 信号通路和 NF-κB 信号通路等可能参与了 EMT 的相关调控。

萎缩、肥大、增生和化生是一组与细胞生长和细胞分化异常有关的适应性反应的形态学改变，它们的病变特点简要列于表 1-1。

表 1-1   适应性反应的病变特点

类型	病变特点
萎缩	细胞：细胞体积缩小，细胞器减少，蛋白质合成偏低，功能下降 器官：细胞体积缩小和（或）细胞数量减少，器官体积变小，功能减弱
肥大	细胞：细胞体积增大，细胞器增多，蛋白质合成增加，功能增强 器官：细胞体积增大和（或）细胞数量增多，器官体积增大，功能增强
增生	细胞：通过有丝分裂使细胞数量增多，功能增强 器官：细胞数量增多，器官体积增大，功能增强。肥大和增生常共存
化生	一种分化成熟的细胞类型转变为另一种分化成熟的细胞类型，其形态结构和功能代谢均发生改变

第二节   细胞和组织损伤的原因与发生机制

当环境改变超出机体自身的适应能力后，可引起受累细胞和组织在功能代谢、组织结构与大体外观等多个层面上，出现一系列对机体有害的异常变化，称损伤（injury）。损伤的程度和结局，取决于损伤持续的时间和强度、损伤的性质和类别、受累细胞的比例和类型以及组织先前所处的状态等。

一、细胞和组织损伤的原因

细胞和组织损伤的原因可分为外因、内因以及社会心理因素等几个方面，各种原因相互影响，决定损伤的发生、发展和转归。

（一）缺氧

缺血是导致缺氧最常见的原因。心肺功能障碍使动脉血氧分压下降，或贫血和一氧化碳中毒使血液携氧能力下降，或血管阻塞使血液供应量下降，均可导致细胞和组织内氧和营养物质供给减少，引起细胞和组织结构破坏、功能降低甚至丧失功能。

（二）生物性因素

引起细胞损伤的最常见原因是生物性因素。各种病原生物，如细菌、病毒、支原体、螺旋体、立克次体、真菌、原虫和蠕虫等，侵入机体生长繁殖，可造成组织机械性损伤，诱发机体免疫反应，释放内毒素、外毒素，损害细胞和组织的结构与功能。

（三）物理性因素

物理性损伤包括：高温、低温、机械性、射线和电流等因素。例如机械性损伤可导致骨折；高温或高辐射可导致烧伤或辐射损伤；寒冷可导致冻伤；强大电流冲击造成电击伤等。

（四）化学性因素

化学性因素包括：外源性物质，如强酸、强碱、汞和铅等无机毒物，氰化物、有机磷等有机毒物，蕈毒、蛇毒等生物性毒素；内源性物质，如细胞变性坏死的分解产物或自由基、尿素等代谢产物；药物既可治病，也可产生不良的毒副作用，如高浓度氧可损伤肺泡上皮，治疗结核的药物可损伤肝细胞等。

（五）营养失衡

营养不足或营养过多均可导致组织和细胞的损伤。如蛋白质、维生素 D 和碘的缺乏，可分别导致营养不良、佝偻病和地方性甲状腺肿；铁、硒、锌等微量元素的缺乏，可引起贫血和发育障碍；长期摄入高热量食物是肥胖、高血脂和冠心病的重要病因。

（六）神经内分泌因素

神经内分泌功能紊乱可导致机体损伤。如原发性高血压和溃疡病的发生分别与交感神经和迷走神经长期过度兴奋有关；糖尿病患者胰岛素分泌不足，全身尤其是皮下组织易伴发细菌感染。

（七）免疫因素

机体组织细胞对某些抗原刺激反应过度时，可引起超敏反应，如支气管哮喘和过敏性休克；自身抗原可引起组织损伤，如自身免疫性肝炎和类风湿关节炎等；免疫缺陷病如艾滋病，易伴发肿瘤和感染。

（八）遗传因素

遗传性因素在损伤中的作用主要表现为：基因突变或染色体畸变，直接引起子代遗传病，如先天愚型、血友病和急性溶血性贫血（如蚕豆病）等；遗传物质缺陷，使子代产生容易诱发某些疾病的倾向（遗传易感性）。

（九）社会心理因素

冠心病、原发性高血压、消化性溃疡和某些肿瘤，与社会心理因素有极其密切的关系，称心身疾病（psychosomatic disease）。对医务工作者来说，还要防止诊疗不当所致的医源性伤害，如药源性损伤、医院获得性感染等。

二、细胞和组织损伤的发生机制

细胞和组织损伤的原因不同，发生机制则不同；不同类型和功能状态的细胞对同一致病因素的敏感性不同。因此，细胞和组织损伤的发生机制非常复杂。

（一）细胞生物膜损伤

缺氧、细菌毒素、免疫和物理化学损伤等，都会破坏细胞生物膜（细胞膜和细胞器膜）的通透性和完整性，导致 ATP 耗竭、补体激活、膜钠泵功能障碍及钙调磷脂酶激活等。细胞生物膜损伤是所有形式细胞损伤的共同特征。细胞生物膜破坏的最重要机制涉及自由基生成以及继发脂质过氧化反应，主要影响细胞膜和线粒体膜等细胞器膜。细胞膜功能的严重紊乱和线粒体膜功能的破坏，是细胞不可逆性损伤的特征。

细胞生物膜损伤可归结于以下因素。①膜磷脂丢失：如缺血缺氧使 ATP 依赖的再酰化作用减弱，降低磷脂合成速率，同时激活内源性磷脂酶，加速磷脂分解代谢。②细胞骨架异常：如缺血缺氧可引起细胞膜与细胞骨架成分解离，细胞膜扭曲破裂，胞质蛋白酶激活则加速骨架蛋白降解。③氧自由基损伤：自由基主要作用于生物膜不饱和脂肪酸中的双链，引起膜通透性增加和完整性破坏。④磷脂降解产物毒性：缺血时细胞磷脂降解，产生游离脂肪酸和溶血卵磷脂，直接损伤细胞膜。在细胞膜损伤过程中，蛋白质、酶、辅酶及核糖核酸通过高通透性的细胞膜连续丢失，同时也导致细胞外钙大量内流。磷脂降解导致游离脂肪酸及代谢产物累积，影响细胞膜脂质双层结构，引发膜通透性和电生理特性改变。引起细胞膜损伤的因素还包括补体或穿孔素介导的细胞溶解、特异性离子泵通道阻滞等。

在形态学上，由于细胞膜和细胞器膜的损伤，细胞和线粒体、内质网等细胞器发生肿胀，细胞表面微绒毛消失，并有小泡形成。细胞膜和（或）细胞器膜脂质变性，呈螺旋状或同心圆状卷曲，形成髓鞘样结构（myelin figures）。溶酶体膜破损，释放大量酸性水解酶，导致细胞自溶。细胞坏死总是从细胞膜通透性功能紊乱开始，以细胞膜完整性丧失为终结，也就是说，细胞膜损伤是细胞损伤的重要因素和关键环节。

（二）自由基损伤

自由基损伤是细胞损伤的一个重要机制。自由基包括活性氧（reactive oxygen species，ROS，又称反应性氧类物质），如超氧自由基、羟自由基、羟阴离子、次氯酸自由基，以及不属于自由基的过氧化氢等。引起局部自由基增多的常见病理学因素有毒物、物理辐射、缺血再灌注、炎症、细胞老化和细胞内杀菌导致的组织损伤等。自由基是原子最外层成对电子丢失一个电子后形成的基团，具有高度的氧化活性和不稳定性，并可促使与其反应的分子转变为有毒性的自由基，形成链式放大反应。自由基可以被铁和铜离子激活。

自由基引起的细胞损伤主要涉及生物膜脂质过氧化作用、非过氧化作用线粒体损伤、DNA 损伤和蛋白质交联等环节，会改变细胞生物膜结构和细胞核内蛋白质、脂质及碳水化合物分子的构型。例如，膜不饱和脂肪酸由于自由基的作用，氨基酸残基侧链氧化，形成蛋白-蛋白反链，导致蛋白质断裂。自由基也能与细胞核和线粒体中的胸腺嘧啶反应，使 DNA 单链断裂。

自由基作用的效能取决于自由基形成与自由基灭活之间的平衡。细胞内同时存在生成 AOS 的体系和拮抗 AOS 生成的体系，从而保持自由基在正常细胞内的低浓度。其机制为：首先，一系列酶可清除过氧化氢和超氧自由基，这些酶包括过氧化氢酶、超氧化物歧化酶（SOD）以及谷胱甘肽过氧化物酶（GSH-Px）等。其次，活性氧类超氧化物很不稳定，可自发裂解。在 SOD 的催化下，其裂解速度进一步加快，有助于消除体内自由基蓄积。大部分 AOS 都是在线粒体电子释放过程中产生的，如辅酶 Q 功能紊乱导致电子传递链不完整，便可产生超氧自由基。

AOS 是引起许多疾病的重要原因。例如，无论是急性炎症还是慢性炎症，吞噬细菌的炎细胞产生自由基，都会导致大量组织细胞损伤、破坏。许多因素可以促进自由基形成，如电离辐射对细胞的杀伤，就很可能是辐射水解产生羟自由基的直接结果。AOS 还在化学性肿瘤形成与基因突变中起作用，并且是细胞老化的主要参与者。因此，AOS 过氧化作用是细胞损伤的基本环节。

（三）细胞内游离钙损伤

细胞内钙稳态的调控，主要通过膜结合的钙泵（Ca^{2+}, Mg^{2+}-ATP 酶）来实现。正常情况下，细胞内游离钙与钙转运蛋白结合后，贮存在线粒体和内质网等处的钙库中。细胞膜钙离子通道控制钙进入，维持胞内相对低钙和胞外相对高钙。缺血、缺氧和中毒等损伤后，细胞膜对钙不通透性丧失以及钙从细内泵出减少，线粒体和内质网快速释放 Ca^{2+}，导致细胞内游离钙增加（细胞内钙超载），依次活化磷脂酶、蛋白酶、ATP 酶及核酸内切酶等，降解细胞结构中的生物大分子。

（四）缺血缺氧损伤

血流阻断是缺血缺氧最常见的诱因。缺血缺氧时，氧供应量减少，ATP 减少，细胞膜钠泵活性降低，导致细胞内钠高浓度，钾向细胞外扩散，同时伴随细胞内水蓄积，内质网等细胞器肿胀。细胞代谢产物引起渗透压增加，可进一步加重细胞内水肿。细胞内 ATP 降低和 AMP 增加，刺激磷酸果糖激酶和磷酸酶活化，增强的糖酵解使乳酸和无机磷在细胞内堆积。细胞内酸中毒导致核染色质凝集，激活溶酶体酶的非特异性自溶功能。缺血缺氧还激活中性粒细胞和巨噬细胞等释放炎症介质，导致活性氧（ROS）产生过多，引起膜结构脂质崩解和细胞骨架破坏。短暂、轻度缺血缺氧使肾小管上皮细胞、心肌细胞和神经细胞等发生水肿和脂肪变，持续、重度缺血缺氧导致细胞坏死，因此，缺血缺氧是细胞损伤最常见和最重要的中心环节。缺血后血流再通会加剧组织损伤，称缺血再灌注损伤。血液再灌注提供大量氧分子，在炎症介质等的参与下继续形成 ROS，进一步加重已发生缺血的细胞的损害。

（五）化学性损伤

化学性损伤通常与剂量相关，其中一些化学物质既有局部作用又有全身作用，而另外一些化学物质仅产生局部作用。化学性损伤的机制包括如下。①化学物质本身的细胞毒作用：一些化学物质、药物及毒素能直接与关键的细胞成分结合。如氰化物中毒能迅速封闭线粒体细胞色素氧化酶系统的功能，瞬时阻断氧化磷酸化过程，造成猝死。②代谢产物的细胞毒作用：大多数化学物质原本不具有生物学活性，而是通过肝、肾、心脏及其他细胞中滑面内质网细胞色素 P450 氧化酶的作用，先在体内转化为毒性代谢产物，然后才作用于靶细胞。如四氯化碳（CCl_4）的毒性是其转化成剧毒的三氯甲基自由基，使滑面内质网肿胀，脂肪代谢障碍，导致肝细胞脂肪变。③诱发过敏反应和变态反应性疾病：如青霉素可引发Ⅰ型变态反应，临床处理不及时可导致患者发病数分钟内死亡。④诱发 DNA 损伤：化学物质的剂量、作用时间、作用方式、吸收蓄积以及代谢速率的个体差异等，都会影响细胞和组织损伤的部位、程度和类型。

（六）遗传变异损伤

遗传变异损伤可能是先天遗传，或在受孕期或胚胎期获得，也可以是后天获得的。化学物质、药物、病毒和物理射线等，可导致 DNA 损伤、基因突变和染色体畸变。遗传变异常表现为先天性代谢缺陷、形态发生错误、单基因缺损、多基因遗传病以及机体对肿瘤等疾病的易感性增加等。遗传变异通过引起结构蛋白合成减少、合成异常生长调节蛋白、阻止重要功能细胞分裂、引发先天性或后天性酶合成障碍等环节，使细胞缺乏必需的生长、分化和代谢机制而导致组织和细胞的损伤。

（七）病毒损伤

病毒可通过干扰细胞酶的作用或剥夺细胞营养成分，形成病毒包涵体细胞或多核巨细胞；也可通过抗原提呈系统激活补体，攻击细胞膜；或通过细胞介导的细胞毒性，引起细胞溶解坏死，这也是机体通过免疫反应，清除病毒感染细胞的重要机制之一。

（八）G 蛋白异常损伤

正常细胞功能需要信号级联反应的激活和相互调节，干扰信号转导可导致重要细胞功能丧失。如细胞膜受体需与细胞内 G 蛋白偶联结合，才能实现向细胞核的信号转导。G 蛋白亚单位缺失或突变，会引起明显内分泌症状，如垂体瘤和胸腺瘤；或引起血管对刺激敏感，如高血压。一些细菌产物可抑制 G 蛋白活性，如百日咳毒素可导致喘息性咳嗽。

第三节 细胞和组织的可逆性损伤（变性）

可逆性损伤（reversible injury）是指病因去除后可恢复正常的大部分轻度的细胞和组织损伤。变性（degeneration）是可逆性损伤过程中发生的形态学变化，是指由于代谢障碍，细胞内和（或）细胞间质中出现异常物质或正常物质的过度蓄积而导致的一类形态学改变，多伴有细胞、组织或器官功能减弱。

一、细胞水肿

细胞水肿（cellular swelling）或称细胞水变性（hydropic degeneration）是细胞内水和钠潴留而导致的形态学变化，常是细胞损伤中最早出现的改变，好发于肝、肾、心等实质性器官。

1. 细胞水肿的病因和发病机制 缺血、缺氧、感染和中毒等使线粒体受损，ATP产生减少，导致细胞膜钠泵功能障碍，细胞内钠水潴留，但对组织或细胞功能一般没有重大影响。病因去除后，水肿细胞的结构和功能可恢复正常。

2. 细胞水肿的病理变化 镜下观：在细胞水肿的早期，胞质内可见小而均匀的红染细颗粒状物，常称为颗粒变性。电镜下，这些颗粒是肿胀的线粒体和内质网等细胞器，线粒体内出现富含磷脂的无定形小体，粗面内质网上核糖体解离。病变进一步发展，细胞明显肿胀，胞质疏松。重度细胞水肿时，过多的水钠进一步蓄积，导致细胞极度肿胀，细胞变圆，胞质变空，称气球样变，细胞核也变大，但仍多位于细胞中央（图1-9）。常见于病毒性肝炎和CCl_4中毒。肉眼观：发生细胞水肿的器官体积增大，颜色变淡，苍白肿胀，包膜紧张，切面外翻，重量增加。

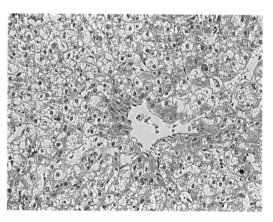

图1-9 肝细胞水肿镜下观

部分肝细胞水肿变大，胞质疏松淡染，呈气球样变

二、脂肪变

脂肪变（fatty change）是指非脂肪细胞内甘油三酯异常蓄积，好发于肝、心、肾等器官。肝脏是脂肪代谢的主要器官，故脂肪变常发生于肝细胞。脂肪变的原因包括感染、中毒、缺氧、贫血、营养不良、糖尿病、肥胖症和酗酒等。轻度脂肪变是可逆的，且不会严重影响细胞功能。

1. 脂肪变的病理变化 镜下观：脂肪变细胞的胞质中有大小不等的脂滴空泡，有的大脂滴充满整个细胞而将细胞核挤至细胞一侧（图1-10）。制作石蜡切片时，在HE染色过程中，因脂肪被酒精和二甲苯等有机溶剂溶解，故脂滴呈空泡状。为证实脂肪成分，可用冷冻组织切片进行苏丹Ⅲ或锇酸染色，脂肪可分别染成橘红色或黑色。肉眼观：轻度脂肪变时，受累器官可无明显变化。随着病变的加重，器官体积增大，淡黄色，边缘圆钝，触摸有油腻感。当肝细胞发生显著的弥漫性脂肪变时，称脂肪肝。

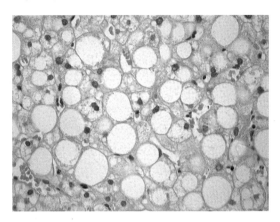

图 1-10　肝细胞脂肪变镜下观

肝细胞胞质中见大小不等的脂肪空泡，部分细胞核被推挤到细胞的一侧

心脏也是脂肪变的常见器官，受累心肌多位于心尖区和左心室心内膜下。脂肪变的心肌呈黄色，与正常心肌的暗红色交织成黄红相间的条纹，称虎斑心。虎斑必须与心肌脂肪浸润相区别，心肌脂肪浸润是指心外膜下脂肪组织增多且向心肌细胞间伸入。重度心肌脂肪浸润可致心功能下降，极重者会造成心脏破裂，引发猝死。

肾小管上皮细胞也常发生脂肪变，光镜下可见脂滴主要位于肾近曲小管细胞的基底部，脂滴中为过量重吸收的原尿脂蛋白，严重者可累及远曲小管细胞。

2. 脂肪变的发生机制

（1）脂肪酸增多　体内脂肪组织分解增多，过多的游离脂肪酸被运输至肝脏，转化为甘油三酯。缺氧时糖酵解增强，产生的过多乳酸也可转化为脂肪酸进入肝脏。

（2）脂肪酸氧化障碍　缺氧和酒精过量可损伤线粒体和滑面内质网的功能，致脂肪酸氧化障碍，导致肝细胞内脂肪酸增多。

（3）甘油三酯产生过多　酒精过量促使肝细胞将 α-磷酸甘油合成为新的甘油三酯，导致甘油三酯在肝细胞中累积。

（4）脂蛋白合成减少　营养不良、缺氧和 CCl_4 中毒时，载脂蛋白数量减少，功能下降，与甘油三酯结合形成脂蛋白亦减少，导致脂肪转运出肝细胞的能力下降而堆积于细胞内。

此外，胆固醇及胆固醇酯也可在细胞内蓄积。如动脉粥样硬化斑块病变的平滑肌细胞和巨噬细胞含有胆固醇及胆固醇酯空泡，是特殊类型的细胞内脂质蓄积。此类细胞显著增多并聚集在皮下组织时，称黄色瘤。

三、玻璃样变

细胞内或细胞间质中出现半透明状蛋白质的蓄积，称玻璃样变（hyalinization），又称透明变（hyaline degeneration）。玻璃样变是一组化学成分和发生机制各不相同的病变，其共同特点是常规 HE 染色呈均质红染的玻璃样物。根据病变部位的不同，玻璃样变可分为三种类型。

1. 细胞内玻璃样变　通常为均质红染的圆形小体，位于细胞质内。如肾小管上皮细胞重吸收原尿中的蛋白质，与溶酶体结合而形成的玻璃样小滴；慢性炎症时，浆细胞粗面内质网中免疫球蛋白蓄积而形成的 Rusell 小体；酒精性肝病时，肝细胞骨架成分中间丝前角蛋白变性而形成的 Mallory 小体。

2. 结缔组织玻璃样变　见于陈旧的瘢痕组织、动脉粥样硬化纤维斑块、坏死组织机化以及萎缩的子宫和乳腺间质中，由胶原蛋白交联、变性和融合而成，是结缔组织老化的表现。肉眼观：玻璃样变的组织呈灰白色，质韧、半透明（图 1-11）。

3. 细动脉壁玻璃样变 如原发性高血压和糖尿病时，血浆蛋白和基底膜样物质沉积在血管壁，导致脑、肾和脾等器官的细动脉管壁发生玻璃样变，称细动脉硬化。细动脉管壁增厚，管腔狭窄，导致血液供应减少和局部缺血。细动脉壁发生玻璃样变后，弹性减弱，脆性增加，易继发扩张、破裂和出血。

四、淀粉样变

淀粉样变（amyloid change）是细胞间质内淀粉样蛋白质和黏多糖复合物蓄积，因遇碘为棕褐色，再加稀硫酸便呈蓝色，具有淀粉染色特征而得名。淀粉样变物质主要沉积于细胞间质、小血管基膜下或沿网状纤维支架分布。HE 染色呈粉红色均质性物质（图 1-12），可被刚果红染成橘红色。电镜下为不分支原纤维网，还含有血清 α-球蛋白构成的非纤维性五角形物质和硫酸肝素等。

淀粉样变可以是局部性或全身性的。局部性淀粉样变发生于皮肤、结膜、舌、喉和肺等处，也见于阿尔茨海默病的脑组织和甲状腺髓样癌等肿瘤的间质中。全身性淀粉样变又分为原发性和继发性两类，前者同时累及肝、肾、脾和心脏等多个器官，后者见于老年人和结核病等慢性炎症以及霍奇金淋巴瘤和多发性骨髓瘤等肿瘤的间质中。

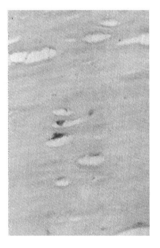

图 1-11 瘢痕组织玻璃样变镜下观

瘢痕组织中胶原纤维交联、变性、
融合，细胞核明显减少

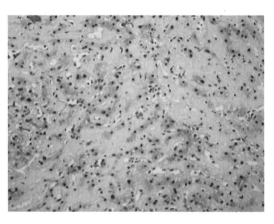

图 1-12 肝脏淀粉样变镜下观

肝脏窦周间隙大量粉红色均质淀粉样物质沉积，肝索受压萎缩

五、黏液样变

黏液样变（mucoid degeneration）是细胞间质中黏多糖类物质和蛋白质的蓄积。黏多糖类物质由葡萄糖胺聚糖、透明质酸等组成。黏液样变可以为局部性或全身性。局部性黏液样变见于间叶组织肿瘤、风湿病灶、动脉粥样硬化斑块和营养不良患者的骨髓与脂肪组织等，镜下特点是在疏松间质的灰蓝色黏液基质中，有散在的多突起星状纤维细胞。全身性黏液样变多见于甲状腺功能减退症，含有透明质酸的黏液样物质及水分在皮肤和皮下组织中蓄积，形成特征性的黏液性水肿（myxedema）。

六、病理性色素沉着

病理性色素沉着（pathological pigmentation）是病理情况下，某些色素增多并蓄积在细胞内或细胞间质中。色素可来源于体内，如脂褐素、含铁血黄素、黑色素及胆红素；也可来源于体外，如纹身的色素和碳尘、煤尘等。大多数病理性色素沉着并不引起组织和细胞的功能严重受损。

1. 含铁血黄素（hemosiderin） 是指巨噬细胞吞噬、降解红细胞内血红蛋白所产生的铁蛋白微粒，呈金黄色或棕褐色颗粒状，具有折光性，因含有三价铁离子，故可被普鲁士蓝染成蓝色。正常情况下，少量含铁血黄素可在骨髓、脾、淋巴结、肝及单核巨噬细胞中见到，大量含铁血黄素的沉着则说明红细胞的破坏和含铁物质的增多。局灶性出血、长期淤血、全身性含铁血黄素沉着症时，巨噬细胞吞噬、降解红细胞，Fe^{3+} 与蛋白质结合形成光镜下的含铁血黄素颗粒。左心衰竭导致慢性肺淤血时，肺泡腔内巨噬细胞吞噬、降解红细胞，在胞质内形成棕褐色的含铁血黄素颗粒，称心衰细胞（heart failure cell）（图 1-13）。巨噬细胞破裂后，含铁血黄素也见于间质中。

2. 脂褐素（lipofuscin） 为细胞自噬溶酶体内未被消化的细胞器残体，来源于细胞器膜多不饱和脂肪酸过氧化产生的脂质聚合物和蛋白磷脂复合物，是细胞既往受到自由基损伤的重要证据，也被称为消耗性色素或老年性色素。脂褐素的存在使细胞不能充分防御活性氧类物质的危害，使细胞膜脂质进一步受到过氧化损伤。

镜下观：脂褐素在细胞中常位于核周或核的两端，为黄褐色微细颗粒状，可见于营养不良、慢性消耗疾病及老年人的萎缩肝细胞和心肌细胞中（图 1-14），亦可在正常神经细胞、睾丸间质细胞或附睾管上皮细胞内见到。当多数细胞内含有大量脂褐素且伴明显器官萎缩时，称褐色萎缩。

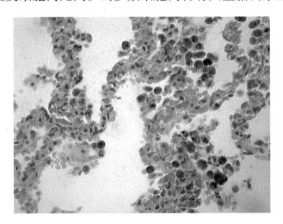

图 1-13　含铁血黄素沉着镜下观

慢性肺淤血，肺泡腔内巨噬细胞吞噬、降解红细胞，在胞质内形成金黄色或褐色的含铁血黄素颗粒

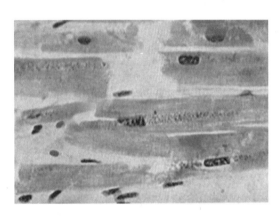

图 1-14　脂褐素镜下观

萎缩的心肌细胞核两端见黄褐色细颗粒状的脂褐素

3. 黑色素（melanin） 是指黑色素细胞中的酪氨酸在酪氨酸酶作用下，由左旋多巴聚合形成的，受垂体促肾上腺皮质激素和黑色素细胞刺激素的调控。除黑色素细胞外，黑色素还可存在于皮肤基底部角质细胞和真皮巨噬细胞以及毛发、虹膜、脉络膜、软脑膜和卵巢等器官。病理性黑色素沉着可以为局限性或全身性。局限性病理性黑色素沉着见于炎症局部、色素痣和黑色素瘤（图 1-15）或基底细胞癌；全身性病理性黑色素沉着发生于肾上腺皮质功能低下（如 Addison 病）、慢性肝病以及某些性激素相关疾病。

4. 胆红素（bilirubin） 是胆汁中的主要色素，来源于血红蛋白，但不含铁。胆红素增高时，在肝细胞和毛细胆管中蓄积，形成粗糙、大小不等的金黄色颗粒（图 1-16）。血中胆红素增高时，表现为皮肤和黏膜黄染。

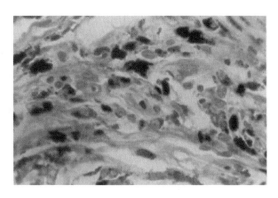

图1-15　黑色素沉着镜下观

黑色素瘤，肿瘤细胞内见大量黑色素颗粒

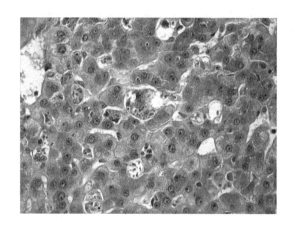

图1-16　胆红素镜下观

肝细胞和毛细胆管内见金黄色胆红素颗粒

七、病理性钙化

病理性钙化（pathological calcification）是指除骨骼和牙齿之外的组织中固体钙盐沉积，主要在细胞间质，也可位于细胞内。

1. 病理性钙化的类型

（1）营养不良性钙化　机体血清钙水平正常，钙盐沉积在局部坏死组织或异物内，称营养不良性钙化（dystrophic calcification）。见于结核病、寄生虫感染、血栓、心脏瓣膜病变和动脉粥样硬化斑块等（图1-17），可能与局部碱性磷酸酶增多有关。细胞内钙化往往从线粒体开始，这是钙盐在细胞内沉积的基础。

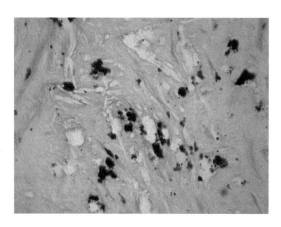

图1-17　动脉粥样硬化斑块钙化镜下观

动脉粥样硬化斑块内钙盐沉积，呈蓝色颗粒状或团块状

（2）转移性钙化　体内钙磷代谢紊乱引起高血钙，导致正常组织中过量钙盐沉积，称转移性钙化（metastatic calcification）。转移性钙化比营养不良性钙化少见，但可以发生在全身各处，主要累及胃、肾、肺和动脉等，见于骨髓瘤、原发或继发甲状旁腺功能亢进、肾衰和维生素D摄入过多时。

2. 病理性钙化的病理变化　病理性钙化的主要成分是磷酸钙和碳酸钙，以及少量的铁、锰、镁和其他无机盐。肉眼观：病理性钙化灶为细小白色颗粒或团块，触之常有砂粒感或硬石感。镜下观：钙化物为嗜碱性、无定形颗粒或团块，HE染色为蓝色。大片钙化造成严重的组织硬化，导致受累组织和器官变形、功能障碍。病理性钙化的另一形式是在肾盂、胆囊、膀胱和胰腺等部位形成由碳酸钙、胆固醇等构成的结石。

不同的正常物质或异常物质在细胞内或细胞间质中蓄积，会引起不同类型的变性。几种常见变性的特征总结见表1-2。

表1-2 常见变性的病变特点

类型	病变部位	病变性质
细胞水肿	细胞内	水和钠蓄积
脂肪变	细胞内	甘油三酯蓄积
玻璃样变	细胞内、细胞间质	血浆蛋白、胶原蛋白、免疫球蛋白等蓄积
淀粉样变	细胞内、细胞间质	淀粉样蛋白质和黏多糖复合物蓄积
黏液样变	细胞间质	黏多糖类物质和蛋白质蓄积
病理性色素沉着	细胞内、细胞间质	含铁血黄素、脂褐素、黑色素和胆红素沉着
病理性钙化	细胞间质、细胞内	磷酸钙、碳酸钙等沉积

第四节 细胞死亡

细胞严重受损达到不可恢复的程度，称不可逆性损伤（irreversible injury），即细胞死亡（cell death），是各种体内外有害因素作用的最终结果。

细胞死亡主要有两种形态学类型：坏死和凋亡。坏死是细胞病理性死亡的主要形式；凋亡虽主要见于细胞生理性死亡，但也见于许多病理性状况下。坏死和凋亡具有不同的发生机制、生化特点、形态变化以及生理病理学意义。细胞经由何种方式死亡，主要取决于外来刺激的强度、种类、持续时间以及死亡过程的速度、受累细胞ATP缺失的程度，也受制于细胞内基因程序性表达状况等。

一、坏死

坏死（necrosis）是以酶溶性变化为特征的活体内局部组织细胞的死亡，坏死的细胞结构破坏，代谢停止，功能丧失。坏死可由致病因素较强直接导致，如高温导致的烧伤，但大多数坏死由变性发展而来，如细胞水肿的气球样变导致细胞崩解而坏死。坏死的常见原因有缺血缺氧、代谢障碍、免疫紊乱、创伤、中毒及炎症等。

（一）坏死的基本病理变化

坏死的基本病理变化在细胞死亡后数小时内陆续出现，最终导致细胞代谢停止、结构破坏和功能丧失。

1. 细胞核的变化 细胞核的变化是细胞坏死的重要形态学标志，主要表现为以下三种形式（图1-18）。

（1）核固缩（pyknosis） 细胞核体积缩小、深染，嗜碱性染色增强，提示DNA转录合成停止。

（2）核碎裂（karyorrhexis） 由于核膜直接破裂，或由于已固缩的细胞核继发破裂，核物质分散在胞质中，也可由核固缩裂解为碎片导致。

（3）核溶解（karyolysis） 非特异性DNA酶和蛋白酶活化，使DNA和核蛋白溶解，细胞pH降低，核染色质嗜碱性减弱。初期还可见到细胞核轮廓，坏死后一两天内细胞核将完全溶解消失。

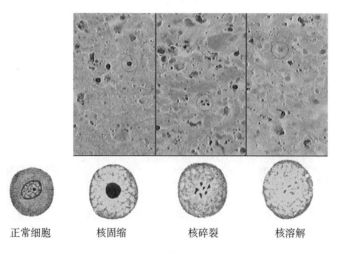

正常细胞　　核固缩　　核碎裂　　核溶解

图 1-18　坏死时细胞核的变化

上图为坏死组织镜下观，下图为坏死细胞模式图

核固缩、核碎裂、核溶解的发生不一定是循序渐进的过程，不同病变、不同类型细胞死亡时，核的形态变化也有所不同。

2. 细胞质的变化　细胞坏死后，细胞质核蛋白体解聚，DNA 嗜碱性下降，蛋白质变性，糖原颗粒减少，导致胞质嗜酸性增强。细胞器蛋白质或脂质被溶酶体酶消化后，胞质呈空泡状，最后胞质崩解。

3. 间质的变化　由于酶的作用，间质基质与胶原纤维崩解液化，融合为片状模糊的无结构红染物质。间质对于损伤刺激的耐受性大于实质细胞，因此，间质出现损伤的时间要迟于实质细胞。

细胞损伤后，细胞膜完整性遭到破坏，许多具有组织特异性的酶会从细胞内释放入血流。如乳酸脱氢酶、肌酸激酶、谷草转氨酶、谷丙转氨酶、淀粉酶等被释放入血，血清中相应酶的水平增高。因此，血清中相关酶活性的变化可作为临床上早期发现某些组织（如心肌等）坏死的诊断依据。

（二）坏死的类型

由于蛋白质变性所占地位的不同或酶的分解作用不同，坏死组织会出现不同的形态学改变。一般而言，如果组织富含蛋白质，多发生凝固性坏死；如果组织内脂质多且消化酶多，则多发生液化性坏死。组织坏死后，其颜色苍白，失去弹性，感觉和运动功能丧失，血管无搏动，切割无新鲜血液流出，称失活组织，应予以及时切除。

1. 凝固性坏死（coagulative necrosis）　以坏死组织凝固为特征，是最为常见的坏死类型。凝固性坏死好发于组织结构致密、蛋白含量较高的器官，如心、脾、肾、肝等实质性器官，常由缺血缺氧、细菌毒素、某些物理化学损伤导致。

肉眼观：凝固性坏死病灶呈灰白或灰黄色，干燥，质地较坚实，与周围健康组织之间的界限多较清楚。镜下观：器官和组织结构的基本轮廓可保存数天，但细胞微细结构已经丧失，坏死组织和正常组织之间出现充血、出血和炎症反应带（图 1-19）。

2. 液化性坏死（liquefactive necrosis）　以坏死组织易发生溶解液化为特征。液化性坏死好发于组织内可凝固的蛋白质少、脂质多（如脑）和酶多（如肝脏和胰腺）的器官，如：缺血缺氧引起的脑组织液化性坏死，又称脑软化（图 1-20）；病毒性肝炎时，肝细胞水肿导致的溶解性坏死（lytic necrosis）；化脓性炎症时，中性粒细胞吞噬化脓菌后崩解释放水解酶所形成的脓肿。镜下观：坏死的细胞完全被消化，局部组织溶解消失。

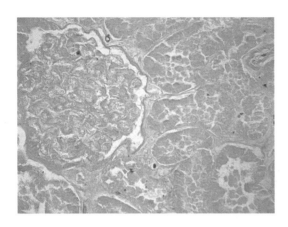

图 1-19 肾凝固性坏死镜下观

肾小球和肾小管组织结构轮廓尚存，但核溶解消失

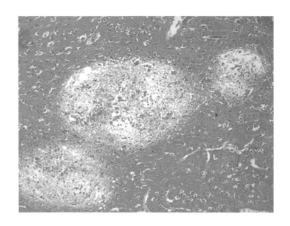

图 1-20 脑组织液化性坏死（脑软化）镜下观

流行性乙型脑炎，脑组织发生液化性坏死，形成疏松的镂空筛网状软化灶

3. **纤维素样坏死**（fibrinoid necrosis） 常见于结缔组织和血管壁的坏死。在病变部位形成颗粒状、细丝状或条块状的无结构物质，因其与纤维素染色相似而得名。发生机制可能与免疫复合物引发的胶原纤维肿胀崩解、结缔组织免疫球蛋白沉积、血浆纤维蛋白渗出变性有关，见于某些变态反应性疾病，如风湿病、新月体性肾小球肾炎、结节性多动脉炎和急进型高血压等。

4. **干酪样坏死**（caseous necrosis） 坏死灶含脂质较多，坏死组织呈淡黄色，状似奶酪，故称干酪样坏死。常见于结核病，偶见于某些梗死、肿瘤和结核样麻风等（图 1-21）。

镜下观：组织坏死比普通凝固性坏死更为彻底，呈无结构红染的颗粒状物，组织和细胞形态轮廓完全消失，不见坏死部位原有组织结构残影，是坏死更为彻底的特殊类型的凝固性坏死（图 1-22）。干酪样坏死的发生原因与结核杆菌菌壁所含蜡类具有毒性以及富含脂质有关，是单核巨噬细胞被激活却不能充分消化结核杆菌的结果。由于坏死灶内含有多量抑制水解酶活性的物质，干酪样坏死物不发生溶解也不被吸收。但有时干酪样坏死也会液化，形成"冷脓肿"。

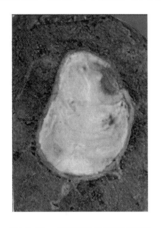

图 1-21 干酪样坏死肉眼观

坏死组织呈淡黄色，状如奶酪

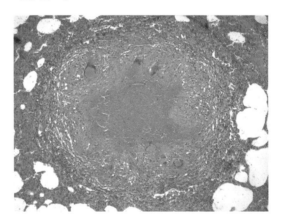

图 1-22 干酪样坏死镜下观

结核结节中央为片状红染的干酪样坏死，原有的组织结构和细胞轮廓完全消失

5. **脂肪坏死**（fat necrosis） 是特殊类型的液化性坏死。如急性胰腺炎时，胰腺组织受损，活化的胰酶释放，分解甘油三酯为甘油和脂肪酸，称酶解性脂肪坏死。乳腺等富含脂肪的组织发生创伤时，也会诱发组织对坏死细胞的清除反应，称创伤性脂肪坏死。脂肪酸与组织中钙盐结合，形成镜下为嗜碱性细颗粒状，肉眼为灰白色、坚硬的钙皂。

6. **坏疽**（gangrene） 是伴有腐败菌感染的局部组织大块坏死，可分为干性坏疽、湿性坏疽和气性坏疽三种类型。

（1）干性坏疽（dry gangrene）　常发生于动脉闭塞但静脉回流通畅的四肢末端，如脚趾、手指，多见于动脉粥样硬化、血栓闭塞性脉管炎和冻伤等。由于血红蛋白降解释放出来的铁与腐败菌分解坏死组织产生的硫化氢结合形成硫化铁，坏死组织呈黑色。因水分丢失较多，局部干燥皱缩，与正常组织分界清楚，腐败菌感染较轻（图1-23）。

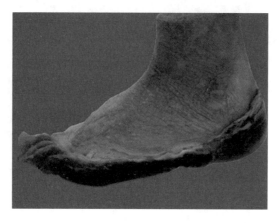

图1-23　足干性坏疽肉眼观
坏死组织呈黑色，干燥，与周围组织分界清楚

（2）湿性坏疽（moist gangrene）　为局部动脉闭塞合并严重静脉淤血所致，多发生于与外界相通的内脏，如肠、肺、子宫等，也可发生于动脉阻塞和静脉回流受阻的四肢。坏死区含水分较多，故腐败菌感染较重，局部明显肿胀，呈黑绿或蓝绿色，与周围正常组织分界不清。腐败菌分解蛋白质而产生吲哚、粪臭素等，造成恶臭。

（3）气性坏疽（gas gangrene）　系在深达肌肉的开放性创伤的基础上，合并产气荚膜梭菌（厌氧菌）等感染，产生大量气体所致，属湿性坏疽。肉眼观：病灶肿胀，蜂窝状，触之有捻发感，伴奇臭并有严重的全身症状，可致机体迅速中毒死亡。

三种坏疽的病变特点见表1-3。

表1-3　三种坏疽的病变特点

病理特征	干性坏疽	湿性坏疽	气性坏疽
好发部位	四肢末端	与外界相通的内脏	深达肌肉的开放性创伤
发生条件	动脉阻塞，静脉通畅，腐败菌感染较轻	动脉和静脉阻塞，腐败菌感染较重	动脉和静脉阻塞，厌氧菌感染
病变特点	干燥，皱缩，黑色，分界清楚	湿润，肿胀，黑绿或蓝绿色，分界不清，恶臭	肿胀，蜂窝状，棕黑色，分界不清，奇臭

（三）坏死的结局

1. 溶解吸收　坏死的组织细胞及其碎片首先被坏死细胞崩解释放的溶酶体酶和中性粒细胞释放的水解酶消化溶解，然后由淋巴管和血管吸收引流。不能吸收的细胞碎片，则由巨噬细胞吞噬清除。

2. 分离排出　坏死组织与健康组织分离排出，导致组织缺损。

（1）糜烂（erosion）　是指皮肤、黏膜浅表组织（仅表皮和黏膜层）的缺损。

（2）溃疡（ulcer）　是指皮肤、黏膜较深组织（深达皮下组织和黏膜下层以下）的缺损（图1-24）。

（3）空洞（cavity）　是指内脏器官坏死组织液化，经自然管道如支气管、输尿管排出后，在肺、肾等器官留下的空腔（图 1-25）。

（4）窦道（sinus）　是指开口于皮肤或黏膜表面的病理性盲管。

（5）瘘管（fistula）　是指内脏之间或从内脏通往体表的病理性通道。

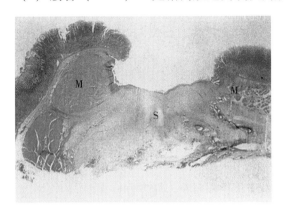

图 1-24　慢性胃溃疡镜下观

M：肌层；S：溃疡底部瘢痕组织

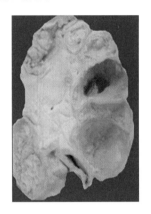

图 1-25　肾结核空洞肉眼观

肾结核，干酪样坏死组织液化排出后形成空洞

3. 机化和包裹　机化（organization）是新生肉芽组织取代坏死组织、血栓、脓液及异物等的过程。若坏死组织等范围太大，则由周围增生的肉芽组织将其包绕，称包裹（encapsulation）。机化和包裹的肉芽组织最终转变为瘢痕组织。

4. 钙化　如果坏死细胞或坏死碎片未被及时清除，则日后易有钙盐及其他矿物质析出和沉积，导致营养不良性钙化。

（四）坏死对机体的影响

1. 坏死细胞的生理重要性　例如心脏和脑组织坏死的后果严重。

2. 坏死细胞的数量　例如广泛的心、脑和肝细胞坏死可致机体死亡。

3. 坏死细胞的再生情况　例如再生能力强的肝细胞和表皮细胞坏死后，其组织结构和功能容易恢复；而无再生能力的神经细胞和心肌细胞坏死后无法再生，对机体影响明显。

4. 坏死器官的代偿能力　例如肾、肺等成对器官，储备能力强，代偿能力较强。

二、凋亡

凋亡（apoptosis）是机体为维持内环境稳定，由基因控制的细胞自主的有序性死亡，涉及一系列基因激活、表达以及调控等主动过程，是机体为了更好地适应生存环境而采取的一种自杀过程，又称程序性细胞死亡（programmed cell death）。凋亡的目的是机体自我清除不正常或不需要的宿主细胞，防止细胞过度生长，因此，凋亡比坏死更为常见，广泛存在于胚胎发生发育、成熟细胞新旧交替、激素依赖性退化等多种生理过程中，也可在细胞损伤、萎缩、老化、肿瘤和炎症等许多病理状态下发生。

（一）凋亡的形态学特征

1. 细胞皱缩　细胞缩小，水分减少，胞质高度嗜酸性，故曾称固缩坏死和嗜酸性坏死，如病毒性肝炎的嗜酸性小体形成。

2. 染色质凝聚　核染色质浓集形成致密团块，或边集排列于核膜内面，或碎裂形成碎片。

3. 凋亡小体形成　细胞表面产生芽状突起，形成膜包裹的含细胞器和（或）核碎片的凋亡小体（apoptosis body），是细胞凋亡的重要形态学标志（图 1-26）。

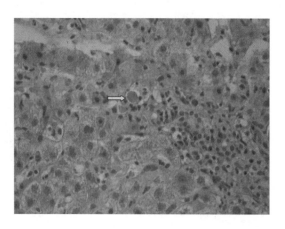

图 1-26　肝细胞凋亡镜下观

单个肝细胞凋亡，细胞固缩，与周围细胞分离，胞质嗜酸性增强，形成凋亡小体（嗜酸性小体，箭头所示）

4. 邻近细胞吞噬　邻近的健康实质细胞和巨噬细胞可吞噬、降解凋亡小体。

5. 细胞膜完整　凋亡细胞的细胞膜完整，物质没有外溢，从而阻止了与其他细胞分子之间的识别，不会引起周围炎症反应，也不会诱发周围细胞增生修复。

（二）凋亡的生物化学特征

凋亡的生物化学特征是半胱氨酸–天冬氨酸蛋白酶（Caspase，胱天蛋白酶）和钙蛋白酶（calpain）等激活，使胞质特异性蛋白质水解消化，并参与形成凋亡小体。凋亡的另一生化特征是 Ca^{2+}/Mg^{2+} 依赖的内切核酸酶（endonuclease）活化，特异性地将 DNA 链切割为 180~200bp 及其整倍数的规则片段，琼脂糖凝胶电泳呈现特征性的梯状条带（DNA ladder）。因此，胱天蛋白酶、内切核酸酶和钙蛋白酶是凋亡生化程序的主要执行者。凋亡细胞表面受体，如 Fas（CD95）、肿瘤坏死因子受体（TNFR）及神经生长因子受体（NGFR）等与相应配体（Fas-L、TNF 和 NGF）结合，胱天蛋白酶启动子——前胱天蛋白酶-9 被 Fas 和 Fas-L 的相互作用触发，以及细胞色素 C 结合细胞可溶性蛋白（如抗恶性贫血因子 Apaf-1）活化胱天蛋白酶等，都可促进细胞凋亡。促进凋亡的因素还包括生长因子缺乏、糖皮质激素、基质附着物丢失、电离辐射和自由基等。抑制凋亡的因素包括生长因子、性激素、细胞基质和某些病毒蛋白等。

（三）凋亡的基因调控

凋亡受到许多基因及蛋白产物的调控，如 *p53* 基因作为"分子警察"调控细胞凋亡，是调节细胞"活或死"的关键点。参与凋亡过程的相关基因多达几十种，其中，*Bad*、*Bak*、*Bax* 等基因具有促进凋亡的作用，*Bcl-2*、*Bcl-AL*、*Bcl-XL* 等基因具有抑制凋亡的作用。*C-myc* 基因对细胞凋亡的作用可能是双向的，生长因子足量时会促进细胞增殖，生长因子缺乏时则会引起细胞凋亡。

（四）凋亡与坏死的主要区别

凋亡是机体以不引起周围组织炎症的方式清除不需要细胞的过程，对维持正常机体的细胞数量与质量稳定十分重要。凋亡减少使细胞累积，可导致肿瘤；凋亡增加使细胞减少，可导致萎缩。

凋亡和坏死的主要区别见表 1-4。

表 1-4　凋亡和坏死的主要区别

特征	凋亡	坏死
机制	基因调控的程序化细胞死亡，自杀性（主动进行）	意外事故性细胞死亡，他杀性（被动进行）
诱因	生理性或轻微病理性刺激，如生长因子缺乏	较重病理性刺激，如缺氧、感染、中毒
范围	多为散在的个别细胞	常为成片细胞
形态特征	细胞及细胞核皱缩，染色质边集，细胞表面芽状突起，细胞膜及细胞器膜完整，凋亡小体形成	细胞和细胞器肿胀破裂，染色质固缩、碎裂或溶解，细胞膜和细胞器膜完整性破坏
生化特征	内切核酸酶活化，形成 180~200bp 的核酸降解片断，琼脂糖凝胶电泳呈梯带状，溶酶体完整，蛋白酶及基因特异性激活，有新蛋白质合成	溶酶体破坏，消化酶外漏，各种酶广泛被激活，非特异性降解蛋白质、核酸等，核酸片段大小不一，无新蛋白质合成
周围反应	无炎症和再生，凋亡小体可被邻近实质细胞和巨噬细胞吞噬	引起周围组织炎症反应和再生修复

第五节　细胞老化

细胞老化（cellular aging）是随着生物体年龄增长而发生的细胞退行性变化，是生物细胞分化成熟而导致的功能渐失及最终细胞死亡，受遗传基因程序化表达、代谢损伤累积以及免疫与神经内分泌功能下降等影响，是生物个体老化的基础。细胞及生物个体均须经历发育、生长、老化和死亡等各个阶段，因此，老化是生命发展的必然。

一、细胞老化的特征

细胞老化具有以下特征。①普遍性：机体组织所有细胞都会不同程度地出现老化。②进行性：随着时间的推移，老化不可逆性地进行性发展。③内因性：老化是由细胞内在基因决定的衰退，而不是由于外伤、事故等外因的直接作用。④有害性：老化时，细胞的代谢、适应和代偿等多种功能低下，机体的反应能力、营养吸收能力和染色体损伤修复能力减退，导致老年病的产生，机体其他疾病的患病率和死亡率也增加。

二、细胞老化的形态学

细胞老化的主要形态学变化包括细胞水分减少、体积缩小、细胞及细胞核变形、不规则核分裂、线粒体和高尔基体数量减少、多形空泡线粒体形成、内质网缩小、高尔基体变形等。由此，器官的重量减轻，功能代谢下降，储备功能不足，间质增生、硬化。长期过氧化损害导致某些蛋白结构异常，细胞内可见脂褐素沉积。

三、细胞老化的机制

细胞老化的机制目前尚不十分清楚，目前认为主要与以下方面有关。

1. 遗传基因的程序化启动　基因编码决定细胞生存期限的观点，主要来自对组织培养中复制细胞的研究。该观点认为，细胞老化取决于遗传因素，细胞的生长、发育、成熟和老化均为细胞基因库中的既定基因按照事先安排好的程序，依次表达完成，最终细胞老化、死亡是遗传信息耗竭的结果。例如体外培养的成纤维细胞大约只有 50 次群体分裂代数，达到分裂代数极限后，细胞将停止分裂。此外，同卵双胞胎寿命的显著相关性也为此学说提供了证据。

研究表明，细胞老化与细胞内染色体末端的端粒结构有关。端粒（telomere）位于真核细胞染色体末端，是非转录短片段 DNA 上的多次重复序列（人类为 TTAGGG）与一些结合蛋白组成的特殊结构，具有使染色体末端免于融合和退化的功能，在染色体的保护、稳定、复制和控制细胞分裂、生长及寿命等方面起着十分重要的作用，与细胞永生化和细胞凋亡也密切相关。体细胞每分裂一次，染色体端粒会减少 10~30 个碱基而逐次变短，基因序列中的一部分遗传程序信息随之丢失。缩短的端粒是细胞老化的标志，能激活细胞周期素依赖性激酶抑制因子（CDKI）p16、p21 和 p27 等，使细胞分裂受到抑制；同时激活细胞周期中 p53 限制点的功能，进一步促进 CDKI 的生长抑制作用，引起细胞老化。有证据表明，随着年龄增长，干细胞中 *p16* 等基因的蛋白表达增加，干细胞自身则逐渐丧失自我更新能力。

端粒酶（telomerase）是由 RNA 和蛋白质组成的核糖核酸蛋白复合物，其功能是作为端粒末端转移酶，能以自身 RNA 为模板，通过复制合成丢失的端粒序列并将其连接于染色体末端，恢复和稳定染色体末端基因序列，保持端粒长度。绝大多数分化成熟的体细胞缺乏端粒酶活性，而需要长期复制的生殖细胞和干细胞拥有足够的端粒酶以维持端粒长度。永生化的肿瘤细胞端粒酶活性较强，抑制癌细胞中的端粒酶可以抑制肿瘤生长；将端粒酶加入某些细胞可延长其寿命，这为以控制端粒酶活性为靶点的肿瘤治疗学带来了新的希望。

2. 代谢损伤的长期积累　除了细胞遗传的基因程序性表达外，细胞寿命长短也取决于代谢作用及损伤后分子反应与细胞损伤之间的平衡，即一生中总的代谢消耗影响细胞老化的速度与程度。细胞老化可归因于：重要基因突变；线粒体损伤；氧和营养物质利用缺陷，特别是能量限制等所致的 DNA 损害和蛋白质损害的长期积累。

自由基对抗氧化机制的损伤以及对细胞内外蛋白质翻译修饰的影响，是造成细胞老化的重要环节。活性氧类物质导致蛋白质、脂质和核酸共价键改变，易受过氧化损害的细胞，其端粒缩短速率也较快，因此，过氧化损伤是细胞老化的最重要因素之一。大量生物大分子过氧化损伤可引起细胞生理功能下降，促进细胞进入老化阶段。虽然大多数 DNA 损伤都可以被内源性 DNA 修复酶修复，但有些损伤会随着细胞老化而持续积累，激活具有细胞周期 G_1/S 期纠错功能的 *p53* 基因，进一步阻止细胞分裂。

3. 免疫功能紊乱　随着个体年龄增长，T 淋巴细胞和 B 淋巴细胞减少，NK 细胞活性降低，细胞因子活性下降，免疫功能减退，不能清除外来病原体及肿瘤细胞等。因免疫识别功能紊乱，免疫系统将自身组织当作异物攻击，导致自身免疫疾病的发生。

4. 神经内分泌失调　在机体衰老过程中，神经内分泌失调是重要特征之一。下丘脑-垂体-肾上腺系统具有某种"衰老时钟"的作用，衰老时神经元不同程度丧失，神经递质如儿茶酚胺等释放减少，性激素等产生减少，激素受体功能下降。

关于细胞老化机制的研究尚在进行中。遗传基因的程序化启动主要解释了细胞增殖和分化的内控性机制，强调端粒的缩短以及端粒酶对端粒的修复作用；而自由基所致 DNA 损伤、蛋白质损伤的积累以及免疫和神经内分泌紊乱，则可能外在性地加速细胞老化的进程。

目标检测

答案解析

一、选择题

（一）A1 型题

1. 下列器官中，最易发生脂肪变的是（　　）

A. 心　　　　　　B. 肝　　　　　　C. 脾　　　　　　D. 肺　　　　　　E. 肾

2. 干酪样坏死是（　　）的特征性病变

    A. 梅毒　　　　B. 肠伤寒　　　　C. 结核病　　　　D. 风湿病　　　　E. 菌痢

3. 下列器官中，液化性坏死常发生于（　　）

    A. 心　　　　B. 肝　　　　C. 肺　　　　D. 肾　　　　E. 脑

4. 患者，男性，45 岁，因车祸致右脚踝粉碎性骨折，卧床休息 2 个月，则伤侧肢体发生的病变主要为（　　）

    A. 化生　　　　B. 失用性萎缩　　　　C. 肥大　　　　D. 压迫性萎缩　　　　E. 增生

5. 患者，男性，23 岁，警察，在与歹徒搏斗的过程中受刀伤，伤口较深，局部组织按之捻发音，有异常气味，则其最可能的诊断是（　　）

    A. 气性坏疽　　　　B. 凝固性坏死　　　　C. 干性坏疽　　　　D. 液化性坏死　　　　E. 纤维素样坏死

（二）X 型题

1. 下列属于凝固性坏死的有（　　）

    A. 结核球　　　　B. 脑梗死　　　　C. 肾梗死　　　　D. 心肌梗死　　　　E. 脂肪坏死

2. 下列关于坏疽的叙述中，正确的是（　　）

    A. 较大范围的坏死继发腐败菌感染　　　　B. 感染的腐败菌都是厌氧菌

    C. 病变部位好发于四肢或与外界相通的内脏　　　　D. 坏疽组织多呈黑色或污秽

    E. 可伴发全身中毒症状

二、思考题

1. 简述坏死的基本病理变化及类型，并举例说明。

2. 举例说明化生的病理学意义。

（姜晓刚）

书网融合……

本章小结　　　　微课　　　　思政元素　　　　题库

第二章　损伤的修复

PPT

📖 学习目标

1. 掌握　再生的概念；各种细胞的再生潜能；肉芽组织的概念、形态特征、功能和结局。
2. 熟悉　瘢痕组织的形态特征；皮肤创伤愈合的过程和类型；骨折愈合的过程；影响创伤愈合的因素。
3. 了解　干细胞及其在再生中的作用；细胞再生的影响因素。

➡️ 案例引导

案例：患者，男性，66 岁。右腿部有一脓肿，破溃后形成一溃疡；另外，患者腹壁因接受外科手术而有一手术切口。经过一系列方案治疗后，患者两处创口均已经愈合。

讨论：这两种愈合分别属于哪种类型的创伤愈合？各有何特点？

损伤造成机体部分组织、细胞丧失后，机体对形成的缺损进行修补恢复的过程，称修复（repair）。修复后可完全或部分恢复原来组织的结构和功能。

修复过程可概括为两种不同的形式。一种形式是再生（regeneration），由损伤周围的同种细胞修复；另一种形式是纤维性修复，由纤维结缔组织修复，以后形成瘢痕，故也称为瘢痕修复。在多数情况下，由于有多种组织发生损伤，上述两种修复形式常常同时存在。在组织损伤和修复过程中，常伴有炎症反应。

第一节　再生

再生可分为生理性再生和病理性再生。生理性再生是指在生理过程中，有些细胞、组织不断老化、消耗，由新生的同种细胞不断补充，始终保持着原有的结构和功能。例如：子宫内膜周期性脱落，而后由基底部细胞增生加以恢复；表皮的表层角化细胞经常脱落，而由表皮的基底细胞不断增生、分化予以补充；消化道黏膜上皮 1~2 天就更新 1 次；红细胞寿命平均为 120 天，白细胞寿命长短不一，短的如中性粒细胞，只能存活 1~3 天，因此，衰老后不断由淋巴造血器官新生补充等。病理性再生是指病理状态下细胞、组织缺损后发生的再生。如果损伤程度较轻且受损细胞有较强的再生能力，损伤周围的同种细胞增生、分化，则有可能恢复原来组织的结构和功能。病理性再生是本节重点陈述的内容。

一、细胞周期与不同类型细胞的再生潜能

细胞周期（cell cycle）是指细胞从上一次分裂结束到下一次分裂结束所经历的全过程，由 G_1 期（DNA 合成前期）、S 期（DNA 合成期）、G_2 期（DNA 合成后期）、M 期（分裂期）构成。生理状态下，大多数细胞处于 G_0 期（静止期）。不同种类的细胞，其细胞周期的时程长短不同，在单位时间内可进入细胞周期进行增殖的细胞数也不相同，因此具有不同的再生能力。一般而言，低等动物的组织较高等动物的组织再生能力强；幼稚组织较高分化组织再生能力强；平时易受损伤或经常更新的组织的再生能力

较强。按再生能力的强弱，可将人体细胞分为三类。

（一）不稳定细胞

不稳定细胞（labile cells）又称为持续分裂细胞。这类细胞再生能力相当强。这类细胞总是在不断增殖，以代替衰亡或被破坏的细胞，如表皮细胞，呼吸道和消化道黏膜被覆细胞，淋巴及造血细胞，男性及女性生殖器官管腔的被覆细胞，间皮细胞等。干细胞（stem cell）的存在是这类细胞不断更新的必要条件。

（二）稳定细胞

稳定细胞（stable cells）又称为静止细胞。在生理状态下，这类细胞增殖现象不明显，处于静止期（G_0），但受到组织损伤的刺激时则进入 G_1 期，表现出较强的再生能力。这类细胞包括各种腺体或腺样器官的实质细胞，如肝、胰、唾液腺、内分泌腺、汗腺、皮脂腺和肾小管上皮细胞，还包括成纤维细胞、内皮细胞和原始的间叶细胞等。原始的间叶细胞还有较强的分化能力，可以向许多特异的间叶细胞分化。此外，平滑肌细胞虽然也属于稳定细胞，但是在一般情况下再生能力很弱。

（三）永久性细胞

永久性细胞（permanent cells）又称为非分裂细胞。属于此类的有神经细胞、骨骼肌细胞及心肌细胞。中枢神经细胞及周围神经的神经节细胞均缺乏再生能力，一旦遭受破坏则成为永久性缺失。但神经纤维例外。在神经细胞存活的前提下，受损的神经纤维有活跃的再生能力。骨骼肌细胞及心肌细胞再生能力极弱，常由瘢痕组织修复。

二、干细胞及其在再生中的作用

干细胞是个体发育过程中产生的具有无限或较长时间自我更新和多向分化能力的一类细胞。根据来源和在个体发育过程中出现次序的不同，干细胞可分为胚胎干细胞（embryonic stem cell）和成体干细胞（adult stem cell）。胚胎干细胞是指起源于着床前胚胎内细胞群的全能干细胞，具有向三个胚层分化的能力，可以分化为成体所有类型的成熟细胞。成体干细胞是指存在于各组织器官中具有自我更新和一定分化潜能的不成熟细胞。以下简要介绍这两种类型的干细胞以及其在细胞再生和组织修复中的作用。

（一）胚胎干细胞

胚胎干细胞是人胚胎发育早期——囊胚（受精后约5~7天）中未分化的细胞。囊胚含有约140个细胞。外表是一层扁平细胞，称滋养层，可发育成胚胎的支持组织如胎盘等。中心的腔称为囊胚腔，腔内一侧的细胞群称为内细胞群，这些未分化细胞可进一步分裂、分化、发育成个体。内细胞群在形成内、中、外三个胚层时开始分化，每个胚层将分别分化形成人体的各个组织和器官。由于内细胞群可以发育成完整的个体，这些细胞被认为具有全能性。当内细胞群在培养皿中培养时，我们称之为胚胎干细胞。

胚胎干细胞研究的意义如下。①首先，胚胎干细胞拥有类似胚胎的全能分化性，可以从单个的受精卵发育成完整的个体。利用其作为材料和干细胞研究方法，可最终阐明人类正常胚胎的发生发育、非正常胚胎的出现（通过改变细胞系的靶基因）等的复杂调控机制。②人胚胎干细胞的分离及体外培养的成功，对生物医学领域的一系列重大研究，如致畸致瘤实验、组织移植、细胞治疗和基因治疗等都将产生重要影响。③胚胎干细胞最激动人心的潜在应用是修复甚至替换丧失功能的组织和器官。因为它具有发育分化为所有类型组织细胞的能力，任何涉及丧失正常细胞的疾病，如神经变性疾病（阿尔茨海默病、帕金森综合征、亨廷顿舞蹈症等）、糖尿病、心肌梗死等的患者都可以从干细胞移植中获益。

（二）成体干细胞

成体干细胞是指存在于各组织器官中具有自我更新和一定分化潜能的不成熟细胞，普遍存在并定位于特定的微环境中。目前面临的问题是如何寻找和分离各种组织特异性干细胞。微环境中存在一系列生长因子或配体，与干细胞相互作用，调节成体干细胞的更新和分化。

机体内多种分化成熟的组织中存在成体干细胞，如造血干细胞、表皮干细胞、间充质干细胞、肌肉干细胞、肝脏干细胞、神经干细胞等。现已发现，部分组织中的成体干细胞不仅可以向本身组织进行分化，也可以向无关组织类型的成熟细胞进行分化，称转分化（transdifferentiation）。这些转分化的分子机制一旦被阐明，就有望利用患者自身健康组织的干细胞，将其诱导分化成可替代病变组织功能的细胞来治疗各种疾病。这样既克服了异体细胞移植引起的免疫排斥，又避免了胚胎干细胞来源不足以及相应的社会伦理问题。人们渴望从自体中分离出成体干细胞，在体外定向诱导使其分化为靶组织细胞并保持增殖能力，将这些细胞回输至人体内，从而达到长期治疗的目的。因此，转分化的发现在干细胞研究中具有革命性意义，为干细胞生物工程在临床治疗中的广泛应用奠定了基础。

（三）干细胞在组织修复与细胞再生中的作用

当组织损伤后，骨髓内的干细胞和组织内的干细胞都可以进入损伤部位，进一步分化成熟来修复受损组织的结构和功能。以下将简单讨论干细胞在骨髓组织、脑等损伤中的作用（表2-1）。

表2-1　人类成体干细胞及其主要分化方向

细胞类型	分布	主要分化方向
造血干细胞	骨髓、外周血	骨髓和血液淋巴造血细胞
间充质干细胞	骨髓、外周血	骨、软骨、肌腱、脂肪组织、肌组织、骨髓间质、肝细胞、神经细胞
神经干细胞	室管膜细胞、中枢神经系统的星形胶质细胞	神经元、星形胶质细胞、少突胶质细胞
肝脏干细胞	胆管内或近胆管	肝细胞、胆管细胞，之后产生卵圆形细胞
胰腺干细胞	胰岛、巢蛋白阳性细胞、卵圆形细胞、胆管细胞	胰岛B细胞
骨骼肌干细胞	肌纤维	骨骼肌纤维
皮肤干细胞	表皮基底层、毛囊膨大区	表皮、毛囊
肺上皮干细胞	器官基底部和黏液分泌细胞、细支气管细胞、Ⅱ型肺泡细胞	黏液细胞，纤毛细胞，Ⅰ型、Ⅱ型肺泡细胞
肠上皮干细胞	每个隐窝周围的上皮细胞	帕内特细胞、刷状缘肠上皮细胞、杯状细胞、肠绒毛内分泌细胞

1. 骨髓组织　骨髓组织内有两类干细胞，即造血干细胞（hematopoietic stem cell，HSC）和骨髓间充质干细胞（bone marrow mesenchymal stem cell，BMMSC）。前者是体内各种血细胞的唯一来源，它主要存在于骨髓、外周血、脐带血中。骨髓干细胞的基本特征是具有自我维持和自我更新能力，即干细胞通过不对称性的有丝分裂，不断产生大量祖细胞并使其保持不分化状态。骨髓干细胞的另一个特点是具有可塑性，可以分化为肝脏、肌肉及神经组织的细胞，一定条件下肌肉干细胞、神经干细胞还可以分化为间充质干细胞，参与相应组织的修复。

在临床治疗中，造血干细胞应用较早。造血干细胞移植，就是应用超大剂量化疗和放疗，最大限度杀灭患者体内的白血病细胞，同时全面摧毁其免疫和造血功能，然后将正常人造血干细胞输入患者体内，重建造血和免疫功能，达到治疗疾病的目的。除了可以治疗急性白血病和慢性白血病外，造血干细胞移植也可以用于治疗重型再生障碍性贫血、地中海贫血、恶性淋巴瘤、多发性骨髓瘤等血液系统疾病以及小细胞肺癌、乳腺癌、睾丸癌、卵巢癌、神经母细胞瘤等多种实体肿瘤。对急性白血病无供体者，也可以在治疗完全缓解后采取自身造血干细胞用于移植，称自体造血干细胞移植。

间充质干细胞（MSC）是骨髓另一种成体干细胞，具有干细胞的共性。最近研究发现，人的骨骼肌、脂肪组织、骨膜、脐血、外周血中也存在MSC，与造血干细胞有相同的作用。由于它具有向骨、软骨、脂肪组织、肌肉及肌腱等组织分化的潜能，利用它进行组织工程学研究有如下优势：①取材方便且对机体无害，间充质干细胞可取自自体骨髓，简单的骨髓穿刺即可获得；②由于 MSC 取自自体，由它诱导而来的组织在进行移植时不存在组织配型及免疫排斥问题；③MSC 分化的组织类型广泛，理论上能分化为所有的间质组织类型，如：分化为骨、软骨或肌肉、肌腱，在创伤性疾病治疗中具有应用价值；分化为心肌组织，可构建人工心脏；分化为真皮组织，则在烧伤治疗中有广泛的应用前景。

2. 脑 20 世纪 90 年代初，研究者在脑组织中分离出能够不断分裂增殖，具有多向分化潜能的细胞群落，提出了神经干细胞的概念。脑内的神经干细胞是多能干细胞，它可以进一步分化为脑内三种类型的细胞：神经元、星形胶质细胞和少突胶质细胞。

神经干细胞的分化能力不仅仅局限于神经系统，在适当的微环境中，神经干细胞具有向其他组织细胞分化的能力。如 TGF-β 可诱导神经干细胞分化为平滑肌细胞。如果把神经干细胞植入骨髓，它们可分化为血细胞，而移入肌肉则可分化为肌细胞。

总之，将干细胞应用于组织修复和细胞再生，进而完美地修复或替代疾病、意外事故或遗传因素所造成的组织、器官伤残已不再只是设想。干细胞及其衍生物组织器官的临床应用，必将极大地推动生命科学和医学的进步，给人类带来全新的医疗理念和医疗手段。

通过人工诱导手段将已分化的体细胞重编程为多能干细胞，称诱导性多能干细胞，是近年来干细胞研究领域令人瞩目的一项新的干细胞制备技术。该细胞的形态、生长特性、表面标志物、形成畸胎瘤等生物学特性与胚胎干细胞非常相似。该细胞具有胚胎干细胞的多能性，可分化为神经等多种组织的细胞，适用于干细胞移植、组织工程、受损组织器官的修复等个体化治疗。与胚胎干细胞不同的是该细胞的获取，人们可以在不损毁胚胎或不用卵母细胞的前提下，制备用于疾病研究或治疗的胚胎干细胞样细胞。这不仅成功地解决了长期以来争论不休的伦理问题，也为获得具有患者自身遗传背景的胚胎干细胞样细胞增加了新途径。

三、各种组织的再生过程

（一）上皮组织的再生

1. 被覆上皮的再生 鳞状上皮损伤后，其边缘上皮组织中的基底细胞迅速分裂增生，且组织干细胞分化增生，向缺损中心迁移，先以单层上皮的形式向缺损处延伸，完成覆盖后再继续生长分化形成复层，并分化出棘细胞层、颗粒层、透明层和角化层，恢复到原有的厚度，分化为鳞状上皮。如胃肠道黏膜缺损后，同样由邻近的基底部细胞分裂增生和组织干细胞分化增殖加以修补。

2. 腺上皮再生 腺上皮虽然有较强的分裂再生能力，但损伤的状态不同，其再生情况也各异。如果仅有腺上皮的损伤而腺体的基底膜未被破坏，则由损伤处残存细胞分裂再生，可完全恢复原来腺体结构。如果基底膜被破坏，则难以再生。肝细胞再生能力很强，肝细胞再生有三种情况：①肝部分被切除后，通过肝细胞分裂增生，短期内就能使肝脏恢复至原来的大小。例如将大白鼠肝切除 90% 后，只需 2 周就可恢复肝的原有重量，不过以后要经过较长时间的结构改建，形成新的肝小叶才能恢复原有结构；②肝细胞坏死时，不论范围大小，只要肝小叶网状支架完整，肝细胞再生可沿支架生长，能恢复正常结构；③如果肝细胞坏死较广泛，肝小叶网状支架塌陷破坏，网状纤维转化为胶原纤维，或者由于肝细胞反复坏死及炎症刺激，纤维组织大量增生，形成肝小叶内间隔，此时再生的肝细胞则难以恢复原来肝小叶结构，形成结构紊乱的肝细胞团，导致肝硬化的发生。

（二）纤维组织的再生

在损伤刺激下，受损处的成纤维细胞进行分裂、增生。成纤维细胞可由静止状态的纤维细胞转变而来，或由未分化的间叶细胞分化而来。幼稚的成纤维细胞胞体大，两端常有突起，胞质略呈嗜碱性。电镜下，可见胞质内有丰富的粗面内质网，说明其合成蛋白的功能很活跃，胞核体积大，染色淡，有1~2个核仁。成纤维细胞停止分裂后，开始合成分泌前胶原蛋白，在细胞周围形成胶原纤维，细胞逐渐成熟，变为长梭形，胞质越来越少，核越来越深染，成为纤维细胞（图2-1）。

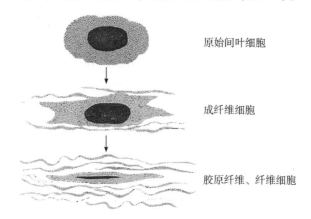

原始间叶细胞

成纤维细胞

胶原纤维、纤维细胞

图2-1　纤维组织再生模式图
原始间叶细胞转化为成纤维细胞，产生胶原纤维再转化为纤维细胞

（三）软骨组织和骨组织的再生

软骨再生起源于软骨膜的增生，这些增生的幼稚细胞形似成纤维细胞，以后逐渐变为成软骨细胞，并形成软骨基质，细胞被埋在软骨陷窝内而变为静止的软骨细胞。软骨再生力弱，软骨组织缺损较大时，纤维组织参与修补。

骨组织再生能力强，骨折后可完全修复（参见本章第三节中的"骨折愈合"）。

（四）血管的再生

1. 毛细血管的再生　毛细血管再生过程又称为血管形成，是以出芽方式来完成的。首先，在蛋白水解酶的作用下基底膜分解，该处内皮细胞分裂增生形成突起的幼芽，随着内皮细胞向前移动及后续细胞的增生而形成一条细胞索，数小时后就可出现管腔，形成新生的毛细血管，进而彼此吻合成毛细血管网。增生的内皮细胞分化成熟时还分泌Ⅳ型胶原、层粘连蛋白和纤维粘连蛋白，形成基底膜的基板。周边的成纤维细胞分泌Ⅲ型胶原和基质，组成基底膜的网板，本身则成为周细胞（即血管外膜细胞），至此，毛细血管的构造完成（图2-2）。新生的毛细血管基底膜不完整，内皮细胞间空隙多较大，所以通透性较高。为适应功能的需要，这些毛细血管还会不断改建，有的管壁增厚发展成为小动脉、小静脉，其平滑肌成分可能由血管外未分化间叶细胞分化而来。

2. 大血管的修复　大血管离断后需手术吻合。吻合处两侧内皮细胞分裂增生，互相连接，恢复原来内膜结构，但离断的肌层因平滑肌再生能力弱，不易完全再生，则由结缔组织增生连接，形成瘢痕修复。所以，较大血管断裂后要进行缝合对接，内皮细胞可再生覆盖断裂处，内皮下各层由纤维结缔组织修复。

（五）肌组织的再生

肌组织再生能力很弱。

1. 横纹肌的再生　与肌膜是否存在、肌纤维是否完全断裂有很大关系。横纹肌细胞是一个多核的长细胞，长可达4cm，核可多达数十乃至数百个。损伤不太重而肌膜未被破坏时，肌原纤维仅部分发生坏死，此时中性粒细胞和吞噬细胞进入该处吞噬清除坏死物质，残存部分肌细胞分裂，产生肌浆，分化出肌原纤维，从而恢复正常横纹肌的结构；如果肌纤维完全断开，断端肌浆增多，也可有肌原纤维的增生，使断端膨大如花蕾样，但此时肌纤维断端不能直接连接，而靠纤维瘢痕愈合。愈合后的肌纤维仍可收缩，加强锻炼可以恢复功能；如果整个肌纤维（包括肌膜）都遭到破坏，则难以再生，而进行瘢痕修复。

2. 平滑肌的再生　平滑肌也有一定的再生能力，但是除小血管壁平滑肌损伤后可进行再生性修复外，在断开的胃肠道或较大血管手术吻合处，断裂的平滑肌主要进行瘢痕性修复。

3. 心肌细胞的再生　心肌再生能力极弱，破坏后一般都是瘢痕性修复。

（六）神经组织的再生

脑及脊髓内的神经细胞破坏后不能再生，由神

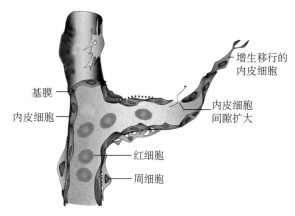

图 2-2　毛细血管再生模式图

经胶质细胞及其纤维增生修补，形成胶质瘢痕。外周神经受损时，如果与其相连的神经细胞仍存活，则可完全再生。首先，断处远端的神经纤维髓鞘及轴突发生变性崩解；近端的 Ranvier 节神经纤维一部分也发生同样变化。变性崩解物质吸收后，两端的神经鞘膜细胞增生，将断端连接，并产生髓磷脂形成髓鞘。大约在损伤后第 3 周，近端轴突以每天约 1mm 的速度开始生长，进入远端的神经，最后达到末梢。此过程常需数月以上才能完成。若断离的两端相隔太远，或两端之间有瘢痕或其他组织阻隔，或因截肢失去远端，再生轴突均不能达到远端，而与增生的结缔组织混杂在一起卷曲成团，形成创伤性神经瘤，可发生顽固性疼痛。为防止上述情况发生，临床施行神经吻合术或截肢术时，对神经断端必须采取适当措施，保证神经纤维的再生愈合（图 2-3）。

四、细胞再生的影响因素

细胞死亡和各种因素引起的细胞损伤，皆可刺激细胞增生。作为再生的关键环节，细胞增生在很大程度上受细胞外微环境和各种化学因子的调控。影响细胞再生的因素主要有以下三个方面。

（一）与再生有关的生长因子

细胞受到损伤因素刺激后可释放多种生长因子（growth factor），刺激同类细胞或同一胚层发育而来

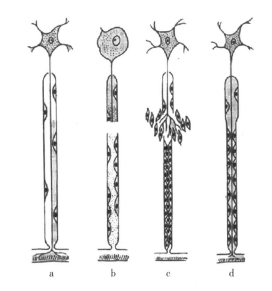

图 2-3　神经纤维再生模式图

a. 正常的神经纤维；b. 神经纤维断离；c. 神经鞘细胞增生，轴突生长；d. 神经轴突达末端，多余部分消失

的细胞增生，并参与损伤组织结构的重建，促进修复过程。生长因子的种类很多，其中比较重要的有以下几类。

1. 血小板源性生长因子（platelet derived growth factor，PDGF）　来源于血小板 α 颗粒，在凝血过程中释放，能引起成纤维细胞、平滑肌细胞及单核细胞的增生和游走，并有促进胶质细胞增生的作用。

2. 成纤维细胞生长因子（fibroblast growth factor，FGF）　生物活性很广泛，几乎可刺激所有的间叶细胞，但主要作用于内皮细胞，尤其是在毛细血管的新生过程中，能够使内皮细胞分裂并诱导其产生蛋白水解酶，溶解基底膜，以便内皮细胞穿越生芽。

3. 表皮生长因子（epidermal growth factor，EGF）　是一种 6kD 多肽，由下颌下腺分离出来。对

上皮细胞、成纤维细胞、胶质细胞及平滑肌细胞的增生都有促进作用。

4. 转化生长因子（transforming growth factor，TGF） 许多正常细胞都分泌。TGF 是指两类多肽类生长因子，即 TGF-α 和 TGF-β。TGF-α 的氨基酸序列有 33%~44% 与 EGF 同源，可与 EGF 受体结合，故与 EGF 有相同作用。TGF-β 由血小板、巨噬细胞、内皮细胞等产生，对成纤维细胞和平滑肌细胞增生的作用依其浓度而异：低浓度诱导 PDGF 合成、分泌，作为间接分裂原；高浓度抑制 PDGF 受体表达，使细胞生长受到抑制。此外，TGF-β 还促进成纤维细胞趋化，产生胶原和纤维粘连蛋白，抑制胶原降解，促进纤维化发生。

5. 血管内皮生长因子（vascular endothelial growth factor，VEGF） 最早从肿瘤组织中分离提纯而得，对肿瘤血管的形成有促进作用；也可促进正常胚胎的发育、慢性炎症及创伤愈合时的血管增生。VEGF 还可明显增加血管壁的通透性，从而促进血浆蛋白在细胞外基质中的沉积，为成纤维细胞和血管内皮细胞长入提供临时基质。由于仅内皮细胞存在 VEGF 受体，VEGF 对其他细胞增生的促进作用都是间接的。

6. 具有刺激生长功能的其他细胞因子 例如白介素 1（IL-1）和肿瘤坏死因子（TNF）能刺激成纤维细胞的增生及胶原合成，TNF 还能刺激血管的再生。此外还有很多生长因子，如造血细胞集落刺激因子、神经生长因子、IL-2（T 细胞生长因子）等对相应的细胞再生都有促进作用。

（二）抑素与接触抑制

抑素（chalone）具有组织特异性，几乎任何组织都可产生一种抑素抑制其本身的增生。例如已分化的表皮细胞能分泌表皮抑素，抑制基底细胞的增生。当皮肤受损时，抑素分泌终止，基底细胞开始分裂增生，直到增生分化的细胞达到足够数量或抑素达到足够浓度为止。前面提到的 TGF-β 虽然对某些间叶细胞的增生起促进作用，但对上皮细胞则是一种抑素。另外，TNF-α、前列腺素 E$_2$ 和肝素在组织培养中对成纤维细胞及平滑肌细胞的增生都有抑素样功能。

部分切除后的肝脏，当肝细胞增生达到原有大小时；或皮肤创伤时，缺损部周围上皮细胞分裂增生、迁移，将创面覆盖而相互接触时，细胞则停止生长，这种现象称为接触抑制。细胞间的缝隙连接及桥粒可能参与接触抑制的调控。另外，在对血管生成的研究中，已经发现多种具有抑制血管内皮细胞生长的因子，如血管抑素、内皮抑素和血小板反应蛋白 1 等。

（三）细胞外基质在细胞再生过程中的作用

细胞外基质（extracellular matrix，ECM）在任何组织中都占有相当比例，其主要作用是把细胞连接在一起，借以支撑和维持组织的生理结构和功能。近年来研究证明，尽管稳定细胞和不稳定细胞都具有完全再生能力，但能否重建为正常结构还取决于 ECM 的调控。ECM 的主要成分有：胶原蛋白、弹性蛋白、黏附性糖蛋白（包括层粘连蛋白和纤维粘连蛋白）、整合素、基质细胞蛋白以及蛋白聚糖和透明质酸素等。基质中的不同成分对不同细胞的增生有不同作用。

1. 胶原蛋白（collagen） 是动物体内最常见的一种蛋白，为所有多细胞生物提供细胞外支架。目前已知至少有 14 种不同的胶原蛋白。其中，Ⅰ、Ⅱ、Ⅲ 型为纤维性胶原蛋白，体内含量最为丰富。Ⅳ、Ⅴ、Ⅵ 型为非纤维性胶原蛋白，存在于不同组织的细胞外基质中，除作为组织和器官的主要支架外，对细胞的生长、分化以及细胞的黏附和迁移都有明显的影响。

2. 弹性蛋白（elastin） 是弹性纤维的主要成分。各种组织，如皮肤、血管、子宫和肺组织在结构上需要弹性以发挥功能。虽然张力强度是由胶原蛋白提供，但这些组织的回缩能力则由弹性纤维提供。弹性纤维可延长数倍，并在张力消失后回缩至其原长度。大血管壁（如主动脉）、子宫、皮肤和韧带中存在大量弹性蛋白。和胶原蛋白相似，弹性蛋白的一级结构中，三分之一为甘氨酸，富含脯氨酸和丙氨酸；和胶原蛋白不同的是，弹性蛋白只含极少的羟化脯氨酸，并且无羟化赖氨酸残基。成熟的弹性蛋白含有交联结构以调节其弹性。

3. 黏附性糖蛋白（adhesive glycoproteins）和整合素（integrins） 黏附性糖蛋白和整合素在结构上并不相同，但其共同特性使其既能与其他 ECM 成分结合，又能与特异性的细胞表面蛋白结合。这样，它们就把不同的 ECM 成分以及 ECM 与细胞联系起来。

（1）纤维粘连蛋白（fibronectin） 为分子量接近 450kD 的大分子糖蛋白，可由成纤维细胞、单核细胞、内皮细胞及其他细胞产生。纤维粘连蛋白是一种多功能的黏附蛋白，其主要作用是使细胞与各种基质成分发生粘连。纤维粘连蛋白与细胞黏附、细胞伸展和细胞迁移直接相关。另外，纤维粘连蛋白还可增强某些细胞，如毛细血管内皮细胞对生长因子增殖作用的敏感性。

（2）层粘连蛋白（laminin） 分子量约为 820kD，是基底膜中含量最为丰富的大分子糖蛋白，为三个不同的亚单位共价结合形成的交叉状结构，并跨越基底膜。层粘连蛋白一方面可与细胞表面的特异性受体结合，另一方面也可与基质成分，如Ⅳ型胶原和硫酸肝素结合，还可介导细胞与结缔组织基质的黏附。在体外细胞培养中，它可改变各种细胞的生长、存活、形态、分化和运动。若在培养的内皮细胞中加入 FGF，则层粘连蛋白可引起内皮细胞有序排列，然后形成毛细血管管腔，这是血管生成的关键步骤。层粘连蛋白和纤维粘连蛋白与许多 ECM 成分相似，具有与整合素受体家族成员结合的能力。

（3）整合素 是细胞表面受体的主要家族，对细胞和 ECM 的黏附起介导作用。其特殊类型在白细胞黏附过程中还可诱导细胞间的相互作用。整合素在体内表达广泛，大多数细胞表面都可表达一种以上的整合素，在多种生命活动中发挥关键作用。例如，整合素由于具有黏附作用，成为白细胞游出、血小板凝集、发育过程和创伤愈合中的关键因素。另外，某些细胞只有通过黏附才能发生增生，若整合素介导的细胞与 ECM 黏附发生障碍，则可导致细胞凋亡。

4. 基质细胞蛋白（matricellular proteins） 是一类新命名的分泌性蛋白，可与基质蛋白、细胞表面受体以及能作用于细胞表面的其他分子（如生长因子、细胞因子或蛋白水解酶）相互作用。虽然其功能表现为多样性，但都具有影响细胞-基质相互作用的能力。这一家族包括：①富含半胱氨酸的酸性分泌蛋白（secreted protein acidic and rich in cysteine，SPARC），亦称骨连接素（osteonectin），可促进损伤后发生的组织重建，其本身又是一个血管生成抑制剂；②血栓黏合素（thrombospondin），为具有多种功能的蛋白家族，其一部分成员与 SPARC 相似，也可抑制血管生成；③骨桥蛋白（osteopontin），可介导白细胞迁移；④细胞黏合素（tenascin）家族，为多聚体大分子蛋白，与细胞黏附的调控有关。

5. 蛋白聚糖（proteoglycan）和透明质酸（hyaluronan） 蛋白聚糖和透明质酸是构成 ECM 的重要成分。

（1）蛋白聚糖 包括核心蛋白及与核心蛋白相连接的多糖或多个多糖聚合形成的氨基多糖（glycosaminoglycan）。蛋白聚糖表现出明显的多样性，某种 ECM 可含有几种不同的核心蛋白，而每一种核心蛋白又可含有不同的氨基多糖。最常见的蛋白聚糖包括硫酸肝素（heparan sulfate）、硫酸软骨素（chondroitin sulfate）和硫酸皮肤素（dermatan sulfate）。蛋白聚糖在调控结缔组织的结构和通透性中具有多重作用。

（2）透明质酸 是大分子蛋白聚糖复合物的骨架，与调节细胞增生和迁移的细胞表面受体有关。透明质酸可结合大量的水分子形成高度水合的凝胶，使多种类型的结缔组织，尤其是关节软骨，具有膨胀压、抗压、反弹及润滑的能力。透明质酸亦存在于发生迁移和增生的细胞周围的 ECM 中，抑制细胞间的黏附并促进细胞迁移。

损伤修复过程中，ECM 经代谢调整，其成分也会有所改变，如Ⅲ型胶原减少而I型胶原增多，使组织修复能力增强。实质脏器慢性炎症时，该脏器的某些间叶来源细胞（如肝脏的贮脂细胞、肺泡隔间叶细胞）可增生、激活、转化为成纤维细胞，最终引起 ECM 过度增多和沉积，使器官发生纤维化、硬化。

第二节　纤维性修复

纤维性修复是指肉芽组织增生，溶解、吸收损伤局部的坏死组织及其他异物，并填充组织缺损，以后肉芽组织转化成以胶原纤维为主的瘢痕组织。

一、肉芽组织的形态与作用

（一）肉芽组织的成分及形态

肉芽组织（granulation tissue）由新生薄壁的毛细血管和增生的成纤维细胞组成，并伴有炎细胞浸润。肉眼观：表现为鲜红色，颗粒状，柔软湿润，形似鲜嫩的肉芽故而得名（图2-4）。镜下观：可见大量由内皮细胞增生形成的实性细胞索及扩张的毛细血管，生长方向与创面垂直，并以小动脉为轴心，在周围形成袢状弯曲的毛细血管网。新生毛细血管内皮细胞核体积较大，呈椭圆形，向管腔内突出。在新生毛细血管的周围有许多新生的成纤维细胞，常伴有大量渗出液及炎细胞。炎细胞常以巨噬细胞为主，也有多少不等的中性粒细胞和淋巴细胞（图2-5）。

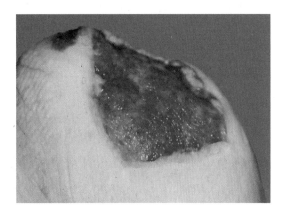

图2-4　肉芽组织肉眼观

呈鲜红色，柔软湿润，表面颗粒状，形似鲜嫩的肉芽

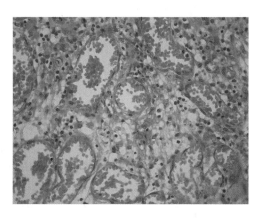

图2-5　肉芽组织镜下观

大量新生的毛细血管、成纤维细胞及炎细胞

巨噬细胞能分泌PDGF、FGF、TGF-β、IL-1及TNF，加上创面凝血时血小板释放的PDGF，进一步刺激成纤维细胞及毛细血管内皮细胞增生。巨噬细胞和中性粒细胞能吞噬细菌及组织碎片，这些细胞破坏后释放各种蛋白水解酶，分解坏死组织及纤维蛋白。

肉芽组织中一些成纤维细胞的胞质含有细肌丝，此种细胞除有成纤维细胞的功能外，还具有平滑肌细胞的收缩功能，故称肌成纤维细胞（myofibroblast）。成纤维细胞可产生基质及胶原。早期基质较多，以后则胶原越来越多。

（二）肉芽组织的功能及结局

肉芽组织在组织损伤修复过程中有以下重要功能：①抗感染，保护创面；②填补创口及其他缺损；③机化或包裹坏死组织、血栓、炎性渗出物及其他异物。

肉芽组织在组织损伤后2~3天内即可出现，自下向上（如体表创口）或从周围向中心（如组织内坏死）生长推进，填补创口或机化异物。1~2周后，肉芽组织按其生长的先后顺序逐渐成熟。其成熟的主要形态标志为：间质的水分逐渐吸收减少；炎细胞减少并逐渐消失；毛细血管大部分管腔闭塞、消失，少数根据功能需要改建为小动脉和小静脉；成纤维细胞产生越来越多的胶原纤维，同时成纤维细胞数目逐渐减少，胞核变细长而深染，变为纤维细胞。再之后，胶原纤维数量更多并发生玻璃样变，细胞和毛细血管成分更少。至此，肉芽组织成熟为纤维结缔组织，并且逐渐转化为老化阶段的瘢痕组织。

⊕ 知识链接

如何识别健康的肉芽组织

　　健康的肉芽组织呈鲜红色，湿润、柔软，表面无坏死，分泌物少，呈均匀颗粒状，触之易出血；不健康的肉芽组织颜色苍白、水肿，松弛无弹性，表面有较多坏死组织和分泌物，颗粒不均匀，触之出血少。不健康的肉芽组织生长迟缓，抗感染能力低，常造成创口愈合缓慢、瘢痕形成多等不良后果。

二、瘢痕组织的形态与作用

　　瘢痕组织（scar tissue）是指肉芽组织经改建成熟形成的纤维结缔组织。瘢痕组织内含有大量发生玻璃样变的胶原纤维束，血管和纤维细胞很少。颜色苍白或灰白半透明，质硬韧、缺乏弹性，呈收缩状态（图2-6上图）。瘢痕组织的作用及对机体的影响可概括为两个方面。

　　1. 对机体有利的一面　①能把创口或缺损长期地填补并连接起来，保持了组织器官的完整性；②含有大量胶原纤维，有较强的抗拉力，保持了组织器官的坚固性。

　　2. 对机体不利的一面　①抗拉力较正常皮肤弱，弹性较差，如承受的力大而持久，可造成瘢痕膨出，如腹壁疝、室壁瘤；②瘢痕收缩可引起关节挛缩、管腔狭窄；③瘢痕性粘连可影响器官功能；④器官内广泛损伤导致广泛纤维化、玻璃样变，可发生器官硬化；⑤瘢痕组织增生过度（即肥大性瘢痕），突出于皮肤表面并向周围不规则扩延，称瘢痕疙瘩（keloid），临床上又称为蟹足肿（图2-6下图），一般认为与个人体质有关（瘢痕体质）。

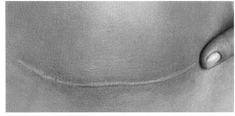
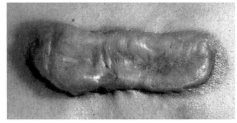

图2-6　瘢痕和瘢痕疙瘩
上图为瘢痕肉眼观；下图为瘢痕疙瘩肉眼观

三、肉芽组织和瘢痕组织形成的过程及机制

　　肉芽组织在组织损伤后2~3天内即可出现，最初是成纤维细胞和血管内皮细胞增生，随着时间的推移，逐渐形成纤维性瘢痕，这一过程包括：①血管生成；②成纤维细胞增生和迁移；③ECM成分的积聚和纤维组织的重建。

（一）血管生成的过程

　　从发生学和组织学的观点出发，可将广义的血管新生分为两种类型。其中一种见于发生初期，由内皮祖细胞（endothelial progenitor cell，EPC）或者成血管细胞（angioblast）形成新的血管，称血管形成（vasculogenesis）；另外一种是组织中既存的成熟血管的内皮细胞发生增生和游走，形成小的血管，称血管生成（angiogenesis）。

　　血管生成包括一系列步骤。①原有血管基底膜降解并引起毛细血管芽的形成和细胞迁移。②内皮细胞向刺激方向迁移。③位于迁移细胞后面的内皮细胞增生和发育成熟，后者包括生长停止、形成毛细血管管腔和内皮细胞外侧出现新的细胞成分。毛细血管外出现周细胞，较大的血管外出现平滑肌细胞以支撑管腔，维持内皮细胞和周细胞的功能。

所有这些步骤均由生长因子以及细胞与细胞、细胞与 ECM 间的相互作用所调控。

1. 生长因子和受体 许多生长因子均具有促进血管生成的活性，其中，VEGF 及其受体 VEGF-R1、VEGF-R2 和血管生成素（angiopoietin）在血管形成中发挥特殊作用。多种间叶细胞均能分泌生长因子，但具有酪氨酸激酶活性的受体则主要存在于内皮。在血管发育的早期，VEGF 与血管内皮细胞上的 VEGF 受体之一——VEGF-R2 结合，介导内皮细胞增生和迁移，然后，VEGF 与另一个受体——VEGF-R1 结合并引起毛细血管管腔形成。进一步的血管新生则依赖于血管生成素（Ang1 和 Ang2）的调控，Ang1 与内皮细胞上的 Tie2 受体相互作用，使内皮细胞外侧出现新的细胞，以维持新生血管的稳定；除此之外，Ang1 和 Tie2 的相互作用还可促进血管的成熟，使其由简单的内皮细胞构成的管腔变为更精细的血管结构，并维持内皮细胞处于静止状态。

在发育成熟组织的生理性血管新生（如子宫内膜增生）和病理性血管新生（如慢性炎症、创伤愈合、肿瘤、视网膜病变和早熟等）过程中，VEGF 的作用最为重要。VEGF 的表达可由一些细胞因子和生长因子，如 TGF-β、PDGF、TGF-α 等诱导，而更令人关注的是，缺氧也是引起 VEGF 高表达的重要介导因子。其他一些生长因子，如 bFGF、PDGF、TGF-β 及其相应受体在血管发育成熟和重构中也发挥重要作用（表 2-2）。

表 2-2 与创伤愈合有关的生长因子和细胞因子

功能	生长因子和细胞因子
对单核细胞具有趋化性	PDGF、FGF、TGF-β
成纤维细胞迁移	PDGF、EGF、FGF、TGF-β、TNF
成纤维细胞增生	PDGF、EGF、FGF、TNF
血管生成	VEGF、Ang、FGF
胶原合成	TGF-β、PDGF、TNF
分泌胶原酶	PDGF、FGF、EGF、TNF；TGF-β 抑制物

2. 细胞外基质 血管生成的关键环节是内皮细胞的运动和直接迁移。调节这一过程的蛋白包括如下。①整合素：特别是 $\alpha_v\beta_3$，对新生血管的形成和稳定尤为重要。②基质细胞蛋白：如血栓黏合素 1、细胞黏合素 C 和 SPARC，可导致细胞与基质之间的相互作用失衡，从而促进血管新生。③蛋白水解酶：如基质金属蛋白酶，影响内皮细胞的迁移过程。另外，这些蛋白酶水解 ECM 所产生的水解片段也对血管生成起调节作用，如内皮抑素为一种特殊类型的胶原小片段，可抑制内皮细胞增生和血管形成。

（二）纤维化

在富含新生血管和疏松 ECM 的肉芽组织内发生纤维化的过程包括：①损伤部位的成纤维细胞迁移和增生；②细胞外基质的积聚。

1. 成纤维细胞迁移和增生 肉芽组织富含新生血管。VEGF 除可促进血管生成外，还能增加血管壁的通透性。多种生长因子可启动成纤维细胞向损伤部位的迁移及随之发生的增生，包括 TGF-β、PDGF、EGF、FGF 和促纤维化细胞因子，如 IL-1 和 TNF-α。这些生长因子来源于血小板和各种炎细胞以及活化的内皮细胞。在肉芽组织中，巨噬细胞除作为清除细胞外碎片、纤维蛋白和其他外源性物质的重要细胞外，还对 TGF-β、PDGF 和 bFGF 的表达有正反馈调节作用，因而可促进成纤维细胞的迁移和增生。若有适当的趋化性刺激，肥大细胞、嗜酸性粒细胞和淋巴细胞的数量也相应增加。每种细胞皆可直接或间接地调节成纤维细胞的迁移和增生。TGF-β 由于在纤维组织积聚中发挥多种作用，是引起感染性纤维化的最重要的生长因子。肉芽组织中的大多数细胞都可产生 TGF-β，引起成纤维细胞迁移和增生、胶原和纤维粘连蛋白合成增加，并降低基质金属蛋白酶对 ECM 的降解作用。TGF-β 对单核细胞具有趋化性并可引起血管生成。

2. 细胞外基质积聚　在修复过程中，增生的成纤维细胞和内皮细胞的数量逐渐减少。成纤维细胞开始合成ECM并积聚于细胞外。纤维性胶原是修复部位结缔组织的主要成分，对创伤愈合过程中张力的形成尤为重要。胶原的合成早在第3~5天即开始，并根据创口的大小可持续数周。许多调节成纤维细胞增生的生长因子同样可刺激ECM的合成。生长因子（PDGF、FGF、TGF-β）和细胞因子（IL-1、IL-4）皆可促进胶原合成，胶原的积聚不仅与胶原合成增加有关，还与胶原降解抑制有关。最后，肉芽组织转变为含有梭形成纤维细胞、致密胶原、弹性纤维和其他ECM成分的瘢痕。在瘢痕成熟过程中，血管逐渐退化，最终由富含血管的肉芽组织演变为苍白、血管稀少的瘢痕组织。

（三）组织重构

肉芽组织转变为瘢痕组织的过程也包括ECM的结构改变过程。ECM合成与降解的最终结果不仅导致了结缔组织的重构，而且是慢性炎症和创伤愈合的重要特征。

胶原和其他ECM成分的降解可由锌离子依赖性的基质金属蛋白酶家族来完成。金属蛋白酶家族包括：①间质胶原酶，降解Ⅰ、Ⅱ、Ⅲ型纤维性胶原；②明胶酶（又称Ⅳ型胶原酶），降解明胶及纤维粘连蛋白；③基质溶素（stromelysin），降解蛋白聚糖、层粘连蛋白、纤维粘连蛋白和无定形胶原；④膜型金属蛋白酶。金属蛋白酶可由成纤维细胞、巨噬细胞、中性粒细胞、滑膜细胞和一些上皮细胞等多种细胞分泌，并由生长因子（PDGF、FGF）、细胞因子（IL-1、TNF-α）及吞噬作用等刺激因素所诱导。TGF-β和类固醇在生理条件下有抑制胶原酶降解胶原的作用。组织内金属蛋白酶是以无活性的酶原形式分泌的，并需要化学刺激，如次氯酸和蛋白酶（纤溶酶）才能活化。活化型金属蛋白酶可由特异性金属蛋白酶组织抑制剂（TIMP）家族快速抑制，大多数间质细胞可分泌TIMP，从而有效地控制细胞外基质降解过程。创伤愈合过程中，胶原酶及其抑制剂的活性在受到严密调控的同时，也成为损伤部位清除坏死物质和结缔组织重构的必要条件。

第三节　创伤愈合

创伤愈合（wound healing）是指机体遭受外力作用，皮肤等组织出现离断或缺损后的愈复过程。其包括各种组织再生、肉芽组织增生、瘢痕形成等复杂过程。

一、皮肤创伤愈合

（一）创伤愈合的基本过程

1. 伤口的早期变化　伤口局部有不同程度的组织坏死和血管断裂出血，数小时后伤口出现不同程度的炎症反应，表现为充血、浆液渗出以及白细胞游出，从而导致局部红肿。早期炎细胞浸润以中性粒细胞为主，3天后以巨噬细胞为主。伤口处的血液和渗出液中的纤维蛋白原很快凝固形成凝块，部分凝块表面干燥结成痂皮，凝块和痂皮起保护伤口的作用。

2. 伤口收缩　2~3天后边缘的皮肤及皮下组织向中心移动，于是伤口迅速缩小，直到14天左右停止。伤口收缩是由伤口边缘新生的肌成纤维细胞的牵拉作用引起的，与胶原无关，其意义在于缩小创面、有利愈合。

3. 肉芽组织增生和瘢痕形成　大约从第3天开始，自伤口底部及边缘长出肉芽组织填平伤口。毛细血管大约以每日延长0.1~0.6mm的速度垂直于创面生长，并呈袢状弯曲。肉芽组织没有神经，故无感觉。第5~6天起成纤维细胞产生胶原纤维，其后一周胶原纤维形成最为活跃，以后逐渐趋缓。随着胶原纤维越来越多而形成瘢痕，大约在伤后一个月瘢痕完全形成。可能由于局部张力的作用，瘢痕最终与皮肤表面平行。

4. 表皮及其他组织再生　创伤发生 24 小时内，伤口边缘的基底细胞即开始增生，并向伤口中心迁移，形成单层上皮覆盖于肉芽组织表面。当这些细胞彼此相遇时，则停止迁移，并增生、分化成为鳞状上皮。健康的肉芽组织对表皮再生十分重要，因为它可提供上皮再生所需的营养及生长因子。如果肉芽组织生长缓慢，长时间不能将伤口填平并形成瘢痕，则上皮再生将延缓；如果肉芽组织受异物或感染等刺激而过度生长，高出皮肤表面，也会阻止表皮再生，因此临床上常需将其切除。若伤口过大（一般认为直径超过 20cm 时），则再生表皮很难将伤口完全覆盖，往往需要植皮。

皮肤附属器（毛囊、汗腺及皮脂腺）如遭完全破坏，则不能完全再生，而出现瘢痕修复。肌腱断裂后，初期也是瘢痕修复，但随着功能锻炼而不断改建，胶原纤维可按原来肌腱纤维方向排列，达到完全再生。其他组织如肌肉、血管、神经纤维的再生如前所述。

（二）创伤愈合的类型

根据损伤程度及有无感染，创伤愈合可分为以下两种类型。

1. 一期愈合（healing by first intention）　见于组织缺损少、创缘整齐、无感染、经黏合或缝合后创面对合严密的伤口。如皮肤的无菌手术切口愈合，就是典型的一期愈合。这种伤口内只有少量的血凝块，炎症反应轻微。肉芽组织在第 3 天从伤口边缘长出，很快将伤口填满，第 5~7 天伤口两侧出现胶原纤维连接。表皮再生在 24~48 小时内便可将伤口覆盖，故手术切口一般在第 7 天左右拆线。2~3 周可完全愈合，留下一条线状瘢痕。一期愈合时间短，形成瘢痕少（图 2-7）。

2. 二期愈合（healing by second intention）　见于组织缺损较大、创缘不整齐、哆开、无法严密对合或伴有感染的伤口。它与一期愈合有以下不同。①由于坏死组织多，或由于感染，炎症反应明显。只有在感染被控制、坏死组织被基本清除以后，再生才能开始。②伤口大，只有从伤口底部及边缘长出多量的肉芽组织将伤口填满，表皮才开始再生覆盖创面。③愈合时间较长，形成的瘢痕较大（图 2-8）。

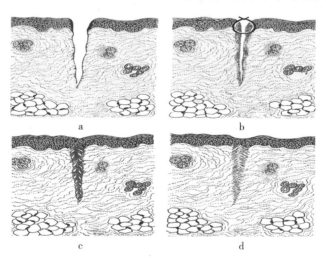

图 2-7　创伤一期愈合模式图

a. 创缘整齐，组织破坏少；b. 经缝合，创缘对合，炎症反应轻；

c. 表皮再生，少量肉芽组织从伤口边缘长入；d. 愈合后形成少量瘢痕

一期愈合和二期愈合主要鉴别点见表 2-3。

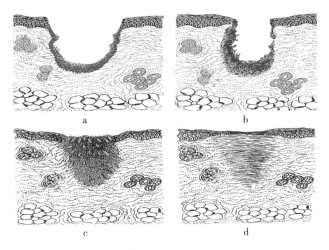

图 2-8　创伤二期愈合模式图

a. 创口大，创缘不整，组织破坏多；b. 伤口收缩，炎症反应重；

c. 肉芽组织从伤口底部及边缘长入将伤口填平，然后表皮再生；d. 愈合后形成瘢痕大

表 2-3　一期愈合和二期愈合的主要鉴别点

鉴别点	一期愈合	二期愈合
创口	小	大
创缘	整齐	不整齐
感染	无	有
炎症反应	轻	重
愈合时间	短	长
瘢痕	小	大

二、骨折愈合 🅔 微课

骨折通常分为病理性骨折和外伤性骨折两大类。骨的再生能力很强，骨折愈合的好坏、所需时间与骨折的部位、性质、错位的程度、年龄以及引起骨折的原因等有关。经过良好复位的单纯性外伤骨折，一般几个月即可完全愈合，恢复正常的结构和功能。骨折愈合过程可分为以下几个阶段（图 2-9）。

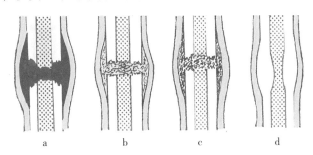

图 2-9　骨折愈合过程模式图

a. 血肿形成；b. 纤维性骨痂形成；c. 骨性骨痂形成；d. 骨痂改建或再塑

1. 血肿形成　骨组织及骨髓都有丰富的血管，骨折后，骨断端及其周围出血，形成血肿，一般数小时后血肿内的血液凝固，将两断端连接起来，同时局部常出现轻度的炎症反应。

2. 纤维性骨痂形成　骨折后 2~3 天，血肿开始机化，肉芽组织继而发生纤维化，形成纤维性骨痂，或称暂时性骨痂。肉眼及 X 线检查见骨折局部呈梭形肿胀。约 1 周，增生的肉芽组织及纤维组织可进一

步分化，形成透明软骨。透明软骨的形成一般见于骨外膜的骨痂区，骨髓内骨痂区则少见。

3. 骨性骨痂形成 纤维性骨痂逐渐分化出骨母细胞（成骨细胞）和软骨母细胞（成软骨细胞），并分泌胶原和基质形成类骨组织，以后出现钙盐沉积，转变为编织骨（woven bone），即骨性骨痂。纤维性骨痂中的软骨组织也经软骨化骨过程而形成骨性骨痂。

4. 骨痂改建或再塑 骨性骨痂属于编织骨，结构不够致密，骨小梁排列紊乱，不能满足正常功能需要。为了适应骨活动时所受应力，编织骨必须进一步改建为成熟的板层骨，并重新恢复皮质骨和骨髓腔的正常关系以及骨小梁正常的排列结构。改建过程是在破骨细胞吸收骨质和成骨细胞形成新骨的协调作用下完成的。

三、影响创伤愈合的因素

损伤的程度、组织的再生能力、伤口有无坏死组织和异物以及有无感染等因素决定修复方式、愈合时间及瘢痕大小。因此，治疗原则应是缩小创面（如严密对合伤口）、防止再损伤和感染以及促进组织再生。影响再生修复的因素包括全身因素和局部因素。

（一）全身因素

1. 年龄因素 儿童和青少年的组织再生能力强，愈合快。老年人则相反，组织再生能力差，愈合慢，与老年人血管硬化、血液供应减少有关。

2. 营养状况 蛋白质和维生素在组织再生中甚为重要。严重的蛋白质缺乏，尤其是含硫氨基酸（如甲硫氨酸、胱氨酸）缺乏时，肉芽组织和胶原形成不足，创伤愈合迟缓。维生素中，以维生素 C 对愈合最为重要，它对胶原纤维合成过程中的脯氨酸羟化有重要作用。因此，维生素 C 缺乏时前胶原分子难以形成，从而影响胶原纤维的形成。微量元素锌对创伤愈合有重要作用，其缺乏也会延缓愈合。

3. 激素与药物的影响 机体的内分泌功能状态对修复有着重要影响。大量使用肾上腺皮质激素或促肾上腺皮质激素可过度抑制炎症反应，不利于消除伤口感染。一些药物也可影响再生修复，如青霉胺可使伤口愈合延迟、抗张力减弱，其原因可能是：青霉胺能与胶原 α-肽链上的醛基结合，干扰胶原分子内与分子间的交联形成，使胶原纤维不稳定，可溶性胶原增多，从而促进胶原纤维的分解吸收。

（二）局部因素

1. 感染与异物 是影响再生修复的重要因素。许多化脓菌会产生一些毒素和酶，能引起组织坏死，使基质或胶原纤维溶解。这不仅会加重局部组织损伤，也妨碍愈合。伤口感染时渗出物很多，可增加局部伤口张力，使正在愈合的伤口或已缝合的伤口裂开，或导致感染扩散而加重损伤。此外，坏死组织及其他异物也妨碍愈合并有利于感染。因此，对于感染的伤口不能缝合，应及早引流，只有感染被控制后，修复才能进行。

2. 局部血液循环 一方面保证组织再生所需的氧和营养物质，另一方面对坏死物质的吸收和局部感染的抑制也起重要作用。因此，良好的血液供应是保证组织再生的重要条件。如下肢有动脉粥样硬化或静脉曲张等病变，局部血液循环不良时，则该处的伤口愈合迟缓。

3. 神经支配 正常的神经支配对组织再生有一定的作用。例如麻风引起的溃疡不易愈合，是神经受累的缘故。自主神经损伤时，血管的舒缩调节失衡，导致局部血液循环障碍，对再生的影响更为明显。

4. 电离辐射 能破坏细胞、损伤小血管、抑制组织再生，因而影响创伤愈合。

（三）影响骨折愈合的因素

凡影响创伤愈合的全身及局部因素对骨折愈合都有影响。此外，尚需强调以下三点。

1. 骨折断端及时、正确的复位　完全性骨折由于肌肉的收缩，常发生错位或有其他组织、异物的嵌塞，可使愈合延迟或不能愈合。及时、正确的复位是为以后骨折完全愈合创造必要条件。

2. 骨折断端及时、牢靠的固定　骨折断端即便已经复位，在肌肉活动的影响下仍可错位，因而复位后及时、牢靠的固定（如打石膏、用小夹板或髓腔钢针固定）更为重要，一般要固定到骨性骨痂形成。

3. 早日进行全身和局部功能锻炼，保持局部良好的血液供应　骨折后常需复位、固定及卧床，虽然有利于局部愈合，但长期卧床会导致血运不良，又会延迟愈合。局部长期固定不动，也会引起骨及肌肉的失用性萎缩、关节强直等不利后果。因此，在不影响局部固定的情况下，应尽早离床活动。

目标检测

答案解析

一、选择题

（一）A1 型题

1. 下列细胞中，再生能力最强的是（　）

　　A. 表皮细胞　　　　B. 平滑肌细胞　　　　C. 肝细胞　　　　D. 骨骼肌细胞　　　　E. 成软骨细胞

2. 在肉芽组织转化为瘢痕组织的过程中，不会发生（　）

　　A. 网状纤维增多　　　　B. 炎症细胞消失　　　　C. 胶原纤维增多

　　D. 毛细血管闭合、退化　　　　E. 成纤维细胞减少

3. 下列关于创伤一期愈合的描述中，正确的是（　）

　　A. 无感染，故无炎症　　　　B. 无感染，故无炎症，创缘整齐

　　C. 无感染，故无炎症，但创缘不整齐　　　　D. 无感染，有轻度炎症，但创缘整齐

　　E. 无感染，有轻度炎症，创缘不整齐

4. 子宫内膜周期性脱落属于（　）

　　A. 肥大　　　　B. 萎缩　　　　C. 化生　　　　D. 再生　　　　E. 机化

5. 头皮血肿被肉芽组织取代的过程称为（　）

　　A. 肉芽组织形成　　　　B. 机化　　　　C. 肉芽肿形成　　　　D. 血栓机化　　　　E. 纤维化

（二）X 型题

1. 下列属于永久性细胞的是（　）

　　A. 神经细胞　　　　B. 神经胶质细胞　　　　C. 骨骼肌细胞　　　　D. 心肌细胞　　　　E. 平滑肌细胞

2. 肉芽组织镜下可见（　）

　　A. 内皮细胞　　　　B. 神经细胞　　　　C. 炎性细胞　　　　D. 成纤维细胞　　　　E. 肌成纤维细胞

3. 创伤二期愈合的特点是（　）

　　A. 组织缺损大　　　　B. 炎症反应严重　　　　C. 坏死组织多　　　　D. 愈合时间长　　　　E. 形成的瘢痕大

二、思考题

1. 简述肉芽组织的形态特点与作用。
2. 试述创伤一期愈合和二期愈合的主要鉴别点。

（齐洁敏）

书网融合……

　　本章小结　　　　　　　微课　　　　　　　思政元素　　　　　　　题库

第三章　局部血液循环障碍

PPT

📖 学习目标

　　1. 掌握　充血和淤血的概念、病因、病理变化及后果；血栓形成的概念、条件和机制；栓塞的概念；梗死的概念。

　　2. 熟悉　肺淤血、肝淤血的病理变化；血栓的形成过程，血栓的四种类型，血栓的结局及对机体的影响；栓子运行的途径，栓塞的类型及对机体的影响；梗死的病因、类型、病理变化、对机体的影响及结局。

　　3. 了解　出血的概念、病因、发病机制、病理变化及后果；水肿的概念、发病机制、基本病理变化及对机体的影响。

⇨ 案例引导

　　案例：患者，女性，70 岁。突发胸痛 3 小时。心电图提示急性下壁心肌梗死。既往有长期高血压、糖尿病病史。急诊冠脉造影情况：右冠状动脉中远端全闭塞，见大量血栓征象。立即给予药物溶栓、右冠状动脉内支架手术治疗，患者康复。

　　讨论：什么是血栓？血栓形成的条件有哪些？

　　正常的血液循环给机体提供充足的氧和营养物质并维持机体内环境的稳定，是保证机体正常新陈代谢和功能活动的基础。机体血液循环障碍可引起机体功能代谢活动的异常，从而出现各种相应的临床表现，甚至导致死亡。血液循环障碍可分为全身血液循环障碍和局部血液循环障碍，两者相互联系，相互影响。局部血液循环障碍可引起全身血液循环障碍，如冠状动脉粥样硬化性心脏病可引起心脏泵血功能下降，从而导致全身血液循环障碍；局部血液循环障碍也可以是全身血液循环障碍的局部表现，如左心衰时出现的肺淤血。本章主要阐述局部血液循环障碍。

　　局部血液循环障碍是指局部某个组织或器官内的血液循环出现异常，具体表现如下。①血容量的异常：动脉内的血量增多，称充血；静脉内的血量增多，称淤血；血管内的血量减少，称缺血。②血管内容物的异常：血液凝固或血液中的有形成分凝结成固体质块，称血栓形成；血液中出现不溶于血液的异常物质，如气体、脂滴、羊水等阻塞血管腔的现象，称栓塞。③血管壁通透性的异常：血管通透性升高，液体渗出至组织间隙，称水肿；液体在体腔内积聚，称积水；血管壁被破坏，红细胞漏出，称出血。

第一节　充血和淤血 📱微课

充血（hyperemia）和淤血（congestion）是指局部器官或组织血管内血液含量增多（图 3-1）。

一、充血

器官或组织因动脉输入血量增多而发生的充血，称动脉性充血（arterial hyperemia），简称充血。充血是一种主动的过程，表现为局部组织或器官的小动脉和毛细血管的扩张，血管容量增多。

（一）病因

凡是能引起细、小动脉扩张的因素，都可以引起组织、器官的充血。常见机制为血管舒张神经兴奋性增高或血管收缩神经兴奋性降低，舒血管活性物质如组胺、激肽类物质释放增加等，这些都能引起细动脉扩张、血流加快，使微循环的灌注量增多。按充血发生的原因，可分为两类。

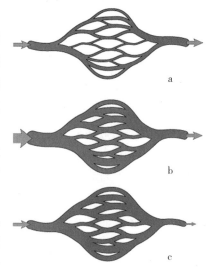

1. 生理性充血　是指器官和组织因生理需要和代谢增强而发生的充血。如运动时骨骼肌充血、进食后胃肠道黏膜充血、妊娠时子宫充血、情绪激动时面部充血等。

2. 病理性充血　是指发生在各种病理状态下的充血，主要包括如下。①炎症性充血：是最常见的病理性充血，多发于局部炎症反应的早期，炎症介质的作用引起神经轴突反射，致血管舒张神经兴奋及炎症介质直接作用于血管壁，使局部细、小动脉发生扩张。②减压后充血：是指局部器官或组织长期受压，当压力突然解除时，局部细、小动脉发生反射性扩张。如绷带包扎的肢体或大量腹

图 3-1　充血和淤血示意图
a. 正常血流；b. 充血；c. 淤血

水压迫腹腔内器官，组织内的血管壁张力及弹性降低，若突然解开绷带或一次性抽取大量腹水，受压的细、小动脉即会发生反射性扩张，导致局部充血。③侧支性充血：动脉狭窄或闭塞时，局部组织器官供血不足，缺血组织周围吻合支出现代偿性扩张。

（二）病理变化及后果

1. 病理变化　肉眼观：动脉性充血的器官和组织体积增大，颜色发红。体表充血时，因局部微循环内氧合血红蛋白增多，皮肤呈鲜红色，同时因血流速度增快，代谢增强使局部温度增高，可有搏动感。镜下观：局部细动脉及毛细血管扩张，管腔内充满血细胞。

2. 后果　动脉性充血是一种短暂性的血管反应，并不会对机体造成严重不良影响。其通常对改善局部组织器官的代谢和功能以及促进组织修复有积极意义。如临床上和生活中利用热敷法治疗中耳炎、附件炎、颞下颌关节紊乱综合征等，有一定的缓解作用。但在某些特殊情况下，如高血压时，脑部动脉血管的充血可引起血管破裂、出血，给患者带来严重的后果，甚至导致死亡。

二、淤血

由于静脉回流受阻，血液淤积于器官或局部组织的小静脉和毛细血管内，称静脉性充血（venous hyperemia），简称淤血。淤血是一种被动的过程，可局部或全身发生。

（一）病因

凡是能引起静脉回流受阻的因素，都可以引起淤血，主要有以下三类。

1. 静脉受压　外部各种原因致压迫静脉，静脉管腔发生狭窄或闭塞，血液回流障碍，导致器官或组织淤血。如肿瘤、炎性包块压迫局部静脉引起相应组织器官的淤血；妊娠晚期子宫压迫髂总静脉引起下肢淤血、水肿；嵌顿性肠疝、肠套叠和肠扭转致压迫肠系膜静脉，引起局部肠淤血；肝硬化时，假小叶形成，肝内血液循环改建，门静脉压升高，导致胃肠道和脾脏淤血；绷带包扎过紧引起包扎部位淤血等。

2. 静脉腔阻塞　静脉内血栓形成或侵入静脉内的肿瘤细胞形成瘤栓，可阻塞静脉，引起静脉回流

受阻，出现淤血。如果组织内静脉有较多的吻合支，则静脉淤血不易发生，只有在侧支循环不能有效建立的情况下，静脉腔阻塞才会导致淤血。

3. 心力衰竭　心力衰竭时，心脏不能有效地泵血，心腔内血液滞留，压力增高，阻碍心腔静脉回流，造成淤血。如二尖瓣或主动脉瓣狭窄和关闭不全，高血压病后期或冠状动脉硬化性心脏病引起的左心衰竭时，血液淤积在左心房及左心室，肺静脉回流受阻，导致肺淤血；慢性支气管炎、肺气肿、肺纤维化等所致的肺源性心脏病时发生右心衰竭，血液淤积在右心房及右心室，上、下腔静脉回流受阻，导致体循环脏器淤血（如脾、肾、下肢及胃肠道等）。

（二）病理变化及后果

1. 病理变化　肉眼观：发生淤血的局部组织和器官体积增大、明显肿胀，重量增加。淤血发生于体表时，由于微循环的灌注量减少，血液内氧合血红蛋白减少，局部皮肤紫绀，代谢低下，温度降低。镜下观：局部细静脉及毛细血管扩张，管腔内见大量红细胞积聚。

2. 后果　淤血对机体的影响，取决于淤血的范围、部位、程度、发生速度（急性或慢性）及侧支循环建立的状况。常见的后果如下。

（1）淤血性水肿（congestive edema）　毛细血管淤血导致血管内流体静压升高，血管壁通透性增加，血管内的水、盐和少量蛋白质进入组织间隙。

（2）淤血性出血（congestive hemorrhage）　液体积聚在浆膜腔，可出现胸腔积液（胸水）、腹腔积液（腹水）和心包积液；严重缺氧时，血管壁破坏，毛细血管通透性进一步增高或破裂，红细胞从血管内漏出，形成小灶性出血。

（3）实质细胞的损伤　长时间的慢性淤血可导致组织器官缺血、缺氧，实质细胞发生变性、坏死。

（4）淤血性硬化（congestive sclerosis）　长时间慢性淤血，实质细胞萎缩、变性甚至坏死后，间质纤维组织增生，组织内网状纤维胶原化，器官变硬。

（三）重要器官的淤血

1. 肺淤血　由左心衰竭引起，左心腔内压力升高，从而阻碍肺静脉回流，造成肺淤血。肉眼观：肺脏体积增大，重量增加，呈暗红色，切面见粉红色泡沫状液体流出。镜下观：肺泡间隔增宽，肺泡壁上的毛细血管及小静脉高度扩张淤血，肺泡腔内见大量淡红色水肿液、红细胞及心衰细胞。随着肺淤血时间的延长，肺泡壁纤维组织增生及网状纤维胶原化使肺泡壁增厚（图3-2）。

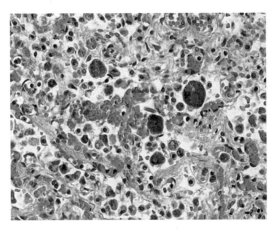

图3-2　慢性肺淤血镜下观
肺泡壁毛细血管扩张淤血，肺泡腔内见大量红细胞及心衰细胞

长期慢性肺淤血可使肺泡壁增厚和纤维化，肺质地变硬，加上含铁血黄素沉积，肺呈棕褐色，称肺

褐色硬化（brown duration）。肺淤血患者在临床上有明显的气促、缺氧、紫绀、咳铁锈色痰等症状。

2. 肝淤血　常由右心衰竭引起，肝静脉回流受阻，血液淤积在肝小叶循环的静脉端，导致肝小叶中央静脉及肝血窦淤血。

急性肝淤血时的病理变化如下。肉眼观：肝脏体积增大，重量增加，包膜紧张，呈暗红色。镜下观：小叶中央静脉和肝血窦扩张，充满红细胞，严重时可有中央静脉周围的肝细胞因缺氧而出现萎缩、变性、坏死。周围汇管区的肝细胞由于靠近肝小动脉，缺氧程度较轻，仅发生脂肪变性。

慢性肝淤血时的病理变化如下。肉眼观：严重淤血区呈现暗红色，肝细胞脂肪变区呈黄色，肝表面和切面可见红黄相间的条纹状结构，状似槟榔，故称槟榔肝（nutmeg liver，图3-3a）。镜下观：肝小叶中央静脉及肝血窦高度扩张淤血、出血，肝细胞萎缩甚至消失。肝小叶周边肝细胞出现脂肪变（图3-3b）。

长期严重的肝淤血，除小叶中央肝细胞坏死消失外，间质纤维结缔组织可出现明显增生，破坏正常肝小叶结构，改建肝脏内的血液循环，使肝脏质地变形、变硬，称为淤血性肝硬化（congestive liver cirrhosis）。临床上患者可出现肝功能损害的表现。

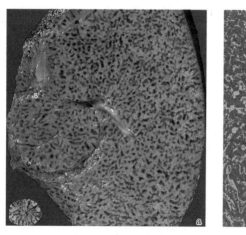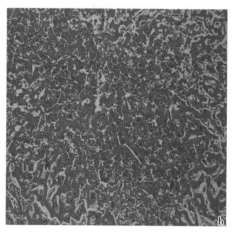

图3-3　慢性肝淤血

a. 肉眼观：槟榔肝，肝的切面出现红（中央淤血区）黄（周围脂肪变区）相间的条纹；
b. 镜下观：肝小叶中央静脉及肝窦高度扩张淤血；小叶周围肝细胞出现脂肪变性，胞质内可见脂肪空泡

第二节　出　血

出血（hemorrhage）是指血液从血管或心腔内逸出。

逸出的血液进入体腔和组织内，称内出血。内出血可见于体内任何部位。血液积聚于体腔内，称体腔积血，如胸腔积血或血胸（hemothorax）、腹腔积血（hemoperitoneum）、心包积血（hemopericardium）、脑出血（cerebral hemorrhage）等。血液在组织内积聚，称血肿（hematoma），如硬膜下血肿、皮下血肿、腹膜后血肿等。

血液流到体外，称外出血。外出血常见的有：鼻出血，也称鼻衄（epistaxis）；胃出血而呕出者，称呕血（hematemesis）；随粪便排出者，称便血（hematochezia）；泌尿道出血，称尿血（hematuria）；肺出血而咳出者，称咯血（hemoptysis）。

微小的出血在皮肤、黏膜或浆膜面形成针尖大小（1~2mm）的出血点，称瘀点（petechia），如结肠瘀点（图3-4a）；稍大的出血形成的瘀点（3~5mm），称紫癜（purpura）；1~2cm的皮下出血灶，称瘀

斑（ecchymosis）。

一、病因及发病机制

按血液逸出的机制，出血可分为破裂性出血和漏出性出血。

（一）破裂性出血

破裂性出血是指心脏或血管壁破裂所发生的出血。原因如下。

1. 血管机械性损伤 如刀伤、枪伤、切割伤、划伤等。

2. 血管壁或心脏的病变 如心肌梗死室壁瘤、主动脉瘤、动脉粥样硬化等，管壁不能承受管内的压力也会破裂。

3. 血管壁周围病变的侵蚀 如恶性肿瘤破坏周围的血管；结核性病变侵蚀肺空洞壁的血管；消化性溃疡侵蚀溃疡底部的血管等。

4. 静脉破裂 肝硬化时食管下段静脉曲张破裂出血。

5. 毛细血管破裂 此类出血多发生于局部软组织的损伤。

（二）漏出性出血

由于微循环内毛细血管壁及毛细血管后静脉通透性增高，血液漏出血管外，这种出血称为漏出性出血。由于其发生在毛细血管或小静脉，临床上称之为"渗血"。常见原因如下。

1. 血管壁的损害 是常见的出血原因，包括缺氧、感染、中毒、药物、维生素 C 缺乏等因素对毛细血管的损害。

2. 血小板减少或功能障碍 如再生障碍性贫血、白血病、骨髓内广泛性肿瘤转移等均可使血小板生成减少；血小板减少性紫癜、DIC、脾功能亢进、药物等使血小板破坏或消耗过多，当血小板减少到一定的数量（5×10^9/L 以下）时均能引起漏出性出血。血小板的结构和功能缺陷也可引起漏出性出血，如血小板功能缺陷等。

3. 凝血因子缺乏 凝血因子Ⅷ（缺乏引起血友病 A）、凝血因子Ⅸ（缺乏引起血友病 B）、血管性假血友病因子（von Willebrand factor，vWF）以及凝血因子Ⅰ、Ⅱ、Ⅳ、Ⅴ、Ⅶ、Ⅹ、Ⅺ 等的先天性缺乏，肝实质疾患如病毒性肝炎、肝硬化、肝癌时凝血因子Ⅶ、Ⅸ、Ⅹ 合成减少，以及 DIC 时凝血因子消耗过多等，均可造成凝血障碍和出血倾向。

二、病理变化

肉眼观：新鲜的出血组织呈红色，以后随着红细胞的降解，出现大量的含铁血黄素沉积而呈棕黄色。镜下观：出血部位的血管外见大量红细胞和巨噬细胞，巨噬细胞胞浆内可见吞噬的红细胞及含铁血黄素，组织中亦见游离的含铁血黄素。

三、后果

出血的后果取决于出血的类型、量、速度和部位。人体具有止血功能，一般缓慢的小量出血多可自行止血，主要由于局部受损血管发生反射性收缩，或血管受损处血小板黏集形成血凝块，阻止继续出血。局部组织或体腔内的血液可自行吸收消除，较大的血肿吸收不全，可发生机化或纤维包裹。

发生破裂性出血，如果出血过程迅速，在短时间内丧失循环血量的 20%~25%，则可发生出血性休克。如出血量虽然不多，但发生在重要的器官，亦可引起严重的后果，如心脏破裂引起心包积血，进而引起心包填塞，可导致急性心功能不全。脑出血（图 3-4b），尤其是脑干出血，因重要的神经中枢受压，可致死亡。肝硬化时由于门静脉高压而发生的广泛性胃肠道黏膜漏出性出血，亦可导致出血性休克。局部组织或器官的出血可导致相应的器官功能障碍，如内囊出血引起对侧肢体的偏瘫，视网膜出血可引起视力减退或失明。慢性出血可引起贫血。

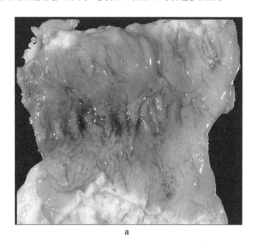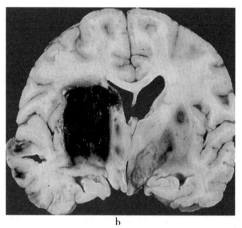

图 3-4 出血

a. 结肠瘀点肉眼观；b. 脑出血肉眼观

第三节 血栓形成

在活体的心脏或血管内，血液发生凝固或血液中某些有形成分凝集成固体质块的过程，称血栓形成（thrombosis）。所形成的固体质块称为血栓（thrombus）。

血液中存在凝血系统和抗凝血系统（纤维蛋白溶解系统）。在生理状态下，血液中凝血系统和纤维蛋白溶解系统处于平衡状态，既保证了血液潜在的可凝固性，又保证了血液的流动状态。在某些可激发凝血过程的因素的作用下，上述动态平衡破坏，触发内源性或外源性凝血系统，便可形成血栓。

一、血栓形成的条件和机制

血栓形成是血液在流动状态时由于血小板活化和凝血因子被激活而发生的异常凝固。19 世纪 Virchow 提出的血栓形成的三个条件，是目前所公认的。主要包括如下。

（一）心血管内皮细胞的损伤

心血管内膜的内皮细胞具有抗凝和促凝两种特性（图 3-5）。在正常生理情况下，以抗凝作用为主，完整的内皮细胞主要起抑制血小板黏集和抗凝血的作用。

1. 内皮细胞的抗凝作用　在生理情况下，其抗凝作用表现为以下几个方面。

（1）屏障作用　完整的单层内皮细胞起屏障作用，阻止血液中的血小板、凝血因子与有促凝作用的内皮下 ECM 相接触，防止凝血过程启动。

（2）抗血小板黏集作用　内皮细胞合成前列环素（prostacyclin，PGI_2）、一氧化氮（nitric oxide，NO）和二磷酸腺苷酶（ADP 酶），降解 ADP 和抑制血小板黏集。

（3）合成抗凝血酶或凝血因子的物质　内皮细胞能合成凝血酶调节蛋白，它与凝血酶（thrombin）结合后，激活蛋白 C（肝脏合成的一种血浆蛋白）；合成蛋白 S，协同蛋白 C 来灭活凝血因子 V 和Ⅷ；还可合成膜相关肝素样分子，其与抗凝血酶Ⅲ结合，可灭活凝血酶及凝血因子Ⅹ、Ⅸ等。

（4）溶解纤维蛋白　内皮细胞合成组织型纤溶酶原激活物（tissue-type plasminogen activator，t-PA），促使纤维蛋白溶解，以清除沉着于内皮细胞表面的纤维蛋白。

2. 内皮细胞的促凝作用　在内皮损伤或受 TNF、IL-1、内毒素刺激时，内皮细胞将发挥促凝作用，主要表现为以下几个方面。

（1）激活外源性凝血过程　内皮细胞损伤时可释放组织因子，激活外源性凝血途径。

（2）辅助血小板黏附　内皮细胞损伤时可产生 vWF，该因子是血小板黏附于内皮下胶原和其他表面的主要辅助因子，通过与血小板膜糖蛋白结合，作为血小板与胶原结合的中介物。

（3）抑制纤维蛋白溶解　内皮细胞分泌纤溶酶原激活物抑制物（plasminogen activator inhibitor，PAI），抑制纤维蛋白溶解。

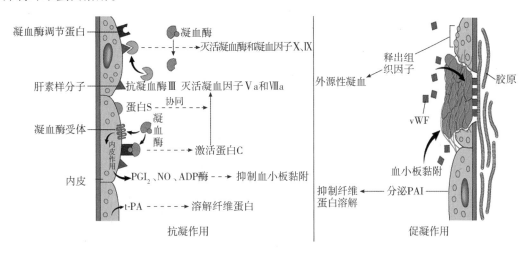

图 3-5　内皮细胞的抗凝作用和促凝作用

心血管内皮细胞的损伤，是血栓形成的最重要和最常见的原因。内皮细胞受损可导致：①内皮下胶原纤维暴露，激活血小板和凝血因子Ⅻ，启动内源性凝血系统；②损伤的内皮细胞释放组织因子，激活凝血因子Ⅶ，启动外源性凝血系统；③屏障作用消失，有利于血小板的附壁和凝集，引起血小板的活化反应。

血小板活化反应包括三种连续性反应。①黏附反应：血小板在 vWF 的介导下黏附于内皮下的胶原纤维，电镜下见血小板内的微丝和微管收缩至变形，出现黏性变态。②释放反应：黏附后不久，血小板内的 α 颗粒和致密颗粒释放 ADP、血栓素 A2（thromboxane A2，TXA2）、Ca^{2+}、组胺、5-羟色胺 、vWF、PDGF、TGF-β 等，其中，ADP 和 TXA2 对血小板的不断黏集起重要作用。③黏集反应：ADP、TXA2 释放使血小板不断黏集，又重复释放 ADP、TXA2，促使更多的血小板彼此黏集成堆，形成血小板黏集团块。初时血小板黏集堆的形成是可逆的，随着内源性及外源性凝血系统的激活、凝血酶的形成，血小板黏集堆变成不可逆性的血小板融合团块，血小板最终紧密黏集在一起，成为血栓形成的起始点。凝血酶是血栓形成的关键因子，可成为临床治疗血栓的靶点。

3. 心血管内皮损伤的原因　创伤、缺氧、感染、免疫反应、化学物质（如尼古丁）等皆能损伤心血管内膜。临床上，血栓形成多见于风湿性和感染性心内膜炎的病变瓣膜、心肌梗死区的心内膜、下腔静脉瓣心内膜炎、动脉粥样硬化斑块或其溃疡处、创伤性或炎症性血管损伤部位等。

（二）血流状态的改变

血流缓慢、停滞或产生漩涡等血流状态改变，均有利于血栓形成。正常的血流状态是层流，红细胞、白细胞在血管腔的中轴流动构成轴流，其外是血小板，最外层是血浆形成的边流。血浆将血液中的有形成分与血管壁隔开，阻止血小板与内膜接触。当血流减慢或产生漩涡时可导致：①轴流散乱，血小板进入边流，增加了与内膜的接触机会和黏附于内膜的可能性；②被激活的凝血因子和凝血酶不易被冲走或稀释，在局部易达到凝血所需的浓度；③凝血酶抑制因子的流入减弱，凝血物质在局部滞留，促进血栓形成。

心力衰竭、久病卧床或静脉曲张患者的静脉血流缓慢，易形成血栓，具体原因主要为：①静脉内有静脉瓣，其内血流缓慢，容易出现漩涡；②静脉不似动脉那样随心搏动而收缩或舒张，其血流有时甚至可出现短暂的停滞；③静脉壁较薄，容易受压；④血流通过毛细血管到达静脉后，血液的黏性也会有所增加。以上因素都有利于血栓形成。因此，静脉血栓比动脉血栓多4倍，下肢静脉血栓比上肢静脉血栓多3倍。心脏和动脉内血流快，不易形成血栓。但在二尖瓣狭窄时的左心房、动脉瘤内或血管分支处，血流缓慢及出现旋涡时，涡流的冲力可使受损的内皮细胞脱落，并且轴流变宽或层流状态紊乱使血小板靠边和聚集，则易并发血栓形成。

（三）血液凝固性增高

血液中血小板增多或黏性加大，凝血因子合成增多或灭活减少，纤维蛋白溶解系统的活性降低，均可导致血液的高凝状态。此状态可见于原发性（遗传性）和继发性（获得性）疾病。

1. 遗传性高凝状态　最常见的是凝血因子Ⅴ和凝血因子Ⅱ的基因突变，有数据显示，在复发性深静脉血栓形成患者中，凝血因子Ⅴ基因的突变率高达60%。原发性高凝状态也可能与遗传性抗凝血酶Ⅲ、蛋白C或蛋白S先天性缺乏以及纤维蛋白溶解系统的遗传性缺乏有关。

2. 获得性高凝状态　广泛转移的晚期恶性肿瘤，如胰腺癌、胃癌、肺癌和卵巢黏液腺癌等，由于癌细胞释放促凝因子（如组织因子等）入血，可引起弥散性血管内凝血（disseminated intravascular coagulation，DIC）。在严重创伤、大面积烧伤、大手术后或产后导致大失血时，血液浓缩、黏稠度增加，血中凝血因子Ⅰ、凝血因子Ⅱ及其他凝血因子（Ⅻ、Ⅶ）的含量增多，且血中补充了大量幼稚的血小板，其黏性较高，易于发生黏集而形成血栓。此外，血小板增多以及黏性增加也可见于妊娠、高脂血症、冠状动脉粥样硬化、吸烟和肥胖症等。血栓形成有时见于组织大量坏死或细胞溶解时，如肿瘤坏死、溶血、胎盘早剥等，这与组织因子释放入血有关。

以上血栓形成的条件往往同时存在，并常以某一条件为主。如术后卧床、创伤时血栓形成的原因既有血管内皮和组织的损伤，又有长期卧床血流缓慢、大量幼稚血小板进入血流、血液凝固性增加等诸多因素。

二、血栓形成的过程及血栓的类型

（一）血栓形成的过程

血栓形成包括血小板凝集和血液凝固两个基本过程。无论心脏或血管内的血栓，其形成过程都是由血小板黏附于内膜下裸露的胶原开始，释放出血小板颗粒，血小板颗粒释放出的ADP、TXA$_2$、5-羟色胺等促使血液中的血小板不断发生黏集，在内源性、外源性凝血途径启动后生成的凝血酶作用下，最终形成不可逆的血小板黏集堆。血小板黏集堆又形成新的血小板小丘，它们相互吻合形成珊瑚状小梁，在血液中引起涡流，血细胞黏附于血小板小梁表面。血小板和白细胞崩解，释放凝血因子，加速凝血过程，使血小板小梁纤维蛋白网架形成，使流经其中的血流更趋缓慢，纤维蛋白网架网罗大量红细胞（图3-6，图3-7）。血栓阻塞血管腔后，局部血流停止，血液迅速凝固形成均一的红色血栓。血栓形成的过程及血栓的组成、形态、大小都取决于血栓发生的部位和局部血流速度。

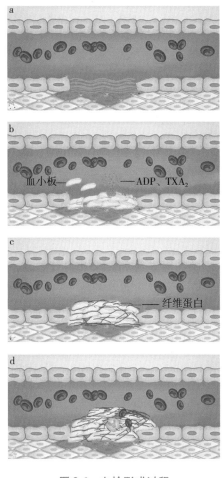

图 3-6　血栓形成过程

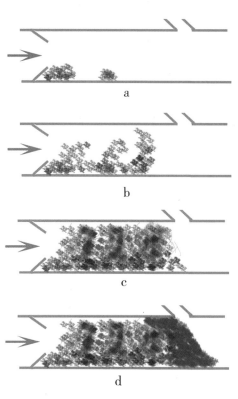

图 3-7　静脉内血栓形成示意图

（二）血栓的类型

血栓的类型可分为以下四种。

1. 白色血栓（white thrombus）　多发生于血流较快的心瓣膜、动脉或静脉延续性血栓的起始部（即延续性血栓的头部）。肉眼观：可见灰白色小结节或赘生物，表面粗糙、质实，与发生部位紧密黏着，不易脱落。镜下观：主要由血小板及少量纤维蛋白构成，故又称血小板血栓或析出性血栓。

2. 混合血栓（mixed thrombus）　是由红色血栓和白色血栓相间混合构成，常见于延续性血栓的体部，动脉瘤、室壁瘤内的附壁血栓（mural thrombus，图 3-8）及扩张的左心房内的球形血栓（globular thrombus）。在静脉血栓头部形成后，其下游血流减慢并且血流形成漩涡，从而再形成一个血小板的凝集堆，血小板堆逐渐增高并延长呈梁状。在血小板小梁之间，血液发生凝固，纤维蛋白形成网状结构，其内充满大量的红细胞。此过程交替进行，形成肉眼上灰白色与红褐色交替的层状结构，又称层状血栓。肉眼观：混合血栓呈粗糙干燥的圆柱状，与血管壁粘连。镜下观：由淡红色无结构的、不规则珊瑚状的血小板小梁和小梁间充满红细胞的纤维蛋白网架所构成，并见血小板小梁边缘有较多的中性粒细胞黏附（图 3-9）。

54

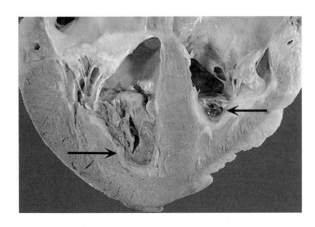

图 3-8　附壁血栓肉眼观

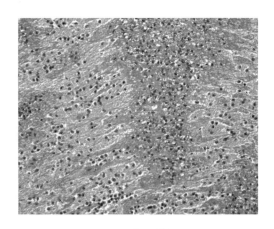

图 3-9　混合血栓镜下观

3. 红色血栓（red thrombus）　主要见于静脉，随着混合血栓逐渐增大而阻塞血管腔，下游局部血流停止致血液凝固，常构成延续性血栓的尾部。红色血栓的形成过程与血管外凝血过程相同。肉眼观：红色血栓呈暗红色，湿润、有弹性，与血管壁无粘连，与死后血凝块相似。经过一段时间，红色血栓由于水分被吸收，变得干燥、无弹性、质脆易碎，可脱落形成栓塞。镜下观：纤维蛋白网眼内充满了如正常血液分布的血细胞，主要为大量红细胞及少量白细胞。

4. 透明血栓（hyaline thrombus）　发生于微循环的毛细血管及微静脉内，为主要由纤维蛋白构成的均质红染的血栓，因其只能在显微镜下见到，又称微血栓（microthrombus）或纤维蛋白性血栓（fibrinous thrombus），最常见于 DIC（图 3-10）。

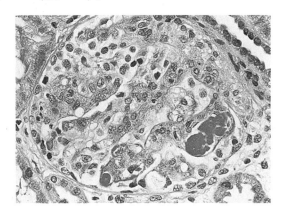

图 3-10　透明血栓镜下观

三、血栓的结局

（一）软化、溶解、吸收

血栓内纤溶酶原的激活和白细胞崩解释放的溶蛋白酶，可使血栓软化、溶解。血栓溶解过程取决于血栓的大小及血栓的新旧程度。小的新鲜的血栓可被完全溶解吸收或被血流冲走，不留痕迹；较大的血栓由于部分软化，被血流冲击后可形成碎片或整个脱落形成栓子，阻塞相应的血管，引起栓塞。

（二）机化与再通

如果纤溶酶系统的活力不足，血栓存在较久时则发生机化。在血栓形成后的1~2 天，开始有内皮细胞、成纤维细胞和肌成纤维细胞从血管壁向血栓内长入形成肉芽组织，并逐渐取代血栓，这一过程称为血栓机化（图 3-11）。较大的血栓约 2 周便可完全机化，此时血栓与血管壁紧密黏着，不易脱落。在血栓机化过程中，由于水分被吸收，血栓干燥收缩或部分溶解而出现裂隙，被新生的内皮细胞被覆于表面而形成新的血管，并相互吻合沟通，使被阻塞的血管部分地重建血流，这一过程称为再通（recanalization）。

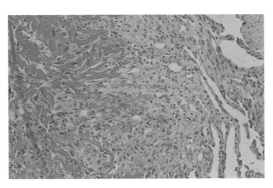

图 3-11　血栓的机化镜下观

（三）钙化

血栓若未能软化或未能完全机化，可发生大量的钙盐沉着，称钙化（calcification）。血栓钙化后形成静脉石（phlebolith）或动脉石（arteriolith）。机化的血栓，在纤维组织玻璃样变的基础上也可发生钙化。

四、血栓形成对机体的影响

血栓形成对机体既有有利的一面，又有不利的一面。有利的一面，主要是血栓形成可阻塞破裂的血管口，起到止血的作用，同时可以防止病原微生物随血流到处流动，阻止病原微生物在体内的蔓延扩散。如慢性消化性溃疡底部和肺结核性空洞壁的血管，在病变侵蚀前已形成血栓，避免了大出血的危险和结核的扩散。但多数情况下，血栓形成对机体可造成不同程度的不利影响，程度主要取决于血栓的部位、大小和血管阻塞的程度，以及有无侧支循环建立。

（一）阻塞血管

动脉血管未完全阻塞管腔时，可引起局部器官或组织缺血，导致实质细胞萎缩；若完全阻塞而又无有效的侧支循环时，可引起局部器官或组织的缺血性坏死（梗死）。如脑动脉血栓引起脑梗死；心冠状动脉血栓引起心肌梗死；血栓闭塞性脉管炎引起患肢的坏疽等。静脉血栓形成，若未能建立有效的侧支循环，则引起局部淤血、水肿、出血甚至坏死。如肠系膜静脉血栓可引起肠的出血性梗死。肢体浅表静脉血栓由于有丰富的侧支循环，通常只在血管阻塞的远端引起淤血水肿。

（二）栓塞

血栓的整体或部分脱落成为栓子，随血流运行可引起栓塞。若栓子内含有细菌，可引起栓塞组织的败血性梗死或脓肿形成。

（三）心瓣膜病

心内膜炎患者，心瓣膜上反复发作的血栓形成及机化，可使瓣叶粘连、增厚变硬，腱索增粗缩短，引起瓣膜口狭窄或关闭不全，导致心瓣膜病。

（四）广泛性出血

出血多见于 DIC，主要是由于微循环内广泛性透明血栓的形成。在纤维蛋白凝固过程中，凝血因子大量消耗，加上纤维蛋白形成后激活纤溶酶，血液凝固性降低，可引起患者全身广泛性出血和休克，称 DIC。

第四节　栓　塞

在循环血液中出现不溶于血液的异常物质，随血流运行至远处阻塞血管腔的现象称为栓塞（embolism）。阻塞血管腔的异常物质称为栓子（embolus）。栓子可以是固体、液体或气体。以脱落血栓引起的栓塞最为常见。脂肪滴、气体、羊水、癌细胞团、寄生虫及其虫卵等亦可成为栓子引起栓塞。

一、栓子运行的途径

栓子一般随血流方向运行，最后停留在与其口径相当的血管部位。来自不同血管系统的栓子，其运行的途径不同。

1. 来自体静脉系统及右心的栓子　随血流进入肺动脉主干及其分支，可引起肺栓塞。某些体积小而又富于弹性的栓子（如脂肪滴、气泡）可通过肺泡壁毛细血管经左心进入体循环系统，阻塞动脉小分支。

2. 来自左心或主动脉系统的栓子　随动脉血流运行，阻塞于各器官的小动脉内。常见于脑、下肢、脾、肾、心等器官。

3. 来自门静脉系统的栓子　可引起肝内门静脉分支的栓塞。

4. 交叉性栓塞（crossed embolism）　偶见来自右心或腔静脉系统的栓子，多在右心压力升高的情况下通过先天性房间隔缺损或室间隔缺损到左心，再进入体循环系统引起栓塞。左心压力升高时，左心的栓子也可到右心引起肺动脉的栓塞。

5. 逆行性栓塞（retrograde embolism）　极罕见于下腔静脉内血栓，在胸、腹压突然升高（如咳嗽、屏气或深呼吸）时，栓子一时性逆血流方向运行至肝、肾、髂静脉分支并引起栓塞。

二、栓塞的类型及对机体的影响

（一）血栓栓塞

由血栓脱落引起的栓塞称为血栓栓塞（thromboembolism），是栓塞中最常见的一种，占所有栓塞的99%以上。由于血栓栓子的来源、栓子的大小和栓塞的部位不同，其对机体的影响也不相同。

1. 肺动脉栓塞（pulmonary embolism）　肺动脉血栓栓塞的栓子95%来自下肢深部静脉，特别是腘静脉、股静脉和髂静脉，偶可来自盆腔静脉或右心附壁血栓。栓塞的后果常见有以下几种情况。①肺有双重血液循环，肺动脉和支气管动脉间有丰富的吻合支，中、小栓子多栓塞肺下叶肺动脉的小分支，侧支循环常可以代偿，这些栓子可被溶解吸收或机化，一般不引起严重后果。若在栓塞前，肺已有严重的淤血，致微循环内压升高，使支气管动脉供血受阻，可引起肺组织的出血性梗死。②大的血栓栓子，栓塞肺动脉主干或大分支（图 3-12），较长的栓子可栓塞左、右肺动脉干，称肺动脉栓塞症或骑跨性栓塞，使肺循环血量减少50%以上，常引起严重后果。患者可突然出现呼吸困难、紫绀、休克甚至猝死。③若栓子小但数目多，可广泛栓塞于肺动脉多数小分支，也可引起右心衰竭、猝死。

肺动脉栓塞引起猝死的机制尚未完全阐明。一般认为：①较大栓子栓塞肺动脉主干或大分支时，肺动脉阻力急剧增加，造成急性右心衰竭；②肺缺血缺氧，左心回心血量减少，冠状动脉灌流不足导致心肌缺血；③血栓栓子刺激肺动脉管壁引起迷走神经反射，导致肺动脉、支气管动脉、冠状动脉广泛性痉挛和支气管平滑肌痉挛，进而导致急性右心衰竭和窒息；④血栓栓子中的血小板释放大量 5-HT 及 TXA_2

亦可引起肺动脉的痉挛，故新鲜的血栓栓子比陈旧性血栓栓子危害性更大。

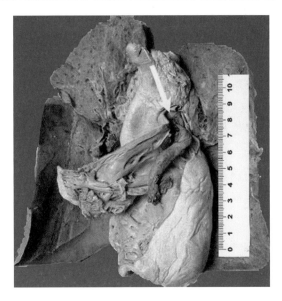

图 3-12　肺动脉栓塞肉眼观

2. 体循环动脉栓塞　栓子 80% 来自左心（如亚急性感染性心内膜炎时心瓣膜赘生物、二尖瓣狭窄时左心房附壁血栓、心肌梗死的附壁血栓），少数来自动脉粥样硬化溃疡或主动脉瘤表面的血栓，极少数来自腔静脉的栓子，可通过房、室间隔缺损进入左心，发生交叉性栓塞。动脉栓塞的主要部位为下肢和脑，亦可累及肠、肾和脾。栓塞的后果取决于栓塞的部位和局部的侧支循环情况以及组织对缺血的耐受性。当栓塞的动脉缺乏有效的侧支循环时，局部组织发生急性缺血，引起梗死。上肢动脉吻合支丰富，肝脏有肝动脉和门静脉双重供血，故很少发生梗死。

（二）脂肪栓塞

在循环血液中出现脂肪滴阻塞于小血管，称脂肪栓塞（fat embolism）。栓子来源常见于长骨骨折、脂肪组织重度挫伤、脂肪肝挤压伤或烧伤时，脂肪细胞破裂释出脂滴，由破裂的骨髓血管窦状隙或静脉进入血循环，引起脂肪栓塞（图 3-13）。发生脂肪肝时，上腹部受到猛烈挤压、撞击，可使肝细胞破裂释放脂滴进入血流。非创伤性疾病，如糖尿病、酗酒和慢性胰腺炎血脂过高或精神受到强烈刺激时，呈悬乳状态的血脂不能保持稳定，游离并融合形成脂肪滴。或精神刺激、过度紧张使机体处于应激状态，机体儿茶酚胺分泌增加，脂肪储备大量释放，形成过多的乳糜微粒并相互融合，形成脂肪滴。

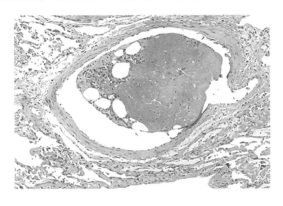

图 3-13　脂肪栓塞镜下观

脂肪栓塞常见于肺、脑等器官。脂滴栓子随静脉入右心到肺，直径 ≥20μm 的脂滴栓子引起肺动脉分支、小动脉或毛细血管的栓塞；直径 <20μm 的脂滴栓子可通过肺泡壁毛细血管经肺静脉至左心达体循环的分支，可引起全身多器官的栓塞。最常见的为脑血管的栓塞，引起脑水肿和血管周围点状出血。脂肪栓塞的组织或器官一般无肉眼可见的变化，仅在镜下观血管内可找到脂滴。其临床表现为在损伤后1~3 天内出现突然发作性的呼吸急促、呼吸困难和心动过速。从脂滴释出的游离脂肪酸可引起局部血管内皮细胞的损伤，出现特征性的瘀斑、瘀点。脑脂肪栓塞可引发兴奋、烦躁不安、谵妄和昏迷等神经系统症状。

脂肪栓塞的后果取决于栓塞部位及脂滴的多少。如少量脂滴入血，可被巨噬细胞吞噬吸收并由血中脂肪酶分解清除，无不良后果；若大量（9~20g）、较大的脂滴（直径≥20μm）进入肺循环，肺部血管广泛栓塞或痉挛，可使肺血循环面积丧失 75%。同时，由于血管壁通透性增加，肺泡腔内有大量水肿液，严重影响气体交换，患者可因窒息和急性右心衰竭死亡。

（三）气体栓塞

大量空气迅速进入血循环或原溶于血液内的气体迅速游离出来，形成气泡阻塞血管或心腔，称气体栓塞（gas embolism）。

1. 空气栓塞（air embolism） 多为静脉破裂，外界空气由静脉缺损处进入血流所致。如头颈手术、胸壁和肺创伤时，损伤接近心脏的静脉（如锁骨下静脉、颈静脉），吸气时因静脉腔内的负压吸引，空气由损伤的破口处进入静脉。使用正压静脉输液、人工气胸或气腹、输卵管通液等意外事故误伤静脉时也可发生。亦可见于分娩或流产时，子宫强烈收缩，将空气挤入子宫壁破裂的静脉窦内。

空气进入血液循环的后果取决于进入的速度和气体量。小量气体入血，可溶解于血液内，不会发生气体栓塞。若大量气体（>100ml）迅速进入静脉，随血流到右心后，因心脏搏动将空气与血液搅拌形成大量气泡，血液变成可压缩的泡沫充满心腔。当心脏收缩时，气泡不被排出而阻塞肺动脉出口，血液不能有效地搏出；心脏舒张时，气泡又变大，阻碍静脉血回流入右心，造成严重的循环障碍。患者可出现呼吸困难、紫绀和猝死。进入右心的部分气泡可进入肺动脉，阻塞小的肺动脉分支，引起肺小动脉气体栓塞。小气泡亦可经过肺动脉小分支和毛细血管到左心，引起体循环中一些器官的栓塞。空气栓塞动物实验时，可见肺动脉终末分支内有纤维蛋白凝块，可能是气泡激活血小板，血小板第 3 因子启动凝血系统，致纤维蛋白析出，引起 DIC，从而加重栓塞症状导致死亡。

2. 氮气栓塞（nitrogen embolism） 也称减压病（decompression sickness）、沉箱病（caisson disease）和潜水员病（divers disease），为气体栓塞的一种。主要见于潜水员从深海迅速浮出水面或飞行员从地面快速升空而机舱又未密封时，人体从高气压环境迅速进入常压或低气压的环境，导致原来溶于血液、组织液和脂肪组织的气体迅速游离形成气泡，其中的氧气和二氧化碳可再溶于体液而被吸收。而氮气在体液内溶解较缓慢，可在血液和组织内形成很多微气泡或融合成大气泡，引起广泛栓塞。因气泡所在部位不同，其临床表现不同，可引起皮下气肿、骨、四肢、肠道等末梢血管阻塞，出现痉挛性疼痛，阻塞冠状动脉时常引起猝死。

（四）羊水栓塞

羊水栓塞（amniotic fluid embolism）是羊水进入母体血液循环造成的栓塞，为分娩过程中一种罕见的严重并发症，死亡率 >80%。在分娩过程中，羊膜破裂或早破、胎盘早剥、胎儿阻塞产道时，由于子宫强烈收缩，宫内压增高，可将羊水压入子宫壁破裂的静脉窦内进入母体，经血液循环流入肺动脉分支及毛细血管内而引起栓塞。少量羊水可通过肺的毛细血管经肺静脉达左心，引起体循环器官的小血管栓塞。镜下观：在肺的小动脉和毛细血管内的血液中可见角化的鳞状上皮、胎毛、皮脂、胎粪和黏液等羊水成分；亦可在母体血液涂片中找到羊水的成分。本病发病急，患者常突然出现呼吸困难、紫绀、休克及死亡。

羊水栓塞引起猝死的原因：①肺循环的机械性阻塞；②肺羊水栓塞和迷走神经反射引起血管反射性痉挛，造成肺动脉高压右心衰竭；③羊水成分作为抗原入血，引起过敏性休克；④羊水具有凝血激活酶样作用，引起 DIC。

（五）其他栓塞

1. 恶性肿瘤细胞侵入血管，瘤栓可随血流运行至其他部位形成转移瘤。

2. 细菌或真菌团、寄生虫及虫卵侵入血管，不仅阻塞管腔引起栓塞，而且可引起病原体的扩散蔓延。

3. 其他异物如子弹偶可进入血液循环引起栓塞。

第五节　梗　死

机体局部组织器官因血管阻塞、血流中断而引起的缺血缺氧性坏死，称梗死（infarct）。梗死一般是由动脉阻塞引起局部组织缺血缺氧而发生的，但静脉阻塞使局部血流停滞导致缺氧，亦可引起梗死。

一、梗死形成的原因

（一）血栓形成

血栓形成是引起动脉血流中断或灌流不足而造成梗死的最常见原因。如冠状动脉或脑动脉粥样硬化继发血栓形成，可引起心肌梗死或脑梗死；趾、指的血栓闭塞性脉管炎可引起趾、指梗死（坏疽）。

（二）动脉栓塞

多为动脉血栓栓塞，也可是气体、羊水、脂肪栓塞，常可引起脾、肾、肺和脑的梗死。

（三）动脉痉挛

在严重动脉病变的基础上，如冠状动脉粥样硬化时，在诱因的刺激下，血管发生持续性痉挛，可致血流中断，引起心肌梗死。

（四）血管受压闭塞

如血管外肿瘤的压迫；肠扭转、肠套叠和嵌顿疝时，肠系膜静脉和动脉受压；卵巢囊肿蒂扭转及睾丸扭转致血管受压等使血流阻断而引起梗死。

二、影响梗死形成的因素

血管阻塞是否造成梗死，与以下因素有关。

（一）器官的供血特点

供血中断后能否形成梗死，主要取决于局部器官组织内有无及时建立有效的侧支循环。有双重血液循环的肝（肝动脉和门静脉供血）、肺（肺动脉和支气管动脉供血）及有丰富吻合支的肠（肠动脉分支较多且吻合成网状）和前臂（桡动脉和尺动脉平行供血），血管阻塞后，通过侧支循环的代偿，不易发生梗死。有些器官动脉吻合支少，如肾、脾及脑，动脉迅速发生阻塞时，其侧支循环不能及时建立，常易发生梗死。

（二）局部组织对缺血的耐受性和全身血液循环状态

心肌与脑组织对缺氧比较敏感，短暂的缺血也可引起梗死。骨骼肌及纤维结缔组织对缺氧的耐受性较强，较少发生梗死。全身血液循环在严重贫血、失血或心功能不全的状态下，组织器官有效循环血量不足，均可促进梗死的发生。

（三）血流阻断的速度

缓慢发生的血流阻断，吻合支血管逐步扩张，可有效建立侧支循环，不易发生梗死；反之则易发生梗死。

三、梗死的形态特征及类型

（一）梗死的形态特征

1. 梗死灶的形状 取决于该器官的血管分布方式。多数器官的血管呈锥形分支，如脾、肾、肺等，故梗死灶也呈锥形，切面呈楔形或三角形，其尖端位于血管阻塞处，底部为器官的表面（图3-14）。冠状动脉分支不规则，故梗死灶呈地图状。肠系膜血管呈扇形分支，故肠梗死灶呈节段形。

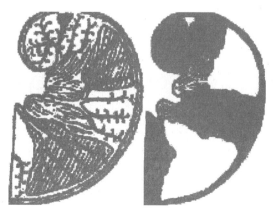

图 3-14　肾动脉分支栓塞及梗死模式图

2. 梗死灶的质地 取决于坏死的类型。心、肾、脾和肝等器官梗死为凝固性坏死。形成初期，由于组织崩解，局部胶体渗透压升高而吸收水分出现肿胀，表面隆起。陈旧的梗死灶水分较少，质地较硬，表面凹陷。脑梗死为液化性坏死，新鲜时质软疏松，日久可液化成囊。

3. 梗死灶的颜色 取决于病灶的含血量。含血量少时，梗死灶颜色灰白，称贫血性梗死（anemic infarct）；含血量多时，颜色暗红，称出血性梗死（hemorrhagic infarct）。

（二）梗死的类型

1. 贫血性梗死 主要发生于组织结构较致密、侧支循环不丰富的实质器官，如脾、肾、心和脑。肉眼观：当动脉血流阻断后，因供血区及其邻近的动脉分支发生反射性痉挛，再加上组织坏死，蛋白质分解，渗透压升高，将血液从该区挤压出来，梗死灶缺血，呈灰白色，故称贫血性梗死（又称白色梗死，图3-15）。梗死早期，梗死灶与正常组织交界处因炎症反应常见一暗红色的充血出血带，数日后因红细胞被巨噬细胞吞噬，血红蛋白转变为含铁血黄素而变成黄褐色。晚期梗死灶表面下陷，质地变坚实，黄褐色出血带消失，由肉芽组织和瘢痕组织取代。镜下观：早期梗死灶内的细胞可见核固缩、核碎裂和核溶解等改变，组织结构轮廓保存。晚期梗死灶呈均质红染的一片，组织轮廓消失，边缘有肉芽组织和瘢痕组织形成。脑梗死为液化性坏死，坏死组织常液化形成囊腔或形成胶质瘢痕。

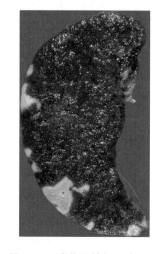

图 3-15　脾贫血性梗死肉眼观

2. 出血性梗死 常见于具有双重血液循环、侧支循环较丰富、组织结构疏松的组织器官，如肺、肠等。在肺、肠伴严重淤血的情况下，因梗死灶内有大量的出血，故称出血性梗死，又称红色梗死（red infarct）。

（1）发生的条件 ①严重淤血：动脉阻塞伴严重静脉淤血时可引起出血性梗死，如肺淤血是肺梗死形成的重要先决条件。因为肺有肺动脉和支气管动脉双重血液供应，两者之间有丰富的吻合支，单纯肺动脉分支阻塞可借助支气管动脉的吻合支供血于该区肺组织，因此不会引起梗死。但在左心衰肺淤血情况下，肺静脉和毛细血管内压增高，阻碍了肺动脉和支气管动脉侧支循环的有效建立，引起肺出血性梗死；卵巢囊肿或肿瘤在卵巢蒂部扭转时，静脉回流受阻，动脉供血也逐渐减少甚至停止，致卵巢囊肿或肿瘤梗死。②组织疏松：器官组织结构疏松，如肠和肺的组织较疏松，由于严重的淤血及组织疏松，梗死发生后血液不能被挤出梗死区并由侧支循环注入大量血液，梗死灶为出血性。

　　（2）常见类型　①肺出血性梗死：梗死灶常位于肺下叶外周部，好发于肋膈缘。肉眼观：梗死灶大小不一，呈锥形，尖端朝向肺门，底部朝向肺表面（图3-16）。梗死灶因弥漫性出血而呈暗红色，略向表面隆起。后期因红细胞崩解，肉芽组织长入坏死组织，梗死灶机化变成灰白色，病灶表面瘢痕收缩使局部下陷。镜下观：梗死灶呈凝固性坏死，可见肺泡轮廓，肺泡腔、小支气管腔及肺间质充满红细胞。早期红细胞轮廓尚存，晚期出现崩解。梗死灶边缘与正常肺组织交界处的肺组织充血、水肿及出血。临床上患者可出现白细胞总数升高，胸痛、咳嗽咯血及发热等症状。②肠出血性梗死：多见于肠系膜动脉栓塞、肠套叠、肠扭转、嵌顿疝、肿瘤压迫等情况下，肠梗死灶呈节段性暗红色或紫黑色，肠壁因淤血、水肿和出血而明显增厚，随之肠壁坏死、易破裂，肠浆膜面可有纤维蛋白性渗出物被覆（图3-17）。临床上患者出现麻痹性肠梗阻、肠穿孔及腹膜炎，有剧烈腹痛、呕吐等症状。

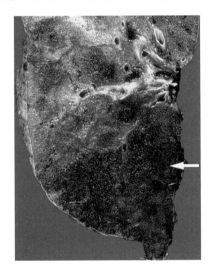

图3-16　肺出血性梗死肉眼观

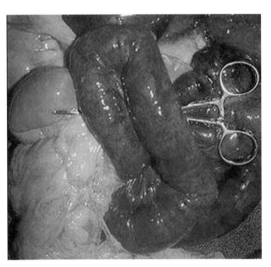

图3-17　肠出血性梗死肉眼观

　　3. 败血性梗死　带细菌的栓子引起的梗死可形成败血性梗死（septic infarct），梗死灶内有细菌感染，引起急性炎症反应。梗死区有大量炎性细胞浸润，甚至形成脓肿。常见于梗死继发感染或已有感染的组织发生梗死，如急性感染性心内膜炎引起的心肌梗死、肺炎后并发肺梗死等。

四、梗死对机体的影响和结局

（一）梗死对机体的影响

　　梗死对机体的影响取决于梗死的器官、梗死灶的大小和部位及有无细菌感染。重要器官的梗死可引起器官严重功能障碍，甚至导致患者死亡。如心肌梗死影响心脏功能，严重者可导致心力衰竭甚至死亡；脑梗死导致其相应部位的功能障碍，梗死灶大者可致死。肾、脾的梗死一般影响较小，肾梗死通常出现腰痛和血尿，不影响肾功能；肺梗死有胸痛和咯血；肠梗死常出现剧烈腹痛、血便和腹膜炎的症状；四肢、肺、肠梗死等可继发腐败菌的感染而造成坏疽。如合并化脓菌感染，亦可引起脓肿。

（二）梗死的结局

梗死灶形成时，可引起病灶周围的炎症反应。在梗死发生24~48小时后，肉芽组织已开始从梗死灶周围长入病灶内，小的梗死灶可被肉芽组织完全取代而机化，日久变为纤维瘢痕。大的梗死灶不能完全机化时，则由肉芽组织和日后转变成的瘢痕组织加以包裹，病灶内部可发生钙化。脑梗死则可液化成囊腔，周围由增生的胶质瘢痕包裹。

⊕ 知识链接

脑血栓、脑栓塞、脑梗死

1. 脑血栓　由脑血管壁本身的病变引起，如脑动脉粥样硬化基础上的血栓形成，使局部脑组织供血不足，进一步软化、坏死。脑血栓常在安静状态下发病。

2. 脑栓塞　指身体其他部位的栓子进入血管后，流入脑动脉血管，堵塞管腔，从而发生脑栓塞，使脑组织局部发生缺血、软化。发病在脑内，病根却在脑外，如风湿性心脏病、亚急性细菌性心内膜炎。

3. 脑梗死　由于急性脑供血障碍所引起的局部脑组织缺血、缺氧进而引起脑组织软化、死亡，是脑血栓和脑栓塞的结果。

第六节　水　肿

组织间隙的体液积聚称为水肿（edema）。如果液体积聚在体腔内，称积液（hydrops），如心包积水（hydropericardium）、胸腔积水（hydrothorax）、腹腔积水（hydroperitoneum）、脑积水（hydrocephalus）等。按水肿波及的范围可分为全身性水肿（anasarca）和局部性水肿（local edema）。按水肿发病的原因可分为肾性水肿、肝性水肿、心性水肿、营养不良性水肿、淋巴性水肿、炎性水肿等。过量水肿不是一种独立的疾病，而是许多疾病发生时的一种重要病理过程。

一、水肿的发病机制

正常人体组织液总量是相对恒定的，主要依赖于血管内外液体交换的平衡和体内外液体交换的平衡，当这种平衡失调时就可发生水肿。水肿的发生主要与毛细血管流体静压升高、血浆胶体渗透压下降、体内钠水潴留以及淋巴管阻塞有关。

（一）静脉流体静压的增高

局部静脉流体静压的升高可由静脉回流障碍引起，如下肢深部静脉血栓形成使受影响的下肢出现水肿。全身性静脉流体静压增高则往往由右心充血性心力衰竭引起，其结果是造成全身性水肿。右心衰时，心脏排血量减少导致肾灌注减少，从而启动肾素-血管紧张素-醛固酮系统（renin-angiotensin-aldosterone system），引起钠水潴留。钠水潴留的目的是使血管内血容量增加，从而改善心排出量，恢复正常肾灌注量。静脉内积存过量的液体，导致压力升高，进入组织间的液体增加，出现水肿（图3-18）。

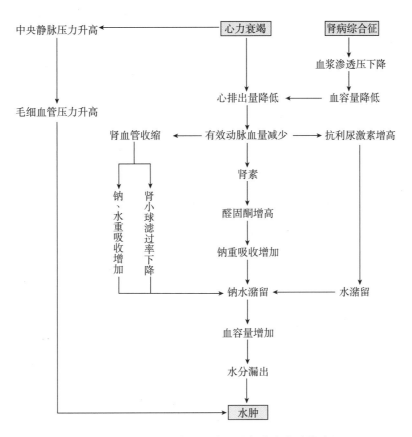

图3-18 心力衰竭、肾病综合征引起全身水肿的过程

　　此外，左心衰竭可引起肺淤血水肿；肿瘤压迫局部静脉或静脉血栓形成可使毛细血管的流体静压增高，引起局部水肿；妊娠子宫压迫髂总静脉可致下肢水肿。

　　（二）血浆胶体渗透压的降低

　　血浆胶体渗透压主要由血浆白蛋白维持，当血浆白蛋白合成减少或大量丧失时，血浆胶体渗透压下降，平均实际滤过压相应增大，组织液生成增加，液体大量进入组织间隙。血浆胶体渗透压降低使液体进入组织间隙，导致血浆容量减少。随着肾灌流量的相应减少，也会出现继发性醛固酮症（secondary aldosteronism），然而，钠水潴留并不能纠正血浆白蛋白含量异常，因而不能恢复血浆容量，反而会加重水肿。

　　血浆白蛋白降低的原因有很多：①蛋白质合成障碍，见于肝硬化或严重营养不良；②蛋白质分解代谢增强，见于慢性消耗性疾病，如结核、恶性肿瘤等；③蛋白质丧失过多，见于肾病综合征时大量蛋白质从尿中丢失。

　　此外，血管外组织胶体渗透压的增高也会造成水肿。如炎症时，局部组织细胞坏死崩解，大分子蛋白质分解成小分子，致局部胶体渗透压升高，加上炎症时毛细血管壁通透性增加，血浆蛋白漏出至组织内，局部组织出现水肿。

　　（三）淋巴回流障碍

　　当淋巴道堵塞时，淋巴回流受阻或不能代偿地加强回流时，含蛋白的水肿液在组织间隙聚积，可形成淋巴性水肿。如乳腺癌治疗时将乳腺或腋下淋巴结手术切除或用放射治疗，淋巴回流受阻，可引起患侧上肢的严重水肿。乳腺癌时，癌细胞浸润阻塞乳腺皮肤表浅淋巴管，导致皮下组织水肿，临床上出现所谓的"橘皮"样外观，小凹陷是由皮肤的毛囊牵拉引起。丝虫病时，腹股沟淋巴管和淋巴结纤维化，淋巴回流受阻，引起患肢和阴囊水肿，严重时称象皮肿（elephantiasis）。

二、水肿的病理变化

水肿的组织体积增大，颜色苍白而质软（如皮下组织、胃肠的黏膜下层等），有时可软如胶冻样（如喉头黏膜水肿）。镜下观：水肿液积聚于细胞和纤维结缔组织之间或腔隙内。水肿液内蛋白质含量多时，如炎症性水肿，可呈同质性微粒状深红染；反之，蛋白质含量少者，如心性或肾性水肿，则呈淡红染。皮肤水肿时肿胀苍白，尤以组织疏松的眼睑及阴囊的水肿更明显，皮肤表面紧张发亮，压之有凹陷或压痕（即凹陷性水肿），切开时有不等量的水肿液溢出。肺水肿时，水肿液积聚于肺泡腔内，使肺肿胀，重量增加，质变实，切面有泡沫状液体渗出。脑水肿时，脑肿胀，脑回变扁平，脑沟变浅，重量增加。镜下观：脑组织疏松，脑的血管周围空隙加宽。严重时可出现脑疝，如小脑扁桃体疝。

三、水肿对机体的影响

水肿对机体的不利影响取决于水肿的部位、程度、发生速度及持续时间。水肿可引起组织细胞不同程度的营养障碍及功能障碍。若发生于生命重要器官，可引起严重后果。全身性皮下水肿有时可以提示心力衰竭和肾衰竭，对诊断有帮助。局部的皮肤水肿影响伤口的愈合。肺水肿时，水肿液不但聚集在肺泡壁毛细血管周围，阻碍氧气交换，而且聚集在肺泡腔内，给细菌感染提供有利的环境。脑水肿可引起颅内压升高，形成脑疝，压迫脑血管，造成死亡。喉头水肿可引起气管阻塞，甚至导致窒息死亡。

目标检测

答案解析

一、选择题

（一）A1 选择题

1. 最常见的栓子是（　　）

　A. 血栓栓子　　B. 空气栓子　　C. 细菌栓子　　D. 肿瘤栓子　　E. 羊水栓子

2. 下列血栓形成对机体的影响中，对机体有利的是（　　）

　A. 阻塞血管　　B. 淤血　　C. 止血　　D. 栓塞　　E. 形成心瓣膜病

3. 潜水员如果从海底升到水面过快，易发生（　　）

　A. 肺气肿　　B. 肺水肿　　C. 氮气栓塞　　D. 左心衰竭　　E. 昏迷休克

4. 下列梗死中，可发生软化并形成囊腔的是（　　）

　A. 肺梗死　　B. 肠梗死　　C. 脾梗死　　D. 脑梗死　　E. 肾梗死

5. 贫血性梗死常发生于（　　）

　A. 脾、肾、肠　　B. 肺、肾、脑　　C. 肾、心、脾　　D. 脾、肝、肺　　E. 肠、脑、心

（二）X 型题

1. 血栓的类型包括（　　）

　A. 白色血栓　　B. 红色血栓　　C. 透明血栓　　D. 混合血栓　　E. 附壁血栓

2. 下列属于血栓形成的结局的是（　　）

　A. 溶解　　B. 吸收　　C. 机化　　D. 再通　　E. 钙化

3. 下列属于贫血性梗死的是（　　）

　　A. 肺梗死　　　　B. 肠梗死　　　　C. 脾梗死　　　　D. 脑梗死　　　　E. 肾梗死

二、思考题

1. 简述血栓形成的条件和机制。

2. 简述贫血性梗死与出血性梗死的主要鉴别点。

（王瑶瑶）

书网融合……

本章小结　　　　　　微课　　　　　　思政元素　　　　　　题库

第四章　炎　症

PPT

📖 学习目标

　　1. 掌握　炎症的概念；炎症局部的基本病理变化；渗出的概念；液体渗出的作用；白细胞渗出过程及其作用；急性炎症的病理学类型；急性炎症的结局；非特异性增生性炎的病变特点；肉芽肿性炎的概念及类型。

　　2. 熟悉　急性炎症的血流动力学改变；漏出液和渗出液的区别；急性炎症血管壁通透性增高的机制；炎症的局部临床表现和全身反应；炎症的意义。

　　3. 了解　炎症的原因；炎症介质的种类及作用。

➡️ 案例引导

　　案例：患者，男性，18 岁。转移性右下腹痛 5 天，腹痛渐加重，伴有发热（39℃），右下腹麦氏点有压痛、反跳痛，并可触及一有压痛的肿块。临床诊断：急性阑尾炎。

　　讨论：急性阑尾炎属于炎症的哪种病理学类型？有何病理学特点？临床上应如何进行护理？

　　炎症是一类常见且重要的病理过程，临床上许多疾病都属于炎症，如阑尾炎、肝炎、肺炎、肾炎以及某些过敏性疾病等。正确认识炎症的病理特点，对于防治炎症类疾病具有重要意义。

第一节　概　述

一、炎症的概念

　　炎症（inflammation）是指具有血管系统的活体组织对各种致炎因子的刺激所产生的一种以血管反应为中心的防御性反应。当各种损伤因子（外源性或内源性）作用于机体时，机体会发生一系列复杂的炎症反应，如局限或消灭损伤因子，清除和吸收坏死组织或细胞，修复缺损组织等。局部的血管反应是炎症过程的关键环节。因此，只有当生物进化到具有血管系统时，才具备炎症这一防御性反应。

二、炎症的原因

　　任何引起组织和细胞损伤的因子均可成为炎症的原因，即致炎因子。根据致炎因子本身的性质，可归纳为以下几类。

　　1. 生物性因子　包括细菌、病毒、立克次体、螺旋体、支原体、真菌和寄生虫等。由生物性因子引起的炎症称为感染（infection）。生物性因子通过多种方式诱导炎症发生，如释放内毒素或外毒素，细胞内复制繁殖及诱发免疫反应等。生物性因子是最常见且最重要的致炎因子。

　　2. 理化因子　分为物理性因子和化学性因子。物理性因子包括高温（如烧伤、烫伤）、低温（如冻伤）、放射性物质、紫外线和机械性创伤（如切割伤、挤压伤、挫伤等）等。化学性因子分为外源性化学物质和内源性化学物质。外源性化学物质包括强酸、强碱、强氧化剂等；内源性化学物质包括坏死组织的崩解产物，在某些病理条件下积聚于体内的代谢产物（如尿酸、尿素）等。

3. 异常免疫反应　包括过敏性鼻炎、荨麻疹等超敏反应性疾病，系统性红斑狼疮、溃疡性结肠炎等自身免疫性疾病，肾小球肾炎等免疫复合物异常沉积所致疾病等。

4. 坏死组织　坏死组织诱导局部区域发生炎症反应，如早期心肌梗死灶的边缘出现充血出血带及炎细胞浸润等炎症反应。

5. 异物　手术缝线、二氧化硅晶体或物质碎片等残留在机体组织内可导致炎症。

⊕ **知识链接**

免疫反应与变态反应

1. 免疫反应　系指机体对于异己成分或变异的自体成分进行识别，通过免疫应答做出的防御反应。

2. 变态反应　系指致敏个体再次被相同抗原入侵后，个体发生功能紊乱和（或）组织损伤的病理过程，属于过高、过强的病理性免疫反应，可导致包括炎症在内的多种病理改变和临床表现。变态反应分为四大类型，分别是Ⅰ型、Ⅱ型、Ⅲ型和Ⅳ型。其中，Ⅰ型常称为速发型，具有发生快、消退也快的特点；Ⅱ型称为细胞毒型或细胞溶解型；Ⅲ型称为免疫复合物型或血管炎症型；Ⅳ型称为迟发型。各型具有各自的发病机制、病理改变和临床特点。

三、炎症局部的基本病理变化

虽然炎症的临床特点复杂多样，但其基本病理变化均包括局部组织的变质、渗出和增生。这三种病理变化可出现于炎症过程的不同阶段，在一定条件下互相转化。一般来说，变质是损伤性过程，而渗出和增生是抗损伤和修复过程。

（一）变质

变质（alteration）是指炎症局部组织细胞发生的变性和坏死。这一病理变化是致炎因子的直接损伤、局部血液循环障碍、局部异常代谢产物堆积及炎症介质诱导等综合作用的结果。

1. 形态学变化　实质细胞的变质包括细胞水肿、脂肪变性、凝固性坏死和液化性坏死等。间质的变质包括黏液样变性、纤维素样坏死等。

2. 代谢变化

（1）局部酸中毒　炎症局部组织分解代谢显著增强，耗氧量增加，血液循环障碍，酶系统功能受损等，导致氧化不全的酸性代谢产物（乳酸、脂肪酸）堆积，组织发生代谢性酸中毒。

（2）代谢变化　炎症局部组织糖、蛋白质等分解代谢亢进，氧化不全，酸性代谢产物堆积，组织发生酸中毒。坏死组织崩解，血管壁通透性增加，血浆蛋白渗出，使炎症局部的胶体渗透压显著升高。同时，局部氢离子浓度升高，组织分解增强，从细胞释放出来的钾离子和磷酸根离子增多，使炎症局部的晶体渗透压升高。

（二）渗出

渗出（exudation）是指炎症局部血管内的液体和细胞成分通过血管壁进入组织间隙、体腔、黏膜表面和体表的过程。渗出是炎症最具特征性的病理变化。渗出的液体和细胞成分总称为渗出物或渗出液（exudate）。渗出物含有抗体、纤维蛋白等蛋白成分及各种白细胞成分，可吞噬及杀灭病原微生物、稀释及中和毒素、清除坏死崩解产物，在局部发挥重要的防御作用。

（三）增生

增生（proliferation）是指在致炎因子作用下，炎症局部实质细胞和间质细胞的增生。增生与炎症过程中产生的生长因子的作用有关，如 EGF、PDGF、FGF、VEGF 等。慢性宫颈炎时宫颈鳞状上皮和腺体增生、慢性肝炎时肝细胞增生等属于实质细胞的增生；内皮细胞和成纤维细胞增生属于间质细胞的增生。增生一般出现在炎症后期或慢性炎症时，少数炎症在早期就有明显增生现象，如急性肾小球肾炎时肾小球的血管内皮细胞和系膜细胞增生。

四、炎症的分类

炎症的分类方法多种多样，可根据病因、部位、病变程度、局部基本病变及病程进行分类。

1. 根据病因分类　如感染性肺炎、理化性肺炎及超敏性肺炎等。

2. 根据部位分类　如心肌炎、肝炎、肾盂肾炎、肺炎等。

3. 根据程度分类　可分为轻度、中度、重度炎症。

4. 根据局部基本病变分类　分为变质性炎、渗出性炎和增生性炎。

5. 根据病程分类　分为超急性炎症、急性炎症、亚急性炎症和慢性炎症。以急性炎症和慢性炎症最为常见。

（1）**超急性炎症**　病程持续数小时及数天。炎症反应强烈，常导致组织器官严重损伤，甚至引发死亡。如青霉素过敏反应、急性重型肝炎等。

（2）**急性炎症**　病程持续数天，一般不超过 1 个月。起病急，临床症状明显，以变质和渗出为主要病变。如急性化脓性脑膜炎、急性阑尾炎等。

（3）**亚急性炎症**　病程持续 1~6 个月。临床经过介于急性炎症和慢性炎症之间。多由急性炎症迁延而来。如亚急性感染性心内膜炎。

（4）**慢性炎症**　病程持续时间长达 6 个月以上甚至数年。起病缓慢，局部以增生性病变为主。如鼻炎性息肉。

第二节　急性炎症

急性炎症具有持续时间短、起病急、症状明显等临床特点。病程常常仅数天或数周，一般不超过 1 个月，这是机体针对致炎因子的刺激所发生的快速反应。急性炎症的主要病理学特点是以血管反应为中心的渗出性变化。

一、血流动力学改变

当局部组织受损伤因子刺激后，血管口径和血流量发生改变，导致一系列血流动力学变化（图 4-1）。

（一）细动脉短暂收缩

在神经反射或化学介质的作用下，细动脉出现迅速而短暂的痉挛，仅持续几秒钟。

（二）血管扩张及血流加速

在神经因素（轴突反射）和体液因素（组胺、一氧化氮、缓激肽和前列腺素等炎症介质）的作用下，细动脉扩张，随后动脉端毛细血管括约肌舒张，毛细血管床开放，局部血流加快，血流量增多，能量代谢增强，形成动脉性充血，即炎性充血。

（三）血流速度减慢

毛细血管和小静脉持续扩张，血流速度由快变慢，血管壁通透性升高，导致静脉性充血。血管通透性升高导致血浆渗出，血液浓缩，血管内红细胞聚集，黏稠度增加，血流阻力增大，血流速度变慢甚至发生停滞。血流缓慢后，白细胞靠近血管壁，黏附于血管内皮细胞表面，促进白细胞渗出。

炎症局部血流动力学改变发生的速度和时间长短取决于致炎因子的种类和刺激强度，一般极轻度刺激引起的血流加快仅持续 10~15 分钟，随后恢复正常；轻度刺激引起的血流加快可持续数小时，随后血流速度减慢甚至停滞；遇较重的刺激，15~30 分钟即可出现血流停滞；严重损伤时，可在几分钟内发生血流停滞，且持续时间长。此外，炎症灶内不同部位的血流动力学改变也不相同，如烧伤病灶中心已经发生血流停滞，但周边部血管仍处于扩张充血状态。

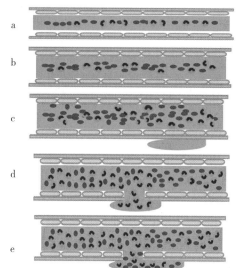

图 4-1　炎症血流动力学模式图

a. 正常血流；b. 血管扩张和充血；c. 血管扩张、淤血和血浆渗出；d. 血流变慢和白细胞游出；e. 血流更慢甚至停滞，血管壁损伤严重，红细胞也可漏出

二、血管壁通透性增高和液体渗出

（一）血管壁通透性增高

血管通透性的维持主要依赖于血管内皮细胞结构和功能的完整性。血管通透性增高是导致炎症局部液体和蛋白渗出的重要原因。炎症时血管壁通透性增高的机制与以下血管内皮细胞的改变相关（图 4-2）。

1. 内皮细胞收缩　炎症介质（如组胺、缓激肽和白细胞三烯等）释放后，这些介质与血管内皮细胞受体结合，内皮细胞迅速发生收缩，内皮细胞间隙加大，内皮细胞连接分离，血管通透性增大，这一过程持续 15~30 分钟，具有可逆性，称速发型短暂反应，通常发生在细静脉，可能与细静脉的内皮细胞具有丰富的炎症介质受体有关。引起内皮细胞收缩的另一机制是炎症时细胞因子类炎症介质（如 IL-1、TNF、IFN-γ 等）及内皮细胞缺氧，可使内皮细胞中的骨架结构发生重构，其发生较晚且持续时间较长，这一过程多在受损后 4~6 小时出现，持续 24 小时或更长，称迟发型延续反应，通常发生在毛细血管和小静脉。

2. 内皮细胞损伤　在强烈的致炎因子刺激下，如严重烧伤和化脓性感染，可直接损伤内皮细胞使之坏死脱落，血管基膜完整性也遭到破坏，导致血管通透性迅速增加，并在高水平上持续几小时至几天，直至血栓形成或内皮细胞再生修复为止，这一过程称为速发型持续反应。这种损伤累及小动脉、毛细血管和细静脉等各级微循环血管。

此外，黏附于内皮细胞的白细胞激活后，释放一系列氧代谢产物及蛋白水解酶，导致内皮细胞损伤和脱落，血管壁通透性增高。这种由白细胞介导的内皮细胞损伤主要发生在细静脉、肾和肺的毛细血管。

3. 穿胞作用增强　正常内皮细胞中存在一些囊泡性细胞器，散在分布于细胞质中，并互相连接形成穿胞通道。富含蛋

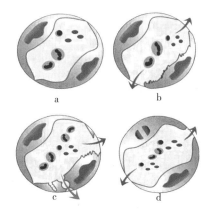

图 4-2　血管通透性增高模式图

a. 正常血管；b. 血管内皮细胞收缩；c. 血管内皮细胞损伤；d. 新生毛细血管高通透性

白质的液体通过穿胞通道穿越内皮细胞的现象称为穿胞作用。在炎症介质的作用下，囊泡性细胞器数量增加，开放活跃，穿胞作用增强，引起血管壁通透性增高。

4. 新生毛细血管壁通透性增高 炎症修复过程中形成的新生毛细血管，其内皮细胞分化尚不成熟，细胞连接不健全，新生幼稚血管的基底膜形成还不完整，且新生的血管内皮细胞具有较丰富的炎症介质受体，因而具有高通透性。

以上导致血管通透性增加的因素可同时或先后发挥作用。例如，烧伤时液体外渗的血管壁通透性增高的机制包括内皮细胞收缩、直接损伤内皮细胞和白细胞介导的内皮细胞损伤等。

（二）液体渗出

液体渗出的机制比较复杂，其中，血管壁通透性增高是液体渗出的主要因素。

渗出液聚集于组织间隙，称炎性水肿；聚集于体腔（胸腔、腹腔、心包腔和关节腔），称炎性积液。渗出液的成分与损伤因子、炎症部位和血管壁损伤程度等因素有关。当血管壁受损较轻时，渗出液中主要为水、盐类和分子量较小的白蛋白；当血管壁受损较重时，分子量较大的球蛋白甚至纤维蛋白也能渗出。

1. 渗出液和漏出液的区别 血管内外流体静压失衡也可造成部分液体漏出，形成漏出液。炎症的渗出液与非炎症的漏出液，其发生机制和成分均不同（表4-1）。因此，正确区分两者有助于疾病诊断和指导临床正确治疗。

表4-1　渗出液和漏出液的区别

鉴别点	渗出液	漏出液
原因	炎症	非炎症
蛋白质含量	>30g/L	<30g/L
比重	>1.018	<1.018
细胞数	通常 $>500 \times 10^6$/L	通常 $<100 \times 10^6$/L
凝固性	能自凝	不自凝
外观	浑浊	透明

2. 渗出液的作用

（1）**有利作用** 稀释细菌毒素及有害物质，减轻毒素对局部组织的损伤；含有大量的抗体、补体及溶菌物质，有利于杀灭病原微生物；纤维蛋白原转变为纤维蛋白，交织成网，阻止细菌和病毒扩散，并帮助吞噬细胞发挥吞噬作用；炎症后期，纤维蛋白网可形成修复支架，有利于炎症修复；炎症局部的病原微生物和毒素随渗出液的淋巴回流而到达局部淋巴结，刺激细胞免疫和体液免疫的产生。

（2）**不利作用** 渗出液过多可造成压迫和阻塞，如心包腔或胸膜腔积液过多可压迫心脏或肺脏；严重喉头水肿可引起窒息；过多纤维蛋白性渗出物不能完全吸收时，发生机化，引起肺肉质变、心包粘连和胸膜腔闭锁等。

三、白细胞渗出及其作用

白细胞参与一系列复杂的炎症反应过程，包括：白细胞渗出血管并聚集于炎症部位；浸润的炎细胞激活后，可吞噬和降解细菌、免疫复合物，清除坏死组织碎片和异物；通过免疫反应清除有害因子；炎细胞释放蛋白水解酶、炎症介质和活性氧等，造成组织和细胞损伤。

（一）白细胞渗出

炎症时血液中各种白细胞通过血管壁游出到血管外的现象，称白细胞渗出。渗出的白细胞聚集于炎症局部组织间隙，称炎细胞浸润，这是炎症反应的重要形态特征，也是白细胞在损伤部位发挥吞噬作用并构成炎症防御反应的主要环节。白细胞渗出是一个主动、耗能和复杂的连续过程，包括白细胞边集和滚动、黏附、游出、趋化和吞噬等步骤（图4-3）。

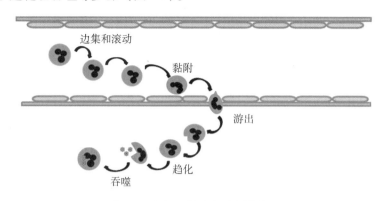

图4-3 白细胞的渗出过程模式图

1. 白细胞边集和滚动 正常血流中，白细胞及其他有形成分游走于血流的中央部位（轴流），血浆成分游动于血流的边缘带（边流）。炎症早期，随着血管扩张，血管通透性增加，液体渗出，轴流变宽及边流消失，白细胞由轴流变成边流，逐渐靠近血管壁，这种现象称为白细胞边集。白细胞与内皮细胞表面的黏附分子不断发生结合和分离，附壁的白细胞与血管内皮细胞形成一过性的可复性黏着，白细胞沿着内皮细胞表面滚动，称白细胞滚动。选择素是介导白细胞滚动的黏附分子，位于细胞表面。选择素包括表达于内皮细胞的E选择素、表达于内皮细胞和血小板的P选择素、表达于白细胞的L选择素。

2. 白细胞黏附 附壁的白细胞和内皮细胞牢固黏附，称白细胞黏附。目前已经明确参与白细胞黏附的细胞黏附分子主要是血管内皮细胞黏附分子（免疫球蛋白超家族分子）和白细胞表面的黏附分子（整合素）。免疫球蛋白超家族分子包括两种：细胞间黏附分子-1和血管内皮细胞黏附分子-1。整合素是一种跨膜黏附的异源二聚体糖蛋白，由α链和β链构成，共同组成识别配体的结合点，既可介导内皮细胞和白细胞的结合，又可介导细胞与ECM的黏附。正常情况下，白细胞表面的整合素处于低亲和力状态，炎症刺激内皮细胞、巨噬细胞和成纤维细胞等释放化学趋化因子，激活黏附于内皮细胞上的白细胞，使白细胞表面的整合素构象发生改变，转变为高亲和力状态。

3. 白细胞游出 黏着的白细胞逐步游出血管壁（主要是毛细血管后小静脉及毛细血管）的过程，称白细胞游出。白细胞附壁后，其胞膜形成伪足，以阿米巴运动方式从内皮细胞缝隙穿出，在白细胞和血管内皮细胞表面的血小板内皮细胞黏附分子-1介导两者结合，促进白细胞游出至血管外。白细胞分泌胶原酶降解血管基底膜，从而进入周围组织。

炎症的不同阶段，游出的白细胞种类有所不同。中性粒细胞游走能力最强，游出最早，移动最快。急性炎症早期（24小时内）中性粒细胞游出，24~48小时后由单核细胞取代。其主要原因包括：在不同炎症阶段，黏附分子及趋化因子表达种类不同；中性粒细胞寿命短，24~48小时后逐渐崩解消失，而单核细胞的生存期较长；中性粒细胞崩解能释放单核细胞趋化因子，诱导单核细胞游出。

损伤因子不同，游出的白细胞种类也不同。一般来说，葡萄球菌和链球菌感染以中性粒细胞浸润为主，病毒感染以淋巴细胞浸润为主，过敏反应和寄生虫感染则以嗜酸性粒细胞浸润为主。

4. 趋化作用 是指白细胞沿化学物质浓度梯度向着化学刺激物做定向移动。渗出的白细胞通过趋化作用聚集于炎症病灶，这些化学刺激物称为趋化因子。

趋化因子有内源性和外源性两大类。最常见的外源性趋化因子是细菌产物。内源性趋化因子包括补体成分、白细胞三烯和细胞因子。趋化因子具有特异性，不同的炎细胞对趋化因子的反应也不同，粒细胞和单核细胞对趋化因子的反应较明显，而淋巴细胞对趋化因子的反应则较弱。目前认为，白细胞膜上有一种能与趋化因子结合的特异性 G 蛋白偶联受体，当两者结合后，发生一系列的信号传导和生化反应，使白细胞内游离钙离子浓度增加，激活 GTP 酶和一系列激酶，导致肌动蛋白聚合并分布于细胞运动的前缘；而肌球蛋白聚合于细胞后缘，通过延伸丝状伪足的运动，促使白细胞向趋化因子所在方向做定向运动。

（二）白细胞的激活及作用

白细胞聚集到炎症区域后，通过多种受体来识别病原微生物和坏死组织，被激活后能有效发挥杀伤和清除作用。受体包括：白细胞 TLRs、G 蛋白偶联受体、调理素受体和细胞因子受体等。白细胞激活后在炎症局部的作用包括三个方面：吞噬作用、免疫作用和组织损伤作用。

1. 吞噬作用 渗出的白细胞吞噬并消化病原微生物、组织崩解碎片及异物的过程，称吞噬作用。白细胞的吞噬作用是机体消灭致病因子的一种重要手段，是炎症防御反应的重要环节。

（1）吞噬细胞的种类 具有吞噬能力的细胞称为吞噬细胞，中性粒细胞和单核细胞（巨噬细胞）是人体最主要的吞噬细胞。中性粒细胞又称为小吞噬细胞，细胞直径为 $10\sim12\mu m$，核浓染，呈杆状或分叶状，细胞质内富含中性颗粒，相当于电镜下的溶酶体，在杀灭、消化和降解病原微生物和组织碎片的过程中发挥重要作用。中性粒细胞具有活跃的运动和吞噬能力，在急性炎症及炎症早期能迅速渗出，构成细胞防御的第一道防线。化脓性炎时，中性粒细胞变性坏死，称脓细胞，可释放蛋白水解酶溶解坏死组织。此外，中性粒细胞还能释放炎症介质如白细胞致热原，参与炎症反应。巨噬细胞又称为大吞噬细胞，细胞直径为 $12\sim24\mu m$，胞核着色较浅，呈肾形。胞质丰富，含有丰富的溶酶体，富含酸性水解酶和过氧化物酶。炎症灶中的巨噬细胞主要由血液中的单核细胞游出后转化而成，也可由局部组织细胞增生而来，其具有较活跃的运动能力和较强的吞噬能力，能吞噬比较大的病原微生物、异物和坏死组织碎片，构成细胞防御的另一道防线。巨噬细胞还能释放更多的生物活性物质，如干扰素、前列腺素、血小板激活因子等。另外，巨噬细胞还参与特异性免疫反应，常见于急性炎症的后期、慢性炎症、非化脓性炎症（如伤寒、结核）、病毒性感染（如病毒性肝炎）和原虫感染（如阿米巴痢疾）等。嗜酸性粒细胞，胞体大于中性粒细胞，核呈双叶状，胞质内富含嗜酸性颗粒。嗜酸性粒细胞吞噬能力较弱，能吞噬抗原抗体复合物，杀伤寄生虫。

（2）吞噬过程 包括识别和黏附、吞入、杀伤和降解三个阶段。①识别和黏着：指炎症灶内吞噬细胞首先与病原微生物或组织崩解碎片等异物接触和黏着的阶段。在血清中调理素的介导下，吞噬细胞借助其表面存在的 Fc、C3b 受体和凝集素受体，识别被抗原或补体包围的细菌，并将细菌黏着于吞噬细胞表面。②吞入：吞噬物质被牢固黏着在吞噬细胞表面后，吞噬细胞的胞质伸出伪足，将其包入胞质内形成吞噬体的阶段。吞噬体和吞噬细胞胞质内的初级溶酶体融合而形成吞噬溶酶体，继而溶酶体内容物倾入其中，称脱颗粒，使细菌在吞噬溶酶体内被杀伤和降解。③杀伤和降解：吞噬溶酶体内释放的多种溶酶体酶将被吞噬物杀伤和降解的过程。其机制可分为依赖氧和不依赖氧两种。前者是指吞噬溶酶体内的病原微生物被活性氧代谢产物杀伤，为主要的杀伤机制。活性氧由还原型辅酶Ⅱ（NADPH）氧化酶产生，后者使 NADPH 氧化而产生超氧阴离子。对微生物的杀伤还可以通过不依赖氧机制，包括溶酶体内的细菌通透性增加蛋白、溶菌酶、嗜酸性粒细胞的主要碱性蛋白及防御素等。

2. 免疫作用 参与免疫作用的细胞主要包括巨噬细胞、淋巴细胞和浆细胞。抗原进入机体后，首先由巨噬细胞将其经吞噬、吞饮或以被动吸收等方式摄取，并对其进行加工处理，再把抗原信息递呈给 T 淋巴细胞和 B 淋巴细胞。免疫活化的 T 淋巴细胞产生淋巴因子，参与细胞免疫；B 淋巴细胞转化为浆细胞产生抗体，参与体液免疫。二者共同发挥杀伤病原微生物的作用。

3. 白细胞介导的组织损伤作用 白细胞在激活、趋化和吞噬过程中，其产物不仅向溶酶体内释放，也向 ECM 中释放。溶酶体酶、活性氧和白细胞三烯等这些产物具有强烈的介导内皮细胞和组织损伤的作用。

（三）白细胞功能缺陷

当机体白细胞数量不足或功能障碍时，机体会出现严重或反复的感染。白血病患者的白细胞功能障碍、再生障碍性贫血患者的白细胞数量减少等均可导致反复或难以控制的感染。

1. 黏附缺陷　白细胞黏附缺陷症（leukocyte adhesion deficiency，LAD）是一种罕见的常染色体遗传病。LAD-1 型是整合素 CD18 的 β2 缺陷导致白细胞黏附、迁移、吞噬和氧化激增反应障碍，患者出现反复细菌感染和创伤愈合不良。LAD-2 型是岩藻糖代谢障碍使唾液酸化 LewisX 缺乏，同样表现为反复的细菌感染。

2. 吞噬溶酶体形成障碍　白细胞异常色素减退综合征（Chediak-Higashi 综合征）是常染色体遗传性疾病，表现为吞噬体和溶酶体融合时发生障碍，细胞毒性 T 淋巴细胞不能正常分泌具有溶解作用的颗粒，导致严重的免疫缺陷和反复的细菌感染。

3. 杀菌活性障碍　吞噬细胞 NADPH 氧化酶某种成分的基因缺陷，导致依赖活性氧杀菌机制的缺陷，引起慢性肉芽肿性疾病。

4. 骨髓白细胞生成障碍　再生障碍性贫血、肿瘤的化疗及肿瘤广泛的骨转移等可造成白细胞数量减少。

四、炎症介质在炎症过程中的作用

炎症介质（inflammatory mediator）是指参与和介导炎症反应的化学因子，又称化学介质。血管反应和白细胞反应都是通过一系列炎症介质的作用来实现的。

炎症介质生物活性强，种类繁多，作用机制复杂。其具有以下共同特点。①炎症介质可来自血浆和细胞：来自血浆的炎症介质一般以前体的形式存在，经过蛋白水解酶等激活后具有生物活性，主要在肝脏合成。来自细胞的炎症介质，一部分以细胞内颗粒的形式储存于细胞内，在致炎因子刺激下释放到细胞外，另一部分在致炎因子的刺激下即刻合成。中性粒细胞和单核巨噬细胞以及肥大细胞是产生急性炎症介质的主要细胞，间质细胞（内皮细胞、平滑肌细胞、成纤维细胞）和多数上皮细胞也可以产生炎症介质。②大多数炎症介质通过与靶细胞表面的受体结合来发挥其生物活性作用，少数炎症介质具有直接的酶活性或介导毒性损伤作用（如溶酶体蛋白酶或氧代谢产物）。③炎症介质作用于靶细胞后，靶细胞释放新的炎症介质，可抵消初级炎症介质的作用，也可使初级炎症介质的作用放大。④炎症介质被激活或分泌到细胞外后，半衰期十分短暂，或被酶降解灭活，或被拮抗分子抑制或清除。机体通过这种调控系统来维持体内炎症介质处于动态平衡。⑤一种炎症介质可作用于一种或多种靶细胞，在不同细胞或组织中发挥不同的生物学效应。⑥大多数炎症介质具有一定的组织损伤效应。主要炎症介质及其作用见表 4-2。

表 4-2　主要炎症介质及其作用

作用	主要炎症介质
扩张血管	组胺、5-HT、缓激肽、前列腺素
血管通透性增加	组胺和 5-HT、C3a、C5a、缓激肽、LTC_4、LTD_4、LTE_4、PAF
趋化作用	C5a、LTB_4、细菌产物、阳离子蛋白、细胞因子（TNF 和 IL-8 等）
发热	IL-1、TNF、前列腺素
疼痛	前列腺素、缓激肽、P 物质
组织损伤	白细胞溶酶体酶、活性氧、NO

（一）细胞炎症介质

1. 血管活性胺　包括组胺（histamine）和 5-羟色胺（serotonin，5-HT），储存在细胞的分泌颗粒中，在急性炎症反应时最先释放。

组胺主要存在于肥大细胞、嗜碱性粒细胞和血小板内。损伤因子（机械损伤或冷、热物理刺激等）、免疫反应（肥大细胞表面的 Fc 受体与 IgE 抗体结合）、补体片段如过敏毒素（C3a 和 C5a）、白细胞来源的组胺释放蛋白、某些神经肽（如 P 物质）和细胞因子（如 IL-1 和 IL-8）等均可诱发细胞脱颗粒释放组胺。组胺主要通过血管内皮细胞的 H_1 受体起作用，可使细动脉扩张和细静脉通透性增加，对嗜酸性粒细胞有特异的趋化性。

5-HT 又称为血清素，主要存在于血小板。胶原纤维、凝血酶、免疫复合物与血小板接触后，血小板聚集并释放 5-HT，引起血管收缩。

2. 花生四烯酸代谢产物　花生四烯酸（arachidonic acid，AA）是一种不饱和脂肪酸，广泛存在于细胞膜磷脂分子中，在磷脂酶的作用下释放。AA 包括前列腺素（prostaglandins，PG）、白细胞三烯（leukotriene，LT）和脂氧素（lipoxin，LX），参与炎症和凝血反应。AA 通过环氧合酶途径产生前列腺素和凝血素，通过脂氧合酶途径产生白细胞三烯和脂氧素。

AA 通过环氧合酶途径生成的代谢产物包括 PGE_2、PGD_2、PGF_2、PGI_2 和血栓素 A_2（TXA_2）等。不同细胞由于含有不同的酶，其产生的 AA 代谢产物不同。PGD_2 主要由肥大细胞产生，PGI_2 主要由血管内皮细胞产生，而产生 PGE_2 和 PGF_2 的细胞种类则比较多。PGD_2、PGE_2 和 PGF_2 具有协同作用，可以引起血管扩张并促进水肿发生。PG 还可引起发热和疼痛。PGE_2 使机体对疼痛的刺激更为敏感，并在感染过程中与细胞因子相互作用而引起发热。TXA_2 主要由含有 TXA_2 合成酶的血小板产生，其主要作用是使血小板聚集和血管收缩。

白细胞三烯是 AA 通过脂氧合酶途径产生的。AA 首先转化为 5-羟基过氧化二十碳四烯酸（5-HPETE），然后再转化为各种白细胞三烯（LTA_4、LTB_4、LTC_4、LTD_4、LTE_4）以及 5-羟二十碳四烯酸（5-HETE）等。LTB_4 是中性粒细胞的趋化因子和白细胞功能反应（黏附于内皮细胞、产生氧自由基和释放溶酶体酶）的激活因子。LTC_4、LTD_4 和 LTE_4 主要由肥大细胞产生，可引起明显的支气管痉挛和静脉血管通透性增加。5-HETE 对中性粒细胞有趋化作用，是一种趋化因子。

脂氧素是一类由 AA 通过脂氧合酶途径产生的生物活性物质，主要是通过转细胞生物合成机制形成，包括 LTA_4、LTB_4。脂氧素可通过跨细胞途径产生于中性粒细胞和血小板相互黏附过程中，其主要功能是抑制中性粒细胞的趋化反应及黏附于内皮细胞，属于白细胞三烯的内源性拮抗剂。

非甾体类抗炎药物（例如阿司匹林和吲哚美辛）可抑制环氧合酶的活性，抑制 PG 的产生，用于治疗疼痛和发热。齐留通（zileuton）可抑制脂氧合酶，抑制白细胞三烯的产生，用于治疗哮喘。糖皮质类固醇可抑制磷脂酶 A2、环氧合酶-2（COX-2）、细胞因子（例如 IL-1 和 TNF-α）等的基因转录，发挥抗炎作用。这些抗炎药物是通过抑制 AA 的代谢而发挥作用的。

3. 血小板活化因子（PAF）　是一种磷脂衍生的炎症介质，由嗜碱性粒细胞、血小板、中性粒细胞、单核巨噬细胞和血管内皮细胞产生。其可直接作用于靶细胞，还可促进白细胞与内皮细胞黏附、白细胞趋化和脱颗粒反应，具有激活血小板、增加血管通透性以及引起支气管收缩等作用。

4. 细胞因子　主要由激活的淋巴细胞、巨噬细胞、肥大细胞和内皮细胞等产生，参与免疫反应和炎症反应，属于多肽类物质。细胞因子包括：调节淋巴细胞活化、生长和分化的细胞因子，如 IL-2；调节自然免疫的细胞因子，如 TNF 和 IL-1；具有趋化活性的细胞因子；刺激造血的细胞因子，如粒细胞-巨噬细胞集落刺激因子（GM-CSF）和 IL-3 等。TNF 和 IL-1 是介导炎症反应的两个重要细胞因子。TNF

和 IL-1 均可促进内皮细胞黏附分子的表达以及其他细胞因子的分泌，促进肝脏合成各种急性期蛋白，促进骨髓向末梢血液循环释放中性粒细胞，并可引起患者发热、嗜睡及心率加快等。

5. 活性氧　主要包括超氧阴离子、过氧化氢和羟自由基等。中性粒细胞和巨噬细胞被微生物、免疫复合物、细胞因子或其他炎症因子刺激后，合成和释放活性氧，杀死和降解吞噬的微生物及坏死细胞。活性氧的少量释放可促进趋化因子、细胞因子、内皮细胞-白细胞间黏附分子的表达，增强和放大炎症反应。活性氧的大量释放可引发组织损伤。

6. 溶酶体酶成分　中性粒细胞和单核细胞均含有多种溶酶体酶，吞噬细胞的死亡或吞噬过程中的酶类外溢均可导致溶酶体内酶的释放，可以杀伤和降解吞噬的微生物，并引起组织损伤。溶酶体颗粒含有多种酶，如中性蛋白酶、酸性水解酶、溶菌酶等。弹性蛋白酶、胶原酶和组织蛋白酶属于中性蛋白酶，可降解各种细胞外成分，包括胶原纤维、基底膜、纤维蛋白、弹性蛋白和软骨基质等，在化脓性炎症的组织破坏中起重要作用。酸性水解酶在吞噬溶酶体内降解细菌及其碎片。中性蛋白酶直接剪切 C3 和 C5 而产生血管活性介质 C3a 和 C5a，并促进激肽原产生缓激肽样多肽。

7. 神经肽　神经肽（例如 P 物质）属于小分子蛋白，存在于肺和胃肠道的神经纤维，引起血管扩张和血管通透性增加，可传导疼痛，刺激免疫细胞或内分泌细胞分泌及调节血压。

（二）血浆炎症介质

正常生理情况下，血浆中存在的激肽系统、补体系统、凝血系统/纤维蛋白溶解系统，都与炎症反应相互关联，在炎症过程中发挥重要作用。这类炎症介质通常以前体形式存在，需要蛋白酶裂解才能激活。

1. 激肽系统　缓激肽是激肽系统最终产物，由激肽释放酶作用于激肽原产生。激肽释放酶有组织型和血浆型两种。组织型激肽释放酶存在于各种分泌液（唾液、胰液、泪液）中，通过水解激肽原生成舒血管肽，再经氨基肽酶的作用转变为缓激肽。血浆型激肽释放酶以非活化形式的前激肽释放酶存在于循环血液中，凝血因子Ⅻ的活化是激活的中心环节，当凝血因子Ⅻ与胶原、基膜等接触而活化时，形成前激肽释放酶活化物，使前激肽释放酶变为激肽释放酶，在激肽释放酶的作用下，激肽原转变为缓激肽。缓激肽使细动脉扩张、血管通透性增加、支气管和肠道平滑肌收缩，并有致痛作用。

2. 补体系统　是血浆中一组具有酶活性的糖蛋白，在免疫和炎症反应过程中激活。C3a 和 C5a 是补体系统中最重要的炎症介质。C3a 和 C5a 通过促进肥大细胞释放组胺，使血管壁通透性升高和血管扩张。C5a 能激活花生四烯酸代谢中的脂氧化通路，使中性粒细胞和单核细胞进一步释放炎症介质，促使中性粒细胞黏着于内皮细胞，对中性粒细胞和单核细胞有趋化作用。C3a 和 C5a 具有扩张血管和增加血管通透性、趋化白细胞、杀伤细菌等生物学功能。

3. 凝血系统/纤维蛋白溶解系统　炎症激活凝血因子Ⅻ，启动凝血系统，同时也活化纤维蛋白溶解系统。凝血系统中具有炎症介质活性的物质是凝血酶、纤维蛋白多肽和凝血因子Ⅹa 等。

凝血酶剪切 C5 产生 C5a，将凝血和补体系统连接，也可激活血管内皮细胞，促进白细胞黏附。纤维蛋白多肽属于纤维蛋白原的降解产物，可增加血管通透性，并对白细胞有趋化作用。凝血因子Ⅹa 可提高血管通透性，促进白细胞游出。纤维蛋白降解产物和纤维蛋白溶酶是纤溶系统中具有炎症介质活性的物质，纤维蛋白溶解系统启动后，激活纤维蛋白溶酶，后者降解纤维蛋白产生纤维蛋白降解产物，增加血管通透性。纤维蛋白溶酶还可剪切 C3 产生 C3a，促进血管扩张和血管通透性增加。

五、急性炎症的病理学类型

根据炎症过程中基本病理变化特点的不同，急性炎症分为变质性炎、渗出性炎和增生性炎。急性炎症受累的器官组织类型、组织反应的轻重程度以及致炎因子等的不同，均会影响急性炎症的形态学表现。

（一）变质性炎

变质性炎（alterative inflammation）的病变以局部组织细胞变性、坏死为主，而渗出和增生较轻微。常发生在心、肝和脑等实质性器官，多因重症感染、细菌毒素和病毒等引起。由于实质细胞发生变性、坏死，变质性炎常引起器官功能障碍。如白喉外毒素引起的中毒性心肌炎，导致心功能障碍；急性重型肝炎时大量肝细胞坏死，导致肝功能障碍；乙型脑炎神经细胞的变性和坏死，在脑实质中形成软化灶，引起中枢功能障碍（图4-4）。

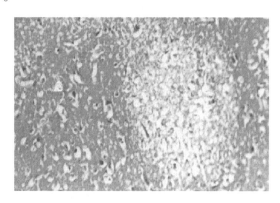

图4-4　流行性乙型脑炎镜下观

局灶性神经细胞变性、坏死，形成软化灶

（二）渗出性炎 🅴微课

渗出性炎（exudative inflammation）的病变以炎症灶内大量渗出物为主要特征，此类炎症最常见。根据渗出物的主要成分和病变特点，分为浆液性炎、纤维蛋白性炎、化脓性炎和出血性炎。

1. 浆液性炎　以浆液渗出为特征，浆液含有3%~5%的蛋白质，同时混有少量中性粒细胞和纤维蛋白。浆液主要来自血浆，也可由浆膜的间皮细胞分泌。常发生于皮肤、黏膜、浆膜、滑膜和疏松结缔组织等。浆液性渗出物积聚在表皮内和表皮下可形成水疱，例如皮肤烫伤（图4-5）。浆膜和滑膜的浆液性炎可形成体腔积液，如结核性胸膜炎，可引起胸腔积液；风湿性关节炎，可引起关节腔积液。浆液性渗出物弥漫浸润疏松结缔组织，局部可出现炎性水肿，如脚扭伤引起局部炎性水肿。黏膜的浆液性炎又称浆液性卡他性炎，卡他是指渗出物沿黏膜表面顺势下流，如感冒初期，鼻黏膜排出大量浆液性分泌物。

浆液性炎比较轻微，易于吸收消退。若浆液性渗出物过多可压迫周围组织和器官，导致严重后果。如严重的喉头水肿可引起窒息；胸膜和心包腔大量浆液渗出可影响心、肺功能。

2. 纤维蛋白性炎　以血浆中纤维蛋白原渗出为特征。纤维蛋白原渗出到血管外，继而形成纤维蛋白。纤维蛋白原大量渗出，说明血管壁损伤严重，通透性明显增加。HE切片中的纤维蛋白呈红染，交织成网状、条状或颗粒状，常混有中性粒细胞和坏死组织碎片。多由某些细菌毒素（如白喉棒状杆菌、痢疾杆菌和肺炎球菌的毒素）或各种内源性、外源性毒物（如尿毒症的尿素、汞中毒等）引起。

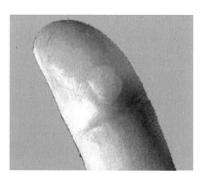

图4-5　手指浆液性炎肉眼观

手指烫伤后浆液渗出，形成水疱

黏膜、浆膜和肺组织为纤维蛋白性炎的好发部位。黏膜的纤维蛋白性炎，因渗出的纤维蛋白、中性粒细胞、坏死黏膜组织以及病原菌等可在黏膜表面形成一层灰白色膜状物，即"伪膜"，故又称伪膜性炎。由于局部组织结构特点不同，同一疾病可形成具有不同病变特点的伪膜，如白喉的伪膜性炎，咽喉部所形成的伪膜与深部组织结合较牢固，不易脱落，称固膜性炎；而气管黏膜所形成的伪膜与其下组织结合较疏松，称浮膜性炎，易脱落，可引起窒息。发生在心包膜的纤维蛋白性炎，在心脏搏动下，渗出的纤维蛋白在心包膜表面牵拉成绒毛状，即"绒毛心"，机化后引发心包膜纤维性粘连（图4-6）。肺组织的纤维蛋白性炎，例如大叶性肺炎，渗出的纤维蛋白充满肺泡腔，并可见大量中性粒细胞（图4-7）。

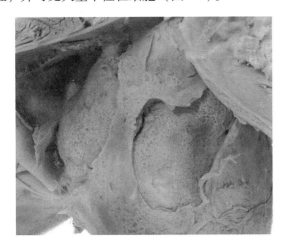

图4-6 纤维蛋白性心包炎肉眼观

心包脏层表面可见灰白色绒毛状物

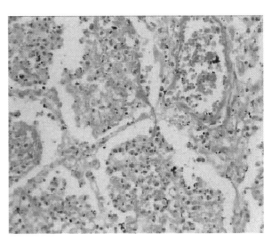

图4-7 大叶性肺炎镜下观

肺泡腔内可见大量纤维蛋白及中性粒细胞

纤维蛋白渗出物可被中性粒细胞释放的蛋白水解酶溶解，或被巨噬细胞清除。若渗出的纤维蛋白过多，而中性粒细胞较少时，纤维蛋白渗出物不能被完全溶解吸收，则由肉芽组织取代而发生机化。如大叶性肺炎，渗出的纤维蛋白被中性粒细胞释放的蛋白水解酶溶解吸收，通过自然管道（淋巴管或气管）吸收或排出。未能溶解的纤维蛋白则被机化，最终形成肺肉质变。发生在浆膜的纤维蛋白渗出物若不能溶解吸收，可造成纤维性粘连，造成胸膜腔或心包腔的狭窄甚至闭锁，严重影响器官功能。

3. 化脓性炎 以中性粒细胞渗出，并伴有不同程度的组织坏死和脓液形成为特点。脓液是一种浑浊的凝乳状液体，呈灰黄色或黄绿色。链球菌引起的脓液较为稀薄，葡萄球菌引起的脓液较为浓稠。脓液主要含大量渗出的中性粒细胞、脓细胞（变性、坏死的中性粒细胞）、细菌、坏死组织碎片和少量浆液。

化脓性炎多由葡萄球菌、链球菌、脑膜炎球菌、大肠杆菌感染所致，亦可由组织坏死和化学物质（如松节油）引起。化脓性炎因病因和发生部位不同，可分为表面化脓和积脓、蜂窝织炎、脓肿等类型。

（1）表面化脓和积脓 发生在黏膜和浆膜表面的化脓性炎属于表面化脓，其特点是中性粒细胞向黏膜表面渗出，深部组织的中性粒细胞浸润不明显，因此又称脓性卡他性炎。如化脓性尿道炎和化脓性支气管炎，渗出的脓液可沿尿道和支气管排出体外。化脓性炎所形成的脓液潴留在浆膜腔、胆囊、输卵管称为积脓，如胸腔积脓、胆囊积脓和输卵管积脓。

（2）蜂窝织炎 是指发生在疏松结缔组织的弥漫性化脓性炎。常发生于皮肤、肌肉和阑尾。溶血性链球菌为主要致病菌，该菌产生透明质酸酶，分解结缔组织中的透明质酸；产生链激酶，溶解纤维蛋白，使细菌容易沿着被降解的组织间隙蔓延扩散。病变特点为大量中性粒细胞弥漫性浸润在炎症病变组织内，与周围组织界限不清（图4-8和图4-9）。单纯蜂窝织炎一般不发生明显的组织坏死和溶解，痊愈后多不留痕迹。

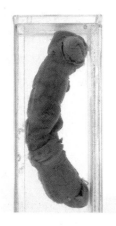

图 4-8 蜂窝织炎性阑尾炎肉眼观

阑尾充血、肿胀，表面见脓性渗出物

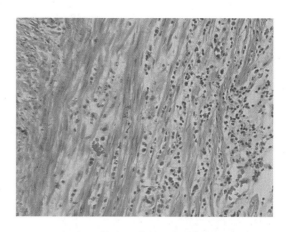

图 4-9 蜂窝织炎性阑尾炎镜下观

阑尾肌层血管扩张充血，水肿，大量中性粒细胞弥漫性浸润

⊕ **知识链接**

急性阑尾炎的护理

对于保守治疗患者，早期只能进食少量清淡、容易消化的饮食，如果腹胀则暂缓进食。对于手术后的患者，早期若肛门无排气及排便，肠功能未恢复，同样暂缓进食。

手术患者和非手术患者均需保持半卧位，从而防止感染向膈下或者沿着结肠旁沟向上延伸而导致感染加重。并且，术后患者需要早期下床活动，下床活动会促进肠功能恢复，减少肠粘连风险。

(3) 脓肿　是指器官或组织内的局限性化脓性炎症。其主要特征是组织发生溶解坏死，形成充满脓液的腔，即脓腔（图4-10）。好发于皮下和内脏。脓肿主要由金黄色葡萄球菌所致，该菌产生毒素使局部组织坏死，继而大量中性粒细胞浸润，释放蛋白水解酶，坏死组织液化形成脓液。该细菌还可产生凝血酶，使渗出的纤维蛋白原转变成纤维蛋白，因而病变较局限。该细菌具有层粘连蛋白受体，可黏着于血管壁，通过血管在远部产生迁徙性脓肿。

脓肿早期，组织坏死及大量中性粒细胞浸润，随后化脓形成脓腔。脓肿后期，脓肿周围形成肉芽组织，包裹脓肿形成脓肿膜，具有吸收脓液、限制炎症扩散的作用。小脓肿可以吸收消散。较大脓肿由于脓液过多，吸收困难，常需要切开排脓或穿刺抽脓。脓腔局部常由肉芽组织修复，形成瘢痕。脓肿经久不愈，大量纤维组织增生包裹，形成厚壁囊肿。

疖是毛囊、皮脂腺及其周围组织的脓肿。中心部分液化变软后，脓液便可破出。多为金黄色葡萄球菌感染，好发于毛囊和皮脂腺丰富的部位，如颈、头、面及背部等。当患者抵抗力下降，或伴有营养不良或糖尿病时，疖可多个同时或先后出现，称疖病。痈是多个疖的融合，好发于后颈部、背部及臀部等皮肤厚韧处，在皮下脂肪和筋膜组织中形成许多相互沟通的脓肿，必须及时切开排脓。

脓肿可发展为溃疡、窦道或瘘管等缺损性病变。皮肤或黏膜的脓肿，局部皮肤或黏膜坏死、崩解及脱落，形成比较深的组织缺损，称溃疡。深部脓肿可向体表或自然管道穿破，形成窦道或瘘管。只有一个排脓开口的病理性盲管称为窦道。连接体外和有腔器官或两个有腔器官之间的两个或两个以上开口的、两端相连的病理性管道称为瘘管。例如：肛门周围组织的脓肿可向皮肤穿破，形成窦道；也可同时在皮肤和肛管两端穿破，形成肛门-直肠瘘管。窦道或瘘管因长期排脓，不易愈合（图4-11）。

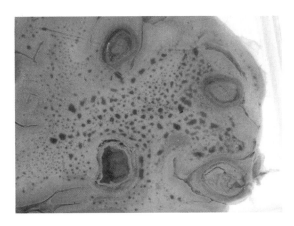

图4-10　脑脓肿肉眼观

局部脑组织坏死液化，可见脓肿腔，周围形成

脓肿膜，其内壁上仍见未液化的坏死组织

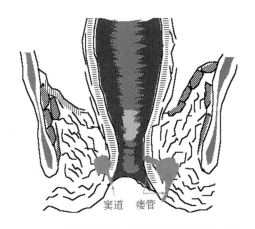

窦道　瘘管

图4-11　肛周脓肿形成窦道和瘘管的模式图

4. 出血性炎　是指炎症病灶的血管损伤严重，渗出物含有大量红细胞。出血性炎常与其他类型炎症混合存在，如出血性纤维蛋白性炎。出血性炎主要由毒力很强的病原微生物引起，如流行性出血热、鼠疫等烈性传染病。

上述各型炎症可以单独发生，亦可以合并存在，如浆液性纤维蛋白性炎、纤维蛋白性化脓性炎等。在炎症的发展过程中，不同类型之间可以互相转化，如浆液性炎可以转变成纤维蛋白性炎或化脓性炎。

（三）增生性炎

增生性炎是以炎症局部增生为主，而变质和渗出较轻微的炎症。成纤维细胞、血管内皮细胞和组织细胞增生为其特点，并伴有淋巴细胞、浆细胞和巨噬细胞等慢性炎细胞浸润。主要见于慢性炎症，少数急性炎症是以细胞增生为主，如伤寒、毛细血管内增生性肾小球肾炎等。

六、急性炎症的结局

大多数急性炎症经过机体的防御反应及积极有效的治疗后能够痊愈，少数迁延为慢性炎症，极少数可蔓延扩散到全身，导致病情恶化。

（一）痊愈

多数情况下，通过机体的抵抗力和适当治疗，可清除致炎因子，炎性渗出物和坏死组织被溶解吸收，并通过周围正常细胞的再生达到修复，从而完全恢复原来的组织结构和功能，称完全痊愈。若炎症灶内坏死范围较广，渗出的纤维蛋白较多，不容易完全被溶解吸收，则由肉芽组织增生修复，称不完全痊愈。

（二）迁延为慢性炎症

当机体抵抗力低下或治疗不彻底时，致炎因子不能被完全清除，反复或持续作用于机体，不断损伤组织，导致炎症迁延不愈，急性炎症转变成慢性炎症，病情可时轻时重。

（三）蔓延扩散

当机体抵抗力低下或病原微生物毒力强、数量多时，病原微生物可不断繁殖并沿组织间隙、自然管道、血管和淋巴管向周围和全身组织器官蔓延扩散。

1. 局部蔓延　炎症局部的病原微生物沿着组织间隙或自然管道向周围组织和器官扩散蔓延。如急性膀胱炎可向上蔓延至输尿管和肾盂，肺结核可沿组织间隙蔓延，致病灶扩大。

2. 淋巴道蔓延 病原微生物经组织间隙侵入淋巴管，随着淋巴液回流到局部淋巴结，引起淋巴管炎和局部淋巴结炎。如上肢感染易导致腋窝淋巴结炎，足部感染可导致腹股沟淋巴结炎。病原微生物可进一步通过淋巴系统入血，引起血行蔓延。

3. 血行蔓延 炎症灶中的病原微生物或毒性产物可直接或通过淋巴道侵入血液循环，引起菌血症、毒血症、败血症和脓毒血症，严重者可危及生命。

（1）菌血症（bacteriemia） 细菌在局部病灶生长繁殖，经血管或淋巴管入血，血液中可查到细菌，但患者无全身中毒症状。某些炎症性疾病的早期就出现菌血症，如大叶性肺炎和流行性脑脊髓膜炎。

（2）毒血症（toxemia） 细菌的毒性产物或毒素被吸收入血，引起全身中毒症状，但血培养查不到细菌。临床上出现高热和寒战等中毒症状，同时伴有心、肝、肾等实质细胞的变性或坏死，严重时出现中毒性休克。

（3）败血症（septicemia） 细菌由局部病灶入血后，大量繁殖并产生毒素，引起全身中毒症状和病理变化，血培养可查出细菌。败血症除有毒血症的临床表现外，还常出现皮肤和黏膜的多发性出血斑点以及脾脏和淋巴结肿大等。

（4）脓毒血症（pyemia） 化脓菌入血，不仅在血中繁殖，而且随血流播散，在全身一些脏器出现多发性栓塞性脓肿（embolic abscess），或称转移性脓肿（metastatic abscess）。镜下观：小脓肿中央的小血管或毛细血管中可见细菌菌落，周围大量中性粒细胞局限性浸润并伴有局部组织的化脓性溶解破坏。

第三节 慢性炎症

慢性炎症是指病程持续数周甚至数年的炎症，多由急性炎症迁延而来，也可隐匿发生。伴有持续的炎症反应、组织损伤和修复反应。慢性炎症发生于以下几种情况。①病原微生物持续刺激：某些病原微生物（结核菌、梅毒螺旋体、某些真菌等）难以彻底清除，激发免疫反应，特别是迟发性过敏反应，可表现为特异性肉芽肿性炎。②长期接触内源性或外源性毒性因子：例如长期暴露于二氧化硅引发硅沉着病。③对自身组织产生免疫反应：如类风湿关节炎和系统性红斑狼疮等。根据慢性炎症的形态学特点，将其分为两大类：非特异性慢性炎症（一般慢性炎症）和特异性慢性炎症（肉芽肿性炎症）。

一、非特异性慢性炎症

（一）病变特点

非特异性慢性炎症的主要特点是：单核细胞、淋巴细胞和浆细胞是炎症灶内主要浸润的细胞；致炎因子持续刺激或炎性产物持续存在造成组织破坏；常有较明显的成纤维细胞和血管内皮细胞增生以及实质细胞（被覆上皮和腺上皮等）增生，替代和修复损伤的组织。

（二）主要慢性炎细胞

慢性炎症的重要特征之一是单核巨噬细胞系统的激活。单核巨噬细胞系统包括血液中的单核细胞和组织中的巨噬细胞。急性炎症 24~48 小时后，单核细胞在黏附分子和化学趋化因子的作用下，从血管中渗出并聚集到炎症灶，转化为巨噬细胞。巨噬细胞与单核细胞相比，其体积大、生命期长且吞噬能力增强。巨噬细胞弥散分布于结缔组织或器官中，例如肝脏的库普弗细胞（Kupffer cell）、脾脏和淋巴结的窦组织细胞、肺泡的巨噬细胞及中枢神经系统的小胶质细胞等。巨噬细胞在宿主防御和炎症反应中具有如下功能：分泌炎症介质、启动炎症反应、促使炎症蔓延；吞噬、清除微生物和坏死组织；参与组织修复、纤维化和瘢痕形成；参与 T 细胞介导的细胞免疫反应。

淋巴细胞是慢性炎症中常见的炎症细胞。在黏附分子和趋化因子的介导下，淋巴细胞从血液中渗出并迁移到炎症病灶处。淋巴细胞在宿主防御和炎症免疫反应中具有如下功能：组织中的 B 淋巴细胞接触抗原后可分化为浆细胞产生抗体，亦可产生针对自身抗原的自身抗体；抗原激活 CD4$^+$T 淋巴细胞，产生一系列细胞因子，促进炎症反应；巨噬细胞吞噬并处理抗原后，把抗原呈递给 T 淋巴细胞，激活的 T 淋巴细胞产生细胞因子 IFN-γ，反过来又可激活巨噬细胞。慢性炎症过程中淋巴细胞和巨噬细胞相互作用，使炎症反应周而复始、连绵不断。

肥大细胞表面存在免疫球蛋白 IgE 的 Fc 受体，其在对昆虫叮咬、食物和药物的过敏反应以及对寄生虫的炎症反应中起重要作用。

寄生虫感染以及 IgE 介导的炎症反应（尤其是过敏反应）以嗜酸性粒细胞浸润为主。嗜酸性粒细胞在化学趋化因子的作用下，迁移到炎症病灶处。嗜碱性蛋白是存在于胞质内嗜酸性颗粒中的一种阳离子蛋白，对寄生虫有独特的毒性。

（三）主要表现形式

一般慢性炎症在某些特定部位可形成特殊的形态表现。

1. 炎性息肉（inflammatory polyp） 是指在慢性致炎因子的长期刺激下，局部黏膜上皮、腺体及肉芽组织增生而形成的突出于黏膜表面、基底部带蒂的炎性肿块。常发生于鼻黏膜、子宫颈和胃肠道黏膜。肉眼观：炎性息肉大小不等。镜下观：可见黏膜上皮、腺体和肉芽组织明显增生，间质水肿并伴有淋巴细胞和浆细胞浸润。如鼻炎性息肉、子宫颈炎性息肉等（图 4-12）。

2. 炎性假瘤（inflammatory pseudotumor） 慢性炎性增生时形成境界清楚的瘤样肿块，常发生于眼眶和肺。由肉芽组织、炎细胞、增生的实质细胞和纤维结缔

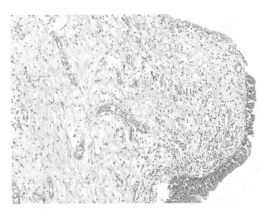

图 4-12 鼻炎性息肉镜下观
可见黏膜上皮、腺体和肉芽组织增生，并伴有
淋巴细胞和浆细胞浸润

组织构成境界清楚的肿块样病变，外形上与肿瘤结节相似，故名炎性假瘤，本质上是一种非特异性慢性炎症。肺的炎性假瘤组织结构复杂，除有肺泡上皮、肉芽组织和巨噬细胞增生外，还有肺泡内出血、含铁血黄素沉积及炎细胞浸润等，需要与真性肿瘤鉴别。

二、特异性慢性炎症

（一）概念

特异性慢性炎症又称为肉芽肿性炎（granulomatous inflammation），是一种特殊的慢性炎症，炎症局部巨噬细胞及其衍生细胞增生而形成境界清楚的结节状病灶（即肉芽肿）为其特征。肉芽肿直径一般在 0.5~2mm。

（二）肉芽肿的形成条件

异物长期存在或病原微生物不易消化等刺激因素引起机体细胞免疫反应，巨噬细胞将抗原呈递给 T 淋巴细胞，并使其激活产生细胞因子 IL-2 和 IFN-γ 等。IL-2 可进一步激活其他 T 淋巴细胞，IFN-γ 可使巨噬细胞转变成上皮样细胞和多核巨细胞等。

（三）肉芽肿的形态特点及常见类型

肉芽肿的主要细胞成分是上皮样细胞和多核巨细胞，具有诊断意义。上皮样细胞的胞质丰富，呈淡粉色，略呈颗粒状；细胞核呈圆形或椭圆形，染色浅淡，核内可有1~2个小核仁。因这种细胞形态与上皮细胞相似，故称上皮样细胞。多核巨细胞的细胞核数目可达几十个甚至几百个。结核结节中的多核巨细胞又称为朗汉斯巨细胞，由上皮样细胞融合而来，其细胞核排列于细胞周边，呈马蹄形或环形，胞质丰富。多核巨细胞还常见于不易消化的较大异物、组织中的角化上皮和尿酸盐等的周围，细胞核杂乱无章地分布于细胞中，又称异物巨细胞。

1. 感染性肉芽肿　常由病原微生物和寄生虫感染引起，如结核杆菌和麻风杆菌分别引起结核病和麻风，梅毒螺旋体引起梅毒，以及组织胞浆菌、新型隐球菌和血吸虫感染等，常形成具有诊断价值的肉芽肿。以结核病形成的结核性肉芽肿（结核结节）为例，镜下观：典型的结核结节中心为干酪样坏死，周围为放射状排列的上皮样细胞，可见朗汉斯巨细胞，外围大量淋巴细胞浸润，结节周围还可见纤维结缔组织包绕。伤寒肉芽肿（伤寒小结）主要由伤寒细胞聚集而成。

2. 异物性肉芽肿　常由手术缝线、石棉、滑石粉、隆乳术的填充物等异物引起。病变以异物为中心，周围有数量不等的巨噬细胞、异物巨细胞、成纤维细胞和淋巴细胞等，形成结节状病灶（图4-13）。

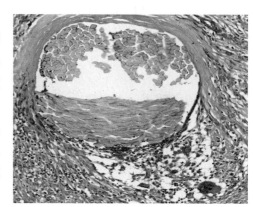

图4-13　异物肉芽肿镜下观

以异物为中心，周围可见异物巨细胞、成纤维细胞和淋巴细胞等，形成结节状病灶

3. 原因不明的肉芽肿　结节病肉芽肿属于此种类型。结节病肉芽肿具有明显纤维化和玻璃样变性的形态学特点。

第四节　炎症的临床表现和意义

一、炎症的临床表现

（一）炎症的局部表现

炎症的局部表现：红、肿、热、痛和功能障碍。局部发红是局部血管扩张，血流加快所致。局部肿胀是局部炎性充血及渗出物积聚所致。局部发热是动脉性充血，血流加快，代谢旺盛所致。疼痛是局部渗出物压迫及炎症介质刺激神经末梢所致。局部压迫阻塞及炎症灶内的实质细胞变性、坏死，可引起局部组织的功能障碍，如关节炎导致关节活动障碍，肝炎时肝细胞变性、坏死造成肝功能障碍等。

（二）炎症的全身反应

病原微生物在体内蔓延扩散，炎症反应强烈，常出现明显的全身反应。主要包括如下。

1. 发热　细菌及其产物等刺激白细胞释放 IL-1 和 TNF-α，作用于下丘脑的体温调节中枢，产生PGE，引起发热。一定程度的体温升高，可促进淋巴细胞增殖和抗体形成，增强巨噬细胞的吞噬功能和肝脏的解毒功能，从而提高机体的防御作用。高热或长期发热，可影响机体的代谢过程，引起各系统，特别是中枢神经系统的功能紊乱。

2. 末梢血白细胞增加　这是炎症反应的常见表现，主要发生在细菌感染时。白细胞计数可达15000~

20000/mm³；严重感染时，白细胞从骨髓中过度释放，使白细胞数量明显增多，达到40000~100000/mm³，并出现幼稚的中性粒细胞比例增加（核左移），这种现象称为类白血病反应。不同病因刺激时，白细胞种类有所差异。在急性炎症，尤其是细菌感染时，末梢血白细胞计数可明显升高，以中性粒细胞升高为主。病毒感染或慢性炎症时表现为淋巴细胞升高。嗜酸性粒细胞升高则见于寄生虫感染或过敏反应。然而，在某些炎症性疾病过程中，如伤寒、病毒性疾病（流感、病毒性肝炎和传染性非典型肺炎）、立克次体感染及某些自身免疫性疾病（如系统性红斑狼疮）等，末梢血白细胞往往不增高，有时反而减少。

3. 单核巨噬细胞系统增生 机体单核巨噬细胞系统在炎症过程中常有不同程度的增生，功能增强，有利于吞噬、消灭病原体和坏死组织碎片，临床表现为肝、脾、局部淋巴结肿大。

4. 实质器官的病变 炎症反应剧烈时，由于病原微生物及其毒素的作用以及局部血液循环障碍等多因素的影响，心、肝、肾、脑等器官的实质细胞可发生不同程度的变性、坏死及器官功能障碍。

二、炎症的意义

炎症是机体重要的防御反应，在炎症区域发挥抗损伤的积极作用，包括液体和白细胞渗出可清除致炎因子、稀释毒素、清除坏死组织、阻止病原微生物的扩散等。炎症性增生也可限制炎症扩散、修复损伤组织及恢复组织和器官的功能。

然而，炎症具有双面性，不适当的炎症对机体具有潜在危害性，包括重要器官的组织和细胞发生严重的变质性损伤时，可造成组织和器官的功能障碍，如病毒性肝炎可影响肝脏功能；炎症伴发的大量炎性渗出物，局部压迫重要器官，可造成严重后果，例如细菌性脑膜炎的脓性渗出物可引起颅内压增高，甚至形成脑疝而威胁患者生命；炎症引起的增生性反应，例如结核性心包炎引发的心包增厚、粘连可形成缩窄性心包炎，严重影响心脏功能；长期的慢性炎症刺激可引起多种慢性疾病，例如肿瘤、肥胖、心血管疾病等；"亚炎症"是一种介于"机体平衡"和"慢性炎症"之间的低水平炎症，与癌症、肥胖、衰老等多种疾病相关。因此，适度控制炎症是临床治疗炎症性疾病的手段之一。

目标检测

答案解析

一、选择题

（一）A1型题

1. 白细胞渗出到损伤部位的过程依次包括（　）
　　A. 边集和滚动、黏附和游出、趋化作用　　　　B. 边集和滚动、趋化作用、黏附和游出
　　C. 趋化作用、边集和滚动、黏附和游出　　　　D. 趋化作用、黏附和游出、边集和滚动
　　E. 黏附和游出、边集和滚动、趋化作用

2. 过敏反应中，最常见的炎细胞是（　）
　　A. 嗜酸性粒细胞　　　B. 中性粒细胞　　　C. 淋巴细胞　　　D. 浆细胞　　　E. 巨噬细胞

3. 下列不属于肉芽肿性炎的病变是（　）
　　A. 伤寒　　　B. 风湿病　　　C. 鼻炎性息肉　　　D. 肺结核　　　E. 手术缝线慢性炎症反应

4. 溶血性链球菌最常引起（　）
　　A. 蜂窝织炎　　　B. 假膜性炎　　　C. 脓肿　　　D. 出血性炎　　　E. 坏死性炎

5. 化脓菌进入血中大量繁殖，产生大量毒素，并播散至肺、肾等处形成多发性脓肿，称（　　）

　　A. 菌血症　　　　B. 毒血症　　　　C. 败血症　　　　D. 病毒血症　　　　E. 脓毒败血症

（二）X 型题

1. 炎症的基本病理变化包括（　　）

　　A. 变质　　　　B. 渗出　　　　C. 增生　　　　D. 出血　　　　E. 适应

2. 渗出液与漏出液的区别包括（　　）

　　A. 发生机制　　　　B. 细胞数目　　　　C. 比重　　　　D. 蛋白质含量　　　　E. 部位

3. 下列疾病中，属于纤维蛋白性炎的是（　　）

　　A. 流行性脑脊髓膜炎　　　　B. 细菌性痢疾　　　　C. 小叶性肺炎　　　　D. 白喉　　　　E. 大叶性肺炎

二、思考题

1. 比较脓肿和蜂窝织炎的区别。

2. 简述渗出液的防御作用。

（佘　颜）

书网融合……

本章小结　　　　　　微课　　　　　　思政元素　　　　　　题库

第五章 肿 瘤

PPT

📖 学习目标

1. **掌握** 肿瘤的概念；肿瘤性与非肿瘤性增生的区别；肿瘤的形态；肿瘤的分化与异型性；肿瘤的生长与扩散；良性肿瘤与恶性肿瘤的区别；癌与肉瘤的区别；癌前病变、异型增生和原位癌的概念。

2. **熟悉** 肿瘤的命名原则及分类；肿瘤的分级和分期；肿瘤对机体的影响；常见肿瘤的病理特点。

3. **了解** 肿瘤浸润和转移的机制；肿瘤的病因学和发病学。

⇒ 案例引导

案例：患者，女性，40岁。发现右侧乳腺肿物，生长迅速，数月内明显增大。触诊肿物界限不清，活动度差，同侧腋窝淋巴结肿大。行手术切除。肉眼观：肿物不规则，体积5cm×4cm×3cm，无包膜，切面灰白，质较硬。镜下观：细胞大小、形态各异，核大深染，有病理性核分裂象，肿瘤细胞排列呈条索状、腺管状，散在于纤维间质中，与周围乳腺组织分界不清。

讨论：该患者最有可能患哪种疾病？为何同侧腋窝淋巴结肿大？临床上对该病应如何护理？

肿瘤（tumor，neoplasm）是机体在各种致瘤因素作用下，局部组织的细胞在基因水平上失去对其生长的正常调控，导致克隆性异常增生而形成的新生物。这一过程称为肿瘤形成（neoplasia）。这种新生物常表现为局部肿块，即实体瘤（solid tumor）。但某些肿瘤不一定形成肿块（例如白血病），而且临床上表现为"肿块"者也并非都是真正的肿瘤。在某些生理状态下或者在损伤修复和炎症等病理状态下，机体细胞或组织常有增生，甚至可以形成"肿块"，但其并非肿瘤，这种增生称为非肿瘤性增生。肿瘤性增生与非肿瘤性增生有着本质的区别（表5-1）。

表5-1 肿瘤性增生与非肿瘤性增生的区别

区别	肿瘤性增生	非肿瘤性增生
克隆增生	单克隆性	多克隆性
分化程度	失去分化成熟能力	分化成熟
形态结构、功能	异常	正常
自限性	失去控制，相对无限生长	受机体控制，具有自限性
病因去除	仍持续生长	停止生长
对机体的影响	与机体不协调，有害	与机体需要相协调

肿瘤目前已成为全球最大的公共卫生问题，通常可分为良性肿瘤和恶性肿瘤，其中，恶性肿瘤是危害人类健康与生命的重大疾病之一。恶性肿瘤统称为癌症（cancer）。2020年全球最新癌症数据显示，乳腺癌发病人数超过肺癌，成为全球最常见的癌症，但肺癌仍是全球范围内死亡人数最多的癌症。不同的国家和地区恶性肿瘤的发病率、死亡率和病理类型有所不同，有些肿瘤还存在性别上的差异。在我国，目前较常见、危害较重的恶性肿瘤依次是肺癌、肝癌、胃癌、食管癌、结直肠癌、胰腺癌、乳腺

癌、神经系统肿瘤、白血病、宫颈癌等。肿瘤的防治工作任重而道远，防治重心也从治疗转向预防。因此，正确认识肿瘤对于肿瘤的预防和有效诊疗有十分重要的意义。

⊕ 知识链接

肿瘤细胞的基本特征

肿瘤细胞具有 12 个基本特征：①基因组的不稳定性和突变；②蛋白表达异常；③能量代谢异常；④形态结构具有异型性；⑤维持增殖信号；⑥逃避生长抑制；⑦抵抗细胞凋亡；⑧无限复制潜能；⑨诱导血管生成；⑩组织浸润和转移；⑪免疫逃逸；⑫存在促进肿瘤发生和发展的炎症。因此，可从这 12 个方面切入，研究肿瘤发生、发展、诊断、治疗和预后等问题。

第一节　肿瘤的一般形态结构

机体的任何组织器官几乎都可能发生肿瘤，肿瘤形态多样，包括大体（肉眼）形态和组织（镜下）结构等。

一、肿瘤的大体形态

观察大体形态时，应注意肿瘤的数目、大小、形状、颜色、质地、与周围组织的关系等。这些信息有助于判断肿瘤的良恶性和类型。

1. 数目　肿瘤数目多少不等，通常为一个，称单发瘤。在同一器官内同时或先后出现多个肿瘤，称多发性肿瘤，如子宫多发性平滑肌瘤、结肠多发性息肉病等。

2. 大小　肿瘤大小不一，小者在显微镜下才能发现，如原位癌、微小癌；大者直径可达数十厘米，重达数千克乃至数十千克，如发生在卵巢的囊腺瘤。肿瘤的大小与肿瘤的良恶性、生长时间和发生部位等有关。生长于体表或体腔（如腹腔）内的肿瘤一般较大，尤其是当这些部位的良性肿瘤经过长期生长才被发现时。生长于狭小腔道（如颅腔、椎管）内的肿瘤，由于较早地出现症状和体征，就诊时肿瘤一般较小。恶性肿瘤一般生长迅速，常因短期内即可转移甚至致死，体积未必很大。但恶性肿瘤体积越大，转移的潜能和概率一般也越大。对于有些类型的肿瘤，体积大小也是判断其良恶性的重要指标之一。

3. 形状　肿瘤的形状多种多样，因肿瘤组织来源、发生部位、生长方式和良恶性的不同而异。生长在皮肤或黏膜表面的良性肿瘤一般多呈息肉状、乳头状、蕈伞状，恶性肿瘤多呈菜花状或坏死溃烂形成溃疡；腔性器官内的恶性肿瘤多沿管壁生长，致使管腔呈缩窄状或弥漫肥厚状；实质脏器内的良性肿瘤多为结节状、分叶状，恶性肿瘤多为浸润性包块或蟹足状等（图 5-1）。

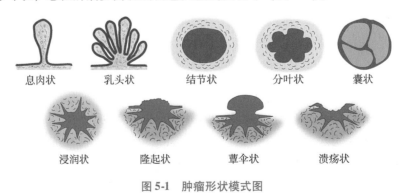

息肉状　　乳头状　　结节状　　分叶状　　囊状

浸润状　　隆起状　　蕈伞状　　溃疡状

图 5-1　肿瘤形状模式图

4. 颜色 肿瘤的切面多呈灰白色或灰红色，也可呈黄色、暗红色、黑色、绿色等，主要由构成肿瘤的组织、细胞及其产物的颜色以及是否伴有色素沉积、出血、坏死等继发改变决定。如纤维瘤呈灰白色，脂肪瘤呈黄色，血管瘤因含血量丰富而多呈红色或暗红色，黑色素瘤产生黑色素而多呈黑色，髓系肉瘤呈绿色等。

5. 质地 不同类型肿瘤的质地不同，主要与肿瘤的起源组织、肿瘤实质与间质的比例以及有无继发改变等有关。例如，脂肪瘤质地一般比较软，平滑肌瘤质地比较韧，骨瘤质地则较硬；间质多的肿瘤质地较硬，间质少的肿瘤质地较软；瘤组织发生坏死时质地变软，有钙盐沉着（钙化）或骨质形成（骨化）时质地则变硬。

6. 与周围组织的关系 良性肿瘤常有完整的包膜，与周围组织分界清楚；恶性肿瘤多向周围组织浸润生长，边界不清，无包膜或包膜不完整，也可推挤周围组织形成假包膜。

二、肿瘤的组织结构

肿瘤的组织结构多种多样，除绒毛膜癌和白血病（无间质）以外，一般肿瘤的组织成分都可分为实质和间质两部分（图5-2）。

1. 实质（parenchyma） 肿瘤的实质主要指肿瘤细胞，是肿瘤的主要成分，决定肿瘤的性质和特征，是临床上进行肿瘤诊断、命名、分类及判断组织来源的重要依据。不同的肿瘤具有不同的实质。如鳞状细胞癌的实质为异常增生分化的鳞状细胞，平滑肌瘤的实质为异常增生分化的平滑肌细胞等。多数肿瘤由一种实质成分构成，少数肿瘤可由两种或多种实质成分构成，如畸胎瘤含有两个或两个以上胚层来源的异常增生分化的多种实质成分等。

2. 间质（stroma） 肿瘤的间质主要由结缔组织和血管组成，可有淋巴管和少量神经纤维，不具有特异性。间质对肿瘤实质起支持和营养作用，同时也是恶性

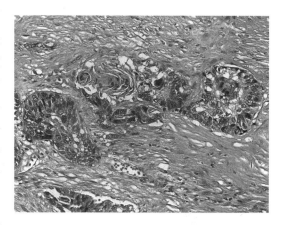

图 5-2 肿瘤的实质与间质镜下观

肿瘤浸润和转移的重要条件和途径。间质中还常见数量不等的淋巴细胞、巨噬细胞和其他免疫细胞，这是机体抗肿瘤的免疫反应。肿瘤的实质和间质之间存在相互依赖的复杂关系。肿瘤间质已经成为部分肿瘤诊疗、评估预后的靶点和新型标记物。

第二节 肿瘤的分化与异型性

分化（differentiation）是指原始或幼稚的细胞发育为成熟细胞的过程。肿瘤的分化是指肿瘤组织在形态和功能上可以表现出与某种正常组织的相似之处，相似程度即肿瘤的分化程度（degree of tumor differentiation）。分化程度高或分化好，表明肿瘤的形态和功能比较接近来源的正常组织，组织细胞成熟度高；分化程度低或分化差，表明二者相似性小，组织细胞成熟度低。如果一个肿瘤缺乏与正常组织的相似之处，分化极差，以致无法判断其分化方向，称未分化（undifferentiated）肿瘤。

肿瘤的异型性（atypia）是指肿瘤无论在组织结构还是细胞形态上，都与其来源的正常组织存在不同程度的差异。肿瘤异型性的大小反映肿瘤的分化程度。异型性小，表示与起源组织相似，分化程度高；异型性大，则表示与起源组织差异大，分化程度低。有些恶性肿瘤细胞分化很差，异型性显著，往

往难以确定其组织来源，称间变性肿瘤（anaplastic tumor），多为高度恶性的肿瘤。异型性是确定肿瘤、诊断肿瘤良恶性以及判断恶性肿瘤分级程度的主要组织学依据。

肿瘤的异型性包括组织结构的异型性和细胞形态的异型性。

一、肿瘤组织结构的异型性

肿瘤组织在空间排列方式上与其来源的正常组织存在的差异称为肿瘤组织结构的异型性，表现为细胞数量增多、层数增加、排列紊乱、失去极性（图5-3）。良性肿瘤的细胞异型性通常不明显，因此，诊断良性肿瘤的主要依据在于其组织结构的异型性，一般异型性小，表现为瘤细胞的分布和排列不规则。如子宫平滑肌瘤的瘤细胞和正常子宫平滑肌细胞很相似，只是其排列紊乱，多呈编织状。恶性肿瘤的组织结构异型性明显，表现为瘤细胞排列更为紊乱，失去正常的排列结构、层次或极向。如肺腺癌，癌细胞形成癌巢，细胞密集分布，失去正常肺泡结构，与正常肺组织结构差异明显；尿路上皮癌，细胞层次往往明显增多。

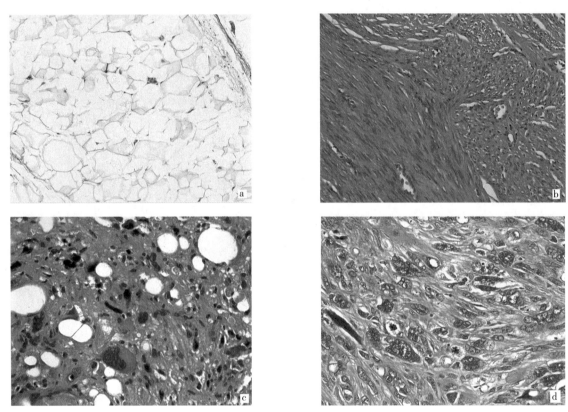

图 5-3　肿瘤组织结构及细胞的异型性镜下观

a. 脂肪瘤，异型性小，与正常脂肪组织相似；

b. 平滑肌瘤，异型性小，与正常平滑肌相似；

c. 脂肪肉瘤，与脂肪瘤相比，瘤组织及细胞形态差异大，异型性明显；

d. 平滑肌肉瘤，与平滑肌瘤相比，瘤组织及细胞形态差异大，异型性明显

二、肿瘤细胞的异型性

肿瘤细胞的异型性主要包括瘤细胞的多形性、瘤细胞核的异型性和胞质的改变。良性肿瘤的瘤细胞分化较成熟，异型性小，而恶性肿瘤的瘤细胞具有明显的异型性，尤其是细胞核的异型性，这是恶性肿

瘤病理诊断的重要依据。

1. 瘤细胞的多形性　瘤细胞的形态及大小不一致。恶性肿瘤细胞一般比起源的正常细胞大，且大小不一、形态各异，有时出现瘤巨细胞。但是，有些分化很差的肿瘤，其瘤细胞很原始，可以比正常细胞小，大小和形态也比较一致，密集分布，如肺小细胞癌。

2. 瘤细胞核的异型性　可有多种表现。①核大深染，核的大小、形态不一致，体积一般较正常细胞核大，可出现双核、多核、巨核或畸形核，由于核内 DNA 常增多，核染色加深。②核浆比增大：正常为 1∶4~1∶6，恶性肿瘤细胞则接近 1∶1（图 5-4）。③核染色质呈粗颗粒状，分布不均，常堆积于核膜下，使核膜增厚。④核仁明显，体积大，数目增多。⑤核分裂象增多，出现病理性核分裂象，如不对称核分裂、多极性核分裂等，对诊断恶性肿瘤具有重要意义（图 5-5）。

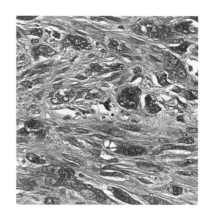

图 5-4　恶性肿瘤细胞核的异型性镜下观
瘤细胞核深染，大小、形态不一，
核浆比增大，可见瘤巨细胞

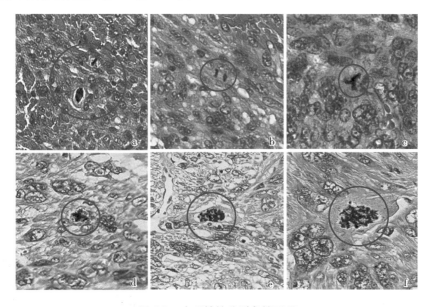

图 5-5　病理性核分裂象镜下观

3. 瘤细胞胞质的改变　随着核蛋白体增多而多呈嗜碱性染色。有些肿瘤细胞质内可出现异常分泌物或代谢产物（如激素、黏液、脂质、糖原、角蛋白和色素等）的堆积而呈现不同颜色，有助于肿瘤组织起源的判断。

第三节　肿瘤的生长和扩散

肿瘤的生长和扩散是肿瘤最重要的生物学特性。浸润和转移往往是恶性肿瘤特有的生物学行为，是导致患者死亡的主要原因。因此，对恶性肿瘤生长和扩散及其机制的研究一直是肿瘤病理学的重要内容。

一、肿瘤的生长

（一）肿瘤的生长速度

不同肿瘤的生长速度差异较大。良性肿瘤生长一般较缓慢，肿瘤生长的时间可为数年甚至数十年。如果其生长速度突然加快，要考虑发生恶变的可能。恶性肿瘤生长较快，特别是分化差的恶性肿瘤，可在短期内形成明显的肿块，并容易发生坏死、出血等继发性改变。

影响肿瘤生长速度的主要因素如下。

1. 肿瘤细胞倍增时间（doubling time） 是指从一个细胞分裂繁殖为两个子代细胞所需的时间。研究发现，多数恶性肿瘤细胞的倍增时间可能并不比正常细胞快，而是和正常细胞的相似甚至略长于正常细胞。因此，恶性肿瘤生长迅速加快的主要原因可能不是肿瘤细胞倍增时间缩短。

2. 生长分数（growth fraction） 是指肿瘤细胞群体中处于增殖阶段（S 期 + G_2 期）的细胞的比例。生长分数越大，肿瘤生长越迅速；反之，肿瘤生长较缓慢。在细胞恶性转化初期，绝大多数细胞处于分裂期，生长分数很高。随着肿瘤的持续生长，不断有瘤细胞发生分化而离开增殖阶段，进入静止期（G_0 期），停止分裂繁殖。目前，许多抗肿瘤的化学治疗药物是通过干扰细胞增殖周期起作用的。因此，生长分数高的肿瘤对于化学治疗敏感，而生长分数低的肿瘤对化疗相对不敏感。对于后者，可以先进行放射治疗或手术治疗，缩小或大部去除瘤体，使残存的 G_0 期肿瘤细胞受到刺激而进入增殖期，从而增加肿瘤对化学治疗的敏感性。

3. 瘤细胞的生成与丢失 肿瘤能否进行性生长及其生长速度还取决定于肿瘤细胞的生成与丢失比例。在肿瘤实质中，既有新的瘤细胞不断产生，又有瘤细胞因不断凋亡、坏死而丢失，这两者之间的平衡状态直接影响肿瘤组织的生长速度。当瘤细胞的生成数量大于丢失的程度，则肿瘤生长增大；当瘤细胞的生成远小于丢失，如放疗、化疗及生物治疗时，肿瘤细胞丢失数量增多、生成数量减少，导致肿瘤体积缩小。因此，我们可从促进肿瘤死亡和抑制肿瘤细胞增殖两方面着手，对肿瘤进行干预和治疗。

（二）肿瘤的生长方式

肿瘤的生长方式主要包括膨胀性生长、外生性生长和浸润性生长三种。

1. 膨胀性生长（expansive growth） 为大多数良性肿瘤的生长方式。由于肿瘤生长缓慢，一般不侵袭周围的正常组织，随着肿瘤体积逐渐增大，犹如逐渐膨胀的气球，推开或挤压四周组织。肿瘤多呈结节状、分叶状，周围常形成完整的包膜，与周围组织分界清楚，触诊时活动度好，可推动，手术易摘除，术后不易复发（图 5-6）。

2. 外生性生长（exophytic growth） 良性、恶性肿瘤均可呈现外生性生长。发生在体表、体腔或自然管道表面的肿瘤，常向表面生长形成突起，呈乳头状、息肉状、蕈伞状或菜花状（图 5-7）。恶性肿瘤在向表面呈外生性生长的同时，其基底部可呈浸润性生长，常因生长迅速，血供不足，易坏死并脱落而形成底部不平、边缘隆起的恶性溃疡。

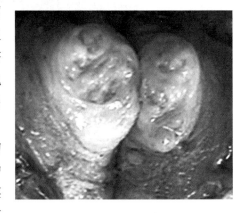

图 5-6　肿瘤膨胀性生长肉眼观
子宫平滑肌瘤，呈结节状

3. **浸润性生长（invasive growth）**　为大多数恶性肿瘤的生长方式。瘤细胞长入并破坏周围组织（包括组织间隙、淋巴管或血管），这种现象称为浸润（invasion），这种生长方式称为浸润性生长（图5-8）。由于浸润性生长的肿瘤常呈树根状、蟹足状浸润周围组织，与邻近的正常组织之间没有明显界限，故触诊时肿瘤固定，活动度小，不易推动，手术不易切除干净，术后也易复发。个别良性肿瘤，如血管瘤，也可呈浸润性生长。

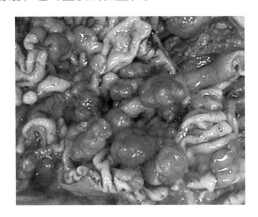

图 5-7　肿瘤外生性生长肉眼观

胃黏膜表面形成大小不等的息肉状肿瘤

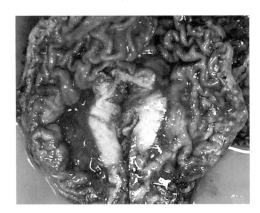

图 5-8　肿瘤浸润性生长肉眼观

溃疡型胃癌，灰白色，浸润胃壁全层

（三）肿瘤血管形成

肿瘤在机体中诱导形成新生血管的过程称为肿瘤血管形成（tumor angiogenesis）。肿瘤直径达 1~2mm 后，若无新生血管生成以提供营养，将不能继续增长。实验显示，肿瘤有诱导血管生成的能力，并受促血管生成因子以及抗血管生成因子的共同调控。肿瘤细胞本身及周围的炎细胞（主要是巨噬细胞）能产生促血管生成因子，如血管内皮细胞生长因子（vascular endothelial growth factor，VEGF）。血管内皮细胞和成纤维细胞表面有促血管生成因子的受体，二者结合后，可促进血管内皮细胞分裂和毛细血管出芽生长，诱导新生血管的形成。这是恶性肿瘤能生长、浸润与转移的必要条件。近年来研究还发现，肿瘤细胞本身可形成类似血管、具有基底膜的小管状结构，可与血管交通，称"血管生成拟态"（vasculogenic mimicry）。因此，抑制肿瘤血管形成或"血管生成拟态"有望成为治疗肿瘤的新途径。目前，一些针对 VEGF 及其受体的靶向药物，如贝伐珠单抗（bevacizumab）已在临床应用。

（四）肿瘤演进与异质性

肿瘤的演进和异质性在恶性肿瘤生长过程中起重要作用。恶性肿瘤在生长过程中变得越来越富有侵袭性的现象称为肿瘤的演进（progression），包括生长加快、浸润周围组织和远处转移等。肿瘤的演进与它获得越来越大的异质性有关。肿瘤的异质性（heterogeneity）是指恶性肿瘤虽然是从一个发生恶性转化的细胞单克隆性增殖而来，但在生长过程中，经过多代分裂繁殖所产生的子代细胞可出现不同的基因改变或其他大分子的改变，形成在生长速度、侵袭能力、对抗癌药物的敏感性等方面存在差异的亚克隆的过程。各个亚克隆存在各自的特性，在肿瘤演进过程中，那些适应存活、生长、浸润、转移以及耐药等的亚克隆会保留下来，肿瘤从而获得更强的生命力，其生物学行为更具有侵袭性。

（五）肿瘤干细胞

肿瘤组织中存在一部分与干细胞性质相似的肿瘤细胞，通过对称和（或）不对称分裂进行自我更新，具有进一步增殖和分化的潜能，并可表达与其来源干细胞类同的生物分子，与肿瘤的生长、复发和转移有密切关系，这类细胞称为肿瘤干细胞（tumor stem cell，TSC）或癌症干细胞（cancer stem cell，CSC）。TSC 最初是从白血病细胞中分离得到，目前人们已在多种恶性肿瘤如乳腺癌、肺癌、前列腺癌、脑肿瘤及胰腺癌等肿瘤细胞系中分离鉴定出相应的肿瘤干细胞。TSC 具有与正常干细胞相似的特征，其耐受化疗、抵抗放疗，是影响肿瘤根除的关键，也是肿瘤复发的重要根源。要彻底治愈肿瘤，就必须将 TSC 清除。因此，对 TSC 的深入研究将进一步为理解肿瘤起源、探索新的治疗手段、纠正耐药以及防止复发和转移提供理论和实验基础。

二、肿瘤的扩散 🔲微课

良性肿瘤通常在原发部位生长增大，不扩散。恶性肿瘤不仅可以在原发部位浸润生长并向周围组织直接蔓延，而且还可通过多种途径扩散到机体其他部位，发生肿瘤转移。

（一）局部浸润或直接蔓延

随着肿瘤的不断长大，瘤细胞不断地沿着组织间隙、淋巴管、血管或神经束衣浸润，破坏邻近正常器官或组织并继续生长，称直接蔓延（direct spread）或局部浸润（infiltration）。临床上可见许多恶性肿瘤以直接蔓延的方式向周围组织扩散。例如晚期宫颈癌可直接蔓延扩散至膀胱和直肠，晚期乳腺癌可穿过胸肌和胸腔蔓延扩散至肺，男性膀胱癌可直接蔓延至前列腺等。

⊕ 知识链接

肿瘤浸润机制

肿瘤局部浸润和直接蔓延的机制比较复杂，有待进一步研究。以癌为例，大体可归纳为四个步骤。

1. **癌细胞表面黏附分子（cell adhesion molecules，CAMs）减少**　正常上皮细胞表面有各种细胞黏附分子相互作用，有助于使细胞黏附在一起，阻止细胞移动。肿瘤细胞表面黏附分子减少，使细胞彼此分离。

2. **癌细胞与基底膜的黏着增加**　正常上皮细胞与基底膜的附着是通过上皮细胞基底膜的一些分子介导的，如层粘连蛋白（laminin，LN）受体。癌细胞有更多的 LN 受体，并分布于癌细胞的整个表面，使癌细胞与基底膜的黏着增加。

3. **细胞外基质的降解**　癌细胞产生蛋白酶（如Ⅳ型胶原酶），溶解 ECM 成分（如Ⅳ型胶原），使基底膜产生局部缺损，利于癌细胞通过。

4. **癌细胞迁移**　癌细胞借助阿米巴样运动方式通过基底膜缺损处移出，进一步溶解间质结缔组织，到达血管壁时，又以相似的方式穿过血管基底膜进入血管。肿瘤局部浸润和直接蔓延为肿瘤的转移创造了条件。

（二）转移

恶性肿瘤细胞从原发部位侵入淋巴管、血管或体腔，被带到他处继续生长，形成与原发瘤相同类型的肿瘤，这一过程称为转移（metastasis）。所形成的肿瘤称为转移瘤（metastatic tumor）或继发瘤（secondary tumor）。原发部位的肿瘤称为原发瘤（primary tumor）。转移是恶性肿瘤特有的生物学行为，良性肿瘤一般不转移，只有恶性肿瘤才发生转移，但并非所有恶性肿瘤都会发生转移。例如，发生在皮肤的基底细胞癌，多在局部造成破坏，很少发生转移。

恶性肿瘤常通过下列几种途径转移。

1. **淋巴道转移（lymphatic metastasis）**　是起源于上皮组织的恶性肿瘤（癌）最常见的转移途径。癌细胞侵入淋巴管，随淋巴循环首先抵达局部淋巴结，聚集于边缘窦，继续增殖发展为淋巴结内转移癌。例如，乳腺外上象限发生的癌常首先转移至同侧的腋窝淋巴结，形成淋巴结的转移性乳腺癌，然后逐渐累及整个淋巴结，受累的淋巴结肿大、变硬，切面常呈灰白色（图 5-9）。当肿瘤组织侵出被膜，可使多个相邻淋巴结融合成团。局部淋巴结转移后，可随着淋巴循环继续转移至下一站淋巴结，最后经胸导管进入血流，引起血道转移。有的肿瘤可以发生逆行转移或越过引流淋巴结发生跳跃式转移。临床上最常见的癌转移淋巴结是左锁骨上淋巴结（Virchow 淋巴结），此种转移称为锁骨上浸润，其原发部位多位于肺和胃肠道。

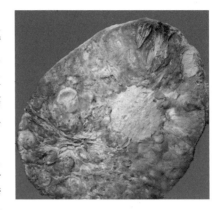

图 5-9　乳腺癌淋巴道转移肉眼观
乳腺癌经淋巴道转移，形成淋巴结内转移癌

2. **血道转移**（hematogeneous metastasis）　是起源于间叶组织的恶性肿瘤（肉瘤）最常见的转移途径。癌也可以通过血道转移。毛细血管壁和静脉壁较薄，同时管内压力较低，故肿瘤细胞多经毛细血管或静脉入血，少数亦可经淋巴管入血。瘤细胞侵入血管后，可继续增殖，但并非都能够迁徙至其他器官形成新的转移灶。单个肿瘤细胞大多数被自然杀伤细胞（NK cell）消灭，但被血小板和纤维蛋白凝集成团形成的瘤栓（tumor embolus），则不易被消灭，随血流运行栓塞于小血管内，与栓塞处的血管内皮细胞黏附，然后穿过血管内皮和基底膜，形成新的转移灶（图 5-10）。由于肿瘤的异质性，具有高侵袭性的瘤细胞亚克隆更容易形成广泛的血道播散。

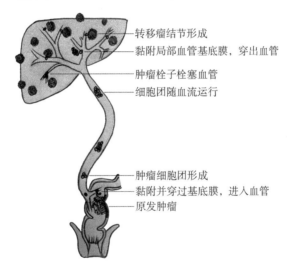

转移瘤结节形成
黏附局部血管基底膜，穿出血管
肿瘤栓子栓塞血管
细胞团随血流运行

肿瘤细胞团形成
黏附并穿过基底膜，进入血管
原发肿瘤

图 5-10　恶性肿瘤血道转移模式图

血道转移途径与血栓栓塞过程相似，即侵入体循环静脉的肿瘤细胞经右心到肺，在肺内形成转移瘤，例如骨肉瘤的肺转移、绒癌的肺转移等；侵入门静脉系统的肿瘤细胞首先发生肝转移，例如胃癌、肠癌的肝转移等；侵入肺静脉的肿瘤细胞，经左心随主动脉血流到达全身各器官，常见转移到脑、骨、肾及肾上腺等处，因此，这些器官的转移瘤常发生在肺内已有转移之后。此外，侵入胸、腰、骨盆静脉的肿瘤细胞，也可通过吻合支进入脊椎静脉丛，如前列腺癌可经此途径转移到脊椎，进而转移至脑，而不伴有肺的转移。

临床上的肿瘤血道转移可累及许多器官，以肺最常见，肝、骨次之。故临床上应对恶性肿瘤患者常规进行肺、肝、骨的影像学检查，判断其有无血道转移，以确定临床分期和治疗方案。形态学上，转移瘤具有以下特点：常为多个结节，大小较一致，边界清楚，散在分布于器官的表面。由于瘤结节中央出血、坏死而下陷，可形成"癌脐"。

肿瘤血道转移的部位和器官具有选择性，而非随机。除受原发瘤的部位和血行途径的影响，还具有一定的器官亲和性。例如，肺癌易转移到肾上腺和脑；甲状腺癌、肾癌和前列腺癌易转移到骨；乳腺癌常转移到肺、肝、骨、卵巢和肾上腺等。

⊕ 知识链接

肿瘤转移机制

人们关于肿瘤转移机制提出了多种理论，目前受到广泛认可的是早在 1889 年由 Stephen Paget 提出的"种子与土壤"学说。该学说把肿瘤细胞比作"种子"，把肿瘤所处的环境比作"土壤"，"种子"的种植生长需要合适的"土壤"。以血道转移为例，肿瘤转移的器官是有选择性的。产生这种现象可能与以下因素有关。①靶器官微血管内皮细胞上的配体，能特异性地识别并结合某些癌细胞表面的黏附分子。②这些器官释放吸引某些癌细胞的趋化物质。③负选择的结果：即某些组织或器官的环境不适合肿瘤生长，如组织中的酶抑制物不利于转移灶形成，而肿瘤对另一些没有这种抑制物的组织和器官表现出一定的"亲和性"。另外，近年来研究发现，种子可以携带、适应、改变土壤，即肿瘤细胞在转移过程中不仅可以适应新的微环境，还可以通过携带因子等方式来改变肿瘤环境，肿瘤细胞与微环境之间的作用是双向、动态的。

3. 种植性转移（transcoelomic metastasis） 体腔器官的恶性肿瘤蔓延至器官表面时，瘤细胞可脱落，然后像播种一样种植在体腔内其他器官的表面，形成转移瘤，这种转移方式称为种植性转移。如胃癌浸润胃壁浆膜层后，可广泛种植在大网膜、腹膜、腹腔和盆腔脏器表面形成转移瘤（图 5-11）。其中，种植在卵巢可形成 Krukenberg 瘤，多源自胃肠道的黏液癌（特别是胃的印戒细胞癌），此外，Krukenberg 瘤并不都是种植性转移而来，亦可通过血道或淋巴道转移。肺癌常在胸腔内形成广泛的种植性转移。脑部恶性肿瘤，如小脑髓母细胞瘤，亦可经过脑脊液种植性转移到脑的其他部位或脊髓。浆膜腔的种植性转移常伴有血性积液，内含脱落的癌细胞，可穿刺抽取做细胞学检查，这也是诊断恶性肿瘤的重要方法之一，需要警惕的是，有时手术等操作也可能造成医源性种植，应尽量避免。

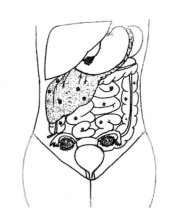

图 5-11 肿瘤种植性转移模式图
胃癌种植性转移，网膜和腹腔脏器
浆膜面可见大量种植性播散结节

第四节 肿瘤的分级与分期

肿瘤的分级与分期一般用于恶性肿瘤，用来表示其恶性程度和进展情况，以便于临床确立治疗方案和评估患者预后。总体来说，肿瘤分级和分期越高，生存率越低，但必须结合各种恶性肿瘤的生物学特性以及患者的全身情况等综合考虑。

1. 分级（grading） 根据恶性肿瘤的分化程度、异型性及核分裂象的多少，可将肿瘤分为不同的级别。三级分级法较为常用：Ⅰ级为高分化，分化良好，恶性程度低；Ⅱ级为中分化，中度恶性；Ⅲ级为低分化，恶性程度高。临床上对某些肿瘤也采用低级别（分化较好）和高级别（分化较差）的两级分级法。中枢神经系统肿瘤按照 WHO 分类，分为Ⅰ、Ⅱ、Ⅲ、Ⅳ四个级别：Ⅰ级为良性肿瘤，Ⅱ、Ⅲ、Ⅳ级为恶性肿瘤，级别越高，恶性程度越高。需要注意的是，上述肿瘤级别与国际疾病分类（International Classification of Diseases，ICD）中肿瘤部分（ICD-O）的肿瘤生物学行为代码（/0、/1、

/2、/3）并非对等关系。肿瘤分级对临床治疗和判断预后有一定参考意义，但缺乏定量标准，存在较大的主观性。

2. 分期（staging） 代表恶性肿瘤的生长范围和播散程度。目前有不同的方案，其主要原则是根据原发肿瘤的大小、侵袭的深度和范围、局部和远处淋巴结有无转移、有无血道转移等来确定肿瘤的分期。目前国际上广泛采用 TNM 分期系统：T 指肿瘤原发病灶的情况，随着肿瘤的增大，依次用 $T_1 \sim T_4$ 来表示；N 指局部淋巴结受累情况，无淋巴结转移时用 N_0 表示，随着淋巴结受累程度及范围的扩大，依次用 $N_1 \sim N_3$ 表示；M 指血道转移，无血道转移者用 M_0 表示，有血道转移者用 M_1 表示。

肿瘤的分级和分期对于肿瘤临床治疗和预后评估有着重要的参考价值，临床上，常使用"5 年生存率""10 年生存率"等统计指标来衡量肿瘤的恶性行为和对治疗的反应，这些指标与肿瘤的分级和分期有着密切的关系。

第五节 肿瘤对机体的影响

肿瘤因其性质、大小及生长部位不同，对机体的影响也有所不同。

一、良性肿瘤对机体的影响

良性肿瘤分化较为成熟，生长缓慢，无浸润和转移，因而一般对机体影响较小。但若发生在重要部位或有相应的继发改变，也可引起较为严重的后果，主要表现如下。

1. 局部压迫和阻塞 这是良性肿瘤对机体的主要影响，其严重程度主要与肿瘤的发生部位有关。如颅内脑膜瘤可压迫脑组织，阻塞脑脊液循环，引起颅内压增高等相应的神经系统症状；消化道良性肿瘤也可引起严重的肠梗阻或肠套叠。

2. 继发性改变 良性肿瘤可发生继发性改变，对机体造成不同程度的影响。如卵巢浆液性囊腺瘤可发生蒂扭转，导致瘤组织出血、坏死，并引起卵巢和输卵管出血及缺血性坏死，继发腹腔重度感染；甲状腺腺瘤可发生囊性变，使肿瘤明显增大，进而压迫气管引起呼吸困难。

3. 激素增多症状 内分泌腺的良性肿瘤可分泌过多的激素，导致相应的内分泌紊乱症状。如垂体腺瘤可分泌过多的生长激素，导致巨人症或肢端肥大症；胰岛细胞瘤可分泌过多的胰岛素，引起阵发性低血糖症；肾上腺嗜铬细胞瘤分泌过多的儿茶酚胺，可引起阵发性高血压等。

二、恶性肿瘤对机体的影响

恶性肿瘤分化不成熟，生长迅速，浸润并破坏器官结构，引起相应的功能障碍，还可发生转移，因而对机体影响较大。除引起局部压迫和阻塞症状外，还可造成以下影响。

1. 继发性改变 恶性肿瘤常发生出血、坏死、溃疡、穿孔以及感染等继发性改变。例如，肺癌患者的咯血，大肠癌患者的便血，肾癌、膀胱癌患者的无痛性血尿等。再如胃肠道癌常常侵犯浆膜层，引起穿孔，导致急性腹膜炎。有时，肿瘤产物、坏死组织等或合并感染可引起发热。恶性肿瘤累及局部神经，可引起顽固性疼痛。此外，内分泌系统的恶性肿瘤，包括弥散神经内分泌系统（diffuse neuroendocrine system，DNES）的肿瘤，如类癌、神经内分泌癌等，可产生生物胺或多肽激素，引起内分泌紊乱。

2. 恶病质（cachexia） 是指恶性肿瘤晚期患者机体严重消瘦、乏力、贫血，呈全身功能衰竭的状态。其发生可能与许多因素有关，主要与恶性肿瘤迅速生长而消耗大量营养物质，产生的毒性产物引起机体代谢障碍，患者晚期进食和消化吸收障碍导致营养缺乏，顽固性疼痛，不良的心理因素和精神负担等综合作用有关。

3. 异位内分泌综合征和副肿瘤综合征 异位内分泌综合征（ectopic endocrine syndrome）是指一些非内分泌腺发生的恶性肿瘤能产生或分泌激素或激素类物质，引起内分泌紊乱而出现相应的临床症状。此类肿瘤称为异位内分泌肿瘤（ectopic endocrine tumor），其中大多数为恶性肿瘤，以癌居多。如肺癌、胃癌、肝癌、胰腺癌、结肠癌等，其中，肺小细胞癌可产生促肾上腺皮质激素（ACTH），引起库欣（Cushing）综合征症状。异位激素的产生，可能与肿瘤细胞的基因表达异常有关。

异位内分泌综合征属于副肿瘤综合征（paraneoplastic syndrome）。广义的副肿瘤综合征，是指肿瘤的产物（如产生的异位激素）、异常免疫反应（包括交叉免疫、自身免疫和免疫复合物沉着等）或其他不明原因，引起神经、内分泌、消化、造血、骨关节、肾脏及皮肤等系统发生病变，出现相应的临床表现。但这些表现不是由原发瘤或转移瘤直接引起的。它可能是一些隐匿肿瘤的早期表现，出现在原发肿瘤尚未出现任何体征前，因此，正确认识副肿瘤综合征可为临床尽早发现或检查出肿瘤提供线索。此外，不要误认为此类症状是肿瘤转移所致而放弃治疗，与之相反，如肿瘤治疗有效，这些综合征可减轻或消失。

第六节　良性肿瘤与恶性肿瘤的区别

肿瘤可分为良性肿瘤和恶性肿瘤，两者的生物学行为和对机体的危害程度不同。良性肿瘤一般易于治疗，疗效好；恶性肿瘤危害大，治疗措施复杂，疗效也不够理想。无论是把良性肿瘤误诊为恶性肿瘤，导致过度治疗，使患者遭受不应有的痛苦、伤害和精神负担，还是把恶性肿瘤误诊为良性肿瘤，延误治疗时机，或者治疗不彻底，造成复发和转移，均会给患者造成不良的影响，甚至引起医疗纠纷。因此，正确鉴别诊断良性肿瘤与恶性肿瘤，直接关系到患者治疗方案的选择和病情的预后评估，具有十分重要的临床意义。目前，良、恶性肿瘤的区别主要依据病理形态学即肿瘤的异型性，结合其生物学行为（侵袭、转移）及对机体的影响进行综合判断和分析，鉴别要点归纳详见表 5-2。

表 5-2　良性肿瘤与恶性肿瘤的区别

区别	良性肿瘤	恶性肿瘤
分化程度	分化好，异型性小	分化差，异型性大
核分裂象	无或稀少，不见病理性核分裂象	多，可见病理性核分裂象
生长速度	缓慢	较快
生长方式	常呈膨胀性或外生性生长，前者常有包膜形成，与周围组织一般分界清楚	常呈浸润性或外生性生长，前者无包膜，与周围组织分界不清，后者常伴有浸润性生长
继发改变	少见	常发生出血、坏死、溃疡等
转移	不转移	常有转移
复发	手术后不复发或很少复发	手术切除后易复发
对机体的影响	较小，主要为局部压迫或阻塞作用。发生于重要器官时，也可引起严重后果	较大，除压迫、阻塞外，还可破坏邻近组织和器官，引起坏死、出血、合并感染，甚至造成恶病质和导致死亡

在进行肿瘤良恶性鉴别时，上述各项指标都是相对的或有例外，因此不能单据某一两项就做出诊断，必须结合临床和病理学改变综合判定。必须强调的是，良性肿瘤和恶性肿瘤之间有时并无绝对界限，良性向恶性演变是呈渐进性的，肿瘤的发生、发展可经历由良性病变进展到交界性然后到恶性的连续病理过程。有些肿瘤的组织形态及生物学行为介于良性、恶性之间，称交界性肿瘤（borderline tumor），如卵巢交界性浆液性乳头状囊腺瘤。交界性肿瘤有发展为恶性的倾向，临床治疗和护理上应予以重视并加强随访观察。

肿瘤的良性状态并非一成不变，某些良性肿瘤如不及时正确治疗，可转变为恶性肿瘤，称恶变（malignant change），如结肠乳头状腺瘤可恶变为腺癌。而极个别的恶性肿瘤，如黑色素瘤、绒毛膜上皮癌、儿童的神经母细胞瘤等，有时由于机体免疫力加强等原因，可以停止生长甚至完全自然消退。但以上这种情况是极为少见的，绝大多数恶性肿瘤不能自然逆转为良性。

此外，还有一类病变，本身并非真性肿瘤，但在临床表现和（或）组织形态上类似肿瘤，称瘤样病变（tumor-like lesions）或假肿瘤性病变（pseudoneoplastic lesions）。有时，某些瘤样病变会被误认为是恶性肿瘤。因此，认识这类病变并在鉴别诊断时予以充分考虑，是十分重要的。

⊕ 知识链接

瘤样病变

瘤样病变是组织形态和（或）临床表现类似肿瘤的非瘤性病变，为局部组织增生或形成局部肿块。瘤样病变本质为良性增生性病变、化生或囊性病变等，如炎性假瘤、炎性息肉、创伤性神经瘤等。在临床上，瘤样病变需与真性肿瘤相鉴别，如肺炎性假瘤，常易与肺癌相混淆，需术中冰冻切片行病理学检查确诊。

第七节　癌前病变、异型增生和原位癌

恶性肿瘤的发生、发展，需要经历一段漫长的演变过程。在上皮组织，一些恶性肿瘤的发生需经历癌前病变或疾病，有时可以观察到先出现异型增生，继而发展为原位癌，再进一步发展到浸润癌。

一、癌前病变（或癌前疾病）

癌前病变（precancerous lesions）或癌前疾病（precancerous disease）是指某些具有癌变潜在可能性的良性病变（或疾病）。若长期不治疗，其有可能发展为癌。虽然并不是所有的癌前病变（或疾病）都会癌变，但早期发现并进行及时诊疗是癌症防治的重要环节。

癌前病变（或疾病）可以是遗传性或获得性的，常见的有以下几种。

1. 大肠腺瘤　可单发或多发，均可恶变，其中，绒毛状腺瘤发生癌变的机会更大。家族性腺瘤性息肉病（familial adenomatous polyposis，FAP）几乎均会发生癌变（图5-12）。

2. 慢性胃炎与肠上皮化生　慢性胃炎可伴肠上皮化生，尤其是大肠型肠上皮化生与胃癌的发生有一定的关系。慢性胃炎合并幽门螺杆菌感染，与胃的黏膜相关B细胞淋巴瘤有关。

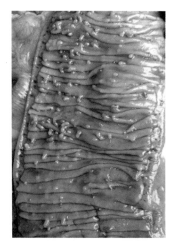

图5-12　大肠腺瘤肉眼观
结肠黏膜多发性息肉

3. 乳腺导管上皮非典型增生（atypical ductal hyperplasia，ADH）　多见于40岁左右的妇女，其发生与内分泌紊乱有关，发展为浸润性乳腺癌的概率是普通女性的4~5倍。

4. 溃疡性结肠炎　是一种炎症性肠病。在反复发生溃疡和黏膜增生的基础上可发生结肠腺癌。

5. 黏膜白斑　常发生于口腔、外阴和阴茎等处的黏膜。肉眼观：呈白色斑块状，故称白斑。镜下观：鳞状上皮过度增生、过度角化，可出现异型性。长期不愈者有可能转变为鳞状细胞癌。

6. 皮肤慢性溃疡　经久不愈的皮肤溃疡，特别是小腿的慢性溃疡，由于长期慢性刺激，表皮鳞状

上皮增生而易发生癌变。

二、异型增生

异型增生（dysplasia）是指与肿瘤形成相关的非典型增生。异型增生上皮具有细胞和结构异型性，但并非总进展为癌。过去的文献中，常使用"非典型增生"（atypical hyperplasia）这一术语来描述细胞增生并出现异型性，多用于上皮性病变，包括被覆上皮（如鳞状上皮、尿路上皮）和腺上皮（如乳腺导管上皮、子宫内膜腺上皮）的描述。由于非典型增生既可见于肿瘤性病变，也可见于反应性非典型增生（修复、炎症等）的情况，近年来，学术界倾向使用"异型增生"来描述与肿瘤形成有关的非典型增生。根据增生的程度和（或）累及的范围，可将异型增生分为轻、中、重三度：上皮组织的轻度和中度异型增生分别是指累及上皮层下部的 1/3 和 2/3，细胞异型性小和中等，病因消除后可恢复正常；重度异型增生则累及上皮 2/3 以上，细胞异型性较大，较难逆转，属于癌前病变，可发展为癌。

三、原位癌

原位癌（carcinoma in situ，CIS）是指局限于上皮层内的癌，癌组织没有突破基底膜向下浸润。原位癌常见于鳞状上皮或尿路上皮等被覆的部位，如子宫颈、食管、皮肤、膀胱等处；也可见于发生鳞化的黏膜表面，以及乳腺的导管或小叶。鳞状上皮原位癌有时可以累及腺体，但未突破腺体的基底膜，称原位癌累及腺体（图5-13），仍属原位癌。原位癌是早期癌，如能及时发现和治疗，可防止其发展为浸润性癌，从而提高癌症的治愈率。

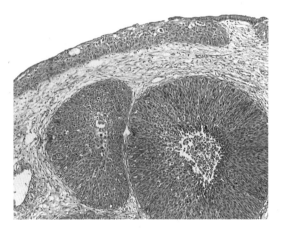

图 5-13　原位癌累及腺体镜下观
异型增生累及上皮全层并累及腺体，但尚未突破基底膜

"上皮内瘤变"（intraepithelial neoplasia）这一术语的引入，用于描述上皮从异型增生到原位癌这一连续的过程。三级分类法将轻度和中度异型增生分别称为上皮内瘤变Ⅰ级和Ⅱ级，将重度异型增生和原位癌称为上皮内瘤变Ⅲ级。目前较多采用两级分类法，如胃肠道黏膜的低级别上皮内瘤变（轻度异型增生和中度异型增生）、高级别上皮内瘤变（重度异型增生和原位癌）。与宫颈细胞学检查报告相呼应，新近分类将不同级别的宫颈上皮内瘤变（cervical intraepithelial neoplasia，CIN）重新命名为子宫颈低级别鳞状上皮内病变（low-grade squamous intraepithelial lesion，LSIL）和高级别鳞状上皮内病变（high-grade squamous intraepithelial lesion，HSIL），以利于临床的治疗处置选择。

第八节　肿瘤的命名与分类

肿瘤种类繁多，科学地给予命名（nomenclature）和分类（classification）是病理规范化诊断的需要，也是疾病及病案分类和科学研究等的基础，对于指导临床诊断、治疗和护理十分重要。

一、肿瘤的命名原则

人体几乎任何部位、任何器官、任何组织都可能发生肿瘤，命名复杂。一般根据其组织起源和生物学行为来命名。但也有部分肿瘤命名没有遵循此原则。

（一）肿瘤命名的一般原则

1. 良性肿瘤的命名　一般是在其组织起源名称之后加"瘤"字。例如将源自脂肪组织的良性肿瘤命名为脂肪瘤，将源自腺体和导管上皮的良性肿瘤命名为腺瘤，将源自平滑肌组织的良性肿瘤称为平滑肌瘤。有时可结合一些肿瘤形态特点进行命名，如来源于皮肤鳞状上皮的良性肿瘤，外观呈乳头状，称鳞状上皮乳头状瘤或简称乳头状瘤；腺瘤呈乳头状生长并有囊腔形成，称乳头状囊腺瘤。

2. 恶性肿瘤的命名　源自上皮组织的恶性肿瘤统称为癌（carcinoma）。命名时在其来源组织名称之后加"癌"字。如源自鳞状上皮的恶性肿瘤称为鳞状细胞癌；源自腺体和导管上皮的恶性肿瘤称为腺癌；由腺癌和鳞癌两种成分构成的癌称为腺鳞癌。有些癌还结合其形态特点命名，如形成乳头状及囊状结构的腺癌，则称乳头状囊腺癌。

将由间叶组织（包括纤维结缔组织、脂肪、肌肉、脉管、骨、软骨组织等）发生的恶性肿瘤统一命名为肉瘤（sarcoma）。其命名方式是在组织来源名称之后加"肉瘤"，如平滑肌肉瘤、纤维肉瘤、骨肉瘤、血管肉瘤等。

有少数肿瘤中既有癌的成分又有肉瘤的成分，命名为癌肉瘤（carcinosarcoma）。真正的癌肉瘤罕见，多数为肉瘤样癌（sarcoid carcinoma），即形态结构类似肉瘤的上皮组织来源的恶性肿瘤。

癌症不等同于癌，而是泛指所有恶性肿瘤，包括癌和肉瘤。

（二）肿瘤命名的特殊情况

由于历史原因，少数肿瘤的命名已经约定俗成，不完全依照上述原则，以恶性肿瘤多见。

1. 母细胞瘤　来源于幼稚组织及神经组织等的肿瘤，有些采用"母细胞瘤"来命名，这类肿瘤有些是良性的，有些是恶性的，有些则是生物学行为不确定的。良性的如骨母细胞瘤、软骨母细胞瘤和脂肪母细胞瘤等，恶性的如神经母细胞瘤、肾母细胞瘤和髓母细胞瘤等。

2. 以"瘤"或"病"命名　如精原细胞瘤、无性细胞瘤、黑色素瘤、白血病、蕈样霉菌病等，虽称"病"或"瘤"，实际上都是恶性肿瘤。

3. 在肿瘤名称前冠以"恶性"　有些恶性肿瘤由于成分复杂或习惯的沿袭，既不以"癌"命名，也不以"肉瘤"命名，而在肿瘤名称前加"恶性"来命名，如恶性脑膜瘤、恶性淋巴瘤、恶性神经鞘瘤、恶性间皮瘤等。

4. 以人名命名　有些肿瘤是以最初描述或研究该肿瘤的学者的名字来命名，如尤文（Ewing）肉瘤、霍奇金（Hodgkin）淋巴瘤等。

5. 以肿瘤细胞的形态命名　有些肿瘤以肿瘤细胞的形态命名，如透明细胞癌、燕麦细胞癌、印戒细胞癌等。

6. 瘤病　常用于多发性或在局部呈广泛弥漫性生长的良性肿瘤，如神经纤维瘤病、脂肪瘤病、血管瘤病等。

7. 畸胎瘤（teratoma） 是由性腺或胚胎剩件中的全能细胞发生而来的肿瘤，常发生于性腺，一般含有两个或两个以上胚层的多种成分，结构混乱，分为良性和恶性。

需要注意的是，病理学上有些病变称为"瘤"，但本质上并非肿瘤，如动脉瘤、室壁瘤、粥瘤、创伤性神经瘤等，均为非肿瘤性病变。

二、肿瘤的分类

肿瘤通常依据其组织来源或细胞类型、生物学行为分为几大类。每一大类又可分为良性与恶性两组。目前国际上比较统一的肿瘤分类是采用由 WHO 制定的肿瘤组织学分类方法，每一系统的肿瘤都有详尽的分类。表5-3 列举了各组织来源的主要肿瘤类型。

表5-3 常见肿瘤的分类

组织来源	良性肿瘤	恶性肿瘤
上皮组织		
鳞状上皮	乳头状瘤	鳞状细胞癌
基底细胞		基底细胞癌
腺上皮	腺瘤	腺癌
尿路上皮	乳头状瘤	尿路上皮癌
间叶组织		
纤维组织	纤维瘤	纤维肉瘤
脂肪	脂肪瘤	脂肪肉瘤
平滑肌	平滑肌瘤	平滑肌肉瘤
横纹肌	横纹肌瘤	横纹肌肉瘤
血管	血管瘤	血管肉瘤
淋巴管	淋巴管瘤	淋巴管肉瘤
骨	骨瘤	骨肉瘤
软骨	软骨瘤	软骨肉瘤
滑膜	滑膜瘤	滑膜肉瘤
间皮	间皮瘤（孤立性）	恶性间皮瘤
淋巴造血组织		
淋巴组织		淋巴瘤
造血组织		白血病
神经组织		
神经鞘膜	神经纤维瘤	神经纤维肉瘤
神经鞘细胞	神经鞘瘤	恶性神经鞘瘤
胶质细胞	胶质瘤（WHO I 级）	恶性胶质瘤（WHO II、III、IV 级）
脑膜组织	脑膜瘤	恶性脑膜瘤
交感神经节	节细胞神经瘤	神经母细胞瘤
其他肿瘤		
黑色素细胞		黑色素瘤
胎盘滋养叶细胞	葡萄胎	绒毛膜上皮癌
生殖细胞		精原细胞瘤、无性细胞瘤、胚胎性癌
肾胚基		肾母细胞瘤（Wilms 瘤）
性腺或胚胎剩件中的全能干细胞	成熟畸胎瘤	不成熟畸胎瘤

目前新的 WHO 肿瘤分类不仅以肿瘤的病理学改变为基础，而且结合了临床表现、免疫表型和分子遗传学改变等特征。确定肿瘤的类型，可借助于检测肿瘤细胞表面或细胞内的一些特定分子，例如通过免疫组织化学方法检测一组标记物，进而判断其生物学行为和预后。随着对肿瘤分子机制的研究日益深入，细胞遗传学特别是分子遗传学的改变，目前已成为现代病理诊断技术的重要手段，也是今后肿瘤分类的发展方向。

第九节　常见肿瘤举例

一、上皮组织肿瘤

上皮组织包括被覆上皮与腺上皮，由此发生的肿瘤最为常见。人体的恶性肿瘤多来源于上皮组织，故癌对人体的危害最大。

（一）上皮组织良性肿瘤

1. 乳头状瘤（papilloma）　由被覆上皮，如鳞状上皮或移行上皮等发生的良性肿瘤。肿瘤向体表或腔面呈外生性生长，形成许多手指样或乳头状突起，也可呈菜花状或绒毛状外观。肿瘤根部常有蒂与正常组织相连。镜下观：每个乳头表面覆盖增生的鳞状上皮或者移行上皮，乳头轴心由具有由血管和结缔组织等间质构成的纤维脉管轴心（图5-14）。鳞状上皮乳头状瘤常见于皮肤、外阴、口腔、咽喉等处，其发生与人乳头瘤病毒的感染有关。尿路上皮乳头状瘤可见于膀胱、输尿管和肾盂。外耳道、阴茎、膀胱等处的乳头状瘤较易发生恶变。

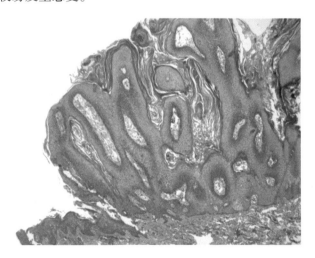

图5-14　皮肤乳头状瘤镜下观

肿物呈乳头状，表面被覆鳞状上皮构成实质，乳头轴心为间质，实质、间质分界清楚

2. 腺瘤（adenoma）　由腺上皮发生的良性肿瘤，可发生于体内几乎所有的腺体，多见于肠道、乳腺、甲状腺、卵巢和唾液腺等处。根据腺瘤的组成成分或形态特点，又可将其分为管状腺瘤、绒毛状腺瘤、囊腺瘤、纤维腺瘤和多形性腺瘤等类型。

黏膜的腺瘤多呈息肉状，称息肉状腺瘤或腺瘤性息肉，镜下组织学类型多为管状腺瘤、绒毛状腺瘤或两种成分混合存在（管状绒毛状腺瘤），多见于结直肠黏膜，其中，绒毛状腺瘤更易癌变。腺器官内的腺瘤则多呈结节状，且常有包膜，与周围正常组织分界清楚，如乳腺纤维腺瘤（图5-15a）。腺瘤的腺体不仅在形态上与其起源的腺体相似，而且常具有一定的分泌功能，但排列结构和细胞层次不同。当腺瘤中的腺体分泌物淤积，腺腔逐渐扩大并互相融合形成大小不等的囊腔时，称囊腺瘤或腺瘤囊性变，常发生于卵巢，偶见于甲状腺及胰腺。卵巢囊腺瘤主要有两种类型：一种为腺上皮向囊腔内呈乳头状生长，并分泌浆液，称浆液性乳头状囊腺瘤（图5-15b）；另一种分泌黏液，常为多房性，囊壁光滑，房内有黏液，少有乳头状增生，称黏液性囊腺瘤（图5-15c）。其中，浆液性乳头状囊腺瘤较易发生恶变，转化为浆液性囊腺癌。多形性腺瘤过去曾称为混合瘤，是由腺组织、黏液样及软骨样组织等多种成分混合组成，常发生于唾液腺，特别是腮腺，生长缓慢，但切除后可复发，少数可以发生恶变。

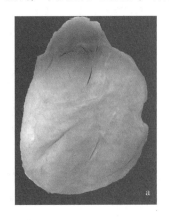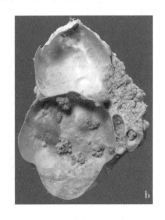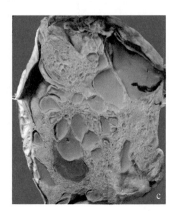

图 5-15 腺瘤肉眼观

a. 乳腺纤维腺瘤；b. 卵巢浆液性乳头状囊腺瘤；c. 卵巢黏液性囊腺瘤

（二）上皮组织恶性肿瘤

上皮组织发生的恶性肿瘤统称为癌，是临床上最为常见的一类恶性肿瘤。40岁以上的人群，癌的发生率显著增加。肉眼观：发生在皮肤、黏膜表面的癌常呈息肉状、蕈伞状或菜花状，表面常有坏死及溃疡形成；发生在器官内的癌常为不规则的结节状，呈树根状或蟹足状向周围组织浸润，切面常灰白，质硬，较干燥。镜下观：癌细胞可呈腺状、巢状或条索状排列，与间质分界一般较清楚。有时，癌细胞如低分化或未分化癌的癌细胞在间质内可呈弥漫浸润性生长，与间质分界不清。在早期，癌多经淋巴道转移，晚期发生血道转移。

癌的常见类型有以下几种。

1. 鳞状细胞癌（squamous cell carcinoma） 简称鳞癌，常发生于身体原有鳞状上皮被覆的部位，如皮肤、口腔、唇、喉、食管、子宫颈、阴道、阴茎等处，也可发生在非鳞状上皮被覆但有鳞状上皮化生的部位，如支气管、胆囊、膀胱和肾盂等处。肉眼观：癌组织常呈菜花状，可因组织坏死脱落而形成溃疡，癌组织同时向深层浸润性生长。镜下观：癌细胞形成癌巢，中央可形成红染的同心圆状或层状角化物，称角化珠（keratin pearl）或癌珠（图5-16a）。鳞癌可分为高分化、中分化、低分化三级。高分化鳞癌的癌巢中央可见大量角化珠，癌细胞间可见到细胞间桥（图5-16b），异型性相对较小；中分化鳞癌可见细胞内角化，或见少许角化珠，异型性较明显，癌细胞常成巢、片状分布；低分化鳞癌无角化珠和细胞间桥，异型性明显，癌细胞常成梁索状分布，并见较多的病理性核分裂象。

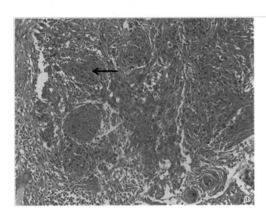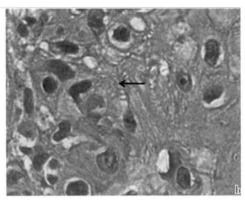

图 5-16 鳞状细胞癌镜下观

a. 角化珠；b. 细胞间桥

2. 腺癌（adenocarcinoma） 是由腺上皮发生的恶性肿瘤，多见于胃肠道、乳腺、甲状腺、胆囊、胰腺、子宫内膜和卵巢等处。肉眼观：肿瘤可呈息肉状、菜花状、溃疡状、结节状；切面呈灰白色，质硬，边界不清。镜下观：癌细胞形成大小、形状不一且排列不规则的腺体或腺样结构，细胞常不规则地排列成复层，核大小不一，核分裂象多见。以腺管样结构为主的腺癌称为管状腺癌（tubular adenocarcinoma）（图 5-17a）；当腺癌以乳头状结构为主时，称乳头状腺癌（papillary adenocarcinoma）（图 5-17b）；腺腔高度扩张呈囊状者称为囊腺癌（cystadenocarcinoma）（图 5-17c）；伴乳头状生长的囊腺癌称为乳头状囊腺癌（papillary cystadenocarcinoma）。

分泌大量黏液的腺癌称为黏液癌（mucinous carcinoma）（图 5-17d），多发生在胃肠道。肉眼观：癌组织呈灰白色，湿润，半透明如胶冻样，故又称为胶样癌（colloid carcinoma）。镜下有两种表现：一种是腺腔扩张并有大量黏液堆积，腺体崩解而形成黏液湖或黏液池，癌巢或癌细胞漂浮在黏液中；另一种是黏液聚积在癌细胞内，将核挤向一侧，使癌细胞呈印戒状，称印戒细胞（signet-ring cell）。当印戒细胞为癌的主要成分时，称印戒细胞癌（signet-ring cell carcinoma）（图 5-17e），此型恶性程度较高。实性腺癌分化差，癌巢为实体性，无或极少形成腺样结构，恶性程度高（图 5-17f）。

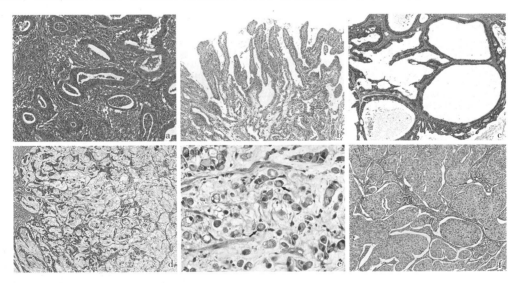

图 5-17 腺癌镜下观

a. 管状腺癌；b 乳头状腺癌；c. 囊腺癌；d. 黏液癌；e. 印戒细胞癌；f. 实性腺癌

3. 基底细胞癌（basal cell carcinoma） 源自表皮原始上皮芽或基底细胞，多见于老年人面部，如眼睑、颊及鼻翼等处。镜下观：癌巢主要由浓染的基底细胞样癌细胞构成，癌巢外围细胞呈栅栏状排列（图 5-18）。此癌生长缓慢，表面常形成溃疡，可浸润破坏深层组织。但很少发生转移，对放射治疗很敏感，临床上呈低度恶性经过。

4. 尿路上皮癌（urothelial carcinoma） 源自膀胱、输尿管或肾盂等的尿路上皮，好发于膀胱三角区近输尿管开口处，以往称移行细胞癌。肉眼观：常为多发性，呈乳头状或非乳头状，可形成溃疡或浸润深层组织。镜下观：癌细胞呈多层排列，似尿路上皮，有异型性（图 5-19），可分为低级别和高级别尿路上皮癌。级别越高，越易复发和向深部浸润。级别较低者，亦有复发倾向。有些病例复发后，级别会升高。

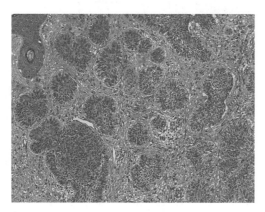

图 5-18　基底细胞癌镜下观

癌巢周边癌细胞呈栅栏状排列

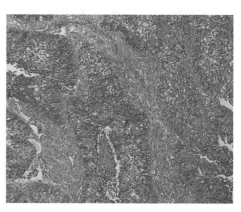

图 5-19　尿路上皮癌镜下观

尿路上皮细胞层次明显增多，异型性明显

二、间叶组织肿瘤

间叶组织肿瘤的种类很多，包括脂肪组织、血管和淋巴管、平滑肌、横纹肌、纤维组织、骨组织等的肿瘤。骨肿瘤以外的间叶组织肿瘤又常称为软组织肿瘤（soft tissue tumors）。习惯上将外周神经组织的肿瘤也归入间叶组织肿瘤。间叶组织肿瘤中，良性的相对比较常见，而恶性肿瘤（肉瘤）较少见。间叶组织有部分瘤样病变可形似肉瘤，需鉴别诊断。

（一）间叶组织良性肿瘤

这类肿瘤分化程度高，其组织结构、细胞形态、质地和颜色等均与其来源的正常组织相似。肿瘤多呈膨胀性生长，生长缓慢，常有包膜。常见类型如下。

1. 脂肪瘤（lipoma） 源自脂肪组织或为由原始间叶组织发生的向脂肪细胞分化的良性肿瘤，是间叶组织最为常见的良性软组织肿瘤。常见于成人，好发于背、肩、颈及四肢近端的皮下组织。可单发，亦可多发，多发性脂肪瘤又称为脂肪瘤病（lipomatosis）。肉眼观：肿瘤组织呈分叶状，包膜完整，质地柔软，切面浅黄色，油腻感（图 5-20）。镜下观：似正常脂肪组织，但周围有包膜和纤维间隔。脂肪瘤一般无明显症状，极少恶变，手术易切除。

2. 纤维瘤（fibroma） 由纤维细胞发生的良性肿瘤，好发于四肢及躯干的皮下。肉眼观：瘤组织呈结节状外观，切面灰白，质韧，可见编织状条纹，有完整包膜。镜下观：肿瘤实

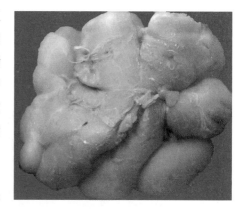

图 5-20　脂肪瘤肉眼观

肿瘤包膜完整，淡黄质软，呈分叶状

质由分化良好的纤维细胞及胶原纤维构成，呈束状、编织状排列，异型性小（图 5-21）。此瘤生长缓慢，手术切除后一般不复发。

3. **血管瘤（hemangioma）** 由血管组织发生的常见良性肿瘤，多为先天性，常见于儿童。可发生于身体任何部位，以皮肤多见，内脏器官以肝脏多见。一般分为由增生的毛细血管构成的毛细血管瘤（capillary hemangioma）、由扩张的血窦构成的海绵状血管瘤（cavernous hemangioma）以及兼有两种改变的混合型血管瘤等类型。肉眼观：肿瘤无包膜，呈浸润性生长，界限不清。在皮肤或黏膜可呈突起的鲜红肿块，呈暗红或紫红色斑块。内脏血管瘤多呈结节状。血管瘤一般随身体的发育而长大，成年后停止发展，甚至可以自然消退。

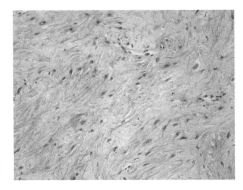

图 5-21 纤维瘤镜下观
瘤细胞异型性不明显，呈编织状排列，
实质、间质分界不清

4. **淋巴管瘤（lymphangioma）** 由增生的淋巴管构成，内含淋巴液。淋巴管可呈囊性扩大并互相融合，内含大量淋巴液，称囊状水瘤（cystic hygroma），多见于小儿颈部。淋巴管瘤和血管瘤统称为脉管瘤。

5. **平滑肌瘤（leiomyoma）** 由平滑肌细胞发生的良性肿瘤，好发于子宫（图 5-22），其次为胃肠道，是女性常见的软组织肿瘤。肉眼观：肿瘤可单发，亦可多发，呈结节状，切面灰白，质韧，编织状或漩涡状。镜下观：瘤组织由形态较为一致的梭形细胞构成，形态类似平滑肌细胞，瘤细胞互相编织呈束状排列，胞质丰富、红染，核呈长杆状，两端钝圆，核分裂象少见。手术切除后不易复发。

6. **骨瘤（osteoma）** 由骨组织发生的具有良好骨分化的良性肿瘤。好发于头面骨和颌骨，也可累及四肢骨，局部隆起。镜下观：肿瘤由成熟的骨质组成，但失去正常骨质的结构和排列方向。

7. **软骨瘤（chondroma）** 由软骨组织发生的并具有良好软骨分化的良性肿瘤。自骨膜发生并向外突起者，称外生性软骨瘤；发生于手足短骨和四肢长骨等骨干的骨髓腔内者，称内生性软骨瘤。肉眼观：前者自骨表面突起，常分叶；后者使骨膨胀，外有薄骨壳。切面呈淡蓝色或银白色，半透明，可有钙化或囊性变。镜下观：瘤组织由成熟透明软骨组成，呈不规则分叶状。位于盆骨、胸骨、肋骨、四肢长骨或椎骨的软骨瘤易恶变，发生在指（趾）骨的软骨瘤极少恶变。

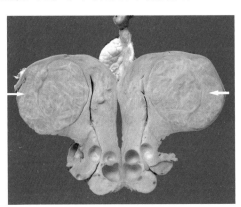

图 5-22 子宫平滑肌瘤肉眼观
切面灰白、质韧、编织状或旋涡状、边界清楚，无包膜

（二）间叶组织恶性肿瘤

间叶组织来源的恶性肿瘤统称为肉瘤，较癌少见，约占所有恶性肿瘤的 1%。有些类型多发生于青少年，例如骨肉瘤；有些类型则主要发生在中老年人，如脂肪肉瘤。肉眼观：呈结节状或分叶状。由于其生长较快，除浸润性生长外，也可挤压周围组织形成假包膜。肉瘤体积常较大，切面多呈鱼肉状，质地细腻，湿润，故名肉瘤。肉瘤易发生出血、坏死、囊性变等继发改变。镜下观：肉瘤细胞大多弥漫分布，不形成细胞巢，与间质分界不清，间质中结缔组织少，但血管丰富，故肉瘤易发生血道转移。正确区分癌与肉瘤，对于肿瘤的病理诊断、临床治疗及预后评估均有重要意义（表 5-4）。

表 5-4　癌与肉瘤的区别

区别	癌	肉瘤
组织来源	上皮组织	间叶组织
发病率	较高，多见于 40 岁以上成人	较低。有些类型主要见于年轻人或儿童；有些类型主要见于中老年人
大体特点	质较硬，色灰白，较干燥	质软，色灰红，湿润，鱼肉状
镜下特点	多形成癌巢，实质与间质分界清楚，纤维组织常有增生	肉瘤细胞多弥漫分布，实质与间质分界不清，间质内血管丰富，纤维组织少
网状纤维	癌巢周围可见，癌细胞间多无网状纤维	肉瘤细胞间多有网状纤维
转移	多经淋巴道转移	多经血道转移

常见的肉瘤有以下几种。

1. 脂肪肉瘤（liposarcoma）　源自脂肪组织或由原始间叶组织发生的向脂肪细胞分化的恶性肿瘤，是肉瘤中较常见的类型。多见于 40 岁以上的成人，极少见于青少年。与脂肪瘤的分布相反，常发生在大腿及腹膜后等深部软组织，极少由皮下脂肪层发生。肉眼观：肿瘤多呈结节状或分叶状，常有假包膜，分化较好者似脂肪瘤，分化差者可呈鱼肉状或黏液样外观。镜下观：肿瘤细胞大小形态各异，可见分化差的星形、梭形、小圆形或呈明显异型性和多样性的脂肪母细胞，胞质内含有大小不等的脂肪空泡（图 5-23a），也可见成熟的脂肪细胞。以分化成熟的脂肪细胞为主时，称高分化脂肪肉瘤；间质有明显黏液变性和丰富的丛状血管网形成者，称黏液样脂肪肉瘤；以分化差的小圆形脂肪母细胞为主时，称圆形细胞脂肪肉瘤；以多形性脂肪母细胞为主时，称多形性脂肪肉瘤。后二者恶性程度高，易出现复发和转移。

2. 纤维肉瘤（fibrosarcoma）　由纤维细胞发生的恶性肿瘤，不多见，其发生部位与纤维瘤相似，好发于四肢皮下组织。肉眼观：呈结节状，可有或无假包膜。切面质软、鱼肉状。分化较好的纤维肉瘤，瘤细胞多呈梭形，呈特征性"鲱鱼骨"样排列（图 5-23b），生长缓慢，转移及复发少见；分化较差者多形性明显，生长快，易发生转移，切除后易复发。发生在婴儿的纤维肉瘤，预后较成人纤维肉瘤好。

3. 血管肉瘤（angiosarcoma）　源自血管内皮细胞，有时又称恶性血管内皮瘤，可发生在各器官、软组织和皮肤，以皮肤多见，尤以头面部多见。肿瘤多隆起于皮肤，呈结节状或丘疹状，暗红或灰白色。肿瘤极易出血坏死。有扩张的血管时，切面可呈海绵状。发生于器官者多见于肝脏。镜下观：分化较好者，瘤组织形成大小不一、形状不规则的血管腔样结构，常相互吻合，肿瘤性血管内皮细胞有不同程度的异型性，可见核分裂象；分化差者，血管腔结构不明显或仅呈裂隙状，瘤细胞常成片增生，异型性明显，核分裂象多见（图 5-23c）。血管肉瘤一般恶性程度较高，常在局部淋巴结、肝、肺和骨等处形成转移。

4. 平滑肌肉瘤（leiomyosarcoma）　由平滑肌细胞发生的恶性肿瘤，较多见于子宫及胃肠道，偶可见于腹膜后、肠系膜、大网膜及皮下软组织。患者多为中老年人。肉眼观：肿瘤无包膜、质软、鱼肉状，常伴出血、坏死、囊性变。镜下观：肉瘤细胞多呈梭形，呈轻重不等的异型性，核分裂象多见（图 5-23d）。肿瘤细胞凝固性坏死和核分裂象的多少，对于判定肿瘤的恶性程度有重要意义。恶性程度高者手术后易复发，可经血道转移至肺、肝及其他器官。

5. 横纹肌肉瘤（rhabdomyosarcoma）　由横纹肌细胞发生的恶性肿瘤，是儿童中除白血病以外最常见的恶性肿瘤。主要见于 10 岁以下儿童和婴幼儿，少见于青少年和成人。儿童好发于头颈部、泌尿生殖道等处，偶见于四肢。肿瘤由不同分化阶段的横纹肌母细胞组成（图 5-23e）。分化较高者胞质红染，内可见纵纹和横纹。根据瘤细胞的分化程度、排列结构和大体特点，可分为三种类型。①胚胎性横纹肌肉瘤：瘤细胞较小，分化很低。发生于泌尿生殖道者可呈多个柔软的结节，状如一串葡萄，故又名葡萄状肉瘤。②腺泡状横纹肌肉瘤：瘤细胞排列呈腺泡状。③多形性横纹肌肉瘤：瘤细胞形态多种多样，此型罕见，几乎只见于成人。横纹肌肉瘤恶性程度均很高，生长迅速，易早期发生血道转移，预后差。

6. 骨肉瘤（osteosarcoma）　　由骨母细胞发生的恶性肿瘤，是最常见的骨原发性恶性肿瘤。常见于青少年。好发于四肢长骨干骺端，尤其是股骨下端和胫骨上端。肉眼观：肿瘤呈梭形膨大，切面灰白鱼肉状，常见出血坏死，侵犯破坏骨皮质，并向周围组织浸润。肿瘤表面的骨外膜常被瘤组织掀起，上下两端可见骨皮质和掀起的骨外膜之间形成三角形隆起，在 X 线摄影中称为 Codman 三角。此外，在被掀起的骨外膜和骨皮质之间可形成与骨表面垂直的放射状反应性新生骨小梁，在 X 线摄影中表现为日光放射状阴影，这种现象与 Codman 三角都是骨肉瘤的影像学诊断特征。镜下观：瘤细胞由明显异型性的梭形或多边形肉瘤细胞组成，瘤细胞可直接形成肿瘤性骨样组织或骨组织是病理诊断骨肉瘤的最重要组织学依据。骨肉瘤内还可见软骨肉瘤和纤维肉瘤样成分。骨肉瘤为高度恶性，生长迅速，发现时常已发生血道转移（图 5-23f）。

7. 软骨肉瘤（chondrosarcoma）　　是以产生肿瘤性软骨基质为特征的恶性肿瘤。发病年龄多在40~70岁。多见于盆骨，也可发生在股骨、胫骨等长骨和肩胛骨等处。肉眼观：肿瘤位于骨髓腔内，呈灰白色、半透明、分叶状。镜下观：软骨基质中散在异型的软骨细胞，核大深染，核仁明显，可见核分裂象，出现较多的双核、多核和巨核瘤细胞。软骨肉瘤一般比骨肉瘤生长慢，转移也较晚。

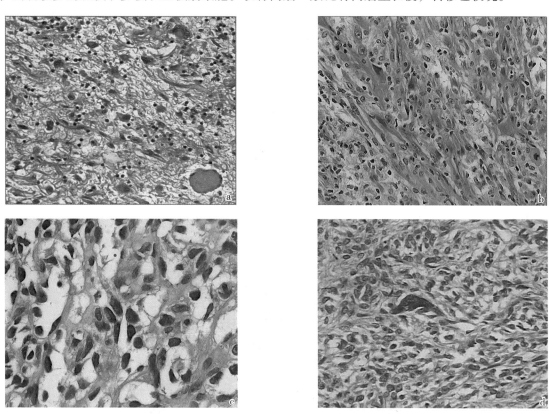

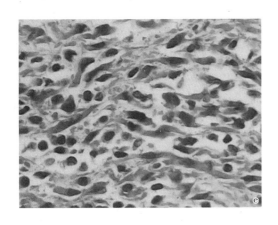
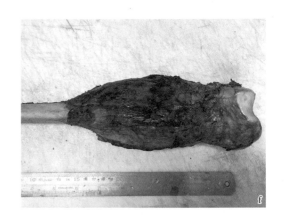

图 5-23 间叶组织恶性肿瘤

a. 脂肪肉瘤镜下观；b. 纤维肉瘤镜下观；c. 血管肉瘤镜下观；

d. 平滑肌肉瘤镜下观；e. 横纹肌肉瘤镜下观；f. 骨肉瘤肉眼观

三、神经外胚叶肿瘤

胚胎早期的外胚叶，部分发育成神经系统，称神经外胚叶，包括神经管和神经嵴。神经管发育成脑、脊髓、视网膜上皮等；神经嵴产生神经节、施万细胞、黑色素细胞、肾上腺髓质嗜铬细胞等。神经外胚叶起源的肿瘤种类繁多，详见各论中神经系统疾病等章节，以下仅介绍其中的视网膜母细胞瘤和黑色素细胞来源的肿瘤。

1. 视网膜母细胞瘤（retinoblastoma） 是源于视网膜胚基的恶性肿瘤。绝大多数发生于 3 岁以内的婴幼儿，6 岁以上罕见，7% 在出生时即已存在。约 40% 具有家族史，是一种常染色体显性遗传病，60% 为散发病例。发病多为单侧，双侧者占 26%~30%。肉眼观：肿瘤为灰白色或黄色结节状物，切面有明显的出血坏死，并可见钙化（图 5-24a）。镜下观：肿瘤由形态似未分化的视网膜母细胞的小圆细胞构成，弥漫性生长，可围绕空腔或无空腔呈放射状排列，形成特征性菊形团样结构（图 5-24b、c）。转移少见，如发生转移，多经血道转移至骨、肝、肺、肾等处。淋巴道转移只在眼眶软组织受累时才发生，多转移到耳前及颈淋巴结。预后不好，多在发病后一年半左右死亡。偶见自发性消退。

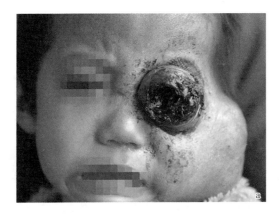

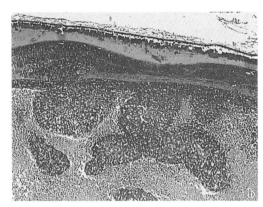
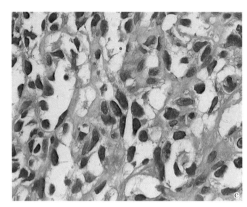

图 5-24　视网膜母细胞瘤肉眼观（a）和镜下观（b、c）

a. 左眼及左面部可见肿物形成；b. 瘤组织发生在视网膜上；c. 大量菊形团结构

2. 色素痣与黑色素瘤

（1）皮肤色素痣（pigmented nevus of the skin）　　是源自表皮基底层的黑色素细胞（痣细胞）发生的良性错构性增生性病变，有的可恶变成为黑色素瘤。根据其在皮肤组织内发生部位的不同，可分为皮内痣、交界痣和混合痣三种。交界痣，即痣细胞在表皮和真皮的交界处生长，形成痣细胞巢，此型较易恶变；皮内痣，是最常见的一种，痣细胞在真皮内呈巢状或条索状排列（图 5-25）；混合痣，即交界痣和皮内痣兼而有之。色素痣出现颜色加深，体积增大，生长加快或破溃，瘙痒或疼痛，发炎或出血等，可能是恶变的征兆。

（2）黑色素瘤（melanoma）　　简称黑色素瘤或恶黑，是一种能产生黑色素的高度恶性肿瘤。大多见于 30 岁以上成年人。多见于皮肤或黏膜，偶见于内脏。发生于皮肤者以足底、外阴及肛门周围多见。可一开始即为恶性，也可由交界痣恶变而来。肉眼观：肿瘤多呈黑色，与周围组织界限不清。镜下观：组织结构多样，瘤细胞可呈巢状、条索状或腺泡样排列。瘤细胞可呈多边形或梭形，核大，常有粗大的嗜酸性核仁。胞质内可见黑色素颗粒（图 5-26）。无黑色素的黑色素瘤，诊断困难，免疫组织化学染色 S-100 和 HMB45 阳性有助于诊断。电镜下，瘤细胞胞质内含有少数典型的黑素体（melanosome）或前黑素体（premelanosome）。黑色素瘤的预后与发生部位、组织学类型和分期等多种因素密切相关，多数较差，晚期可有淋巴道及血道转移。因此，早期诊断和及时治疗非常重要。

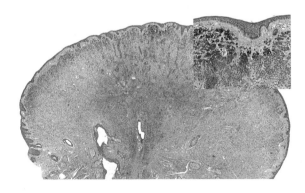

图 5-25　皮内痣镜下观

真皮内可见大量痣细胞巢

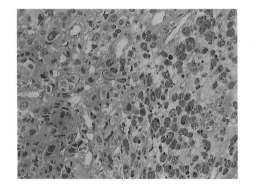

图 5-26　黑色素瘤镜下观

瘤细胞胞质内见黑色素

四、多种组织构成的肿瘤

由两种或两种以上不同类型的组织构成的肿瘤，称混合瘤。最复杂的混合瘤是畸胎瘤，由来源于两个或两个以上胚层的多种成分构成。根据分化程度可将其分为成熟畸胎瘤（良性）和不成熟畸胎瘤（恶性）两类；根据外观又可分为囊性或实性，常发生于卵巢和睾丸（图5-27）。此外，肾母细胞瘤和癌肉瘤因成分多样，也属于混合瘤。

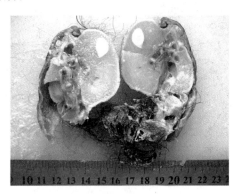

图 5-27　成熟囊性畸胎瘤肉眼观
包膜完整，打开包膜见囊内油脂、毛发及牙齿等多种成分

第十节　肿瘤的病因学与发病学

肿瘤病因学主要研究肿瘤发生的始动因素，肿瘤发病学主要研究肿瘤的发病机制及发生条件。近年来随着分子生物学的迅速发展，特别是对癌基因和抑癌基因的研究，已经初步揭示了某些肿瘤的病因与发病机制。目前较为肯定的是，肿瘤从本质上讲是一种基因病。环境致癌因素和遗传性致癌因素是引起基因改变的始动环节，二者可能以协同或序贯的方式引起细胞非致死性 DNA 损伤，从而激活原癌基因和（或）使抑癌基因失活，继而引起细胞周期调控基因、凋亡调节基因和（或）DNA 修复基因等表达异常，导致细胞发生转化。发生转化的细胞可先呈多克隆性增生，经过漫长的多阶段演进过程，其中某一个克隆相对无限制增生，然后通过附加基因的突变，具有了异质性，从而获得浸润和转移能力，形成恶性肿瘤。由此可见，肿瘤的形成是多因素参与、多基因突变积累和长期的多步骤性的过程。

一、环境致瘤因素

大量调查研究显示，环境中存在多种多样的致瘤因素。由于肿瘤可在其作用后很久才发生，致瘤因素的确定需要结合临床观察、流行病学资料和实验研究等多个方面。

在致瘤因素中，能导致恶性肿瘤发生的物质统称为致癌物（carcinogen），其所引发的初始变化称为激发作用（initiation）或启动作用。某些本身无致癌性但可以增加致癌物的致癌性的物质称为促癌物（promoter），起促发作用（promotion）。恶性肿瘤的发生常常要经过启动和促发这两个阶段。下面简单介绍一些常见的环境致瘤因素，以便于在今后的护理工作中进行自我保护和宣传预防知识。

（一）化学致癌因素

化学因素是环境因素中最主要的致瘤因素。目前已经确定的对动物有致癌作用的化学物质超过千种，其中有些可能与人类癌瘤密切相关。大多数化学致癌物需在体内，特别是在肝脏中代谢、活化后才能致癌，称间接致癌物或前致癌物，其代谢活化的致癌产物为终末致癌物。少数化学致癌物不需在体内进行代谢转化即可致癌，称直接致癌物。化学致癌物多数是致突变剂（mutagen），具有亲电子基团，能与靶细胞内的大分子（如 DNA）的亲核基团共价结合，导致其结构改变（如 DNA 突变）。化学致癌物起启动作用，引起癌症发生过程中的始发变化。主要的化学致癌物有以下几类。

1. 间接化学致癌物

（1）多环芳烃　主要存在于石油、煤焦油中。致癌性特别强的有 3,4-苯并芘、1,2,5,6-双苯并蒽等。其中 3,4-苯并芘是煤焦油的主要致癌成分，可由有机物燃烧而产生，存在于工厂排出的煤烟和烟草点燃后的烟雾中。近些年肺癌发生率居高不下，与吸烟和城市大气污染有密切关系。此外，烟熏和烧烤的鱼、肉等食品也含有多环芳烃，这可能与某些地区胃癌的高发有关。

（2）芳香胺类与氨基偶氮染料　致癌的芳香胺类有乙萘胺、联苯胺、4-氨基联苯等，与印染工人和橡胶工人的膀胱癌发生率高有关。氨基偶氮染料如过去食品工业中使用的奶油黄（二甲基氨基偶氮苯）和猩红，主要在肝脏代谢，经氧化后形成致癌物，可引起实验性大鼠肝细胞癌。

（3）亚硝胺类　致癌谱广，可在许多实验动物身上诱发各器官的肿瘤，尤其是胃癌。体内的亚硝胺源自亚硝酸盐与食物中的各种二级胺在胃内酸性环境下的合成。亚硝酸盐可源自鱼或肉类食品的保存剂和着色剂，也可由细菌分解硝酸盐产生。二级胺却广泛存在于水和食物中，变质的蔬菜和食物、短期腌制的腌菜中含量较高。亚硝酸盐和二级胺在胃内酸性环境中合成亚硝胺，亚硝胺经羟化作用活化并形成具有很强反应性的烷化碳离子而致癌。不同结构的亚硝胺有特异性的器官亲和性，如二甲基亚硝胺主要引起肝癌，不对称的亚硝胺可引起食管癌。我国河南林县的流行病学调查表明，该地区食管癌发病率高与食物中亚硝胺含量高有关。

（4）真菌毒素　目前已知数十种真菌毒素具有致癌性，研究最多的是黄曲霉毒素（aflatoxin）。黄曲霉菌广泛存在于霉变食品中，尤以霉变的花生、玉米及谷类含量最多。黄曲霉毒素有许多种，其中，黄曲霉毒素 B_1（aflatoxin B_1）致癌性最强，可诱发肝细胞癌。而乙型肝炎病毒（HBV）感染所致的肝细胞慢性损伤和再生为黄曲霉毒素 B_1 的致癌作用提供了有利条件。因此，HBV 感染与黄曲霉素 B_1 污染之间的协同作用可能是我国肝癌高发的主要因素。

2. 直接化学致癌物　较少，此类化学致癌物不需要体内代谢活化即可直接致癌，但一般致癌作用较弱，致癌所需时间长。

（1）烷化剂与酰化剂　抗癌药物中的环磷酰胺、氮芥、苯丁酸氮芥、亚硝基脲等均属此类。其在应用相当长时间后，可诱发第二种肿瘤。如经化学治疗痊愈或已控制的白血病、霍奇金淋巴瘤和卵巢癌的患者，数年后可发生粒细胞白血病。应用此类药物治疗其他疾病，如类风湿关节炎和 Wegener 肉芽肿等自身免疫性疾病，以后发生恶性肿瘤的概率也远远高于正常人。因此，临床上应谨慎使用。

（2）其他直接致癌物　金属元素如镍、铬、镉、铍等对人类也有致癌作用。如镍可诱发鼻咽癌和肺癌，铬可诱发肺癌，镉可诱发前列腺癌和肾癌等。其机制可能为：金属的二价阳离子是亲电子的，可与细胞大分子尤其是 DNA 结合、反应而致癌。一些非金属元素和有机化合物也有致癌性，如砷可诱发皮肤癌，氯乙烯可致塑料厂工人发生肝血管肉瘤，苯可致白血病等。

化学致癌大多与环境污染和职业因素有关。因此，彻底地治理环境污染、加强防护措施、防治职业病对于减少癌症的发生是极其重要的。

（二）物理致癌因素

已证实的物理性致癌因素主要是电离辐射（ionizing radiation）。此外，紫外线、热辐射、慢性炎症刺激、创伤和异物等亦可能与促癌有关。

电离辐射包括 X 射线、γ 射线以及粒子形式如 β 粒子等的辐射。长期接触 X 射线及镭、铀、氡、钴、锶等放射性同位素可引起各种肿瘤。放射工作者若长期接触射线而又缺乏有效防护措施，皮肤癌和白血病的发生率较一般人高。辐射能使染色体发生断裂、易位和点突变，导致癌基因激活或者肿瘤抑制基因灭活。

长期暴晒于阳光下和受紫外线过度照射，易引起皮肤的鳞状细胞癌、基底细胞癌和黑色素瘤，白种人或照射后色素不增加的有色人种最易发生。其作用机制是：细胞内 DNA 吸收光子后，其中相邻的两个嘧啶连接形成嘧啶二聚体，二聚体又形成环丁烷，从而破坏 DNA 双螺旋中的磷酸二酯骨架而受损伤。正常人 DNA 发生损伤后可为一系列的 DNA 修复机制所修复，因而皮肤癌发病少见。而着色性干皮病患者（常染色体隐性遗传），由于先天性缺乏修复 DNA 所需的酶，不能修复紫外线所致的 DNA 损伤，皮肤癌的发病率很高。

此外，热辐射（如烧伤致癌）、慢性炎性刺激（如慢性皮肤溃疡、慢性胃溃疡等可发生癌变）、创伤（如骨折后发生骨肉瘤）或异物（如石棉引起胸膜间皮瘤）等也与肿瘤的发生有关。

（三）生物致癌因素

生物性致癌因素包括病毒和细菌等，主要是病毒。

1. 病毒　越来越多的证据表明，某些肿瘤的发生与病毒感染相关。凡能引起人或动物肿瘤或体外能使细胞转化为恶性的病毒均称为肿瘤病毒。目前已知的肿瘤病毒有上百种，其中 1/3 为 DNA 病毒，2/3 为 RNA 病毒。

（1）DNA 肿瘤病毒　DNA 病毒感染细胞后，可整合到宿主细胞的基因组中并作为细胞的基因加以表达，引起细胞转化。如果病毒 DNA 未整合到宿主细胞的基因组中，则病毒可自行复制，产生大量病毒颗粒，导致宿主细胞死亡。与人类肿瘤发生密切相关的 DNA 病毒包括如下。①人乳头瘤病毒（human papilloma virus，HPV）：HPV 与人类上皮性肿瘤，主要是生殖道和喉等部位的乳头状瘤，以及子宫颈和肛门生殖器区域的鳞癌的发生密切相关。HPV 有多种类型，其中，前者与 HPV6、11 型感染有关，后者与 HPV16、18 型感染有关。HPV 的 E6 和 E7 蛋白能与 Rb 和 p53 蛋白结合，抑制它们的功能，导致肿瘤的发生。②Epstein-Barr 病毒（EBV）：是一种疱疹病毒，与伯基特（Burkitt）淋巴瘤、鼻咽癌、某些霍奇金淋巴瘤和 B 细胞淋巴瘤有关。EB 病毒主要感染人类的口咽部上皮细胞和 B 淋巴细胞。其对 B 细胞有很强的亲和力，能使 B 细胞发生多克隆性增殖，在此基础上再发生其他突变，如 N-Ras 突变，最终导致单克隆性增生，形成淋巴瘤。鼻咽癌在我国南方和东南亚多见，肿瘤中有 EBV 基因组。③乙型肝炎病毒（HBV）：与肝细胞癌的发生关系密切，HBV 感染者发生肝细胞癌的概率是未感染者的 200 倍，肝癌患者 HBsAg 阳性率高达 80% 以上。这可能与慢性肝损伤导致肝细胞不断再生以及 HBV 产生的 HBx 蛋白有关。

（2）RNA 肿瘤病毒　是逆转录病毒，可通过转导或插入突变等方式将其病毒癌基因整合到宿主细胞 DNA 中，使细胞发生转化。RNA 肿瘤病毒有急性转化病毒和慢性转化病毒之分。急性转化病毒含有病毒癌基因，如 v-src、v-abl、v-myb 等，感染细胞后，以其 RNA 为模板通过逆转录酶合成 DNA 片段，整合到宿主的 DNA 中并表达，导致细胞转化。慢性转化病毒本身不含有癌基因，但有很强的促进基因转录的启动子或增强子，感染宿主细胞后，逆转录插入宿主细胞 DNA 的原癌基因附近，引起原癌基因激活和过度表达，使宿主细胞转化。动物实验证实 RNA 肿瘤病毒可诱发白血病、肉瘤、淋巴瘤及乳腺癌等，如人类 T 细胞白血病/淋巴瘤病毒 I（human T-cell leukemia/lymphoma virus I，HTLV-1）与成人 T 细胞白血病/淋巴瘤（ATL）有关。

2. 细菌　许多研究表明，幽门螺杆菌（Helicobacter. pylori，Hp）与慢性胃炎、消化性溃疡、胃癌及胃黏膜相关淋巴组织淋巴瘤的发生密切相关。大多数的胃癌和胃淋巴瘤都伴有幽门螺杆菌感染，用抗生素预防胃癌和治疗胃淋巴瘤可起到一定效果。

3. 寄生虫　寄生虫感染与人类某些肿瘤的发生相关。例如日本血吸虫病流行区结肠癌高发，埃及血吸虫病感染者膀胱癌的发病率高，感染华支睾吸虫者胆管上皮癌的发病率较一般人高。

二、影响肿瘤发生、发展的内在因素及其作用机制

肿瘤发生和发展除受外界致癌因素的影响外，机体的内在因素，包括遗传因素和宿主对肿瘤细胞的

免疫反应在肿瘤发生发展中也起重要作用。

（一）遗传因素

遗传因素在一些肿瘤的发生中起重要作用，这种作用在遗传性肿瘤综合征上表现最明显。遗传性肿瘤综合征患者的染色体和基因异常，患肿瘤的概率大大增加。

绝大多数肿瘤遗传因素的作用主要表现为对致癌因素的易感性或倾向性，遗传直接相关者不足 10%。

1. 常染色体显性遗传的肿瘤　某些肿瘤遗传因素在其发生中起决定性作用，如视网膜母细胞瘤、肾母细胞瘤、神经母细胞瘤等都是常染色体显性遗传的肿瘤。另外还有一些癌前病变，如家族性腺瘤性息肉病、神经纤维瘤病等都属单基因遗传，以常染色体显性遗传的规律出现。这类肿瘤主要表现为遗传性肿瘤抑制基因（如 Rb、p53 、APC、NF-1）突变或缺失，其发生还需第二次突变。临床上患者发病较早，肿瘤往往多发，常累及双侧器官。

2. 常染色体隐性遗传的遗传综合征　某些呈常染色体隐性遗传的遗传综合征患者，容易发生某些类型的肿瘤。如 Bloom 综合征（先天性毛细血管扩张性红斑及生长发育障碍）患者易发生白血病及其他恶性肿瘤，毛细血管扩张性共济失调综合征患者多发生急性白血病和淋巴瘤，着色性干皮病患者经紫外线照射易患皮肤基底细胞癌、鳞状细胞癌或黑色素瘤。这些遗传综合征均表现为 DNA 修复基因异常。相应的肿瘤主要发生在皮肤和（或）血细胞，尤其当这些部位暴露于某些因子（如电离辐射、药物）时。因此，在这类疾病中，遗传因素不决定肿瘤的发生，而决定肿瘤的易感性。

3. 与遗传和环境因素均有关的家族性肿瘤　这些肿瘤一般是多基因遗传性肿瘤，其发生过程中遗传因素和环境因素协同作用，环境因素更为重要。乳腺癌、胃肠癌、食管癌、肝癌和白血病等常有家族聚集倾向，可能与多因素遗传有关。

（二）宿主对肿瘤的反应

发生了肿瘤转化的细胞可以引起机体的免疫反应。引起机体免疫反应的肿瘤抗原和机体抗肿瘤免疫是肿瘤免疫学重要的研究内容，越来越受到人们的广泛关注。

1. 肿瘤抗原　可分为肿瘤特异性抗原和肿瘤相关抗原。

（1）肿瘤特异性抗原　是肿瘤细胞独有的抗原，只存在于肿瘤细胞而不存在于正常细胞。同一种致癌物在不同个体中诱发的同样组织类型的肿瘤，具有不同的特异性抗原。

（2）肿瘤相关抗原　既存在于肿瘤细胞也存在于某些正常细胞。分为两类：肿瘤胚胎抗原和肿瘤分化抗原。①肿瘤胚胎抗原：在正常情况下出现在发育中的胚胎组织中，而不见于成熟组织，但癌变组织中可出现。例如在胚胎干细胞和肝细胞癌中出现的甲胎蛋白（AFP），以及在胚胎组织和结肠癌中出现的癌胚抗原（CEA）。②肿瘤分化抗原：是在正常细胞和肿瘤细胞都具有的，与某个方向分化有关的抗原。例如，前列腺特异性抗原（PSA）见于正常前列腺上皮和前列腺癌细胞，后经研究发现在乳腺组织和乳腺癌中也有少量表达。肿瘤相关抗原有助于相关肿瘤的诊断和病情监测，甚至可成为肿瘤分子治疗的靶点或用于开发肿瘤预防型疫苗。

2. 抗肿瘤的免疫效应机制　细胞免疫和体液免疫都参与抗肿瘤免疫，以细胞免疫为主导，其效应细胞主要有细胞毒性 T 细胞（cytotoxic T lymphocyte，CTL）、自然杀伤细胞（natural killer cell，NK cell）和巨噬细胞等。激活的 CTL（CD8$^+$）通过细胞表面的 T 细胞受体，识别与 MHC 分子组成复合物的肿瘤特异性抗原，释放溶解酶以杀伤肿瘤细胞。NK 细胞是抗肿瘤免疫的第一线，无需致敏，激活后可溶解多种肿瘤细胞。T 细胞产生的干扰素 γ 可激活巨噬细胞，后者产生 TNF-α，参与杀伤肿瘤细胞。

3. 免疫监视　免疫机能低下者，如先天性免疫缺陷病患者和接受免疫抑制治疗的患者，恶性肿瘤的发病率明显增加，这一现象提示正常机体存在免疫监视机制，可发现并清除肿瘤性转化的细胞，起到抗肿瘤的作用。肿瘤细胞逃脱免疫监视甚至破坏机体的免疫系统，可能与某些肿瘤的发生有关。

除了上述因素之外，还有许多其他因素与肿瘤的发生有关。尤其是来自生活方式、饮食（习惯、结构和安全）与个体暴露的危险因素日益受到重视。目前，环境污染，烟草、酒精及电子产品使用，超重和肥胖等皆已成为影响肿瘤发生的重要因素。

⊕ **知识链接**

癌症三级预防

WHO 将癌症的预防分为三个级别。一级预防是指病因预防，主要针对危险因素进行干预。二级预防即发病学预防或"三早"预防，着重于早期发现、早期诊断和早期治疗。三级预防也称临床（期）预防或康复预防，主要是进行康复治疗，改善癌症患者预后情况，定期复查随诊，防止复发，提高患者生活质量，延长生命。

三、肿瘤发生的分子机制

随着大量研究的不断深入，人们发现肿瘤的发生具有复杂的分子机制，主要涉及原癌基因激活、抑癌基因失活、凋亡调节基因异常和 DNA 修复基因功能紊乱、端粒酶活化及表观遗传学改变等。以下简要介绍这些重要的分子机制。

（一）癌基因

1. 原癌基因与癌基因及其产物　正常细胞 DNA 中存在的与病毒癌基因十分相似的同源序列，称原癌基因（proto-oncogene）。其编码的产物多为对正常细胞增殖和分化进行生理性调控的蛋白质，如生长因子、生长因子受体、信号转导蛋白和核调节蛋白等。原癌基因可在多种致癌因素的作用下被激活成为癌基因（oncogene），促进细胞自主生长，发生恶性转化。癌基因编码的蛋白称为癌蛋白（oncoprotein），与原癌基因的正常产物相似，但却存在着量或结构上的不同，可持续转化靶细胞，使得靶细胞不再需要生长因子或其他刺激信号而自主生长。针对这些蛋白，人们研制出相应的抗肿瘤药物，已用于某些肿瘤的临床治疗，并取得了一定的疗效。

2. 原癌基因的激活　原癌基因转变为癌基因的过程，称原癌基因的激活。原癌基因常见的激活方式如下。

（1）点突变（point mutation）　指原癌基因编码顺序在特定位置上发生某个核苷酸的改变，使相应蛋白质的一个氨基酸改变，继而改变蛋白质的空间构型和生物学功能，可表现为无义突变、错义突变、移码突变、终止码突变等。如 *Ras* 原癌基因第 1 外显子的第 12 号密码子从 GGC 突变为 GTC，相应编码的氨基酸则由甘氨酸变为缬氨酸，这种异常的 Ras 蛋白具有不受上游信号控制、持续促进细胞增殖的能力。

（2）基因扩增（gene amplification）　特定基因过度复制，其拷贝数增加，导致其基因产物过量表达，例如神经母细胞瘤中发生的 N-myc 扩增，乳腺癌中的 *HER2* 基因扩增。

（3）染色体重排（chromosomal rearrangements）　染色体发生易位或倒位，导致原癌基因的表达异常或结构与功能改变。例如 *C-myc* 在 Burkitt 淋巴瘤中的激活，就是染色体易位导致原癌基因被置于很强的启动子控制之下，转录增加，过度表达。另一种情况如慢性粒细胞白血病中经典的"费城染色体"，是 9 号染色体上的原癌基因 *Abl* 易位至 22 号染色体的 *Bcr* 基因旁，形成一个结构功能异常的 Bcr/Abl 融合蛋白，导致细胞恶性转化。

不同的癌基因有不同的激活方式，一种癌基因也可有不同的激活方式，一种肿瘤往往有多种癌基因的表达增强。表 5-5 列举了一些常见的癌基因及其产物、激活方式和相关的人类肿瘤。

表 5-5　常见原癌基因及激活方式和相关的人类肿瘤

分类	原癌基因	活化机制	相关人类肿瘤
生长因子			
PDGF-β 链	*sis*	过度表达	星形细胞瘤、骨肉瘤
HGF	*HGF*	过度表达	甲状腺癌
生长因子受体			
EGF 受体家族	*erb-B1*	过度表达	肺鳞癌
	erb-B2	扩增	乳腺癌、卵巢癌、肺癌和胃癌
	erb-B3	过度表达	乳腺癌
信号转导蛋白			
GTP 结合蛋白	*K-Ras*	点突变	肺癌、结肠癌、胰腺癌
	H-Ras	点突变	肾癌、膀胱癌
	N-Ras	点突变	黑色素瘤、造血系统肿瘤
非受体型酪氨酸激酶	*Abl*	重排	慢性粒细胞白血病、急性淋巴细胞白血病
核调节蛋白			
转录活化因子	*C-myc*	重排	伯基特淋巴瘤
	N-myc	扩增	神经母细胞瘤、小细胞肺癌
	L-myc	扩增	小细胞肺癌
细胞周期调节蛋白			
周期素	*cyclin D*	重排	套细胞淋巴瘤
		扩增	乳腺癌、肝癌、食管癌
周期蛋白依赖性激酶	*CDK4*	扩增或点突变	胶质母细胞瘤、黑色素瘤、肉瘤

（二）肿瘤抑制基因

肿瘤抑制基因（tumor suppressor gene），简称抑癌基因，与原癌基因活化后表达产物促进细胞生长、增殖和转化相反，抑癌基因是正常细胞生长、增殖调控的负调节基因，其编码的蛋白质能抑制细胞的生长，功能丧失会使细胞增殖失控而导致肿瘤发生。因此，作为抑癌基因需要满足三个条件：①该基因在该恶性肿瘤来源的相应正常组织中必须有正常的表达；②在该恶性肿瘤中，该基因有改变；③将该基因野生型导入该基因缺陷的恶性肿瘤细胞，将部分或全部抑制其恶性表型。肿瘤抑制基因的失活主要通过等位基因的两次突变或缺失的方式实现。另有研究显示，某些功能异常也与基因启动子的过甲基化导致其表达障碍有关。表 5-6 列举了一些常见的肿瘤抑制基因和相关的人类肿瘤。

表 5-6　常见肿瘤抑制基因和相关的人类肿瘤

基因	功能	与体细胞相关的肿瘤	与遗传型突变相关的肿瘤
NF-1	抑制 Ras 的信号传递	神经鞘瘤	Ⅰ型神经纤维瘤病和恶性神经鞘瘤
NF-2	不明	神经鞘瘤、脑膜瘤	Ⅱ型神经纤维瘤病、听神经瘤和脑膜瘤
APC	抑制信号转导	胃癌、结肠癌、胰腺癌、黑色素瘤	家族性腺瘤性息肉病、结肠癌
Rb	调节细胞周期	视网膜母细胞瘤、骨肉瘤、乳腺癌、结肠癌、肺癌	视网膜母细胞瘤、骨肉瘤
p53	调节细胞周期和 DNA 损伤所致的凋亡	大多数人类肿瘤	Li-Fraumeni 综合征、多发性癌和肉瘤
WT-1	转录调控	肾母细胞瘤	肾母细胞瘤
p16	抑制周期蛋白依赖性激酶	胰腺癌、食道癌	黑色素瘤
BRCA1	DNA 修复		女性家族性乳腺癌和卵巢癌
BRCA2	DNA 修复		男性和女性乳腺癌

肿瘤抑制基因根据其作用机制分为看门基因（gatekeeper genes）和管理基因（caretaker genes）。前者的作用是抑制带损伤 DNA 的细胞增殖或促进其死亡，如 *p53*、*Rb*、*APC* 等。后者的作用是通过修复

DNA 损伤来维持基因组完整性，如 *BRCA1* 、*BRCA2* 等。

1. *Rb* 基因 是在对视网膜母细胞瘤的研究中被最早发现的一种抑癌基因，定位于人类 13 号染色体 q14，编码的 Rb 蛋白在调节细胞周期中起重要作用。其纯合型丢失见于所有视网膜母细胞瘤及部分其他肿瘤，如骨肉瘤、乳腺癌和小细胞肺癌等。*Rb* 基因导入可使某些癌瘤得以逆转。

🌐 **知识链接**

二次打击假说

视网膜母细胞瘤分为家族性和散发性两种。家族性视网膜母细胞瘤患儿年龄小，双侧发病较多；散发性视网膜母细胞瘤发病率比家族性者低，且发病较晚，多为单侧。Knudson（1974）提出"二次打击假说"（two-hit hypothesis），解释了这种现象。这个假说的含义是：存在某种基因，当这个基因的两个拷贝（等位基因）都被灭活后才能发生肿瘤。家族性视网膜母细胞瘤患儿的所有体细胞都已经继承了一个有缺陷的基因拷贝，只要另一个正常的基因拷贝再发生灭活即可形成肿瘤。散发性视网膜母细胞瘤患者则需要两个正常的等位基因都通过体细胞突变失活才能发病，所以发生概率低得多。后来的研究肯定了这一假说，并因此发现了 *Rb* 基因。

2. *p53* 基因 是迄今发现的与人类肿瘤发病相关性最高的基因，定位于 17p13，分为野生型和突变型两种。正常存在于细胞内的为野生型，编码的 p53 蛋白具有特异的转录激活作用。在 DNA 损伤时（如细胞受到电离辐射后），p53 诱导细胞周期蛋白依赖性激酶（CDK）抑制物 p21 和 DNA 修复基因 *GADD45* 的转录，使细胞停滞在 G_1 期，进行 DNA 修复；如不能完成修复，则启动细胞凋亡途径，防止 DNA 损伤传递给子代细胞。因此，正常的 p53 蛋白又被称为"分子警察"。当 p53 缺失或突变时，细胞发生 DNA 损伤却不能通过 p53 的介导停滞在 G_1 期进行 DNA 修复，细胞继续增殖，DNA 的异常传递给子代细胞。这些异常的积累，可能最终导致细胞转化。*p53* 基因突变、缺失、基因重排和甲基化等多种方式均可导致 *p53* 基因失活（突变型 *p53* 基因）。突变是最为常见的方式，有超过 50% 的人类肿瘤存在 *p53* 基因的突变，在结肠癌、肺癌、乳腺癌和胰腺癌中尤为多见。

3. *APC* 基因 腺瘤性结肠息肉病（adenomatosis polyposis coli，*APC*）基因，染色体定位于 5q21，其产物 APC 蛋白能够影响细胞黏附和信号转导，被誉为结肠上皮完整性的"分子门卫"。*APC* 基因突变，可导致蛋白虽能与 β 连环蛋白结合却不能诱导其降解，引起细胞与细胞、细胞与基质之间黏附作用改变，细胞分裂与细胞死亡之间平衡失调，成为结肠癌发生的一个限速分子因素。

4. *BRCA* 基因 全名为乳腺癌易感基因（breast cancer susceptibility genes，*BRCA*），包括 *BRCA1* 和 *BRCA2* 。*BRCA1* 基因定位于 17q21，*BRCA2* 基因定位于 13q12。*BRCA1/2* 能编码具有多重功能的蛋白，在调控细胞生长、DNA 损伤修复、维持细胞遗传稳定性方面发挥重要作用。其突变表型往往具有诱发乳腺癌和卵巢癌发生的趋向，在临床上已成为家族性乳腺癌治疗的重要靶点，为其个性化治疗提供了新方向。

（三）凋亡调节基因和 DNA 修复调节基因

1. 凋亡调节基因 肿瘤的生长与细胞增殖和细胞死亡的比例有关。除了原癌基因和肿瘤抑制基因的作用外，凋亡调节基因功能紊乱，凋亡途径发生障碍导致凋亡抵抗，也可促进肿瘤形成。例如，Bcl-2 蛋白抑制凋亡，而 Bax 蛋白促进细胞凋亡。正常情况下，Bcl-2 和 Bax 在细胞内保持平衡。如 Bcl-2 蛋白增多，细胞长期存活；如 Bax 蛋白增多，细胞进入凋亡进程。例如 *Bcl-2* 基因的过表达，可能与滤泡型淋巴瘤的发生发展有关。

2. DNA 修复调节基因　正常细胞内存在 DNA 修复调节基因，当损伤因素致 DNA 轻微损伤时，细胞内的 DNA 修复调节基因可对其进行及时的修复。当 DNA 损伤严重不能修复时，将发生凋亡。因此，DNA 修复调节基因与凋亡调节基因一样，对维持基因组的稳定非常重要。在一些有遗传性 DNA 修复调节基因突变或缺失的人群中，肿瘤的发病率极高，例如着色性干皮病患者，不能修复紫外线导致的 DNA 损伤，其皮肤癌的发生率极高。

（四）端粒、端粒酶和肿瘤

端粒（telomere）是位于染色体末端的控制细胞 DNA 复制次数的 DNA 重复序列。细胞分裂一次，其端粒就缩短一点。细胞分裂一定次数后，端粒缩短使得染色体相互融合，导致细胞死亡。所以，端粒可以称为细胞的生命计时器。生殖细胞具有端粒酶（telomerase）活性，可使缩短的端粒长度恢复；但大多数体细胞没有端粒酶活性，只能复制大约 50 次。大多数人类恶性肿瘤细胞都具有较高的端粒酶活性，使其端粒不会缩短，细胞无限增殖，并获得永生化。端粒酶活性在一定程度上与肿瘤的恶性程度和预后有关，提示其可以作为评估恶性肿瘤生物学行为的指标之一。因此，抑制肿瘤细胞的端粒酶活性可能成为肿瘤治疗的新途径。

（五）表观遗传学改变

表观遗传学改变（epigenetics changes）是指不伴有基因序列改变的、可逆的基因表达的遗传学改变，包括 DNA 甲基化和组蛋白修饰等。许多人类肿瘤都有不同程度的 DNA 异常甲基化，包括肿瘤抑制基因的过甲基化和癌基因的低甲基化，前者导致肿瘤抑制基因表达下降，后者导致癌基因过表达，促使肿瘤形成。组蛋白维护染色质结构，参与基因表达调控。组蛋白修饰异常也是肿瘤发生的重要环节。

另外，近年来研究发现，非编码 RNA 调节编码蛋白质的 mRNA 或调控基因的转录。其表达异常也可导致癌基因过表达或肿瘤抑制基因表达降低，在基因表达调控中发挥作用。它属于广义的表观遗传学改变，对于深入揭示肿瘤发生的分子机制具有重要意义。

四、肿瘤的多基因协同和多步骤性

肿瘤的发生是一个长期的多因素、多步骤、多阶段的复杂过程。以结直肠癌的发生为例，在正常肠上皮增生、异型增生、腺瘤、癌的演进过程中，存在多个步骤、多种基因的协同作用。这些不同基因的改变阶梯性积累起来，一般需要较长时间和多种因素的参与。

综上，细胞的完全恶性转变过程可概述如下：在内、外致瘤因素的作用下，多个基因改变，包括数个癌基因的激活和（或）抑癌基因的失活，凋亡调节基因功能紊乱和 DNA 修复基因改变，以及端粒酶激活和表观遗传学改变等，使细胞出现多克隆性增殖；然后在进一步基因损伤的基础上，发展为克隆性增殖，通过演进获得肿瘤的异质性，具有了浸润和转移的能力，发展为恶性肿瘤并扩散。

近年来，人们对肿瘤进行了更深更广的研究，并取得了很大的进展，但肿瘤的发生发展受诸多因素影响，非常复杂，许多领域对于我们而言仍然是未知的，有待进一步深入探索研究。

目标检测

答案解析

一、选择题

（一）A1 型题

1. 决定肿瘤特异性的是（　　）

　　A. 肿瘤的间质　　　B. 肿瘤的实质　　　C. 癌基因　　　D. 肿瘤生长方式　　　E. 肿瘤生长分数

2. 癌最常见的转移途径是（　　）

　　A. 淋巴道转移　　　B. 血道转移　　　C. 种植性转移　　　D. 直接蔓延　　　E. 椎旁静脉系统的转移

3. 肉瘤最易发生（　　）

　　A. 淋巴道转移　　　B. 血道转移　　　C. 种植性转移　　　D. 直接蔓延　　　E. 椎旁静脉系统的转移

4. 肿瘤 TNM 分期中的 N 指的是（　　）

　　A. 肿瘤的异型性　　　　B. 肿瘤原发病灶的情况　　　　C. 远处转移情况

　　D. 局部淋巴结受累情况　　　　E. 肿瘤分化程度

5. 下列属于良性肿瘤的是（　　）

　　A. 霍奇金淋巴瘤　　　B. 蕈样霉菌病　　　C. 白血病　　　D. 肾母细胞瘤　　　E. 成熟畸胎瘤

（二）X 型题

1. 下列属于癌前病变的是（　　）

　　A. 乳腺增生　　　B. 大肠腺瘤　　　C. 黏膜白斑　　　D. 十二指肠慢性溃疡　　　E. 溃疡性结肠炎

2. 下列属于恶性肿瘤的是（　　）

　　A. 白血病　　　B. 视网膜母细胞瘤　　　C. 精原细胞瘤　　　D. 血管瘤　　　E. 淋巴瘤

3. 下列肿瘤中，来源于间叶组织的是（　　）

　　A. 皮肤乳头状瘤　　　B. 平滑肌瘤　　　C. 脂肪瘤　　　D. 血管瘤　　　E. 淋巴管瘤

二、思考题

1. 何谓肿瘤？如何区分良性、恶性肿瘤？

2. 如何做好肿瘤患者的护理工作？

（董孟华）

书网融合……

本章小结　　　　　微课　　　　　思政元素　　　　　题库

第六章 心血管系统疾病

PPT

📋 学习目标

    1. 掌握 动脉粥样硬化的基本病理变化和继发性病变；冠心病的类型和病理变化；缓进性高血压的病理变化及对机体的影响；风湿病的基本病变和风湿性心脏病的病变及后果。

    2. 熟悉 重要器官的动脉粥样硬化及对机体的影响；急进型高血压病的病变特点；感染性心内膜炎的类型和病变；慢性心瓣膜病的发生、病理变化及血流动力学改变。

    3. 了解 动脉粥样硬化、原发性高血压和风湿病的病因及发病机制；风湿性关节炎及其他受累器官的病变特点；心肌炎的类型及病理变化；心肌病的概念、类型和病变特点；心包炎、心脏肿瘤及动脉瘤的类型和病变。

⇒ 案例引导

    案例：患者，男性，62 岁。肥胖，重度吸烟，近两年经常有劳累时心前区疼痛，并向左肩部放射。近日因外出劳累，病情加重，住院诊治。查体：急性病容，神志模糊。心电图检查显示广泛心肌缺血及完全性右束支传导阻滞。

    讨论：该患者可能患有什么疾病？临床上采取的护理措施是什么？

    由心脏和血管构成的心血管系统是维持机体血液循环、物质交换和传递体液信息的结构基础。心血管系统疾病是严重危害人类生命健康的一组疾病，大多数心血管系统疾病是后天的，如动脉粥样硬化症、风湿病等；少数为先天的，如先天性房室间隔缺损、心脑血管畸形等。近年来由于膳食不合理、吸烟、饮酒和缺乏运动等不良生活习惯，心血管疾病发病率呈逐年上升趋势。在我国和欧美等一些发达国家，心血管系统疾病的发病率和死亡率均居高位，受到全世界的广泛重视。本章节主要介绍常见的心脏疾病和动脉疾病。

第一节 动脉粥样硬化

    动脉粥样硬化（atherosclerosis，AS）是心血管系统疾病中常见的严重危害人类健康的疾病。多见于中老年人，发病率随年龄增长而增高，以 40~50 岁发展最快。AS 主要累及大、中动脉，其基本病变是动脉内膜的脂质沉积，内膜灶状纤维化和粥样斑块形成，使动脉管壁增厚、变硬、管腔狭窄，并引起一系列继发性病变，常引起心、脑、肾等器官的缺血性改变。我国 AS 的发病率呈上升趋势，南北方发病率略有差异，北方略高于南方。

    动脉粥样硬化与动脉硬化（arteriosclerosis）具有不同的含义，不能相互替代使用。动脉硬化泛指以动脉壁增厚、变硬和弹性减退为特征的一组疾病，包括 AS、细动脉硬化症（arteriolosclerosis）和动脉中层钙化（medial calcification）三种类型。

一、病因及发病机制

(一) 危险因素

AS 的确切病因尚不十分清楚，下列因素与其发生密切相关，被视为危险因素。

1. 高脂血症（hyperlipidemia） 是指血浆总胆固醇和（或）甘油三酯的异常增高，是 AS 发生的重要危险因素。AS 病变中的脂质来源于血浆脂蛋白的浸润，主要为游离胆固醇及胆固醇酯，其次为甘油三酯、磷脂和载脂蛋白 B。流行病学调查证实，大多数 AS 患者血浆胆固醇水平比正常人高，而 AS 的严重程度随血浆胆固醇水平的升高而呈线性加重，血浆胆固醇的浓度与冠心病（coronary heart disease，CHD）的死亡率及其危险程度呈正相关。

血脂以脂蛋白的形式在血液循环中进行转运，因此，高脂血症实际上就是高脂蛋白血症。血浆低密度脂蛋白（LDL）、极低密度脂蛋白（VLDL）水平的升高是 AS 及由 AS 所引起的心脑血管疾病的最重要危险因素。血浆高密度脂蛋白（HDL）浓度与 AS 呈负相关。

目前认为，氧化型 LDL（ox-LDL）是最重要的致动脉粥样硬化因子。ox-LDL 不能被正常 LDL 受体识别，而被巨噬细胞的清道夫受体识别后被快速摄取，促进巨噬细胞形成泡沫细胞。相反，HDL 可通过抑制 LDL 的氧化，参与 ox-LDL 的逆向转运，并可竞争性抑制 LDL 与内皮细胞的受体结合而减少其摄取，从而减少 ox-LDL 引起的损伤。体内高甘油三酯可引起不易氧化的 A 型 LDL 向易氧化的 B 型 LDL 转化。另外，VLDL 及乳糜微粒也与 AS 关系密切，二者的残体可转化为 LDL 而能被巨噬细胞摄取。

2. 高血压 与同年龄同性别的无高血压者相比，高血压患者 AS 发病较早、病变较重，且发病率高。目前认为，高血压时血流对血管壁的机械性压力和冲击作用增强，引起血管内皮损伤，通透性增加，使血浆脂蛋白易于渗入内膜下。同时，内膜下暴露的胶原纤维引起血小板的黏附与聚集，后者释放生长因子，刺激中膜平滑肌细胞（SMC）增生并迁入内膜，吞噬脂质，并产生胶原纤维、弹性纤维等，促进 AS 的发生。

3. 吸烟 是 AS 的独立危险因素。吸烟者与不吸烟者相比，AS 的发生率和死亡率高 2~6 倍。大量吸烟可使血液中的 LDL 易于氧化，并引起血液中一氧化碳浓度升高而导致血管内皮细胞缺氧性损伤；烟内含有的一种糖蛋白可激活凝血因子Ⅷ以及某些致突变物质，后者可使血管壁中膜 SMC 增生；吸烟可使血小板聚集功能增强和血液中儿茶酚胺浓度升高，也可使不饱和脂肪酸及 HDL 水平降低。上述这些均有助于 AS 的发生。

4. 致继发性高脂血症的疾病 ①糖尿病患者血液中甘油三酯和 VLDL 水平明显升高，HDL 水平降低，而且高血糖可致 LDL 氧化，促进血液中单核细胞迁入内膜而转化为泡沫细胞。②甲状腺功能减退和肾病综合征均可引起高胆固醇血症，使血浆 LDL 明显增高。③高胰岛素血症可促进动脉壁中膜 SMC 增生，而且血液中胰岛素水平与 HDL 含量呈负相关。

5. 遗传因素 冠心病的家族聚集现象提示，遗传因素是 AS 发病的危险因素。家族性高胆固醇血症、家族性脂蛋白脂酶缺乏症等患者，AS 发病率较高。已知约有 200 多种基因可能对脂质的摄取、代谢和排泄产生影响。LDL 受体的基因突变致功能缺陷，导致血浆 LDL 水平极度增高，可引起家族性高胆固醇血症，患者在年龄很小时就可发病。

6. 其他因素 ①年龄：AS 的发生和病变严重程度随年龄的增长而增加，并与动脉壁的年龄性变化有关。②性别：女性绝经期前，HDL 水平高于男性，LDL 水平低于男性，AS 发病率低于同龄男性。绝经期后，这种差别消失，可能与雌激素具有改善血管内皮功能、影响脂类代谢、降低血胆固醇水平的作用有关。③肥胖：肥胖人群易患高脂血症、高血压和糖尿病，从而间接促进 AS 的发生。④感染：某些细菌、病毒、支原体（如肺炎支原体、疱疹病毒）等感染有促进 AS 发生的作用。

⊕ 知识链接

脂蛋白

脂蛋白（lipoproteins）是与蛋白质结合在一起形成的脂质-蛋白质复合物，是血脂在血液中存在、转运及代谢的形式。人体脂蛋白大体可分为乳糜微粒（CM）、极低密度脂蛋白（VLDL）、低密度脂蛋白（LDL）和高密度脂蛋白（HDL）。CM 是最大的脂蛋白，主要功能是运输外源性甘油三酯。HDL 是血清中颗粒密度最大的一组脂蛋白，主要作用是将肝脏以外组织中的胆固醇转运到肝脏进行分解代谢。LDL 是富含胆固醇的脂蛋白，主要作用是将胆固醇运送至外周血液。VLDL 运输肝脏中合成的内源性甘油三酯。

（二）发病机制

AS 的发病机制尚未完全阐明，学说很多，如脂质渗入学说、炎性反应学说、损伤应答学说、单核-巨噬细胞作用学说等，但任何一种学说均不能全面解释 AS 的发病机制，这表明本病的发病机制复杂多样。

AS 的主要发病过程可以概括为：血液中的脂质（主要为 LDL）渗入、沉着于动脉壁内膜→沉着的脂质吸引血液中的单核细胞和动脉壁中膜 SMC 迁移至脂质沉着处→单核细胞和 SMC 吞噬消化脂质，并演化为泡沫细胞→泡沫细胞聚集、崩解，释放游离脂质刺激纤维组织增生，形成纤维斑块→细胞外脂质和坏死组织构成粥糜样坏死物，继而形成粥样斑块和复合病变（图 6-1）。

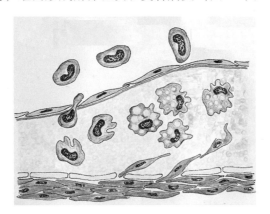

图 6-1　动脉粥样硬化发病机制模式图

现将有关 AS 的发病机制归纳如下。

1. 内皮细胞损伤的作用　内皮是所有心血管危险因素的共同靶点，内皮细胞损伤是 AS 的起始病变，在可见的 AS 斑块出现前很长时间，血管内皮功能损伤就已形成。血流动力学紊乱和高胆固醇血症是引起内皮细胞变化的两个最重要的决定性因素。吸烟、高半胱氨酸、某些病毒和其他感染因子等也都可能引起内皮细胞功能障碍或损伤。在人类，非剥脱性内皮细胞功能障碍导致的内皮通透性升高、白细胞黏附增强及内皮细胞基因产物表达的变化对 AS 的发生起关键作用。

2. 脂质的作用　血脂异常是 AS 发病的始动性环节。高脂血症在 AS 发病中的作用机制除直接引起内皮细胞损伤外，主要是使内皮细胞的通透性增加，这与 LDL 被氧化修饰成为 ox-LDL 有关。ox-LDL 可通过清道夫受体被巨噬细胞吞入，进而形成泡沫细胞；趋化血液中的单核细胞在病灶处积聚；刺激生长因子和细胞因子的释放；对内皮细胞和 SMC 具有细胞毒性作用；导致内皮细胞功能障碍。此外，修饰的脂质（如 ox-LDL 等）具有细胞毒作用，使泡沫细胞坏死、崩解，致使局部出现脂质池和降解的脂质产物（如游离胆固醇）等。这些物质与局部的载脂蛋白、分解的脂质产物共同形成粥样物，从而出现粥样斑块并诱发局部炎症反应和纤维化。

3. 炎症的作用　炎症机制贯穿 AS 发生发展的全过程。研究证实，AS 斑块中有大量的炎性细胞浸润，血管壁有大量单核细胞、巨噬细胞和淋巴细胞积聚。AS 病灶中的巨噬细胞能产生氧自由基、蛋白酶，并通过清道夫受体摄取脂蛋白来介导非特异性免疫反应，将外源性抗原提呈给 T 淋巴细胞而启动特异性免疫应答。AS 斑块中的 T 淋巴细胞可通过分泌干扰素、肿瘤坏死因子，激活巨噬细胞，促进炎症的发生。此外，胆固醇沉积早期即可激活补体，非抗体物质可通过 C3 旁路途径诱导血管壁内补体活化，补体活化后可趋化单核细胞，诱导巨噬细胞转化为泡沫细胞。目前认为引起 AS 的危险因素如高血压、脂代谢紊乱、糖尿病等，也可通过炎症过程导致 AS 的发生。

4. 单核巨噬细胞的作用　单核细胞和巨噬细胞在 AS 中起着关键性的作用。在 AS 早期，单核细胞通过内皮细胞间隙移入并定位于内膜，转化为巨噬细胞。巨噬细胞大量吞入以 ox-LDL 为主的脂蛋白，形成泡沫细胞。巨噬细胞可增强白细胞的黏附，进一步吸引白细胞进入斑块；巨噬细胞可产生氧自由基，也可以引起病灶处的 LDL 发生氧化；巨噬细胞合成生长因子，可以促进中膜 SMC 的迁移和增生。

5. 平滑肌细胞增殖的作用　SMC 增生是参与 AS 进展期病变形成的主要环节。中膜 SMC 迁移入内膜，在内膜，SMC 增生并发生表型转化（即由收缩型转化为合成型），转化后的 SMC 可分泌细胞因子和合成 ECM，并经其表面的 LDL 受体介导 SMC 吞噬脂质，形成肌源性泡沫细胞，促进硬化斑块的形成。有研究表明，许多 AS 斑块是单克隆的，即它们起源于一个或少数几个 SMC。

二、病理变化　[e]微课

AS 主要发生于大、中动脉，其中以腹主动脉最常受累，其余依次为冠状动脉、降主动脉、颈动脉和脑底 Willis 环，以这些动脉的分叉、分支开口及血管弯曲凸面为好发部位。典型的病变可分为 4 个阶段。

1. 脂纹（fatty streak）　是 AS 的早期病变。肉眼观：动脉内膜表面见黄色帽针头大小的斑点或长短不一的条纹，平坦或微隆起，常见于主动脉后壁及其分支开口处。镜下观：病灶处的内膜下有大量泡沫细胞聚集，有数量不等的 SMC，少量的淋巴细胞、中性粒细胞及较多的基质。泡沫细胞体积较大，圆形或椭圆形，胞质含有大量小空泡，呈泡沫状（图 6-2）。泡沫细胞来源于从血液中迁入内膜的单核细胞和从中膜迁入内膜的 SMC。电镜下，可将泡沫细胞分为巨噬细胞源性泡沫细胞和肌源性泡沫细胞。本期病变最早可出现于儿童期，是一种可逆性损伤，只有部分发展为纤维斑块。

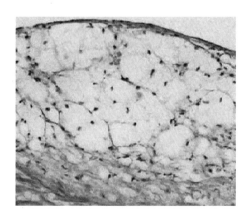

图 6-2　泡沫细胞镜下观
细胞体积较大，呈圆形或椭圆形，胞质内含有大量空泡

2. 纤维斑块（fibrous plaque）　是由脂纹进一步发展而来。泡沫细胞的坏死导致细胞外脂质形成，加之 SMC 大量增生，产生胶原纤维、弹性纤维及蛋白聚糖，进而形成纤维斑块。肉眼观：动脉内膜表面散在不规则隆起的斑块，颜色由浅黄或灰黄色逐渐变为瓷白色，状如蜡滴。瓷白色是因斑块表层胶原纤维增多及发生玻璃样变性所致。镜下观：斑块表层为一层由胶原纤维、SMC、巨噬细胞及蛋白聚糖组成的厚薄不一的纤维帽。在纤维帽之下可见数量不等的泡沫细胞、SMC、细胞外脂质及炎细胞。

3. 粥样斑块（atheromatous plaque）　亦称粥瘤，由纤维斑块深层细胞的坏死发展而来，是 AS 的典型病变。肉眼观：动脉内膜表面可见明显隆起的灰黄色斑块。切面见斑块表层为瓷白色的纤维帽，深层为由脂质和坏死崩解物质混合而成的黄色或黄白色质软的粥糜样物质（图6-3）。镜下观：表层纤维帽的胶原纤维发生玻璃样变，SMC被分散埋藏于ECM之中。深层为大量无定形的坏死崩解产物，其内富含细胞外脂质，可见胆固醇结晶（HE染色为针形或菱形空隙）和钙盐沉积。斑块底部和边缘可见肉芽组织、少量淋巴细胞和泡沫细胞（图6-4）。病变严重者中膜变薄，这是斑块压迫、SMC萎缩、弹性纤维破坏所致。外膜可见新生毛细血管、结缔组织增生及淋巴细胞、浆细胞浸润。

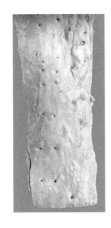

图6-3　动脉粥样斑块肉眼观

动脉内膜表面可见隆起的灰黄色斑块

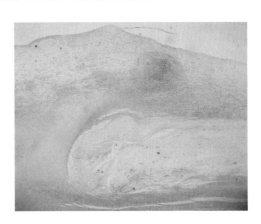

图6-4　动脉粥样斑块镜下观

深层坏死产物内可见胆固醇结晶，呈针形或菱形空隙

4. 继发性病变　是指在纤维斑块和粥样斑块的基础上继发的改变。

（1）斑块内出血　斑块内新生的毛细血管破裂出血或斑块纤维帽破裂使血液流入斑块，形成斑块内血肿，引起斑块迅速增大并突入管腔，甚至使管腔完全闭塞，导致急性供血中断。

（2）斑块破裂　常发生在纤维帽最薄、抗张力差的斑块周边部。斑块破裂后，粥糜样物质自裂口逸入血流，可引起胆固醇性栓塞。斑块破裂常形成粥瘤性溃疡及并发血栓形成。

（3）血栓形成　斑块破裂后形成溃疡，胶原纤维暴露，可促进血栓形成，致动脉管腔阻塞，进而引起器官梗死。

（4）钙化　在纤维帽和粥瘤病灶内可见钙盐沉积，使管壁变硬、变脆，易于破裂。

（5）动脉瘤形成　严重的粥样斑块底部的中膜平滑肌可发生不同程度的萎缩和弹性下降，在血管内压力的作用下，动脉壁局限性向外膨出，形成动脉瘤。动脉瘤破裂可引起大出血。

三、主要动脉粥样硬化及后果

1. 主动脉粥样硬化　好发于主动脉的后壁及其分支开口处，以腹主动脉病变最为严重，其次为胸主动脉、主动脉弓和升主动脉。AS的各种基本病变均可见到，但由于主动脉管腔大，虽有严重粥样硬化，但并不引起明显的症状。有些病变严重者可因中膜萎缩及弹力板断裂致管壁变得薄弱，受血压作用易形成动脉瘤，尤多见于腹主动脉。动脉瘤破裂可引起致命性大出血。主动脉根部受累严重时，可致主动脉瓣增厚变硬而引发心瓣膜病。

2. 冠状动脉粥样硬化　详见本章第二节。

3. 颈动脉及脑动脉粥样硬化　脑部AS发生较冠状动脉晚，多见于40岁以后。病变最常累及颈内动脉起始部、基底动脉、大脑中动脉和Willis环，常导致动脉管腔狭窄甚至闭塞，使脑组织供血不足。长期脑供血不足可致脑实质萎缩、患者记忆力和智力减退甚至痴呆。急速脑供血中断可致脑梗死（脑软化），严重时可引起患者失语、偏瘫甚至死亡。脑AS病变可形成动脉瘤，主要见于Willis环部，当患者血压突然升高时，可致小动脉瘤破裂，引起脑出血。

4. 肾动脉粥样硬化 病变最常见于肾动脉开口处及主干近侧端，也可累及弓形动脉和叶间动脉。斑块致管腔狭窄，使肾组织缺血，肾实质萎缩和间质纤维组织增生；若继发斑块内出血或合并血栓形成，可引起肾组织梗死，梗死灶机化后形成较大凹陷性瘢痕，瘢痕较多时可使肾脏体积缩小，称 AS 性固缩肾。

5. 四肢动脉粥样硬化 下肢动脉粥样硬化较上肢多见且严重。常发生在髂动脉、股动脉及胫前、胫后动脉。当较大的动脉管腔狭窄时，可引起下肢供血不足，行走时下肢疼痛，但休息后好转，即所谓间歇性跛行（claudication）。当动脉管腔完全阻塞，侧支循环又不能及时建立时，可导致缺血部位的干性坏疽。

6. 肠系膜动脉粥样硬化 肠系膜动脉因粥样斑块而狭窄甚至闭塞时，可导致肠梗死，患者有剧烈腹痛、腹胀和发热等症状，还可出现便血、麻痹性肠梗阻及休克等严重后果。

第二节 冠状动脉粥样硬化及冠状动脉粥样硬化性心脏病

一、冠状动脉粥样硬化

冠状动脉粥样硬化（coronary atherosclerosis）是 AS 中对人类威胁最大的疾病，一般较主动脉粥样硬化晚发 10 年。在 20~50 岁人群中，本病发病率男性显著高于女性，北方多于南方；60 岁以后男女发病无明显差异。

冠状动脉粥样硬化的好发部位以左冠状动脉前降支为最多，其余依次为右主干、左主干或左旋支、后降支。重症者可有一支以上的动脉受累，但各支的病变程度可以不同，且常为节段性受累。冠状动脉粥样硬化的病理变化与前述 AS 基本病变相同，但其病变程度要比其他器官内的同口径血管严重，且斑块性病变多发生于血管的心壁侧，横切面上多呈新月形，偏心位，导致管腔呈不同程度狭窄（图 6-5）。上述冠状动脉粥样硬化的病变特点主要是由于冠状动脉比其他所有动脉都靠近心室，最早承受最大的收缩压撞击；又因血管树受心脏形状影响，有多次方向改变，也承受较大的血流剪切力作用，并且走行于心肌表面的冠状动脉靠近心肌侧缓冲余地小，内皮细胞受血流冲击损伤的概率较大。根据管腔狭窄的程度分为四级：Ⅰ级，≤25%；Ⅱ级，26%~50%；Ⅲ级，51%~75%；Ⅳ级，≥76%。

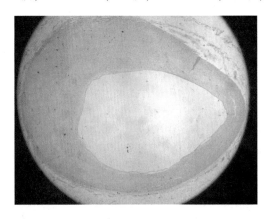

图 6-5 冠状动脉粥样硬化镜下观
内膜不规则增厚，管腔狭窄

冠状血管反应性的改变是粥样硬化性冠状动脉疾病的特点。冠状动脉粥样硬化常伴发冠状动脉痉挛，可导致急性心脏供血中断，引起心肌缺血和相应的心脏病变，如心绞痛、心肌梗死等，成为心源性猝死的常见原因。

二、冠状动脉粥样硬化性心脏病

冠状动脉性心脏病（coronary heart disease，CHD），简称冠心病，是指因冠状动脉狭窄而引起的缺血性心脏病（ischemic heart disease，IHD）。冠心病绝大多数（95%~99%）是由冠状动脉粥样硬化引起的，但只有当冠状动脉粥样硬化引起心肌缺血缺氧的机能性和（或）器质性病变时，才可称为冠心病。

冠心病时心肌缺血缺氧的原因有冠状动脉供血不足和心肌耗氧量剧增。前者是斑块致管腔狭窄（>50%），加之继发性复合性病变和冠状动脉痉挛，使冠状动脉灌注期血量下降。后者可由血压骤升、情绪激动、劳累、心动过速等导致心肌负荷增加，冠状动脉相对供血不足引起。

冠心病是目前世界上最常见的死亡原因之一，主要临床表现为心绞痛、心肌梗死、心肌纤维化和冠状动脉性猝死。

（一）心绞痛

心绞痛（angina pectoris，AP）是冠状动脉供血不足和（或）心肌耗氧量骤增致使心肌急性、暂时性缺血缺氧所引起的一种临床综合征。临床主要表现为阵发性胸骨后心前区压榨性或紧缩性疼痛，可放射至左肩、左上肢或左侧背部，一般持续数分钟（3~5分钟），服用硝酸酯制剂或休息后症状可缓解。

心绞痛的发生是由于缺血缺氧造成心肌内无氧酵解的酸性产物或多肽类物质堆积，刺激心脏局部的交感神经末梢，信号经1~5胸交感神经节和相应脊髓段传至大脑，产生痛觉，并引起相应脊髓段脊神经分布的皮肤区域的压榨和紧缩感。因此，心绞痛是心肌缺血缺氧所引起的反射性症状。

心绞痛根据引起的原因和疼痛的程度分类如下。①稳定性心绞痛（stable angina pectoris）：又称轻型心绞痛，一般不发作，当体力活动过度增加，心肌耗氧量增多时发作，病情可稳定数月，常伴有一支或一支以上的冠状动脉粥样硬化性管腔狭窄>75%。②不稳定性心绞痛（unstable angina pectoris）：是一种进行性加重的心绞痛，在负荷时或休息时均可发作，临床上的发作频度、发作强度以及持续时间逐渐增加。患者多有一支或多支冠状动脉主干高度狭窄。镜下观：常可见到因弥漫性心肌细胞坏死而引起的心肌纤维化。③变异性心绞痛（variant angina pectoris）：多无明显诱因，常在休息或梦醒时发作，主要原因是冠状动脉粥样硬化基础上的冠状动脉痉挛。临床上，该型的心电图示与其他型心绞痛相反，显示ST段抬高，常并发急性心肌梗死和严重的心律失常。

（二）心肌梗死

心肌梗死（myocardial infarction，MI）是冠状动脉供血急剧减少或中断，致供血区持续缺血而引起的心肌坏死。心肌梗死大多数是在冠状动脉粥样硬化的基础上并发血栓形成、斑块内出血或持续性痉挛所致，过度劳累可加重心脏负荷，导致心肌缺血。心肌梗死多见于中、老年人，冬春季发病较多，临床上有剧烈而较持久的胸骨后疼痛，服用硝酸酯制剂或休息后症状不能完全缓解，伴有发热、白细胞增多、血沉加快、血清心肌酶活性增高及进行性心电图变化，可并发心律失常、休克或心力衰竭。根据坏死的范围和深度，心肌梗死可分为心内膜下心肌梗死和透壁性心肌梗死。

1. 类型

（1）心内膜下心肌梗死（subendocardial myocardial infarction） 是指梗死仅累及心室壁内层1/3的心肌，并波及乳头肌和肉柱，常表现为多发性、小灶性坏死，直径约0.5~1.5cm。病变不规则地分布于心室壁的四周，严重时病灶扩大、融合，累及整个心内膜下心肌，呈环状梗死。患者通常有冠状动脉三大分支的严重动脉粥样硬化性狭窄，当附加休克、心动过速和过度体力活动等诱因时，冠状动脉供血不足加重，从而造成各冠状动脉分支最远端的供血区域（心内膜下心肌）缺血、缺氧而导致梗死。

（2）透壁性心肌梗死（transmural myocardial infarction） 又称为区域性心肌梗死（regional myocardial infarction），是典型的心肌梗死，病变累及心室壁全层或未累及全层但已深达室壁 2/3 以上。病灶较大，直径多在 2.5cm 以上，多发生于左冠状动脉前降支的供血区，包括左心室前壁、心尖部、室间隔前 2/3 及前内乳头肌（约 50%），约 25% 发生于右冠状动脉供血区的左心室后壁、室间隔后 1/3 及右心室，约 15% 见于左心室侧壁、膈面及左心房，而右心房发生者比较少见。透壁性心肌梗死常为在相应的冠状动脉分支病变严重的基础上，继发动脉痉挛或血栓形成等所致。

2. 病理变化 心肌梗死多属贫血性梗死，其形态学变化是一个动态演变过程。肉眼观：一般在梗死 6 小时后才能识辨，梗死灶呈苍白色，8~9 小时后呈土黄色，4 天后在梗死灶周边出现充血出血带，7 天至 2 周，由于肉芽组织增生而呈红色，2~3 周后由于瘢痕组织形成而呈灰白色。镜下观：梗死早期心肌纤维呈凝固性坏死，核碎裂、消失，胞质均质红染或呈不规则粗颗粒状，间质水肿，有不同程度的中性粒细胞浸润。4 天后，梗死灶外围出现充血出血带。7 天至 2 周，梗死灶边缘区开始出现肉芽组织，并逐渐长入梗死灶。3 周后肉芽组织开始机化，最终逐渐形成瘢痕组织。

3. 生物化学改变 一般心肌梗死后 30 分钟，心肌细胞内糖原减少或消失。之后，肌红蛋白、肌凝蛋白及肌钙蛋白迅速从心肌细胞逸出入血，常在梗死后 6~12 小时出现峰值。心肌细胞内的谷丙转氨酶（ALT）、谷草转氨酶（AST）、肌酸激酶（CK）和乳酸脱氢酶（LDH）也可透过损伤的细胞膜释放入血，常在梗死后 24 小时达到峰值。其中，CK 的同工酶 CK-MB 和 LDH 的同工酶 LDH1 对心肌梗死的诊断特异性较高。此外，心肌肌钙蛋白 T（cTnT）和心肌肌钙蛋白 I（cTnI）等血清心肌蛋白质是近年来临床诊治心肌坏死的新检测指标。

4. 并发症 心肌梗死，尤其是透壁性心肌梗死后，可并发下列病变。

（1）心脏破裂 是急性透壁性心肌梗死的严重并发症，约占心肌梗死致死病例的 3%~13%，常发生于梗死后的 2 周内，特别是 4~7 天内。好发于左心室前壁下 1/3 处、室间隔和左心室乳头肌。破裂原因是梗死区坏死心肌被中性粒细胞和单核细胞释放的大量蛋白水解酶溶解，弹性消失所致。发生于左心室前壁者，破裂后血液迅速涌入心包腔，造成急性心包填塞而导致患者死亡。室间隔破裂后，左心室血液流入右心室，导致急性右心功能不全。

（2）乳头肌功能失调或断裂 在心肌梗死的患者中，发生率可高达 50%，多发生在心肌梗死后的 3 天内，主要累及二尖瓣乳头肌，使受累瓣膜出现不同程度的脱垂和关闭不全，可引起急性左心衰竭。

（3）室壁瘤 是梗死区心肌或瘢痕组织在心室内压力的作用下形成的局限性向外膨隆。约 10%~38% 的心肌梗死患者合并室壁瘤，常见于心肌梗死的愈合期，也可发生在心肌梗死的急性期。好发于左心室前壁近心尖处，常合并血栓、心律失常和心力衰竭。

（4）附壁血栓形成 多见于左心室，心肌梗死灶波及心内膜使之粗糙或室壁瘤处血流形成涡流等原因，均可促进附壁血栓的形成。血栓可机化或脱落而引起栓塞。

（5）急性心包炎 为非感染性炎症，约占心肌梗死的 15%，常发生于心肌梗死后 2~4 天，是坏死组织累及心外膜而引起的浆液性或浆液纤维蛋白性心包炎。

（6）心律失常 约占心肌梗死的 75%~95%。当心肌梗死累及传导系统时，可发生期前收缩、传导阻滞以及心室纤颤等多种心律失常，严重者可导致心脏骤停、猝死。

（7）心力衰竭 约占心肌梗死的 60%。梗死后心肌收缩力降低或丧失，可致左、右心或全心衰竭，是心肌梗死患者常见的死亡原因。

（8）心源性休克 约占心肌梗死的 10%~20%。当左心室心肌梗死面积超过 40% 时，心肌收缩力极度减弱，心输出量显著减少，血压下降，即可引起心源性休克甚至死亡。

（三）心肌纤维化

心肌纤维化（myocardial fibrosis）是中、重度冠状动脉粥样硬化性狭窄引起的心肌纤维持续性和

（或）反复加重的缺血、缺氧的结果，又称心肌硬化，是逐渐发展为心力衰竭的慢性缺血性心脏病。肉眼观：心脏体积增大，重量增加，心腔均扩张，以左心室明显，心室壁厚度一般正常，伴有多灶性白色纤维条索。镜下观：广泛性、多灶性心肌纤维化，伴邻近心肌纤维萎缩和（或）肥大，心内膜下心肌细胞空泡变性，以及多灶性的陈旧性心肌梗死病灶或瘢痕病灶。临床上可表现为心律失常或心力衰竭。

（四）冠状动脉性猝死

冠状动脉性猝死（sudden coronary death）是心源性猝死中最常见的一种，好发于冬春季，多见于40~50岁，男性比女性多3.9倍。冠状动脉性猝死可发生于某种诱因（如饮酒、劳累、吸烟、运动及争吵、斗殴等）后，患者突然昏倒，四肢抽搐，小便失禁，或突然发生呼吸困难，口吐白沫，迅速昏迷，可立即死亡，或在1至数小时后死亡；也有不少病例在无人察觉的情况下死于夜间睡眠中。

冠状动脉性猝死多为冠状动脉中、重度粥样硬化或在此基础上出现继发性病变（如斑块内出血或血栓形成）或痉挛，导致冠状动脉血流突然中断，心肌急性缺血，引起心源性休克或心室纤颤等严重心律失常。

🌐 知识链接

猝死

WHO将猝死定义为平素身体健康或貌似健康的患者，在出乎意料的短时间内，因自然疾病而突然死亡。猝死的病因主要分为心源性和非心源性，其中，心源性猝死占猝死总体人群的80%以上，发病1小时内死亡者多为心源性猝死。

第三节　原发性高血压

高血压（hypertension）是以体循环动脉血压持续升高为特点的临床综合征，其诊断标准为成年人收缩压≥140mmHg（18.6kPa）和（或）舒张压≥90mmHg（12.0kPa）。高血压可分为原发性和继发性两类。原发性高血压又称为高血压病或特发性高血压（essential hypertension），继发性高血压又称为症状性高血压（symptomatic hypertension）。

原发性高血压是一种原因未明的、以体循环动脉血压持续升高为主要表现的独立性全身性疾病。该病在高血压中最多见，约占高血压的90%~95%。原发性高血压是我国最常见的心血管疾病之一，是冠心病和脑血管意外重要的危险因素，多见于中、老年人，男女患病率无明显差异，基本病变为细小动脉硬化，常引起心、脑、肾及视网膜等脏器病变。多数病程漫长。继发性高血压较少见，约占高血压的5%~10%，是继发于某些疾病（如肾小球肾炎、肾盂肾炎、肾动脉狭窄、盐皮质激素增多症、嗜铬细胞瘤以及肾上腺或垂体肿瘤等）的一种症状或体征，故又称症状性高血压。特殊类型高血压是指妊娠高血压和某些疾病（如高血压脑病、颅内出血、不稳定型心绞痛、主动脉夹层和子痫等）导致的高血压危象。

流行病学调查显示，我国高血压病的发病率呈上升趋势。在地理分布上，北方多于南方，东北和华北为高发区。

一、病因及发病机制

原发性高血压的病因和发病机制复杂，至今尚未完全阐明。通常认为高血压并非单一因素所致，而是多种因素综合作用的结果。

（一）发病因素

1. 遗传因素 动物实验、流行病学等研究显示，遗传因素是高血压的重要易患因素，约有75%的原发性高血压患者具有遗传素质，患者有明显的家族发病倾向。与无高血压家族史者相比，双亲均有高血压病史的人群，其高血压患病率高2~3倍；而单亲有高血压病史的人群，其高血压患病率高1.5倍。

近年来的研究结果表明，遗传缺陷或某些基因变异和（或）突变与高血压发生密切相关。如肾素-血管紧张素基因多态性与原发性高血压有关。另外，高血压患者、有高血压家族史而血压正常者及有高血压倾向者，血清中有一种激素样物质，可抑制细胞膜 Na^+,K^+-ATP 酶活性，使钠钾泵功能降低，导致细胞内 Na^+、Ca^{2+} 浓度增加，细小动脉壁平滑肌收缩加强，促使血压升高。目前尚未发现有特殊基因缺陷可引起高血压，因此认为，高血压极可能是多基因遗传病，但不排除特殊群体高血压可能呈单基因显性遗传。

2. 环境因素

（1）膳食因素 大量研究显示，食盐摄入量与高血压的发生密切相关。日均摄盐量高的人群，高血压患病率明显高于日均摄盐量低的人群，减少日均摄盐量或用药物（如利尿剂）增加 Na^+ 的排泄均可降低高血压的发病率，但并非所有人都对钠敏感。钾能促进排钠，钙可减轻钠的升压作用，因此，钾和钙摄入不足也易导致高血压，多食蔬菜（富含 K^+）和高钙饮食可降低高血压患病率。另外，饮酒亦是高血压的发病因素之一，与不饮酒者相比，中度以上饮酒者四年内高血压病发生危险增加40%，这可能是血液中的儿茶酚胺类物质及其他激素作用的结果。

（2）职业和精神心理因素 精神长期或反复处于紧张状态或从事相应职业的人群，可造成大脑皮质功能失调，失去对皮层下血管舒缩中枢的调控能力，当血管舒缩中枢产生持久的以收缩为主的兴奋时，可引起全身细、小动脉痉挛而增加外周血管阻力，引起血压升高。暴怒、过度惊恐和忧伤等使精神受到剧烈冲击，能引起严重的心理障碍的社会应激，可改变体内激素平衡，从而影响代谢过程，导致高血压的发生发展。

3. 其他因素 肥胖、吸烟、年龄增长和缺乏体力活动也是促使血压升高的相关因素。肥胖可以独立地增加心血管病的发病危险。人群中，随着体重指数的增高，血压水平和高血压患病率均逐步增高。体力活动与高血压呈负相关，与经常进行体力活动的人群相比，缺乏体力活动的人群发生高血压的危险性增高。

（二）发病机制

动脉血压取决于心输出量和外周阻力的大小。因此，凡是能引起心输出量和外周阻力增加的各种因素均可导致血压的升高。原发性高血压的发病机制复杂，尚未完全清楚。目前认为，本病是遗传、环境、神经内分泌、体液等多种因素彼此相互影响、共同作用的结果。

1. 钠水潴留 各种因素引起钠水潴留，使细胞外液增多，血容量增加，致心输出量增加，血压升高。在导致原发性高血压的各种危险因素中，摄入钠盐过多而且又对钠敏感的人群，主要是通过钠水潴留途径引起血压升高。那些具有肾素-血管紧张素系统基因多种缺陷或上皮 Na^+ 通道蛋白单基因突变等遗传因素的人群，均可发生肾利钠自稳功能缺陷，导致肾性钠水潴留，发生高血压。丘脑-垂体-肾上腺活动增强时，醛固酮分泌增多，使肾脏排 Na^+ 减少，导致钠水潴留，血压升高。

2. 功能性的血管收缩 是指外周血管（细小动脉）的结构无明显变化，仅因平滑肌收缩致血管口径缩小，从而使外周阻力增加，导致血压升高。因此，凡能引起血管收缩的因素，都可通过这条途径引起血压升高。

血管平滑肌的紧张性活动主要来自交感缩血管神经中枢，特别是内脏血管的紧张性，几乎都由交感缩血管神经的冲动来维持。精神心理上的长期过度焦虑、紧张、烦躁等，可致大脑皮质高级中枢功能失调，对皮质下中枢的调控能力减弱以至于丧失，当血管舒缩中枢产生以收缩为主的冲动时，交感神经节后神经纤维则分泌多量的去甲肾上腺素，作用于细小动脉平滑肌α受体，引起细小动脉收缩或痉挛，致血压升高。同时，交感神经兴奋的缩血管作用可导致肾缺血，刺激球旁装置的ε细胞分泌肾素，再通过肾素-血管紧张素系统直接使细小动脉收缩，引起血压升高；还可通过刺激肾上腺皮质分泌醛固酮，引起钠水潴留，血容量增加，使血压升高。另外，血管平滑肌膜电位升高、钙通道活动增加与钾通道功能减弱、钙泵活性下降等，都是致血管平滑肌收缩过程中的重要环节，可通过使平滑肌细胞对血管收缩物质的敏感性增高，来引起血压升高。

3. 结构性血管肥厚　是指外周血管（细小动脉）壁的增厚，主要是血管平滑肌细胞的增生、肥大，胶原纤维和基质增多，细动脉壁玻璃样变所致。细小动脉管壁增厚，造成管腔窄小，使外周血管阻力增大，血压升高。一般来说，细小动脉壁平滑肌细胞的增生、肥大常继发于长期的或过度的血管收缩；也可由于某些血管收缩因子，如血管紧张素Ⅱ还具有生长因子作用，可引起血管壁平滑肌的增生、肥大及基质的沉积。另外，有证据表明有些血管壁的结构变化先于血管的持续收缩，这可能是遗传上的缺陷或环境因素的诱导，使平滑肌细胞内的信号转导发生变化所致。

二、类型和病理变化

原发性高血压可分为良性高血压和恶性高血压两种类型。

（一）良性高血压

良性高血压（benign hypertension），又称缓进型高血压（chronic hypertension），约占原发性高血压的95%，多见于中、老年人，一般起病隐匿，病程长，进程缓慢，可达十余年甚至数十年。按病变的发展，可将其分为三期。

1. 功能紊乱期　为良性高血压的早期阶段，表现为全身细小动脉间歇性痉挛收缩，血压处于波动状态，呈间歇性增高，痉挛缓解后血压可恢复正常。细小动脉无明显结构改变，心、肾、脑等脏器也无器质性损害。临床上患者可有头晕、头痛等症状，经过适当的休息和治疗，血压可恢复正常。

2. 动脉病变期

（1）细动脉硬化　表现为细动脉玻璃样变，是良性高血压最主要的病变特征，最易累及肾小球的入球小动脉、脾中央动脉和视网膜动脉等。

因细动脉长期反复痉挛，加之血管内皮细胞受长期的高血压刺激，可引起血管壁缺氧，内皮细胞及基底膜受损，内皮细胞间隙增大，通透性增强，血浆蛋白渗到内皮下。同时，内皮细胞和中膜平滑肌细胞分泌大量ECM成分，平滑肌细胞因缺氧而变性、坏死，遂使血管壁逐渐由血浆蛋白、ECM、修复性胶原纤维和蛋白聚糖等所代替，正常管壁结构消失，发生玻璃样变性，致细动脉壁增厚，管腔狭窄甚至闭塞（图6-6）。

（2）小动脉硬化　主要累及肾脏小叶间动脉、弓形动脉及脑的小动脉等肌型小动脉。表现为小动脉内膜胶原纤维及弹性纤维增生，内弹力膜分裂；中膜平滑肌细胞发生不同程度的增生、肥大，并伴有胶原纤维和弹性纤维增生。血管壁增厚，管腔狭窄。

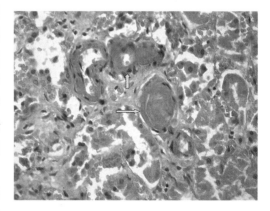

图6-6　肾入球小动脉玻璃样变镜下观
细动脉壁红染、均质状，管壁增厚，管腔狭窄

（3）大动脉硬化　弹力肌型及弹力型大动脉无明显病变或伴发动脉粥样硬化。

临床上，本期患者血压持续在较高水平，失去了波动性，常伴有眩晕、头痛、疲乏、心悸等症状，心电图显示左心室轻度肥大，尿中可有少许蛋白，常需降压药才能缓解。

3. 内脏病变期　为良性高血压后期阶段，许多内脏器官均可受累，其中最主要的是心脏、肾脏、脑和视网膜。

（1）心脏　早期左心室因血压持续升高，外周阻力增大，心肌负荷增加，发生代偿性肥大。肉眼观：心脏重量增加，可达 400g 以上（正常男性约 260g，女性约 250g），左心室壁增厚，可达 1.5~2.0cm（正常 <1.2cm）。乳头肌和肉柱增粗变圆，但心腔不扩张甚至略缩小，称向心性肥大（concentric hypertrophy）。见图 6-7。镜下观：心肌细胞增粗、变长，伴有较多分支。心肌细胞核肥大、深染，呈圆形或椭圆形。晚期心肌收缩力降低，左心室失代偿，心腔逐渐扩张，室壁相对变薄，肉柱和乳头肌变扁平，称离心性肥大（eccentric hypertrophy），严重时可发生心力衰竭。

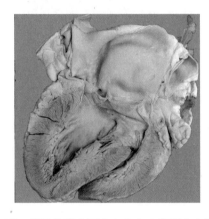

图 6-7　原发性高血压左心室向心性肥大肉眼观
左心室壁增厚，乳头肌和肉柱增粗变圆，心腔不扩张

临床上，患者可有心悸，心电图显示左心室肥大和心肌劳损，严重者可出现左心衰竭的症状和体征。

（2）肾脏　高血压时，肾入球小动脉的玻璃样变性和肌型小动脉的硬化，导致管壁增厚，管腔狭窄，引起病变区的肾小球缺血，发生萎缩、纤维化和玻璃样变性，相应的肾小管萎缩、消失，间质纤维组织增生和淋巴细胞浸润。病变轻微区的肾小球代偿性肥大，相应的肾小管代偿性扩张（图 6-8）。肉眼观：双侧肾脏对称性缩小，重量减轻，质地变硬，肾表面凹凸不平，呈细颗粒状，又称原发性颗粒性固缩肾（primary granular atrophy of the kidney）。切面肾皮质变薄，皮髓质界限不清，肾盂和肾周围脂肪组织增多。严重时可发生肾功能衰竭。临床上由于肾小球滤过率逐渐降低，患者可发生水肿、蛋白尿及管型尿，严重者可出现肾衰竭和尿毒症的表现。

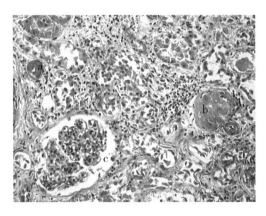

图 6-8　细动脉性肾硬化镜下观
a. 玻璃样变的入球小动脉；b. 玻璃样变的肾小球；c. 代偿性肥大的肾小球

（3）脑　脑细小动脉痉挛和硬化，可使脑发生一系列病变，主要有脑水肿、脑软化和脑出血。①脑水肿：由于脑细小动脉硬化和痉挛，局部组织缺血，毛细血管通透性增加，引起脑水肿和颅内高压，患者可出现头痛、头晕、眼花、呕吐以及视力障碍等以中枢神经功能障碍为主要表现的症候群，称高血压脑病（hypertensive encephalopathy）。有时，短期内病情显著恶化，血压急剧升高，患者可出现剧

烈头痛、意识障碍、抽搐等症状时，称高血压危象（hypertensive crisis）。此种危象可见于高血压的各个时期，如不及时救治可导致死亡。②脑软化：由于脑的细小动脉硬化和痉挛，其供血区脑组织缺血而出现多数小坏死灶，即微梗死灶或称脑腔隙性梗死，常见于壳核、丘脑、脑桥和小脑，一般不引起严重后果。镜下观：梗死灶组织液化坏死，形成质地疏松的筛网状病灶。后期坏死组织被吸收，由胶质细胞增生，形成胶质瘢痕进行修复。③脑出血：又称脑卒中，俗称中风（stroke），是高血压最严重的致死性并发症。脑出血常发生于基底节、内囊，其次为大脑白质、脑桥和小脑。出血常为大片状，相应区域脑组织完全破坏，形成充满血凝块和坏死脑组织的囊性病灶（图6-9）。当出血范围扩大时，可破入侧脑室。脑出血的原因是脑的细小动脉硬化使血管壁变脆，当血压突然升高时引起破裂性出血；亦可由于血管壁弹性下降，在高血压的作用下，局部膨出形成小动脉瘤和微小动脉瘤，如遇到血压突然升高或剧烈波动，可引起小动脉瘤和微小动脉瘤破裂出血。脑出血最多见于基底节区域（尤以豆状核区最多见），为供应该区域的豆纹动脉与大脑中动脉呈直角分支，直接受到大脑中动脉压力较高的血流冲击和牵引，导致豆纹动脉易破裂出血。脑出血的临床表现常与出血的部位、出血量的多少有关。当内囊出血时，可引起对侧肢体偏瘫及感觉消失；当出血破入侧脑室时，患者发生昏迷甚至死亡；左侧脑出血常引起失语；脑桥出血可致同侧面神经麻痹及对侧上下肢瘫痪；脑出血可因血肿占位及脑水肿，引起颅内高压，并发脑疝形成。

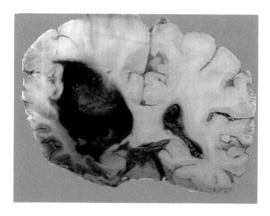

图6-9 高血压病脑出血肉眼观
出血区域脑组织完全破坏，形成充满血凝块和坏死脑组织的囊性病灶

（4）视网膜 视网膜中央动脉硬化。眼底检查可见血管迂曲，反光增强，呈银丝状改变，动静脉交叉处出现压痕。严重者可有视乳头水肿，视网膜渗出和出血，视力减退。

（二）恶性高血压

恶性高血压（malignant hypertension），又称急进型高血压（accelerated hypertension），较少见，多见于青壮年，起病急，病变进展迅速，血压（尤其是舒张压）显著升高，常超过230/130mmHg，可发生高血压脑病，或较早就出现肾功能衰竭。此型高血压多为原发性，部分可继发于良性高血压。

恶性高血压的特征性病变是增生性小动脉硬化和坏死性细动脉炎。前者主要表现为动脉内膜显著增厚，伴有中膜平滑肌细胞增生，胶原纤维增多，使血管壁呈层状洋葱皮样增厚，管腔狭窄。后者病变累及内膜和中膜，管壁发生纤维素样坏死。病变主要累及肾和脑血管，常致肾、脑发生缺血性坏死和出血等，严重损害肾、脑功能。患者大多死于尿毒症、脑出血或心力衰竭。

第四节　风湿病

风湿病（rheumatism）是与 A 组乙型溶血性链球菌感染有关的，病变主要累及全身结缔组织的一种变态反应性疾病。本病与类风湿性关节炎、系统性红斑狼疮、硬皮病、皮肌炎及结节性多动脉炎等同属于结缔组织病，也称胶原病。最常侵犯心脏和关节，其次为皮肤、浆膜、脑和血管等，其中以心脏病变最为严重。风湿病的特征性病变为风湿性肉芽肿形成。风湿病的急性期又称风湿热（rheumatic fever），常有发热、关节疼痛、环形红斑、皮下结节、小舞蹈病等症状和体征。血液检查可见抗链球菌溶血素 O 抗体滴度升高，血沉加快，白细胞增多；心电图示 P-R 间期延长等表现。

风湿病多发生于寒冷地区，在我国以东北和华北地区发病率最高。初发年龄多在 5~15 岁，发病高峰为 6~9 岁，男女患病率无明显差别。风湿热常反复发作，急性期过后易引起心瓣膜器质性损害，最终可形成慢性心瓣膜病。心瓣膜变形常出现在 20~40 岁之间。

一、病因及发病机制

（一）病因

风湿病的发生与咽喉部 A 组乙型溶血性链球菌感染有关。其依据是发病前患者常有咽峡炎、扁桃体炎等上呼吸道链球菌感染的病史，而且本病多发生于链球菌感染盛行的冬、春季节及咽喉部链球菌感染好发的寒冷潮湿地区。在某些链球菌性咽炎的流行区，咽炎患者的风湿热发病率高达 3%。应用抗生素预防和治疗咽峡炎、扁桃体炎等上呼吸道链球菌感染，可明显减少风湿病的发生和复发。但本病并非链球菌感染直接作用所致，主要根据是：风湿病的发生不在链球菌感染的当时，而多在感染后的 2~3 周，这正是抗体产生所需时间；风湿病的病变不在链球菌感染的原发部位，而在心脏、关节、皮肤等远隔部位；虽然在风湿病患者血液中发现了高效价的抗链球菌抗原的抗体，但在血液以及心脏、血管、关节等风湿病病灶处却从未培养出链球菌；此外，风湿病的特征性病变为风湿性肉芽肿形成，而非化脓性炎症。

（二）发病机制

风湿病的发病机制目前尚不完全清楚，学界曾提出过多种学说，如链球菌直接感染学说、链球菌毒素学说、变态反应学说和自身免疫学说等。目前多数倾向于自身免疫学说，已证明链球菌与组织成分之间存在抗原抗体交叉反应，导致组织损伤，如链球菌细胞壁的 C 抗原（糖蛋白）诱导机体产生的抗体可与结缔组织（如心脏瓣膜及关节等）的糖蛋白发生交叉反应；链球菌细胞壁上的 M 抗原（蛋白质）刺激机体产生的抗体可与存在于心脏、关节及其他组织中的糖蛋白发生交叉反应；而链球菌透明质酸与软骨的蛋白聚糖之间亦有交叉反应。另外，有学者认为，链球菌感染可能造成自身成分构象发生改变，激发患者对自身抗原发生自身免疫反应而引起相应病变，但是否有自身抗体尚无定论。链球菌感染后，风湿病的发病率只有 1%~3%，表明机体的免疫状态亦可能与本病的发生有关。

二、基本病理变化

风湿病的病变发展过程大致可分为三期。

（一）变质渗出期

此期是风湿病的早期改变。表现为结缔组织基质的黏液样变性和胶原纤维的纤维素样坏死。同时，在浆液、纤维蛋白渗出过程中，有少量淋巴细胞、浆细胞和单核细胞浸润。此期病变可持续 1 个月。

（二）增生期或肉芽肿期

此期病变特点是巨噬细胞增生形成具有诊断意义的风湿性肉芽肿，又称风湿小体或 Aschoff 小体（阿绍夫小体）。

风湿小体多数体积较小，肉眼难于察觉，常见于心肌间质、心内膜下和皮下结缔组织，在心外膜、关节和血管等处少见。风湿小体呈梭形或略带圆形，中心部为纤维素样坏死，周围是成团的风湿细胞，外周有少量的淋巴细胞、浆细胞和单核细胞（图 6-10）。风湿细胞的特点是体积大，呈圆形或多边形，胞质丰富，略呈嗜碱性，有一个或多个细胞核，核大，圆形或卵圆形，核膜清晰，核染色质集中于中央，以细丝延至核膜，核的横切面似枭眼状，纵切面呈毛虫状（图 6-11）。此期病变可持续 2~3 个月。

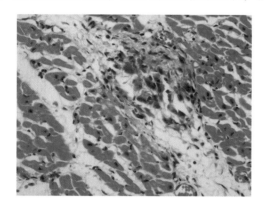

图 6-10　风湿小体镜下观

心肌间质内可见梭形风湿小体

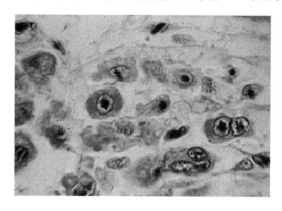

图 6-11　风湿细胞镜下观

细胞呈圆形或多边形，核染色质集于中央，以细丝延至核膜

（三）瘢痕期或愈合期

风湿小体中的坏死组织逐渐被溶解吸收，风湿细胞转化为成纤维细胞，产生胶原纤维，使风湿小体逐渐纤维化，最后形成梭形瘢痕灶。此期病变可持续 2~3 个月。

上述整个病程约持续 4~6 个月。因风湿病病变具有反复发作的特点，在受累的器官和组织中常可见到新旧病变并存现象。病变持续反复进展，纤维化的瘢痕可不断形成，破坏组织结构，导致器官功能障碍。

三、风湿病的各器官病变

（一）风湿性心脏病

风湿性心脏病（rheumatic heart disease）包括急性期的心脏炎和慢性风湿性心脏病（主要是心瓣膜病）。若病变累及心脏全层组织，则称风湿性全心炎（rheumatic pan-carditis）或风湿性心脏炎（rheumatic carditis），包括风湿性心内膜炎（rheumatic endocarditis）、风湿性心肌炎（rheumatic myocarditis）和风湿性心外膜炎（rheumatic pericarditis）。在儿童风湿病患者中，65%~80% 有心脏炎的临床表现。

1. 风湿性心内膜炎　是风湿病最重要的病变，主要侵犯心瓣膜，以二尖瓣最常见，其余依次为二尖瓣和主动脉瓣同时受累、主动脉瓣、三尖瓣，而肺动脉瓣极少受累。

病变早期，受累瓣膜肿胀，瓣膜间质内出现黏液样变性、纤维素样坏死，以及浆液渗出和炎细胞浸润。数周后，病变瓣膜表面，特别是瓣膜闭锁缘上形成串珠状单行排列、粟粒大小（直径多为 1~3mm）的疣状赘生物（图 6-12）。这些赘生物呈灰白色半透明状，附着牢固，

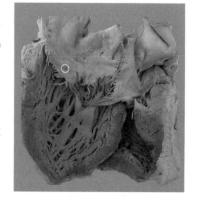

图 6-12　风湿性心内膜炎肉眼观

瓣膜闭锁缘上可见粟粒大小的疣状赘生物

不易脱落。赘生物多时，可呈片状累及腱索及邻近内膜。镜下观：赘生物主要由血小板和纤维蛋白构成，伴小灶状纤维素样坏死，其周围可见少量的风湿细胞。由于病变反复发作，引起纤维组织增生，病变后期常导致瓣膜增厚、变硬、卷曲、短缩、瓣膜间互相粘连及腱索增粗、短缩，最后形成慢性心瓣膜病。当炎症病变累及心房或心室内膜时，可引起心内膜灶状增厚及附壁血栓形成。由于病变所致瓣膜口关闭不全，左房后壁受血流反流冲击较重，引起纤维性内膜灶状增厚，称 McCallum 斑。

急性期，临床上可因相对性二尖瓣关闭不全，在心尖区听到轻度收缩期杂音。慢性心瓣膜病可引起心脏杂音和房室肥大、扩张以及全身淤血等心力衰竭表现。

2. 风湿性心肌炎 病变主要累及心肌间质结缔组织，常表现为灶状间质性心肌炎。心肌间质水肿，在心肌间质血管附近可见多少不等的风湿小体，后期风湿小体纤维化形成梭形小瘢痕。病变常见于左心室、室间隔、左心房及左心耳等处。儿童的风湿性心肌炎有时渗出性病变特别明显，常为弥漫性间质性心肌炎，心肌间质发生明显水肿及弥漫性炎性细胞浸润，以淋巴细胞和巨噬细胞为主。严重者发生胶原纤维素样坏死，心肌纤维肿胀、断裂、嗜酸性粒细胞浸润，心脏扩张，可引起急性充血性心力衰竭。

风湿性心肌炎常可影响心肌收缩力，临床上表现为心率加快，第一心音低钝，严重者可导致心功能不全，心电图常见 P-R 间期延长。病变累及传导系统时，可出现传导阻滞。

3. 风湿性心外膜炎 病变主要累及心外膜脏层，呈浆液性或浆液纤维蛋白性炎症，有时可见风湿小体形成（图 6-13）。若心包腔内有大量浆液渗出，则形成心包积液；当渗出以纤维蛋白为主时，覆盖于心外膜表面的纤维蛋白可因心脏的不停搏动、牵拉而形成绒毛状外观，称"绒毛心"（cor villosum），见图 6-14。若渗出的纤维蛋白较多，不能被完全溶解吸收，则发生机化，使心外膜脏层和壁层互相粘连，形成缩窄性心外膜炎。

临床上，心包积液患者可诉胸闷不适，叩诊心界扩大，听诊心音弱而遥远，X 线检查心脏呈"烧瓶状"。"绒毛心"患者可有心前区疼痛，听诊可闻及心包摩擦音。

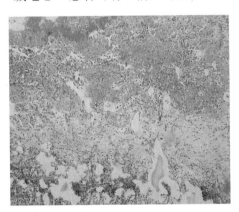

图 6-13　风湿性心外膜炎镜下观

心外膜表面有大量纤维蛋白渗出

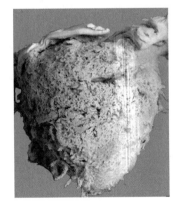

图 6-14　绒毛心肉眼观

心外膜表面覆盖渗出的纤维蛋白，呈绒毛状

（二）风湿性关节炎

约 75% 的风湿热患者在疾病早期出现风湿性关节炎（rheumatic arthritis），以游走性多发性关节炎为特征。最常侵犯膝、踝、肩、腕、肘等大关节，此伏彼起，相继发生。临床表现为关节局部出现红、肿、热、痛和功能障碍。病变滑膜充血、水肿，关节腔内有浆液及纤维蛋白渗出，关节周围结缔组织内可见少数不典型的风湿小体。急性期后，渗出物易被完全吸收，一般不留后遗症。

（三）皮肤病变

在风湿病活动期，皮肤可出现环形红斑和皮下结节，具有临床诊断意义。

1. 环形红斑（erythema annulare）　为渗出性病变。主要见于躯干和四肢皮肤，为淡红色环状红晕，直径约3cm，中央皮肤色泽正常（图6-15）。镜下观：红斑处真皮浅层血管扩张充血，血管周围水肿，淋巴细胞、单核细胞及少量中性粒细胞浸润。病变常在1~2天消退。

2. 皮下结节（subcutaneous nodule）　为增生性病变。多见于腕、肘、膝、踝等大关节附近的伸侧面皮下，直径0.5~2cm，呈圆形或椭圆形，质地较硬，境界清楚，可活动，无压痛。镜下观：结节中央为大片纤维素样坏死物，周围有呈栅栏状排列的风湿细胞和成纤维细胞，伴有以淋巴细胞为主的炎细胞浸润。结节可单发或多发，持续数天或数周后逐渐纤维化而变成瘢痕组织。

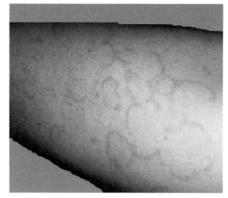

图6-15　环形红斑肉眼观
红色环状红晕，中央皮肤色泽正常

（四）风湿性动脉炎

风湿性动脉炎（rheumatic arteritis），大小动脉均可受累，如冠状动脉、肾动脉、肠系膜动脉、脑动脉及肺动脉等，并常以小动脉受累较为多见。急性期，血管壁发生黏液样变性、纤维素样坏死和淋巴细胞、单核细胞浸润，可伴有风湿小体形成。病变后期，血管壁纤维化而增厚，管腔狭窄甚至闭塞，有时并发血栓形成。

（五）风湿性脑病

风湿性脑病（rheumatic encephalopathy）多见于5~12岁儿童，女孩多见。主要病变为脑血管风湿性动脉炎和皮质下脑炎。病变主要累及大脑皮质、基底节、丘脑及小脑皮质。镜下观：除见脑动脉壁的风湿性病变外，还可见神经细胞变性、胶质细胞增生及胶质结节形成。当锥体外系受累时，患儿可出现面肌及肢体的不自主运动，称小舞蹈病（chorea minor）或Sydenham舞蹈病。

第五节　感染性心内膜炎

感染性心内膜炎（infective endocarditis）是指由病原微生物直接侵袭心内膜，特别是心瓣膜而引起的炎症性疾病。病原微生物包括各种细菌、病毒、真菌、立克次体等，以细菌最为多见，以前亦称为细菌性心内膜炎（bacterial endocarditis）。通常分为急性感染性心内膜炎和亚急性感染性心内膜炎两种类型，其中，亚急性感染性心内膜炎多见。本病可发生于任何年龄，以成人男性多见。

一、病因及发病机制

（一）病因

近年来随着心血管手术和介入性治疗的大量开展，以及广谱抗生素和免疫抑制剂等的广泛应用，感染性心内膜炎的致病微生物已有明显变化，由甲型溶血性链球菌（草绿色链球菌）感染引起者现已减少，而葡萄球菌、革兰阴性杆菌、厌氧菌、肠球菌、真菌等感染呈增加趋势。

急性感染性心内膜炎以金黄色葡萄球菌最为多见，其次为溶血性链球菌、脑膜炎球菌、肺炎球菌等，少数为流感嗜血杆菌和淋球菌等。亚急性感染性心内膜炎仍以毒力较弱的甲型溶血性链球菌为主，肠球菌和表皮葡萄球菌次之。自体瓣膜心内膜炎中，5%~10%由嗜血杆菌、放线杆菌属、金氏杆菌属等非肠道革兰阴性杆菌感染引起。人工瓣膜心内膜炎的主要致病菌是凝固酶阳性的表皮葡萄球菌，其次为金黄色葡萄球菌、革兰阴性杆菌、类白喉棒状杆菌和真菌等。凝固酶阳性的金黄色葡萄球菌为静脉吸毒者感染性心内膜炎的主要病原菌。

（二）发病机制

感染性心内膜炎多数发生于有器质性心脏病的患者，如风湿性心脏病、先天性心脏病、人工瓣膜置换术后等。据统计，我国感染性心内膜炎患者中，约80%有风湿性心脏病。该病少数发生于无器质性心脏病的患者，发病率仅为2%~10%。

亚急性感染性心内膜炎多由毒力相对较弱的致病菌引起。这些病原体可自感染灶（扁桃体炎、牙周炎、咽喉炎、骨髓炎等）入血，也可因拔牙、心导管检查、心脏手术、导尿、内窥镜检查、刮宫、安置导尿管、腹腔或血液透析等医源性操作致细菌入血，形成菌血症。此外，药物成瘾者使用污染的注射器或溶液也是致病的途径。正常情况下，从不同途径入血的致病菌能被机体的防御机制清除，但当心血管有器质性病变时，心脏内血流状态发生改变，由正常的层流变为涡流或喷射状，并从高压腔室向低压腔室分流，使心内膜在明显的压力阶差血流冲击下受损，导致胶原暴露，血小板、纤维蛋白、白细胞和红细胞积聚，为病原微生物的入侵创造了条件。病原菌入血后可直接侵袭瓣膜，或在瓣膜上先形成无菌性血小板血栓，再被病原菌感染，使细菌黏附于瓣膜上。血液中的凝集性抗体使细菌聚集成团，容易沉积于血小板性赘生物。心内膜和细菌表面的黏附因子也促使细菌植入内膜，心内膜受损时，其中的纤维粘连蛋白可作为某些细菌的受体，增加细菌的黏着力，使之更易与心内膜接触。赘生物中，血小板-纤维蛋白沉积物能使其中的细菌免受宿主防御机制的攻击，同时，赘生物通过血小板-纤维蛋白聚集而逐渐增大，使瓣膜破坏加重。赘生物碎裂脱落后，导致栓塞的同时细菌被释放入血，引起菌血症和转移性播散病灶。反复发生的菌血症能激活免疫系统，引起变态反应性炎症，如血管炎和肾小球肾炎等。

急性感染性心内膜炎通常作为败血症、脓毒败血症的严重并发症。病原体先在机体某部位引起化脓性炎症（如化脓性骨髓炎、痈、产褥热等），当机体抵抗力降低时，细菌入血引起败血症并侵犯心内膜。也可出现在心脏、尿路或其他感染区域进行手术之后。

二、病理变化及临床病理联系

（一）急性感染性心内膜炎

急性感染性心内膜炎（acute infective endocarditis）又称为溃疡性心内膜炎，主要侵犯原来无病变的正常二尖瓣或主动脉瓣，引起急性化脓性心瓣膜炎，表现为瓣膜溃烂，伴赘生物形成。赘生物体积较大，质地松软，灰黄或浅绿色，易脱落。赘生物主要由血小板、纤维蛋白、坏死组织和大量细菌菌落混合而形成。赘生物破碎脱落后形成含菌性栓子，可引起心、脑、肾、脾等器官栓塞，导致这些器官发生败血性梗死和脓肿形成。受累瓣膜可发生溃烂、破裂、穿孔或腱索断裂，引起急性心瓣膜功能不全。

本病起病急，发展快，病程短，病情严重，50%以上的患者在数日或数周内死亡。近年来由于抗生素的广泛应用，本病的死亡率已显著下降，但因瓣膜破坏严重，治愈后可形成大量瘢痕而导致慢性心瓣膜病。

（二）亚急性感染性心内膜炎

亚急性感染性心内膜炎（subacute infective endocarditis）多见于青年，常发生在已有病变的瓣膜上，较急性多见。病程较长，可迁延数月甚至1年以上。临床上除有心脏体征外，还有长期发热、点状出血、栓塞、脾肿大、进行性贫血等症状。

1. 心脏 本病最常侵犯二尖瓣和主动脉瓣，病变特点是常在已有病变的瓣膜上形成赘生物。赘生物较大且大小不一，单个或多个，呈息肉状或菜花状，污秽灰黄色，质脆，易破碎、脱落。镜下观：赘生物由血小板、纤维蛋白、细菌菌落、坏死组织及炎细胞组成，细菌菌落常被埋于赘生物的深部。赘生物脱落后导致瓣膜发生溃疡或穿孔，溃疡底部可见肉芽组织增生、淋巴细胞和单核细胞浸润。瓣膜损害可致瓣膜口狭窄或关闭不全，临床上可听到相应的杂音。瓣膜变形严重可导致心力衰竭。

2. **血管**　由于赘生物碎裂脱落形成的栓子和细菌毒素作用，可发生动脉性栓塞和血管炎。栓塞最多见于脑，其次为肾、脾等。由于栓子来自赘生物的浅层，通常不含或仅含极少的细菌，加之毒力较弱，常为无菌性梗死。由于皮下小动脉炎，指、趾末节腹面和足底或大小鱼际处皮肤出现紫红色、微隆起、有压痛的小结节，称 Osler 小结。

3. **肾脏**　微栓塞的发生或抗原-抗体复合物的形成可引起局灶性或弥漫性肾小球肾炎。

4. **败血症**　赘生物内的细菌、毒素不断侵入血流，致患者出现长期发热、脾肿大、白细胞增多以及皮肤、黏膜和眼底出现小出血点及贫血等临床表现。

两种常见心内膜炎赘生物的比较见表 6-1。

表 6-1　两种常见心内膜炎赘生物的比较

赘生物	风湿性心内膜炎	感染性心内膜炎
数量	常为多个	单个或多个
大小	粟粒大小	体积较大，大小不一
形状	疣状，呈单行串珠样排列	菜花状或息肉状
颜色	灰白半透明	灰黄或浅绿色，质地松软
部位	主要附着于瓣膜闭锁缘上	主要黏附于瓣膜表面
组成	血小板、纤维蛋白	血小板、纤维蛋白、坏死组织、细菌菌落和细胞混合形成
细菌	无	有
坏死	无	有
结局	与瓣膜附着牢固，不易脱落，导致瓣膜增厚、变硬、卷曲	易破碎、脱落，引起心、脑、肾等器官的梗死或脓肿

第六节　心脏瓣膜疾病

心脏瓣膜疾病（valvular heart disease）是指先天性发育异常或后天性各种损伤因素作用后所引起的心瓣膜器质性病变，为最常见的慢性心脏病之一。表现为瓣膜口狭窄和（或）关闭不全，二者可单独存在，也可合并发生。心瓣膜病可引起血流动力学的变化，失代偿时出现心功能不全，最终导致全身血液循环障碍。

瓣膜口狭窄（valvular stenosis）是指当心瓣膜开放时不能完全张开，导致血流通过障碍。主要原因是相邻瓣膜之间相互粘连、瓣膜增厚、弹性减弱或丧失、瓣膜环硬化和缩窄等。

瓣膜关闭不全（valvular insufficiency）是指当心瓣膜关闭时瓣膜口不能完全闭合，使部分血液发生反流。主要原因是瓣膜增厚、变硬、卷曲、缩短或瓣膜破裂和穿孔，也可因腱索增粗、缩短和粘连所致。

心瓣膜病可为先天性病变，但以后天性者更为常见。后天性病变大多为风湿性心内膜炎、感染性心内膜炎的结局，其次为主动脉粥样硬化和梅毒性主动脉炎引起，少数见于瓣膜退行性变、钙化和瓣膜脱垂等。病变可累及一个瓣膜或两个以上瓣膜，后者称联合瓣膜病。心瓣膜病最常累及二尖瓣，其次为主动脉瓣，三尖瓣和肺动脉瓣较少受累。

一、二尖瓣狭窄

二尖瓣狭窄（mitral stenosis）大多为风湿性心内膜炎反复发作所致，少数由感染性心内膜炎引起。

正常成人二尖瓣口开放时面积约为 $5cm^2$，可通过两个手指，但当瓣膜口狭窄时可缩小到 $1.0 \sim 2.0cm^2$，严重时可达 $0.5cm^2$，或仅能通过医用探针。二尖瓣狭窄依据病变严重程度，可分为3型。①隔膜型：病变最轻，表现为瓣膜轻度增厚、粘连，瓣膜仍有弹性，瓣膜口轻度狭窄。②增厚型：病变较重，瓣膜增厚、粘连显著，瓣膜弹性明显减弱，瓣膜口显著狭窄。③漏斗型：病变最重，瓣膜极度增厚、严重粘连，瓣膜变硬、瓣膜口缩小呈鱼口状（图6-16）。二尖瓣狭窄可引起血流动力学和心脏形态的改变。早期由于二尖瓣口狭窄，心脏舒张期从左心房注入左心室的血流受阻，致使舒张末期仍有部分血液滞留于左心房内，加上由肺静脉回流的血液，使左心房血容量多于正常，导致左心房代偿性扩张。左心房心肌收缩加强以克服狭窄瓣膜口的阻力，久之引起左心房代偿性肥大。当血流在加压情况下快速通过狭窄的瓣膜口时，引起旋涡与震动，临床听诊可在心尖区闻及舒张期隆隆样杂音。后期左心房失代偿扩张，左心房内血液淤积，肺静脉回流受阻，导致肺淤血、肺水肿或漏出性出血。此时，临床表现为呼吸困难、紫绀、咳嗽和咳出带血的泡沫状痰等左心衰竭症状。因肺静脉回流受阻，肺静脉压升高，通过神经反射引起肺内小动脉收缩或痉挛，导致肺动脉压升高。长期肺动脉高压，可引起右心室代偿性肥大，继而失代偿，造成右心室扩张，三尖瓣相对关闭不全，收缩期右心室部分血液反流入右心房，最终引起右心房及体循环静脉淤血。临床表现为颈静脉怒张、肝脏肿大、下肢水肿及浆膜腔积液等右心衰竭症状。X线显示左心房、右心室、右心房增大，晚期左心室缩小，X线显示为倒置的"梨形心"。

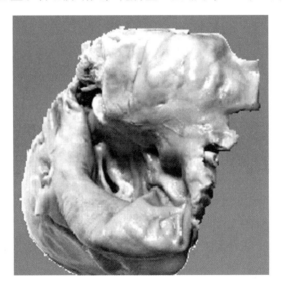

图6-16 二尖瓣狭窄肉眼观

二尖瓣狭窄呈鱼口状

二、二尖瓣关闭不全

二尖瓣关闭不全（mitral insufficiency）多为风湿性心内膜炎的后果，也可由亚急性感染性心内膜炎引起。另外，瓣环钙化、二尖瓣脱垂、先天性病变以及腱索异常、乳头肌功能障碍等亦可导致本病的发生。二尖瓣关闭不全和狭窄常合并发生。

二尖瓣关闭不全时，在收缩期，左心室部分血液反流进入左心房内，再加上肺静脉回流的血液，使左心房血容量较正常增多，导致左心房代偿性肥大、扩张；在舒张期，左心房内大量的血液涌入左心室，使左心室容积性负荷增加，左心室出现代偿性肥大、扩张。久之，左心房及左心室失代偿，出现左心衰竭，引起肺淤血。继而依次引起肺动脉高压、右心室、右心房代偿性肥大、扩张，最终可导致右心失代偿，右心衰竭和体循环淤血。临床听诊在心尖区可闻及收缩期吹风样杂音。X线显示左右心房、心室均肥大、扩张，呈"球形心"。

三、主动脉瓣狭窄

主动脉瓣狭窄（aortic stenosis）主要由风湿性主动脉瓣膜炎引起，少数为先天性发育异常或主动脉粥样硬化引起的主动脉瓣膜钙化所致。

主动脉瓣狭窄后，造成左心室收缩期排血受阻，左心室发生代偿性肥大，室壁增厚，而心腔不扩张（向心性肥大）。后期左心室失代偿，导致左心房淤血，出现左心衰竭，进而引起肺淤血、肺动脉高压、右心衰竭和体循环淤血。临床听诊在主动脉瓣区可闻及粗糙、喷射性收缩期杂音。患者可出现心绞痛、脉压差减小等症状。由于左心室明显肥厚扩张，X线显示心脏呈"靴形"。

四、主动脉瓣关闭不全

主动脉瓣关闭不全（aortic insufficiency）多由风湿性主动脉瓣膜炎引起，亦可由感染性心内膜炎、主动脉粥样硬化和梅毒性主动脉炎引起。另外，类风湿性主动脉炎及Marfan综合征也可使主动脉瓣膜环扩大而造成相对性主动脉瓣关闭不全。

由于主动脉瓣关闭不全，在舒张期，主动脉内部分血液反流至左心室，使左心室血容量增加，发生代偿性肥大。代偿性失调后，左心室扩张，相继发生左心房淤血、左心衰竭、肺淤血、肺动脉高压，进而引起右心肥大、右心衰竭和体循环淤血。临床听诊在主动脉区可闻及舒张期叹气样杂音。患者可出现颈动脉搏动、水冲脉、血管枪击音及毛细血管搏动现象等脉压差增大的表现。

第七节　心肌病和心肌炎

一、心肌病

心肌病（cardiomyopathy）是指合并有心脏功能障碍的心肌疾病，包括扩张型心肌病、肥厚型心肌病、限制型心肌病、致心律失常性右室心肌病、未分类的心肌病及特异性心肌病。其排除了风湿性心脏病、冠状动脉粥样硬化性心脏病、高血压性心脏病、心瓣膜病、肺源性心脏病及先天性心脏病。克山病为我国地方性心肌病，曾经暴发流行，有其自身的特点，被列入特异性心肌病中。

（一）扩张型心肌病

扩张型心肌病（dilated cardiomyopathy）亦称为充血性心肌病，是心肌病中最常见的类型，约占心肌病的90%。病变以进行性心脏肥大、心腔扩张和心肌收缩能力下降为特征。WHO将扩张型心肌病定义为以左心室或双心室腔扩张伴收缩功能受损为特征的心肌病变。本病发病多在20~50岁，男性多于女性。

1. 病因及发病机制　本病的病因及发病机制迄今尚未完全清楚，可能与病毒感染、遗传、自身免疫损伤、大量酗酒、妊娠、中毒等因素有关。有时虽同时伴有其他心血管疾病，但其心肌功能失调程度不能用异常负荷状况或心肌缺血损伤程度来解释。

2. 病理变化　肉眼观：心脏体积增大、重量增加，可达500~800g或更重（诊断标准：男性 >350g，女性 >300g）。各心腔明显扩张，心室壁略厚或正常，心尖部室壁变薄，常呈钝圆形。二尖瓣和三尖瓣可因心室腔扩张而发生相对性关闭不全（图6-17）。心内膜增厚，常见附壁血栓形成。镜下观：

心肌细胞不均匀性肥大、伸长，细胞核大深染，核形不规则。肥大和萎缩心肌细胞互相间杂。心肌细胞常发生空泡变、小灶性肌溶解，心肌间质纤维化和微小坏死灶或瘢痕灶，病变以左心室为重。

3. 临床病理联系 临床主要表现为进行性充血性心力衰竭的症状和体征。心电图显示心肌劳损和心律不齐。患者多死于进行性加重的心力衰竭或因心律失常而猝死。

（二）肥厚型心肌病

肥厚型心肌病（hypertrophic cardiomyopathy）以心肌肥大、室间隔不对称性增厚、心室腔变小、舒张期心室充盈异常为特征，根据左心室流出道是否受阻可分为梗阻性和非梗阻性两型。肥厚型心肌病常有家族史，男女比例约为 2：1，以 25~50 岁的青壮年多见，常为青年猝死的原因。

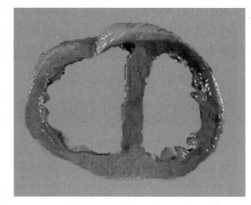

图 6-17 扩张型心肌病肉眼观
左、右心室明显扩张

1. 病因及发病机制 病因不明，约 50% 肥厚型心肌病患者有基因变化，多为家族性常染色体显性遗传。目前认为是肌小节收缩蛋白基因突变导致了此病的发生。

2. 病理变化 肉眼观：心脏体积增大、重量增加（成人者心脏重量常 >500g），两侧心室壁肥厚且以室间隔非对称性肥厚最为明显，呈球形隆起，突向左心室，致使左心室流出道明显狭窄。乳头肌肥大、心室腔缩小，左室尤其显著（图 6-18）。由于收缩期二尖瓣向前移动与室间隔左侧心内膜接触，可引起二尖瓣增厚和主动脉瓣下的心内膜局限性增厚。镜下观：心肌细胞弥漫性肥大，直径可达 60μm（正常不超过 15μm），核大、畸形、浓染，心肌细胞排列紊乱，心肌间质见多少不等的纤维化或大小不等的瘢痕。

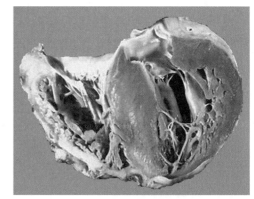

图 6-18 肥厚型心肌病肉眼观
左、右心室壁肥厚，室间隔非对称性肥厚，突向左心室

3. 临床病理联系 临床上出现心输出量下降引发的心悸、心绞痛，肺动脉高压导致的呼吸困难以及附壁血栓脱落引起的栓塞。

（三）限制型心肌病

限制型心肌病（restrictive cardiomyopathy）是一种少见的心肌病。WHO 将其定义为"以单侧或双侧心室充盈受限、舒张容积缩小为特征的心肌病"。典型病变为心室内膜和内膜下心肌进行性纤维化，导致心室壁顺应性降低、心腔狭窄。此病发病多在 15~50 岁，男女之比为 3：1。

1. 病因及发病机制 病因尚未完全明确，可能与非化脓性感染、体液免疫反应异常、过敏反应、心脏放射性损伤、遗传、营养不良等因素有关。本病也可继发于心肌淀粉样变。

2. 病理变化 肉眼观：心腔狭窄，心内膜及心内膜下纤维性增厚（可达 2~3mm），呈灰白色，以心尖部为重，常向上蔓延累及二尖瓣或三尖瓣，导致关闭不全。镜下观：心内膜纤维化，玻璃样变，可伴有钙化和附壁血栓形成。心内膜下心肌常见萎缩和变性改变，亦称心内膜的心肌纤维化。

3. 临床病理联系 临床主要表现为心力衰竭（颈静脉怒张、水肿、腹水、肝淤血肿大等）和栓塞症状，少数可发生猝死。

（四）克山病

克山病（Keshan disease）是一种地方性心肌病，因 1935 年首先在我国黑龙江省克山县发现，遂得名。本病主要流行于我国东北、西北、华北和西南一带的山区和丘陵地带。心肌变性、坏死以至瘢痕形成为本病的主要病理变化。临床上常有急性和慢性心功能不全表现。近年来发病率明显下降。

1. 病因及发病机制　克山病的病因尚不清楚，可能为缺乏硒等某些微量元素和营养物质，干扰和破坏心肌代谢而引起心肌细胞损伤。也有学者认为，本病可能与柯萨奇 B 组病毒感染有关。

2. 病理变化　克山病的病变主要表现为心肌细胞严重的变性、坏死和瘢痕形成。肉眼观：心脏不同程度增大，重量增加。两侧心腔扩大，心室壁不增厚，心尖部变薄，心脏呈球形。切面观：心室壁可见散在分布的变性坏死灶和瘢痕灶，新旧病灶交杂，心室病变重于心房，部分病例在心室肉柱间或左、右心耳处可见附壁血栓形成。镜下观：心肌细胞呈灶状变性和坏死。变性主要为细胞水变性和脂肪变性，坏死主要为凝固性坏死和（或）液化性肌溶解。慢性病例则以瘢痕灶形成为主。

3. 临床病理联系　根据发病急缓、病程长短及心脏代偿情况，临床上常将此病分为急性型、亚急性型、慢性型和潜在型 4 种类型。除潜在型因心脏受损较轻或代偿功能较好，临床上患者多无自觉症状，体检可见心界扩大、心电图改变外，其余 3 种类型均可出现心力衰竭表现（急性或慢性），重者可出现心源性休克。

二、心肌炎

心肌炎（myocarditis）是由各种原因引起的心肌局限性或弥漫性炎症。常规尸检中，可发现 1%~4% 的病例有心肌炎改变，但一般无临床症状。心肌炎可发生于任何年龄，但以 1~10 岁儿童最常见。心肌炎根据病因可分为感染性和非感染性两大类。前者因病毒、细菌、螺旋体、立克次体、真菌、寄生虫等感染所致，后者包括免疫反应性心肌炎、孤立性心肌炎等，其中以病毒性心肌炎和细菌性心肌炎最常见。

（一）病毒性心肌炎

病毒性心肌炎（viral myocarditis）亦称为"淋巴细胞性"心肌炎，比较常见，是由嗜心肌病毒引起的原发性心肌炎症，常累及心包。引起心肌炎的常见病毒有柯萨奇病毒、埃可病毒、流行性感冒病毒和风疹病毒等。心肌细胞的损伤可由病毒直接引起，也可以通过 T 细胞介导的免疫反应间接引起。

病毒性心肌炎为心肌间质原发性非特异性炎症，根据病变范围可分为局灶性心肌炎和弥漫性心肌炎。肉眼观：心脏略增大或无明显变化。镜下观：心肌细胞间质水肿，间质和小血管周围炎细胞浸润，发病初期以中性粒细胞浸润为主，其后，代之以淋巴细胞、巨噬细胞、浆细胞浸润及肉芽组织形成，伴有心肌细胞变性、坏死。晚期有明显的心肌间质纤维化，伴代偿性心肌肥大及心腔扩张。在成人多累及心房后壁、室间隔及心尖区，有时可累及传导系统。

临床上常有不同程度的心律失常，以异位心律和传导阻滞为多见。成年人一般预后较好。婴幼儿及病变严重者可出现心力衰竭等并发症。

（二）细菌性心肌炎

细菌性心肌炎（bacterial myocarditis）是由细菌引起的心肌炎症，可由细菌对心肌的直接感染引起，也可以由细菌产生的毒素对心肌的作用或者细菌产物所致的变态反应而引起。绝大多数细菌性心肌炎是身体其他部位细菌感染的并发症，是细菌感染时全身病变的一部分。

细菌性心肌炎常见有化脓菌如葡萄球菌、链球菌、肺炎球菌和脑膜炎球菌等引起的心肌脓肿，病变表现为心肌及间质内多发性小脓肿，脓肿周围心肌有不同程度的变性坏死，间质内有中性粒细胞和单核细胞浸润。白喉毒素所引起的白喉性心肌炎以心肌脂肪变广泛、显著而间质炎症反应较轻为特征。而上呼吸道链球菌感染和猩红热时所并发的急性非风湿性心肌炎是一种非特异性心肌炎，病变为间质性心肌炎。

（三）特发性心肌炎

特发性心肌炎（idiopathic myocarditis）又称为孤立性心肌炎（isolated myocarditis）。1899 年由 Fiedler 首先描述，也称 Fiedler 心肌炎。其原因至今未明。多发生于 20~50 岁的中青年人。急性型常引起心脏扩张，可突然发生心力衰竭而致死。

该病依组织学病理变化，分为两型。

1. 弥漫性间质性心肌炎（diffuse interstitial myocarditis） 主要表现为心肌间质或小血管周围有较多淋巴细胞、浆细胞和巨噬细胞浸润，心肌细胞较少发生变性、坏死。病程较长者，心肌间质纤维化，心肌细胞肥大。

2. 特发性巨细胞性心肌炎（idiopathic giant cell myocarditis） 病变区的心肌可见灶状坏死和肉芽肿形成。病灶中心可见红染、无结构的坏死物，坏死物周围有淋巴细胞、单核细胞、浆细胞或嗜酸性粒细胞浸润，并混有多量的多核巨细胞。

（四）免疫反应性心肌炎

免疫反应性心肌炎（myocarditis due to immune-mediated reactions）主要见于一些变态反应性疾病，如风湿性心肌炎、类风湿性心肌炎、系统性红斑狼疮和结节性多动脉炎所引起的心肌炎。其次为某些药物引起的过敏性心肌炎，如磺胺类、抗生素（青霉素、四环素、链霉素、金霉素等）、消炎药（吲哚美辛、保泰松）、抗癫痫药等。免疫反应性心肌炎的病理变化主要表现为心肌间质性炎症。心肌间质及小血管周围可见嗜酸性粒细胞、淋巴细胞、单核细胞浸润，偶见肉芽肿形成。心肌细胞有不同程度的变性、坏死。

第八节 心包炎

心包炎（pericarditis）是指发生于心包脏层、壁层的炎症反应。大多数为伴发性疾病，多继发于其他心脏疾病、变态反应性疾病、尿毒症、心脏创伤及恶性肿瘤转移等。原发性心包炎多为病原微生物（主要为细菌）和某些毒性代谢产物引起，部分为病毒性心肌炎合并心包炎。心包炎可分为急性心包炎和慢性心包炎两种类型。

一、急性心包炎

急性心包炎（acute pericarditis）多为急性渗出性炎症，常形成心包积液。按渗出的主要成分可分类如下。

1. 浆液性心包炎（serous pericarditis） 以浆液性渗出为主要特征。主要由非感染性疾病继发引起，如风湿病、系统性红斑狼疮、硬皮病、肿瘤、尿毒症等。病毒感染以及伴有其他部位感染亦常引起原发性心包炎。累及心肌者亦称心肌心包炎。

病理变化表现为心外膜血管扩张、充血，血管壁通透性增高。心包腔内可见浆液性渗出液，并伴有少量的中性粒细胞、淋巴细胞和单核细胞渗出。

临床上患者常有胸闷不适，叩诊心界扩大、听诊心音弱而遥远。

2. 纤维蛋白性心包炎（fibrinous pericarditis）及浆液纤维蛋白性心包炎（fibrinous and serofibrinous pericarditis） 以纤维蛋白或浆液、纤维蛋白渗出为主要特征，是心包炎中最常见的类型。常由系统性红斑狼疮、风湿病、尿毒症、结核、急性心肌梗死、心肌梗死后综合征（Dressler 综合征）以及心外科手术等引起。

肉眼观：心包脏层和壁层表面附着黄白色纤维蛋白渗出物，呈绒毛状，故称绒毛心，常伴心包积液。镜下观：渗出物由浆液、纤维蛋白、少量的炎细胞和变性坏死组织构成。

临床表现有心前区疼痛，听诊可闻及心包摩擦音。

3. 化脓性心包炎（purulent pericarditis） 是链球菌、葡萄球菌和肺炎球菌等化脓菌侵袭心包所致的，以大量中性粒细胞渗出为主的表面化脓性急性心包炎。这些细菌可经多种途径侵入心包，如：邻近组织器官病变直接蔓延；经血道、淋巴道播散；因心脏手术直接感染。

肉眼观：心包脏、壁两层表面覆盖一层较厚的呈灰绿色、浑浊而黏稠的纤维性脓性渗出物。镜下观：脏、壁层心外膜表面血管扩张充血，大量中性粒细胞浸润，渗出物内可见大量变性坏死的中性粒细胞及无结构粉染物质。炎症可累及周围心肌细胞，亦可扩散至心脏周围纵隔内，称纵隔心包炎。

临床上除表现出感染症状外，可伴有浆液性心包炎和纤维蛋白性心包炎的症状和体征。当渗出物不能完全溶解吸收时，可发生机化、粘连，导致缩窄性心包炎。

4. 出血性心包炎（hemorrhagic pericarditis） 大多数由结核杆菌经血道感染引起，亦可为恶性肿瘤累及心包所致。心包腔含大量浆液性血性积液或浆液纤维蛋白性血性积液。此外，心脏外科手术可继发出血性心包炎，出血多时可致心脏压塞。

二、慢性心包炎

慢性心包炎（chronic pericarditis）是指临床病程持续 3 个月以上的心包炎症，多由急性心包炎转化而来，可分为非特殊型慢性心包炎和特殊类型慢性心包炎两型。

1. 非特殊型慢性心包炎 泛指心包炎症性病变较轻或发展缓慢，病变仅局限于心包本身，对心脏活动功能影响轻微，无明显临床表现，病理变化主要表现为持续性心包积液或心包脏、壁两层表面局灶性纤维化或弥漫性纤细而菲薄的纤维化粘连。

2. 特殊类型慢性心包炎 依其病变又分为以下两型。

（1）粘连性纵隔心包炎（adhesive mediastinopericarditis） 常继发于化脓性心包炎、干酪样心包炎、心脏外科手术或纵隔放射性损伤之后。主要病变为心包慢性炎症性改变和纤维化引起心包腔粘连而闭锁，并与纵隔及周围器官粘连。心脏因受心外膜壁层的限制和受到与周围器官粘连的牵制而工作负担增加，引起心脏肥大、扩张，临床表现与扩张型心肌病表现相似。

（2）缩窄性心包炎（constrictive pericarditis） 由于心包腔内渗出物机化和瘢痕形成，心脏被厚而致密的心包结缔组织包绕，致心脏舒张期充盈受限，严重影响心排血量，临床表现与限制型心肌病表现类似。缩窄性心包炎多继发于结核性心包炎、化脓性心包炎和出血性心包炎，此时心包两层互相粘连，心包腔被瘢痕组织所闭塞，似盔甲状包绕于心脏周围，故称盔甲心。

第九节 心脏肿瘤

心脏肿瘤是指生长在心包、心壁或心内膜等部位的肿瘤，很少见，分为原发性和转移性（继发性）两类。

一、原发性肿瘤

原发性心脏肿瘤非常罕见，发生率为 0.0017%~0.33%。近年来随着心血管影像技术的发展以及心脏外科手术的进步，一些以往罕见的原发性心脏肿瘤不断被发现。原发性心脏肿瘤大多数为良性肿瘤，其中，黏液瘤为成人最常见的原发性心脏肿瘤，而儿童期最常见的为横纹肌瘤。

（一）心脏良性肿瘤

1. 黏液瘤（myxoma） 心脏黏液瘤是心脏肿瘤中最常见的一种，占所有心脏肿瘤的 1/3，约占原发性良性心脏肿瘤的 50%。本瘤多位于心房内，其中，3/4 以上在左心房，发生于心室者不足 10%。本瘤常见于心房卵圆窝周围，绝大多数为单发。肉眼观：肿瘤大小不等，多为分叶状或乳头状，有一个短而粗的蒂，切面呈半透明胶冻状，质软易碎。镜下观：瘤细胞呈星芒状、梭形或圆形，散在于大量浅蓝色黏液样基质中（HE 染色），阿尔新蓝染色为强阳性（因基质含蛋白聚糖）。多数学者认为，本瘤来源于心内膜下的具有多向分化潜能的原始间叶细胞。

临床表现与肿瘤的大小和发生部位有关。左心肿瘤常表现为二尖瓣关闭不全，右心肿瘤常出现呼吸困难、颈静脉怒张等症状。

2. 横纹肌瘤（rhabdomyoma） 心脏横纹肌瘤多见于婴幼儿，常为多发性。肉眼观：瘤结节散在分布于心脏壁内，尤以室间隔最为多见，大小不等，切面呈苍白、微黄或明胶样棕色。镜下观：瘤细胞大于正常心肌细胞，胞质因含有大量糖原而呈空泡状，核居中，核周围胞质呈疏网状，放射状分布，似蜘蛛挂在网上，故有"蜘蛛细胞"之称，具有诊断意义。

（二）心脏恶性肿瘤

心脏恶性肿瘤多为转移性肿瘤。原发性恶性肿瘤极少见，有血管肉瘤、横纹肌肉瘤、间皮瘤和纤维肉瘤等，其中以血管肉瘤、横纹肌肉瘤较多见。

二、转移性肿瘤

心脏转移性肿瘤相对于原发性肿瘤多见，检出率是原发肿瘤的 20~40 倍，但与其他一些器官相比，心脏转移性肿瘤少见。大多数心脏转移性肿瘤的原发病灶位于胸腔或其邻近部位，可由邻近器官的恶性肿瘤直接蔓延而来；也可首先转移到纵隔淋巴结，再逆行侵犯心脏淋巴管；但主要是通过血道播散至心脏，如黑色素瘤、肾癌、肺癌、儿童横纹肌肉瘤等。心脏内的转移瘤一般为多发性、结节状。

第十节 动脉瘤

动脉瘤（aneurysm）是指动脉壁局限性永久性异常扩张或连通于血管腔的血囊肿。动脉瘤可发生于身体任何部位，最常见于弹性动脉及其主要分支，肌型动脉次之。由于动脉瘤多发生于主动脉和脑动脉，一旦破裂，危害极大。近年来，血管外科技术的迅速发展为本病的手术治疗创造了条件。

一、病因

动脉瘤的病因有先天性和后天性之分。①先天性发育缺陷：如脑血管的囊性或浆果状动脉瘤，为主动脉壁中层先天性局限性缺如所致。②后天性因素：多继发于能引起血管壁局部结构破坏或功能减弱者，如动脉粥样硬化、梅毒性主动脉炎、主动脉中层囊性退变坏死、局部细菌或真菌感染和外伤等。

二、形态和类型

（一）形态

动脉瘤的外观形态多种，可呈囊状、梭形、舟状、柱状和蜿蜒状等。大小不一，大者如手拳大，常见于发生在主动脉者；小者肉眼难以辨认，称微小动脉瘤，如发生于脑实质小血管者。病变处血管壁变薄，内膜损伤，局部管腔扩张致血流紊乱，常可见附壁血栓。

（二）类型

动脉瘤可依据病因、形状和动脉瘤壁的结构进行分类。依据病因，可分为动脉粥样硬化性、梅毒性、细菌性、外伤性、先天性等；依据形状，可分为囊状、梭形、舟状、柱状和蜿蜒状等；依据动脉瘤壁的结构，分为真性、假性和夹层动脉瘤（图 6-19）。

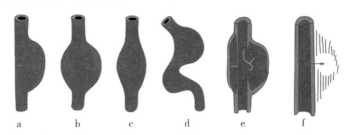

图 6-19　动脉瘤结构类型示意图

a. 舟状动脉瘤　　b. 囊状动脉瘤　　c. 梭形动脉瘤

d. 蜿蜒状动脉瘤　　e. 夹层动脉瘤　　f. 假性动脉瘤

1. 真性动脉瘤（true aneurysm）　　大多数动脉瘤属于真性动脉瘤，多由动脉粥样硬化、细菌感染、先天性动脉管壁结构薄弱、梅毒及外伤等引起。真性动脉瘤的壁由血管壁的内膜、中膜、外膜三层组织构成。

2. 假性动脉瘤（false aneurysm or pseudoaneurysm）　　多由外伤引起，故又称外伤性动脉瘤。刺伤、弹伤等外伤引起动脉壁破裂，血液通过破裂处进入周围组织内形成血肿，继而血肿被机化，其内表面衬以内皮细胞，血肿周围由纤维组织构成纤维囊。因此，假性动脉瘤是一种由内皮细胞覆盖的血肿。动脉瘤壁并非真正的动脉壁，而是由动脉外膜或周围结缔组织构成，并与动脉腔相通。

3. 夹层动脉瘤（dissecting aneurysm）　　又称动脉夹层（或分离），多见于老年人，男性多于女性。常发生于血压变动最明显的升主动脉和主动脉弓等部位。血液可从动脉内膜的破裂口处流注入动脉的中膜（部分可来自滋养血管的出血），使中膜分离，形成假血管腔。这种套管样的假血管腔可通过下游血管内膜裂口再次与真血管腔连通，形成回腔性沟通。病程较久的患者，假血管腔可逐渐被内皮细胞所被衬，形成管外之管。夹层动脉瘤可见于先天性血管畸形、梅毒性主动脉炎和动脉粥样硬化等。高血压尤其是恶性高血压、妊娠高血压、先天性主动脉狭窄等，均可诱发本病。

三、并发症

动脉瘤最严重的并发症为破裂出血。脑动脉瘤破裂可引起颅内高压、脑疝。梅毒性主动脉瘤破裂可引起致死性大出血及心脏压塞。此外，附壁血栓及血栓脱落引起的栓塞亦是其常见并发症，可导致相应血管缺血、梗死等后果。

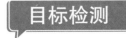

答案解析

一、选择题

（一）A1 型题

1. 动脉粥样硬化脂纹期，病变中的主要成分是（　　）

　　A. 中性粒细胞　　　B. 单核细胞　　　C. 平滑肌细胞　　　D. 浆细胞　　　E. 泡沫细胞

2. 冠状动脉粥样硬化最常发生的部位是（　）

    A. 左冠状动脉主干　　　　B. 右冠状动脉主干　　　　C. 左冠状动脉前降支

    D. 右冠状动脉后降支　　　E. 左冠状动脉左旋支

3. 良性高血压细动脉的病理变化是（　）

    A. 动脉壁纤维素样坏死　　　B. 动脉壁玻璃样变　　　　C. 动脉壁脂质沉着

    D. 动脉壁淀粉样变　　　　E. 动脉壁黏液样变

4. 风湿性心内膜炎最常累及的心瓣膜是（　）

    A. 二尖瓣　　　B. 三尖瓣　　　C. 二尖瓣和三尖瓣　　　D. 主动脉瓣　　　E. 肺动脉瓣

5. 亚急性感染性心内膜炎最常见的病原菌是（　）

    A. 金黄色葡萄球菌　　　B. 草绿色链球菌　　　C. 肠球菌　　　D. 肺炎球菌　　　E. 淋球菌

（二）X型题

1. 下列属于动脉粥样硬化发生的危险因素的是（　）

    A. 甘油三酯　　　B. 胆固醇　　　C. HDL　　　D. LDL　　　E. VLDL

2. 下列关于风湿病的描述中，正确的是（　）

    A. 与溶血性链球菌感染有关　　　B. 属于变态反应性疾病　　　C. 可累及全身结缔组织

    D. 有风湿小体形成　　　E. 心脏最常受累

3. 单纯性二尖瓣狭窄引起的心脏改变包括（　）

    A. 左心房肥大扩张　　　B. 左心室肥大扩张　　　C. 右心房肥大扩张

    D. 右心室肥大扩张　　　E. 心脏呈梨形

二、思考题

1. 简述动脉粥样硬化的病理变化。

2. 试述风湿性心内膜炎和感染性心内膜炎的区别。

（董志恒）

书网融合……

本章小结　　　　　　微课　　　　　　思政元素　　　　　　题库

第七章　呼吸系统疾病

PPT

📖 学习目标

　　1. 掌握　大叶性肺炎和小叶性肺炎的病理变化和临床病理联系；硅肺的病变特点和分期；肺癌的大体类型和组织学类型；早期肺癌和隐性肺癌的概念。

　　2. 熟悉　病毒性肺炎的病变特点；慢性支气管炎、肺气肿和肺心病的发病机制、病理变化及其之间的关系。

　　3. 了解　大叶性肺炎和小叶性肺炎的病因和发病机制；硅肺的病因和发病机制；肺癌和鼻咽癌的病因和临床表现。

⇒ 案例引导

　　案例：患者，男性，58 岁。既往有多年吸烟史，反复咳嗽、咳痰、喘息十余年，心慌、气促三年。一周前因感冒后咳嗽、咳痰、喘息加重，伴胸闷入院。查体：半卧位，颈静脉怒张，双肺呼吸音粗，可闻及少量湿啰音，桶状胸，下肢水肿。

　　讨论：该患者可能患有什么疾病？对该患者的护理措施是什么？

　　呼吸系统（respiratory system）包括鼻、咽、喉、气管、支气管和肺，通常以喉环状软骨为界将呼吸道分为上、下两部分。鼻、咽、喉为上呼吸道；下呼吸道包括气管和支气管。气管分叉后形成左、右主支气管，支气管经逐级分支到达肺泡。终末细支气管以上为导气部；呼吸性细支气管、肺泡管、肺泡囊、肺泡构成肺的呼吸部。3~5 个终末细支气管及连同它的分支和肺泡形成肺小叶。肺的基本功能单位为肺腺泡，由肺小叶内的Ⅰ级呼吸性细支气管及其远端肺组织构成。肺泡由肺泡上皮细胞覆盖。Ⅰ型肺泡上皮细胞扁阔，覆盖95％以上的肺泡表面积。Ⅰ型肺泡上皮细胞和毛细血管内皮细胞及其基膜组成的肺泡毛细血管膜（alveoloar capillary membrane）构成气-血屏障，是气血交换的场所。Ⅱ型肺泡上皮细胞为数较少，呈立方形，镶嵌在Ⅰ型肺泡上皮细胞之间，能分泌表面活性物质，降低肺泡表面张力，防止肺泡塌陷。

　　呼吸系统的主要功能是进行气体交换，同时呼吸系统具有很强的防御功能，能净化自身，可防止有害因子入侵。气管和支气管黏膜上皮细胞、杯状细胞及腺体构成黏液-纤毛排送系统，是呼吸道特有的保护装置；随着纤毛的摆动能将沉积于黏液中的有害因子自下而上地向外排送；黏液成分中还有溶菌酶、干扰素、补体、分泌型 IgA 等生物活性物质，具有增加局部免疫力的作用。肺泡毛细血管膜可清除沉积于肺内的微粒，并具有选择性渗透的屏障作用，能防止吸入的有害物质侵入肺深部组织。肺巨噬细胞是肺内重要的防御细胞，能吞噬吸入的有害物质，还可摄取和处理抗原，将抗原信息传递给淋巴细胞，以增强其免疫活性，参与特异性免疫反应。呼吸系统的自净和防御功能受损，或进入呼吸系统的致病物质（如病原微生物、有害气体、有害粉尘等）数量过多、毒力过强，或肺处于高敏状态时，将导致呼吸系统疾病发生。

第一节 呼吸道感染

呼吸系统与外界直接相通，外界的有害物质以及病原微生物等均可随呼吸进入呼吸道，引起呼吸道的炎症性疾病。炎症性疾病是呼吸系统最常见的一类疾病，主要包括鼻炎、鼻窦炎、咽炎、喉炎、气管支气管炎、细支气管炎和肺炎等。本节将介绍气管支气管炎、细支气管炎和肺炎。

一、急性气管支气管炎

急性气管支气管炎（acute tracheobronchitis）是呼吸道的常见疾病，多见于儿童、老年人及免疫力低下的人群。在寒冷的季节容易发病，常发生于上呼吸道感染之后。本病的病因主要为病毒（如鼻病毒、流感病毒、呼吸道合胞病毒、腺病毒等）感染以及在病毒感染的基础上继发细菌（如流感嗜血杆菌、肺炎链球菌等）感染，常先引起上呼吸道炎症，并向下波及气管、支气管黏膜，引起急性炎症。此外，少数情况下吸入有害粉尘或气体（如二氧化硫、氯气等）也可引起急性气管支气管炎。呼吸道局部防御功能削弱和全身抵抗力降低在该病的发生中起重要作用。

肉眼观：气管、支气管黏膜红肿，表面附着白色或淡黄色黏性分泌物。严重时可见黏膜坏死、溃疡形成。根据病变特点分为三种。①急性卡他性气管支气管炎（acute catarrhal tracheobronchitis）：可见黏膜及黏膜下层充血、水肿，伴有少量中性粒细胞浸润；管腔表面覆有较稀薄的黄色黏性分泌物，此类分泌物如过多，可造成管腔阻塞，引起通气功能障碍。②急性化脓性气管支气管炎（acute suppurative tracheobronchitis）：管壁呈化脓性炎症表现，黏膜及黏膜下层大量中性粒细胞浸润，炎症可经细支气管累及附近肺泡。患者常咳出黄色黏性脓痰。③急性溃疡性气管支气管炎（acute ulcerative tracheobronchitis）：病变较重，多为病毒感染合并化脓菌感染引起。早期，管腔黏膜发生表浅的坏死、糜烂及溃疡形成。炎症消退后，损伤轻者，黏膜上皮由基底层细胞增生修复，气管、支气管的结构和功能恢复正常；损伤重者，管壁由肉芽组织修复，可引起支气管的瘢痕性狭窄。

二、急性细支气管炎

急性细支气管炎（acute bronchiolitis）是指管径＜2mm的细支气管的急性炎症。常见于4岁以下的婴幼儿，约90%的患儿在1岁以下。多在冬季发病，由病毒感染引起，主要是呼吸道合胞病毒，其次是腺病毒、副流感病毒，由腮腺炎病毒和流感病毒引起者较少。由于婴幼儿细支气管狭窄，气流阻力增大，气流速度慢，故吸入的病原微生物易于停留，加之婴幼儿的免疫功能发育不完善，支气管黏膜表面的IgA水平较低，尚不能起保护作用，故易发生病毒感染。此外，由于细支气管狭窄，管壁无软骨支撑，发生炎症时易于阻塞，患儿最突出的症状是喘憋性呼吸困难，严重者可出现呼吸衰竭和窒息。

病理变化为：细支气管黏膜充血、水肿，纤毛柱状上皮的纤毛损伤，上皮细胞坏死脱落，代之以无纤毛的柱状上皮或扁平上皮，杯状细胞增多，黏液分泌增加，管壁黏膜下淋巴细胞和单核细胞浸润。管腔内充满炎性渗出物（由纤维蛋白、炎细胞和脱落的上皮细胞组成），使管腔部分或完全阻塞，导致小灶性肺萎陷或急性阻塞性肺气肿，出现呼吸困难。由于细支气管管壁薄，炎症容易扩展至周围的肺间质和肺泡，形成细支气管周围炎（peribronchiolitis）或局灶性肺炎（focal pneumonitis）。

三、肺炎

肺炎（pneumonia）通常指肺的急性渗出性炎症，为呼吸系统的常见病和多发病。据WHO调查，肺炎死亡率占呼吸系统急性感染死亡率的75%。在我国，各种致死病因中，肺炎居第5位。肺炎可由不同的致病因子引起。根据病因的不同，分为：由生物性因子引起的肺炎，即细菌性肺炎、病毒性肺炎、支原体性肺炎、真菌性肺炎和寄生虫性肺炎；由理化因子引起的肺炎，即放射性肺炎、吸入性肺炎、类脂性肺炎和过敏性肺炎。根据病变部位，可分为肺泡性肺炎（占肺炎的大多数）、间质性肺炎。根据病变累及范围，可分为大叶性肺炎、小叶性肺炎和节段性肺炎。按病变性质可分为浆液性、纤维蛋白性、化脓性、出血性、干酪性、肉芽肿性肺炎等不同类型。

（一）细菌性肺炎 🅴 微课

在不同类型的肺炎中，细菌性肺炎最常见，约占80%。

1. 大叶性肺炎（lobar pneumonia） 为主要由肺炎球菌感染引起的，以肺泡内弥漫性纤维蛋白渗出为主要特征的肺部急性炎症。病变起始于肺泡，并迅速扩展累及一个肺段或整个肺大叶。本病多发生于冬、春季，青壮年多见。临床起病急骤，主要表现为寒战、高热、胸痛、咳嗽、咳铁锈色痰和呼吸困难，有肺实变体征及白细胞增多等。经5~10天，体温下降，症状体征消退。

（1）病因与发病机制 90%以上的大叶性肺炎由肺炎球菌引起，尤以3型毒力最强。少数可由肺炎克雷伯菌、金黄色葡萄球菌、溶血性链球菌、流感嗜血杆菌等引起。肺炎球菌存在于正常人鼻咽部，当受凉、疲劳、醉酒、感冒、麻醉等诱因存在时，呼吸道防御功能被削弱，机体抵抗力降低，细菌侵入肺泡后迅速生长繁殖，并引起变态反应，使肺泡间隔毛细血管扩张、通透性增强，浆液和纤维蛋白原大量渗出并与细菌一同通过肺泡间孔或呼吸性细支气管向邻近肺组织蔓延，从而波及整个大叶，在大叶之间的蔓延则为经叶支气管播散所致。

⊕ 知识链接

肺炎球菌

1881年，巴斯德（Louis Pasteur）及G. M. Sternberg分别在法国及美国从患者痰液中分离出肺炎球菌，这是人类首次分离肺炎球菌。肺炎球菌为革兰染色阳性，菌体似矛头状，成双或成短链状排列的双球菌，故也称肺炎链球菌或肺炎双球菌。

（2）病理变化与临床病理联系 大叶性肺炎的基本病变特征为肺泡内纤维蛋白性渗出性炎症。一般发生在单侧肺，左肺下叶或右肺下叶多见，也可同时或先后发生于两个以上肺叶。典型的发展过程分为以下四期。

①充血水肿期：发病后第1~2天。肉眼观：病变肺叶肿胀，暗红色。镜下观：肺泡壁毛细血管弥漫性充血，肺泡腔内有大量浆液性渗出物，伴有少量红细胞、中性粒细胞和巨噬细胞。渗出液中可检出肺炎球菌。此期患者因毒血症可有寒战、高热、外周血白细胞计数升高。听诊可闻及湿啰音，胸片示片状模糊阴影。

②红色肝样变期：发病后第3~4天。肉眼观：病变肺叶肿胀、暗红，质实如肝，故称"红色肝样变期"。镜下观：肺泡壁毛细血管进一步扩张充血，肺泡腔内充满大量的红细胞和纤维蛋白，伴有少量中性粒细胞和巨噬细胞。纤维蛋白交织成网，并穿过肺泡间孔与相邻肺泡内的纤维蛋白相连成网。此期渗出物中仍可检出大量细菌。病变广泛者，肺泡通气换气功能障碍致动脉血氧分压降低，可出现呼吸困难、紫绀等缺氧的表现。渗出物中红细胞被肺泡巨噬细胞吞噬，崩解后形成含铁血黄素混入痰中，使痰呈铁锈色，具有诊断意义。病变累及胸膜时，引起纤维蛋白性胸膜炎，出现胸痛，并随呼吸和咳嗽而加重。胸片示大片致密阴影。

③灰色肝样变期：发病后第5~6天。肉眼观：病变肺叶仍肿大，因充血消退，颜色由暗红逐渐变为灰白，质实如肝（图7-1），故称"灰色肝样变期"。镜下观：肺泡壁毛细血管因纤维蛋白性渗出物的压

迫而呈贫血态，肺泡腔内充满大量纤维蛋白，相邻肺泡内纤维蛋白相互连接的现象更为明显，纤维蛋白网架中有大量中性粒细胞（图7-2）。此期虽肺泡不能充气，但因肺泡毛细血管受压处于缺血状态，故缺氧有所缓解，但肺实变的体征仍然存在。痰液转为黏液脓痰，其余症状有所减轻。

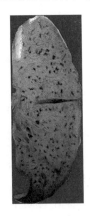

图 7-1 大叶性肺炎肉眼观

病变肺叶肿胀，色灰白，质实如肝

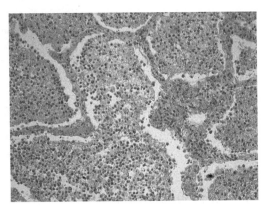

图 7-2 大叶性肺炎灰色肝样变期镜下观

肺泡腔内充满大量纤维蛋白和中性粒细胞

④溶解消散期：发病后一周进入此期。此时机体防御功能增强，细菌被吞噬细胞吞噬清除，渗出物被中性粒细胞所释放的蛋白水解酶溶解，或经淋巴管吸收或被咳出。病灶逐渐吸收消散，肺质地逐渐变软，肺组织可完全恢复其正常结构和功能。患者体温下降，症状和体征逐渐消失。此期持续 1~3 周。

大叶性肺炎以上各期无绝对界限，同一肺叶的病变如为不同部位，亦可出现不同的病变。由于抗生素的大量使用，典型病变已不多见，病程也明显缩短。

（3）并发症　主要分为以下五种。

①肺肉质变：中性粒细胞渗出过少导致蛋白水解酶不足，渗出物不能被完全吸收清除时，则由肉芽组织予以机化，病变部位肺组织变成褐色肉样纤维组织，称肺肉质变（pulmonary carnification），又称机化性肺炎。

②肺脓肿及脓胸：多见于由金黄色葡萄球菌引起的肺炎，受累的肺组织易形成肺脓肿，可伴有脓胸。

③胸膜肥厚粘连：是肺内炎症直接侵犯胸膜的结果。大叶性肺炎累及胸膜时，如渗出的纤维蛋白过多，不能完全溶解吸收，可发生纤维化，导致胸膜肥厚粘连。

④败血症或脓毒败血症：见于严重感染时，细菌侵入血流繁殖所致。

⑤感染性休克：毒性强的肺炎球菌或金黄色葡萄球菌感染引起严重的毒血症时可发生休克，称休克型或中毒性肺炎，病死率较高。

2. 小叶性肺炎（lobular pneumonia）　主要由化脓菌感染引起，病变起始于细支气管，并向周围或末梢肺组织发展，形成以肺小叶为单位、呈灶状分布的化脓性炎。因其病变以支气管为中心，故又称支气管肺炎（bronchopneumonia）。主要发生于小儿和年老体弱者。

（1）病因与发病机制　小叶性肺炎主要由细菌感染引起，常见的致病菌有葡萄球菌、链球菌、肺炎球菌、流感嗜血杆菌、铜绿假单胞菌和大肠杆菌等。这些细菌通常是口腔或上呼吸道内致病力较弱的寄生菌；在某些诱因的作用下，如患传染病、营养不良、恶病质、慢性心力衰竭、昏迷、麻醉、手术后等，机体抵抗力下降，呼吸系统的防御功能受损，细菌得以入侵、繁殖，发挥致病作用，引起小叶性肺炎。因此，小叶性肺炎常是某些疾病的并发症，如麻疹后肺炎、手术后肺炎、吸入性肺炎、坠积性肺炎等。

（2）病理变化　小叶性肺炎的病变特征是以细支气管为中心的肺组织化脓性炎症。肉眼观：病变常散布于双肺各叶，尤以背侧和下叶多见。病灶大小不等，直径多在0.5~1cm（相当于肺小叶范围），形状不规则，质实灰黄。严重者病灶相互融合，形成融合性支气管肺炎（confluent bronchopneumonia），见图7-3。镜下观：病灶中，支气管管壁充血水肿，支气管、细支气管及其周围的肺泡腔内充满多量中性粒细胞、脱落的上皮细胞和浆液，伴有少量红细胞和纤维蛋白（图7-4）。病灶周围肺组织充血、渗出、肺泡过度扩张，呈代偿性肺气肿等变化。由于病变发展阶段的不同，各病灶的病变表现和严重程度亦不一致。

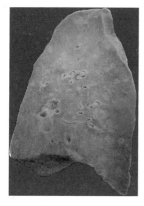

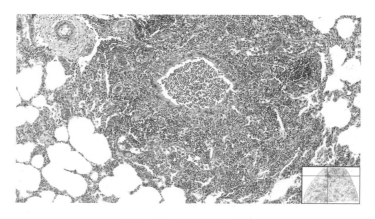

图7-3　小叶性肺炎肉眼观
切面可见大小不等的病灶，形状不规则，质实灰黄

图7-4　小叶性肺炎镜下观
以细支气管为中心，细支气管管腔内及其周围的肺泡腔内充满大量中性粒细胞等炎性渗出物

（3）临床病理联系　虽然小叶性肺炎多为其他疾病的并发症，其临床症状常为原发性疾病所掩盖，但咳嗽、咳痰、发热仍为其主要症状。由于支气管黏膜的炎症刺激而引起咳嗽、咳痰，痰呈黏液脓性。因病变常呈灶性分布，肺实变体征一般不明显（除融合性支气管肺炎病例）。病变区细支气管和肺泡内含有渗出物，故听诊可闻湿啰音。胸片示肺野内散在不规则小片状或斑点状模糊阴影。

（4）结局和并发症　本病发现及时，治疗得当，肺内渗出物可完全吸收而痊愈。但在幼儿、年老体弱者，特别是并发其他严重疾病时，预后大多不良。小叶性肺炎的并发症远较大叶性肺炎多。可并发心力衰竭、呼吸衰竭、脓毒败血症、肺脓肿及脓胸等。

（二）病毒性肺炎

病毒性肺炎（viral pneumonia）常为上呼吸道病毒感染向下蔓延所致。患者多为儿童，症状轻重不等，但婴幼儿和老年患者病情较重。一般多为散发，偶可造成流行。常见的病毒为流感病毒、呼吸道合胞病毒、腺病毒、副流感病毒、麻疹病毒、巨细胞病毒等；也可由一种以上病毒混合感染或继发细菌感染。病毒性肺炎的病情、病变类型及其严重程度常有很大差别。

1. 病理变化　肉眼观：病变不明显，肺间质充血水肿，肺可轻度肿大。镜下观：早期或轻型病毒性肺炎表现为间质性肺炎，炎症从支气管、细支气管开始，沿间质发展，肺间质充血、水肿，淋巴细胞和单核细胞浸润，肺泡壁明显增宽，肺泡腔内一般无渗出物或仅有少量浆液。病变较重者，肺泡也可受累，出现由浆液、少量纤维蛋白、红细胞及巨噬细胞组成的炎性渗出物，甚至可发生组织坏死。

有些病毒性肺炎（如流感病毒肺炎、麻疹病毒肺炎、腺病毒肺炎等）时，肺泡腔内渗出较明显，渗出物浓缩凝结成一层红染的膜状物附着于肺泡内表面，即透明膜形成。支气管上皮和肺泡上皮也可增生，甚至形成多核巨细胞。麻疹病毒、流感病毒、腺病毒引起的肺炎，在间质性肺炎的基础上，肺泡壁上有透明膜形成，并有较多的多核巨细胞（巨细胞肺炎），在增生的上皮细胞和多核巨细胞的胞质内和胞核内可检出病毒包涵体。病毒包涵体常呈球形，呈嗜酸性或嗜碱性，均质或细颗粒状，其周围常有一清晰的透明晕。其他一些病毒性肺炎也可在增生的支气管上皮、支气管黏液腺上皮或肺泡上皮细胞内检出病毒包涵体。病毒包涵体是病理组织学诊断病毒性肺炎的重要依据。

有些混合感染，特别是继发细菌感染的病毒性肺炎，病变更为严重，病变可呈小叶性、节段性或大叶性分布。支气管和肺组织明显坏死、出血，并可混杂化脓性病变，从而掩盖了病毒性肺炎原来的病变特征。

2. 临床病理联系 临床症状差别较大。患者由于病毒血症可出现发热、全身中毒症状，因炎症刺激出现剧烈咳嗽。呼吸膜增厚影响气体交换，导致气急和紫绀等缺氧的表现。

（三）支原体肺炎

支原体肺炎（mycoplasmal pneumonia）是由肺炎支原体（*M. pneumoniae*）引起的一种间质性肺炎。儿童和青少年发病率较高，主要经飞沫传播，秋、冬季发病率高，常为散发。支原体共有 30 余种，其中多种可寄生于人体，但不致病，仅有肺炎支原体能引起呼吸道疾病。

1. 病理变化 肺炎支原体感染可引起整个呼吸道的炎症。病变常仅累及一个肺叶，以下叶多见。病变主要发生于肺间质，呈节段性。肉眼观：暗红色，切面可有少量红色泡沫状液体溢出。气管或支气管腔内也可见黏液性渗出物，一般不累及胸膜。镜下观：病变区域肺泡间隔明显增宽，有大量淋巴细胞、浆细胞和单核细胞浸润，肺泡腔内无渗出物或仅有少量混有单核细胞的浆液性渗出液。小支气管和细支气管管壁及其周围组织也常有炎性细胞浸润。重症病例，上皮亦可坏死脱落，往往伴有中性粒细胞浸润。

2. 临床病理联系 患者起病较急，出现发热、头痛、咽痛及剧烈咳嗽（常为干性呛咳）等症状。听诊可闻干、湿啰音。X 线检查，节段性肺纹理增强及网状阴影。白细胞计数有轻度升高，淋巴细胞和单核细胞增多，痰、鼻分泌物及咽喉拭子能培养出肺炎支原体。本病预后良好。死亡率为 0.1%~1%。

（四）严重急性呼吸综合征

严重急性呼吸综合征（severe acute respiratory syndrome，SARS）是由 SARS 冠状病毒感染引起的一种急性呼吸道传染病，于 2003 年由 WHO 命名，主要传播方式为近距离飞沫传播，接触患者呼吸道分泌物、血液、尿液、粪便等也会感染。SARS 起病急，传染性强，以发热为首发症状，可有畏寒，体温常超过 38℃，呈不规则热、弛张热、稽留热等，伴有干咳、头痛、肌肉酸痛、全身乏力和腹泻，严重者出现呼吸窘迫。X 线检查显示，肺部有斑片状、块状阴影。

该病以肺和免疫系统的病变为主。肉眼观：双肺斑片状或完全性实变，表面暗红色；镜下观：肺组织重度充血、出血及肺水肿，肺泡严重弥漫性损伤；肺泡腔内充满脱落的肺泡上皮细胞，渗出的单核细胞、淋巴细胞、浆细胞，可见透明膜形成；部分肺泡上皮细胞胞质内可见病毒包涵体。肺小血管管壁出现纤维素样坏死，血栓形成。脾脏体积缩小、质地变软。脾小体高度萎缩，白髓和被膜下淋巴组织大片出血性坏死。肺门淋巴结和腹腔淋巴结固有结构消失，淋巴组织灶状坏死。心脏、肝脏、肾脏、肾上腺等实质性器官也可有不同程度的受累，出现变性、坏死、出血等病变。

本病若能及时发现并积极治疗，大多数患者可治愈。

第二节 慢性阻塞性肺病

慢性阻塞性肺病（chronic obstructive pulmonary disease，COPD）是一组慢性气道阻塞性肺疾病的统称。其共同特点为肺实质和小气道的受损，导致慢性气道阻塞、呼吸阻力增加和肺功能不全，主要包括慢性支气管炎、支气管哮喘、支气管扩张症和肺气肿等疾病。

一、慢性支气管炎

慢性支气管炎（chronic bronchitis）是发生于气管黏膜及其周围组织的慢性非特异性炎症，是一种常见病，中老年人多发。临床上以反复发作咳嗽、咳痰或伴有喘息症状为特征，且症状每年至少持续 3 个月，连续 2 年以上。病情持续多年，常并发肺气肿和慢性肺源性心脏病。

（一）病因和发病机制

慢性支气管炎是多种因素长期综合作用所致。主要包括如下。

1. 病毒和细菌感染　慢性支气管炎多在冬、春季发病，与感冒密切相关。呼吸道反复病毒感染和继发性细菌感染是导致慢性支气管炎病变发展和疾病加重的重要原因。

2. 吸烟　该病与吸烟也密切相关。吸烟者比不吸烟者的患病率高 2~10 倍，戒烟可使病情减轻。烟草中的有害物质可损伤呼吸道黏膜，降低防御力，刺激小气道产生痉挛，增加气道阻力。

3. 其他因素　长期接触工业粉尘、大气污染和过敏因素也常是引起慢性支气管炎的原因，而机体抵抗力降低、呼吸系统防御功能受损则是发病的内在因素。

（二）病理变化

初期病变局限于较大的支气管，随着病情发展，各级支气管均可受累。主要的病变如下。①支气管黏膜上皮纤毛粘连、倒伏甚至脱失。上皮细胞变性、坏死脱落。上皮再生时，杯状细胞增多，并可发生鳞状上皮化生。②黏液腺肥大、增生，浆液腺发生黏液化，上述改变引起黏液分泌亢进，是导致患者咳嗽、咳痰的病理学基础。③管壁充血水肿，淋巴细胞、浆细胞浸润。④管壁平滑肌束萎缩、断裂，但喘息型患者平滑肌束可增生、肥大，管腔变窄。⑤软骨可发生变性、萎缩，钙化或骨化。支气管炎反复发作的结果为，病变不仅逐渐加重，而且逐级纵深发展蔓延，受累的细支气管数量也不断增多。细支气管因管壁薄，炎症易向管壁周围组织及肺泡扩展，导致细支气管周围炎，其与细支气管炎是引起慢性阻塞性肺气肿的病变基础。

（三）临床病理联系

患者因支气管黏膜炎症加重和分泌物增多，出现咳嗽、咳痰症状，痰液一般呈白色黏液泡沫状。在急性发作期，咳嗽加重，痰量增多，出现黏液脓性或脓性痰。支气管痉挛、狭窄或黏液和渗出物的阻塞常导致喘息。听诊双肺可闻及哮鸣音、干湿啰音。有的患者因黏膜和腺体萎缩，分泌物减少，痰量减少甚至无痰。病变导致小气道狭窄或阻塞时，并发阻塞性肺气肿和慢性肺源性心脏病，年老体弱者可并发支气管肺炎。

二、支气管哮喘

支气管哮喘（bronchial asthma）是以过敏反应或其他因素引起支气管可逆性发作性痉挛为主要特征的慢性阻塞性炎性疾病。患者出现发作性伴有哮鸣音的呼气性呼吸困难等典型症状。

（一）病因和发病机制

本病的病因较复杂，发病机制还未完全明了。目前一般认为，本病是在支气管反应性增高的基础上，过敏原或其他因素激发介质释放，引起支气管平滑肌痉挛性收缩所致。支气管反应性增高，则可能是与遗传有关的支气管 β-肾上腺素受体封闭或敏感性降低所致。β-肾上腺素受体受刺激时，腺苷酸环化酶被激活，使细胞内 ATP 形成 cAMP，从而抑制介质的形成和释放，使支气管舒张。当 β-肾上腺素受体封闭或敏感性丧失时，支气管受刺激后易发生支气管痉挛。诱发哮喘的过敏原较多，如花粉、屋尘、尘螨、动物皮屑、霉菌、某些食品、药物、某些工业粉尘及气体等。当抗原进入机体后，诱发 B 细胞产生较多的 IgE，并结合到靶细胞（气道黏膜内的肥大细胞）上，当再次接触同种抗原时，抗原与 IgE 发生桥联反应，催化肥大细胞胞膜上的花生四烯酸代谢过程，通过环氧合酶途径生成前列腺素和血栓素 A_2（TXA_2）；通过脂氧合酶途径生成白细胞三烯，肥大细胞脱颗粒后还能释放组胺、5-羟色胺及嗜酸性粒细胞趋化肽等介质，引起弥漫性支气管平滑肌痉挛、黏液分泌增多以及管壁嗜酸性粒细胞浸润。其他因素，如呼吸道感染、寒冷空气、刺激性气体和精神因素等亦可诱发哮喘发作。

（二）病理变化

肉眼观：肺过度膨胀，柔软疏松，支气管管腔内含有黏液栓，偶尔可有支气管扩张。镜下观：黏膜上皮杯状细胞增多，黏液腺增生，黏膜的基底膜增厚并发生玻璃样变，管壁平滑肌增生肥大，黏膜下及肥厚的肌层内有嗜酸性粒细胞、单核细胞、淋巴细胞及浆细胞浸润，以嗜酸性粒细胞为主。在管腔内的黏液栓中，往往可见尖棱状的嗜酸性粒细胞崩解产物——夏科-莱登（Charcot-Leyden）结晶。

三、支气管扩张症

支气管扩张（bronchiectasis）是指支气管受炎性损害而发生持久性扩张，伴有管壁纤维性增厚的慢性呼吸道疾病。病程多呈慢性经过，多见于中老年人，患者出现慢性咳嗽、咳大量脓痰或反复咯血等症状，支气管碘油造影是临床确诊支气管扩张的重要检查方法。

（一）病因和发病机制

支气管扩张的发病基础多为支气管壁的炎性损伤和支气管阻塞，多继发于慢性支气管炎、麻疹和百日咳后的支气管肺炎及肺结核等。管壁的慢性炎症破坏管壁的平滑肌、弹性纤维甚至软骨，从而削弱支气管管壁的支撑结构。当吸气和咳嗽时，管内压增高并在胸腔负压的牵引下引起支气管扩张，而呼气时却又因管壁弹性削弱而不能充分回缩，久之，则逐渐形成支气管的持久性扩张。

（二）病理变化

肉眼观：支气管扩张多发生于一个肺段，也可在双侧多个肺段发生。病变支气管可呈圆柱状或囊状扩张，累及多者时肺呈蜂窝状。扩张支气管、细支气管可连续延伸至胸膜下，亦可呈节段性扩张。扩张的管腔内常有黄绿色脓性或血性渗出物。周围肺组织常发生不同程度的肺萎陷、纤维化和肺气肿（图 7-5）。

镜下观：支气管壁呈慢性炎症改变并有不同程度的组织破坏。支气管壁明显增厚，黏膜常有鳞状上皮化生，黏膜下充血水肿，淋巴细胞、浆细胞或中性粒细胞浸润，管壁腺体、平滑肌、弹性纤维及软骨萎缩或消失。支气管周围的淋巴组织明显增生，纤维组织也增生，逐渐发生纤维化、瘢痕化。

（三）临床病理联系

因支气管长期扩张合并感染，患者常表现为反复咳嗽、咳大量脓痰。由于管壁遭破坏可出现咯血，甚至可出现大咯血使患者因失血过多或血凝块阻塞气道而危及生命。因伴发化脓性感染而并发肺脓肿、脓胸、脓气胸。若经血道播散，可引起脑膜炎、脑脓肿等。当肺广泛纤维化累及肺毛细血管床或形成支气管动脉与肺动脉分支吻合时，则可导致肺动脉高压，引起肺心病。此外，在支气管鳞状上皮化生的基础上可发生鳞状细胞癌。

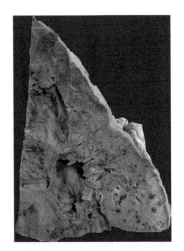

图 7-5　支气管扩张肉眼观

肺切面，可见多数支气管显著扩张

四、肺气肿

肺气肿（pulmonary emphysema）是指末梢肺组织（呼吸性细支气管、肺泡管、肺泡囊、肺泡）因含气量过多而呈持久性扩张，并伴有肺泡间隔破坏，以致肺组织弹性减弱、容积增大的一种病理改变。

（一）病因和发病机制

肺气肿是支气管和肺疾病最常见的并发症。与吸烟、空气污染、小气道感染、尘肺等关系密切，尤以慢性支气管炎为引起肺气肿的重要原因。发病机制与下列因素相关。

1. 阻塞性通气障碍　慢性支气管炎时，炎症使细、小支气管壁受到破坏，导致管壁增厚，管腔狭窄、阻塞或塌陷，导致阻塞性通气障碍；同时，炎性渗出物也加剧了阻塞，使肺泡内残气量增多。

2. 呼吸性细支气管和肺泡壁弹性降低　细支气管和肺泡壁的弹性纤维具有支撑作用，并通过其回缩力排出残余气体。长期的慢性炎症会损伤大量的弹性纤维，致弹性减弱，影响排气能力，使残气量增多。

3. α_1-抗胰蛋白酶水平降低　慢性支气管炎伴有肺感染，尤其是吸烟者，肺组织内渗出的中性粒细胞和单核细胞较多，可释放多量弹性蛋白酶。同时，中性粒细胞和单核细胞还可生成大量氧自由基，能氧化 α_1-抗胰蛋白酶，使之失活。α_1-抗胰蛋白酶是弹性蛋白酶的抑制物，失活后则增强弹性蛋白酶的损伤作用。而弹性蛋白酶能降解肺组织中的弹性蛋白、结缔组织基质中的胶原和蛋白聚糖，破坏肺泡壁结构，使肺泡回缩力减弱。

以上因素的综合作用，使细支气管和肺泡内含气量增多，压力升高，细支气管和肺泡扩张，肺泡最终破裂，融合形成含气的囊腔，形成肺气肿。

⊕ **知识链接**

α_1-抗胰蛋白酶

α_1-抗胰蛋白酶是由肝细胞产生的一种分子量为 45000~56000 的糖蛋白，广泛存在于组织和体液中，它能抑制蛋白酶、弹性蛋白酶、胶原酶等多种水解酶的活性。

（二）类型及病理变化

根据病变部位、范围和性质的不同，可分为以下类型。

1. 肺泡性肺气肿（alveolar emphysema）　病变常发生于肺腺泡内，常合并小气道阻塞性通气功能障碍，故也称阻塞性肺气肿。肺泡性肺气肿又可分为三种。①腺泡中央型肺气肿：指病变主要累及呼吸性细支气管，而肺泡管、肺泡囊未被累及。②腺泡周围型肺气肿：指病变发生于肺泡管、肺泡囊，而呼吸性细支气管未受累。③全腺泡型肺气肿：指病变发生于整个肺腺泡（呼吸性细支气管、肺泡管、肺泡囊）。

肉眼观：肺显著膨大，边缘钝圆，色泽灰白，表面常可见肋骨压痕，肺组织柔软而弹性差，指压后的压痕不易消退，触之捻发音增强（图7-6）。

镜下观：末梢肺组织呈弥漫性扩张，肺泡间隔变窄、断裂，融合成大小不一的囊腔，相邻囊腔可融合成直径超过1cm的大囊泡，形成大泡性肺气肿（图7-7）。肺毛细血管床明显减少，肺小动脉内膜呈纤维性增厚。小支气管和细支气管可见慢性炎症。

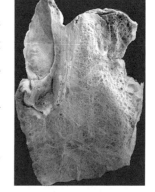

图7-6　肺气肿肉眼观

肺显著膨大，边缘钝圆，色灰白

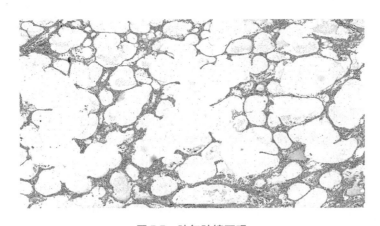

图 7-7　肺气肿镜下观

末梢肺组织呈弥漫性扩张，肺泡间隔变窄、断裂，融合成大小不一的气肿囊腔

2. 间质性肺气肿（interstitial emphysema）　是由于肺泡壁或细支气管壁破裂，气体逸入肺间质，在小叶间隔与肺膜连接处形成串珠状小气泡，呈网状分布于肺膜下。

3. 其他类型

（1）代偿性肺气肿　是指肺萎陷、肺叶切除后，剩余肺组织或肺实变病变周围肺组织的肺泡代偿性过度通气。通常不伴有气道和肺泡壁的损伤破坏。

（2）老年性肺气肿　老年人肺组织弹性回缩力下降，呼吸时肺泡不能充分扩张和回缩，残气过多导致肺膨胀。

（3）瘢痕旁肺气肿　出现在肺组织瘢痕灶周围，由破裂肺泡融合形成的局限性肺气肿。因出现的位置不恒定，形状、大小不一，故也称不规则型肺气肿。若气肿囊腔直径超过 2cm，破坏肺泡间隔，则成为肺大疱（bullae of lung）。

（三）临床病理联系

本病进展缓慢。除原发病的表现外，患者的主要症状有呼气性呼吸困难、胸闷、气短、紫绀等表现。合并呼吸道感染时，症状加重，并可出现酸中毒等一系列症状。典型肺气肿患者的胸廓前后径增大，呈桶状胸。胸廓呼吸运动减弱。叩诊呈过清音，心浊音界缩小或消失，肝浊音界下降。肺气肿的严重后果有：①肺源性心脏病及心力衰竭；②肺大疱破裂后引起自发性气胸，并可导致大面积肺萎陷；③呼吸衰竭及肺性脑病。

第三节　间质性肺疾病

间质性肺疾病（interstitial lung disease，ILD）是指肺弥漫性纤维化的一大组肺疾病的统称。主要表现为不同类型的间质性肺炎和纤维化。引起 ILD 的病因有，有机或无机尘肺、某些药物、放射性、感染以及肺水肿等。病因明确的 ILD 称为继发性肺纤维化，病因不明的称为特发性间质性肺炎。

一、肺硅沉着病

肺硅沉着病（silicosis），简称硅肺，是长期吸入大量含游离二氧化硅（SiO_2）的粉尘微粒所引起的以硅结节和肺纤维化为主要病变的一种常见职业性尘肺病。长期从事开矿、采石、坑道作业以及在石英厂、玻璃厂、陶瓷厂工作的工人易患本病，患者多在接触硅尘 10~15 年后才发病，病变发展缓慢，即使脱离硅尘后，病变仍然继续缓慢发展。

（一）病因和发病机制

游离 SiO_2 是硅肺的致病因子。硅肺的发生、发展与硅尘中游离 SiO_2 的含量，生产环境中硅尘的浓度、分散度，从事硅尘作业的工龄及机体防御功能等因素有关。硅尘颗粒越小，在空气中的沉降速度越慢，被吸入的机会就愈多，致病作用亦愈强。一般来说，大于 $5\mu m$ 的硅尘往往被阻止在上呼吸道，并可被呼吸道的防御装置清除；小于 $5\mu m$ 的硅尘才能被吸入肺泡，并进入肺泡间隔，引起病变。尤以 $1\sim 2\mu m$ 的硅尘微粒引起的病变最为严重。

硅肺的发病机制尚未完全阐明。一般认为，硅尘引起硅肺的发病机制主要与 SiO_2 的性质和巨噬细胞有关。硅尘被巨噬细胞吞噬后，SiO_2 与水聚合成硅酸，其羟基基团与溶酶体膜脂蛋白结构中的氢原子形成氢键，破坏膜的稳定性或完整性，从而使溶酶体膜通透性增高或破裂，其所含的大量水解酶溢出到细胞内，导致巨噬细胞自溶崩解。巨噬细胞死亡崩解后，释出的硅尘又被其他巨噬细胞吞噬，如此反复进行，使病变不断发展、加重。同时由于巨噬细胞的大量死亡崩解，大量细胞因子和炎症介质释放，包括巨噬细胞源性生长因子（MDGF）、IL-1 和纤维粘连蛋白（FN）等，促进成纤维细胞增生和胶原形成，导致纤维化。随着免疫学的发展，大量关于硅肺的免疫学研究表明，在硅肺的发生、发展过程中，有免疫因素参与。研究表明，玻璃样硅结节中有较多的免疫球蛋白，对硅肺患者做体液免疫测定发现，血清中 IgG 和 IgM 浓度增高，抗核抗体阳性。

（二）病理变化

硅肺的基本病变是肺组织内硅结节形成和弥漫性纤维化（图7-8）。

1. 硅结节 是硅肺的特征性病变。结节境界清楚，直径 3~5mm，呈圆形或椭圆形，灰白色，质硬，触之有砂粒感。随着病变的发展，结节可融合成团块状，团块的中央由于缺血、缺氧而发生坏死、液化，形成硅肺空洞（silicotic cavity）。硅结节的形成过程大致分为三个阶段。①细胞性结节：由吞噬硅尘的巨噬细胞局灶性聚集而成；②纤维性结节：由成纤维细胞、纤维细胞和胶原纤维构成；③玻璃样结节：从结节中央开始玻璃样变，逐渐向周围发展，往往在发生玻璃样变的结节周围又有新的纤维组织包绕。镜下观：典型的硅结节是由呈同心圆状或旋涡状排列的、已发生玻璃样变的胶原纤维构成（图7-9）。结节中央往往可见管壁增厚的血管。用偏光显微镜观察，可以发现沉积在硅结节和肺组织内的呈双屈光性的硅尘微粒。

2. 肺组织弥漫性纤维化 除硅结节外，肺内还有不同程度的弥漫性纤维化，范围可达全肺 2/3 以上。此外，胸膜也因纤维组织弥漫增生而广泛增厚，可厚达 1~2cm。

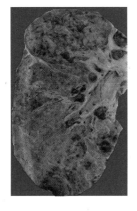

图 7-8 硅肺肉眼观

肺切面，可见圆形或椭圆形的硅结节，部分融合成团块状

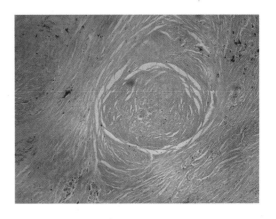

图 7-9 硅结节镜下观

玻璃样变的胶原纤维呈旋涡状排列

（三）硅肺的分期和病变特征

根据肺内硅结节的数量、大小、分布范围以及肺纤维化的程度，可将硅肺分为三期。

1. Ⅰ期硅肺　硅结节主要局限在淋巴系统，肺门淋巴结肿大，有硅结节形成和纤维化改变。肺组织中硅结节数量较少，直径一般为1~3mm，主要分布在双肺中、下叶近肺门处。X线检查，肺野内可见一定数量的类圆形或不规则形小阴影，其分布范围不少于两个肺区。此时，肺的重量、体积和硬度无明显改变。胸膜上可有硅结节形成，但胸膜增厚不明显。

2. Ⅱ期硅肺　硅结节数量增多、体积增大，可散布于全肺，但仍以肺门周围中、下肺叶较密集，总的病变范围不超过全肺的1/3，同时伴有明显纤维化。X线表现为肺野内有较多量直径不超过1cm的小阴影，分布范围广。此时，肺的重量、体积和硬度均有增加，胸膜也增厚。

3. Ⅲ期硅肺（重症硅肺）　硅结节密集融合成块。X线表现有大片阴影出现，其直径大于2cm，此时，肺的重量和硬度明显增加。解剖取出新鲜肺标本可竖立不倒，切开时阻力甚大，并有砂粒感。浮沉试验，全肺入水下沉。团块状结节的中央可有硅肺空洞形成。结节之间的肺组织常有明显的肺气肿，有时肺表面还可见到肺大疱。

（四）并发症

1. 硅肺结核病　硅肺患者合并结核病时称为硅肺结核病（silicotuberculosis）。硅肺患者易合并肺结核可能是肺组织对结核杆菌的防御能力降低所致。Ⅲ期硅肺的合并率大于70%。硅肺结核病时，硅肺病变和结核病变可分开存在，也可混合存在。硅肺结核病的病变比单纯硅肺和单纯肺结核的病变发展更快，累及范围更广，更易形成空洞，较大的血管易被侵蚀，可导致患者大咯血死亡。

2. 肺部感染　由于硅肺患者抵抗力低，呼吸道防御功能降低，易继发细菌或病毒感染，可诱发呼吸衰竭而致死。

3. 慢性肺源性心脏病　60%~75%的硅肺患者并发肺心病。肺组织弥漫性纤维化，肺毛细血管床减少，肺小动脉闭塞性血管内膜炎等病变使肺循环阻力增加，导致右心室壁肥厚，心腔扩张，重症患者可因右心衰竭而死亡。

4. 肺气肿和自发性气胸　晚期硅肺患者常有不同程度的阻塞性肺气肿。有时，在脏层胸膜下还可出现肺大疱，气肿囊腔破裂引起自发性气胸。

二、肺石棉沉着病

肺石棉沉着病（asbestosis），也称石棉肺，是长期吸入石棉粉尘引起的以肺间质纤维化和胸膜肥厚为主要病变的疾病。

（一）病因和发病机制

石棉是一种天然的矿物结晶，其化学成分是含有铁、镁、铝、钙、镍等元素的硅酸盐复合物。

吸入的石棉粉尘多数停留在呼吸性细支气管，仅有部分抵达肺泡，进入肺间质，有的还可被运输到脏层胸膜，引起肺间质和胸膜的结缔组织增生。纤维化形成的机制尚不甚清楚，可能主要为石棉纤维直接刺激成纤维细胞，促使脯氨酸羟化为羟脯氨酸，加速胶原合成，因而形成纤维化。除直接刺激作用外，也可能与石棉对巨噬细胞的毒性损害有关。虽然石棉对巨噬细胞的毒性作用比SiO_2小，但石棉中的Mg^{2+}对细胞膜也有溶解损伤作用。此外，石棉肺患者血清中IgM、IgG、抗核抗体和类风湿因子含量较高，肺内有异常球蛋白沉积，因而推测，纤维化的形成可能是巨噬细胞崩解，形成变性蛋白，引起自身免疫反应的结果。

（二）病理变化

石棉肺的病变特点是肺间质弥漫性纤维化，其中可见石棉小体以及脏层胸膜肥厚和在壁层胸膜形成胸膜斑。

肉眼观：肺缩小、变硬，早期病变主要发生于双肺下部和胸膜下肺组织，病变处纤维组织明显增生，成网状结构。晚期，肺间质广泛纤维化，常因伴有明显的肺气肿和支气管扩张，肺组织可出现蜂窝状改变。肺胸膜尤其是下叶胸膜高度肥厚，晚期肺胸膜的纤维性增厚更广泛，甚至全肺均被灰白色的纤维瘢痕组织包裹。胸膜斑（pleural plaques）是指发生于壁层胸膜上的局限性纤维瘢痕斑块，境界清楚，凸出于胸壁，质硬，灰白色、半透明而有光泽，状似软骨，常位于两侧中、下胸壁，呈对称性分布。

镜下观：早期病变为石棉粉尘引起的脱屑性间质性肺炎变化，表现为Ⅰ型肺泡上皮细胞受损，Ⅱ型肺泡上皮增生，肺泡腔内有大量脱落的肺泡上皮细胞和巨噬细胞聚积。细支气管和血管周围的结缔组织中以及肺泡间隔内有大量淋巴细胞和单核细胞浸润，有时也有一些嗜酸性粒细胞、浆细胞浸润。肺间质细胞增生，小动脉呈现闭塞性动脉内膜炎。随后，细支气管、血管周围及肺泡间隔内纤维结缔组织增生，到晚期则发展为肺组织弥漫性纤维化，大多数肺泡闭塞，由纤维组织填充。同时也可见一些衬以立方上皮的腺样肺泡。纤维组织包裹细支气管和小血管，管壁纤维性增厚，管腔狭窄甚至闭塞。在增生的结缔组织纤维间散在着一些石棉小体（asbestoic bodies），是表面有铁蛋白沉积的石棉纤维，其长短不一（长者可超过100μm，短者仅数微米），黄褐色，呈哑铃状、分节状或蝌蚪形，铁反应阳性。石棉小体是病理诊断石棉肺的重要依据。

（三）并发症

1. 恶性肿瘤　动物实验和临床观察已证实，石棉属于促癌物质。近年来很多报道表明，石棉肺患者易并发肺癌、恶性胸膜和腹膜间皮瘤、食管癌、胃癌、结肠癌、喉癌等恶性肿瘤。

2. 肺结核和慢性肺源性心脏病　石棉肺合并肺结核的概率约10%，比硅肺低。此外，晚期常并发慢性肺源性心脏病和呼吸衰竭。

三、肺结节病

肺结节病（lung sarcoidosis）曾被称为肉样瘤，基本病理改变为非干酪样坏死性肉芽肿，可侵犯全身各器官，90%累及肺，以肺、肺门淋巴结较多见，也可累及浅表淋巴结、肝、脾及皮肤等。本病好发于10~40岁，女性多于男性。

（一）病因和发病机制

病因和发病机制目前尚不清楚。多数研究表明，细胞免疫和体液免疫功能紊乱是主要发病机制。在某些致结节病的抗原刺激下，肺泡巨噬细胞被激活而释放IL-1，IL-1激发淋巴细胞释放IL-2，使CD4$^+$T淋巴细胞增殖，B细胞活化，分泌免疫球蛋白和自身抗体。活化的淋巴细胞释放细胞因子，使单核细胞、淋巴细胞浸润肺泡，随着病情发展，肺泡内炎性细胞减少，上皮样细胞增多，肉芽肿形成。后期，成纤维细胞增多，分泌胶原纤维，导致肺广泛纤维化。

（二）病理变化

肺结节病的基本病变是非干酪样坏死性肉芽肿及病变晚期肺间质广泛纤维化。该肉芽肿与结核性肉芽肿相似，但有以下特点：肉芽肿的大小较一致，境界清楚，互不融合；结节中央无干酪样坏死，周围淋巴细胞浸润较少；多核巨细胞中可见两种包涵体：星形体和Schaumann小体。早期为非特异性肺泡炎表现，胸片上呈腺泡结节小斑片状阴影，以两侧肺门为中心向外扩散。中期则有肺间质浸润，表现为肺纹理增厚、粗乱、网状结节状阴影。晚期除有结节样改变外，尚有肺间质纤维化，病变甚者可见肺大疱。

第四节 慢性肺源性心脏病

慢性肺源性心脏病（chronic cor pulmonale）是慢性肺疾病、肺血管及胸廓的病变引起肺循环阻力增加、肺动脉压力升高而导致的以右心室肥厚、扩张为特征的心脏病，简称肺心病。

一、病因及发病机制

肺循环阻力增加暨肺动脉高压是引起肺心病的关键环节。

1. 慢性阻塞性肺疾病 肺心病最常见的病因是慢性支气管炎并发阻塞性肺气肿。慢性阻塞性肺疾病导致通气障碍，以及肺部感染、肺间质纤维化均能破坏肺的气-血屏障，导致换气功能障碍，引起肺小动脉痉挛，导致肺循环阻力增加，肺动脉高压形成。

2. 胸廓运动障碍性疾病 如胸廓病变、脊柱弯曲、胸膜纤维化及胸廓成形术后等，不仅可引起限制性通气障碍，还可压迫较大的肺血管和造成肺血管的扭曲，导致肺动脉高压。

3. 肺血管疾病 如反复的肺动脉栓塞和原发性肺血管疾病，也可减少肺血管床面积而导致肺动脉高压。

二、病理变化

1. 肺部病变 除原有的慢性支气管炎、肺气肿、肺间质纤维化等病变外，肺心病时肺内主要的病变是肺小动脉的变化，表现为肌型小动脉中膜肥厚、内膜下出现纵行肌束，无肌型细动脉肌化。还可发生肺小动脉炎，肺小动脉弹性纤维和胶原纤维增生以及肺小动脉血栓形成和机化。此外，肺泡壁毛细血管数量显著减少。

2. 心脏病变 肉眼观：右心室因肺动脉高压而发生代偿性肥厚，心腔扩张，扩张的右心室使心脏的横径增大，形成横位心。心尖钝圆、肥厚，重量达800g以上。右心室前壁肺动脉圆锥显著膨隆，通常以肺动脉瓣下2cm处右心室肌壁厚度超过5mm（正常为3~4mm）作为病理诊断肺心病的形态标准。镜下观：可见心肌细胞肥大，核大深染，也可见缺氧所致的心肌纤维萎缩、肌浆溶解、横纹消失，以及间质水肿和胶原纤维增生等现象。

三、临床病理联系

肺心病发展缓慢，临床表现除原有肺疾病的症状和体征外，逐渐出现呼吸衰竭和右心衰竭的临床表现。主要有心悸、肝脾肿大、下肢水肿等；继发肺部感染者，可并发酸中毒和肺性脑病，出现头痛、烦躁不安、嗜睡甚至昏迷等症状。

第五节 呼吸窘迫综合征

一、成人呼吸窘迫综合征

成人呼吸窘迫综合征（adult respiratory distress syndrome，ARDS）是由多种原因造成肺泡毛细血管膜弥漫性损伤和通透性增高而引起的一种急性低氧血症性呼吸衰竭。临床主要表现为突然发生的进行性呼吸困难、紫绀、气促，顽固性低氧血症和肺水肿。X线检查显示迅速发展的双肺弥漫性浸润性阴影。

发病率有逐渐增高的趋势，病死率较高。

（一）病因和发病机制

成人呼吸窘迫综合征是多种原因导致肺泡毛细血管膜急性损伤的结果。肺部感染、吸入烟雾和毒气、肺挫伤、肺栓塞、使用过量麻醉剂或某些药物以及某些全身性病理过程等都可引起肺泡毛细血管膜损伤，导致 ARDS 发生。因此，ARDS 往往是严重创伤、大面积烧伤、手术后、中毒、败血症或休克等的严重并发症。其发病机制尚未完全阐明，可能与中性粒细胞和巨噬细胞在肺内聚积，释放大量蛋白水解酶（如胶原酶、弹性蛋白酶等）、氧自由基和一些血管活性物质（如 PGE_2、TXA_2 等），引起肺泡毛细血管膜弥漫性损伤和通透性增高而导致肺水肿有关。

（二）病理变化

分为两个时期。

1. 渗出期　为病变早期，主要表现为肺间质毛细血管高度充血、扩张，伴肺水肿。在呼吸性细支气管及肺泡管或肺泡管与肺泡交界处的内表面，有由蛋白质、纤维蛋白和坏死的细胞碎屑构成的透明膜形成。此外，肺间质中还可发生点状出血、灶性坏死以及淋巴管扩张。肺内往往发生局限性肺萎陷。微血管内常有透明血栓和白细胞阻塞现象。

2. 增殖期　Ⅱ型肺泡上皮细胞及肺间质的成纤维细胞大量增生，透明膜迅速发生机化、纤维化，同时纤维化很快扩展到全肺，导致弥漫性肺间质纤维化。肉眼观：早期肺表面湿润，有散在出血点，并可见呈暗红色略凹陷的斑片状肺萎陷区。切面上，有大量泡沫状液体流出。3~4 天后，肺出血、实变更加明显，呈牛肉样外观。可合并片状梗死和支气管肺炎。

二、新生儿呼吸窘迫综合征

新生儿呼吸窘迫综合征（neonatal respiratory distress syndrome，NRDS）指新生儿出生后已出现短暂（数分钟至数小时）的自然呼吸，继而发生进行性呼吸困难、紫绀等急性呼吸窘迫症状。患儿肺内形成透明膜为其主要病变特征，故又称新生儿肺透明膜病（hyaline membrane disease of newborn）。NRDS 是新生儿发病率较高的疾病，预后较差，病死率高。

（一）病因和发病机制

新生儿呼吸窘迫综合征的病因与肺发育不全致缺乏肺表面活性物质有关。肺发育不全，表面活性物质系统发育差，表面活性物质缺乏，使肺泡表面张力增加，肺顺应性降低，导致肺不张。肺不张发生后，肺的通气和换气功能障碍导致缺氧、二氧化碳潴留和酸中毒，引起肺血管痉挛、灌注不足，从而损伤毛细血管内皮细胞，使毛细血管壁通透性增高，造成血浆蛋白漏出。同时，因缺乏表面活性物质，毛细血管内压增加，防止血浆滤出的作用降低，也促使血浆蛋白易于滤出。滤出到肺泡腔内的血浆蛋白凝集为透明膜，贴附于肺泡壁内表面，进一步影响气体交换，更加重了缺氧、二氧化碳潴留和酸中毒，肺血液灌注更为减少，进一步抑制肺表面活性物质的形成，如此形成恶性循环。

（二）病理变化

肉眼观：肺含气少，色暗红，质韧，重量和体积可无明显改变。镜下观：在呼吸性细支气管壁、肺泡管和肺泡壁上贴附一层均匀红染的透明膜。各肺叶均有不同程度的肺不张，末梢肺组织中有水肿液。

肺表面活性物质

肺表面活性物质系由Ⅱ型肺泡上皮细胞合成和分泌，由磷脂酰胆碱、磷脂酰甘油等磷脂成分和蛋白质组成，具有降低肺泡表面张力、降低毛细血管内压和防止血浆滤出的作用。表面活性物质系统的发育至妊娠 35 周时才逐渐完善，分泌达最高水平。

第六节　呼吸系统常见肿瘤

一、鼻咽癌

鼻咽癌（nasopharyngeal carcinoma）是鼻咽部上皮组织发生的最为常见的恶性肿瘤，是我国重点防治的十大肿瘤之一。广东、广西、福建、湖南、四川、台湾及香港等地鼻咽癌的发病率较高，男性高发，发病年龄多在 40~50 岁之间。临床上，患者常有鼻出血、鼻塞、耳鸣、听力减退、头痛、颈淋巴结肿大及脑神经受损等症状。

（一）病因

鼻咽癌的病因尚未完全查明，可能与病毒、遗传等方面因素有关。

1. EB 病毒　近年来大量研究表明，EB 病毒与鼻咽癌有非常密切的关系。90% 左右的未分化鼻咽癌组织中可检出 EB 病毒。癌细胞内存在 EBV-DNA 和核抗原（EBNA），患者血清中也可出现与 EB 病毒核抗原、膜抗原和壳抗原相应的抗体。

2. 遗传因素　流行病学调查显示，鼻咽癌患者有家族聚集性和种族易感性。高发区居民移居外地，其后裔的发病率远高于当地居民，提示鼻咽癌可能与遗传因素有关。

3. 化学致癌物质　有些化学物质，如多环芳烃类、亚硝胺类、微量元素镍等与鼻咽癌有一定的关系。

（二）病理变化

鼻咽癌最多见于鼻咽顶部，其次是外侧壁和咽隐窝，前壁最少见。

肉眼观：早期常表现为局部黏膜粗糙或稍隆起，或呈小结节。肿瘤逐渐发展，可表现为结节型、菜花型、黏膜下型、浸润型或溃疡型，其中，结节型最多见。

鼻咽癌多起源自鼻咽黏膜柱状上皮，少数发生自鳞状上皮，由鼻咽部腺上皮发生者极少。鼻咽癌组织学类型主要为鳞状细胞癌和腺癌。

1. 鳞状细胞癌　根据癌细胞的分化程度，可将其分为分化性和未分化性两类。

（1）分化性鳞状细胞癌　分为角化型（高分化）鳞癌和非角化型（低分化）鳞癌。角化型鳞癌的癌巢内，细胞分层明显，可见清晰的棘细胞及细胞内角化，有的还可见角化珠。非角化型鳞癌与 EB 病毒的感染关系密切，癌巢内细胞分层多不明显，癌细胞呈多角形、卵圆形、梭形，胞质丰富，境界清楚，无细胞间桥，无角化现象。

（2）未分化性鳞状细胞癌　有两种形态学表现。一种为泡状核细胞癌，癌巢不规则，癌细胞胞质丰富，境界不清晰，往往呈合体状聚集成堆。核大，呈空泡状，圆形或卵圆形，有 1~2 个肥大的核仁，核分裂象并不多见，癌细胞间常可见淋巴细胞浸润。另一种未分化性鳞癌癌细胞小，胞质少，呈圆形或梭形，弥漫浸润，无明显癌巢形成。

2. 腺癌 高分化腺癌包括柱状细胞腺癌和乳头状腺癌。低分化腺癌的癌细胞呈不规则条索状或片状排列，腺腔结构不明显，且癌细胞小。

（三）扩散途径

1. 直接蔓延 癌组织向上蔓延可破坏颅底骨，使第Ⅱ~Ⅵ对脑神经受损。向外侧扩展，可侵犯咽鼓管而进入中耳，引起耳症状。向前，可侵犯鼻腔，甚至侵入眼眶。还可向后侵犯颈椎甚至颈段脊髓。

2. 淋巴道转移 早期常发生淋巴道转移，先到咽后淋巴结，而后至颈深淋巴结上群。患者常在胸锁乳突肌后缘上 1/3 和 2/3 交界处出现无痛结节，50% 以上的患者以此为首发症状就诊。肿大的淋巴结可互相融合形成巨大肿块，压迫第Ⅸ~Ⅻ对脑神经和颈交感神经，引起相应症状。

3. 血道转移 发生较晚，常转移至肝、肺、骨，也可转移至肾、肾上腺和胰腺等处。

二、喉癌

喉癌是较常见的上呼吸道恶性肿瘤，多发生于 40 岁以上的男性。长期大量吸烟和酗酒以及环境污染是主要的危险因素。声嘶是常见的早期症状。

喉癌可发生于喉内不同的部位，根据解剖部位分为四型。最多见者为声带癌（声带型），癌组织局限于声带内；其次是声门上型，癌发生于声门上区，如会厌、假声带和喉室等处；跨声门型，肿瘤组织跨越喉室，淋巴结转移率较高；声带下型，较少见，癌组织位于声带以下、环状软骨下缘以上的部位。喉癌的组织学类型中，鳞状细胞癌最多，腺癌较少。鳞癌按发展程度又可分为原位癌、早期浸润癌和浸润癌。

喉癌常向黏膜下浸润生长，侵犯附近软组织，亦可穿破环甲膜和破坏甲状软骨，侵犯颈前软组织、甲状腺，向后扩散可累及食管，向下蔓延而至气管。喉癌转移一般发生较晚，常经淋巴道转移至颈部淋巴结，多见于颈总动脉分叉处淋巴结，血道转移较少见，可至肺、肝、肾和骨等处。

三、肺癌

肺癌（lung carcinoma）是我国常见恶性肿瘤之一。半个世纪以来，许多国家和地区肺癌的发病率和死亡率均有增加。在欧美一些发达国家，肺癌的发病率和死亡率已居各种癌症之首；在我国也有明显上升和继续上升的趋势。肺癌多发生于 40 岁以后，男性多于女性。由于女性吸烟者明显增多，近年来女性发病率也明显上升。

（一）病因

肺癌的病因较为复杂，各国的研究表明，肺癌与下列因素有关。

1. 吸烟 吸烟是引起肺癌的重要危险因素，吸烟者比不吸烟者的肺癌发生率高 25 倍。日吸烟量越大，开始吸烟的年龄越小，患肺癌的危险越大。烟雾含多种化学物质，如烟碱（尼古丁）、多环芳烃类碳氢化合物、镍、砷等与肺癌的发生有关。

2. 大气污染 在大城市和工业区，肺癌的发病率和死亡率较高，与大气污染有密切关系。污染的空气含有苯并芘、二乙基亚硝胺和砷等致癌物。许多国家的调查表明，工业城市中肺癌的死亡率与空气中苯并芘的浓度呈正相关。

3. 职业因素 肺癌的发生与某些职业有关。橡胶工人、镍业工人、石棉工人和铀矿、锡矿的采矿工人以及接触含砷粉制剂者，肺癌的发生率很高。

4. 分子遗传学改变 目前已知，肺癌中约有 10~20 种癌基因激活或抑癌基因失活，如 *K-Ras* 基因的突变和 *C-myc* 基因的过表达，*p53* 基因和 *Rb* 基因的失活。

（二）病理变化

1. 大体类型 肺癌的肉眼形态多种多样，根据其部位和形态可分为三种主要类型：中央型、周围型和弥漫型。

（1）中央型 最常见，占 60%~70%。癌块位于肺门部，右肺多于左肺，发生于主支气管或支气管。早期，肿瘤组织浸润管壁，使管壁增厚、管腔狭窄甚至闭塞；进一步发展，肿瘤沿支气管浸润扩展，除浸润管壁外还累及周围肺组织，在肺门部融合成环绕支气管的巨大肿块，形状不规则或呈分叶状，肿块周围可有卫星灶（图 7-10）。

（2）周围型 肺癌起源于段以下的支气管，在靠近脏层胸膜的肺组织内形成直径 2~8cm 的呈球形或结节状的肿块，无包膜，境界清晰，与支气管的关系不明显。本型发生淋巴结转移较中央型晚，但可侵犯胸膜（图 7-11）。该型占肺癌总数的 30%~40%。

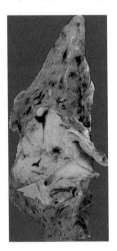

图 7-10 中央型肺癌肉眼观

癌组织在肺门部融合形成环绕支气管的巨大肿块

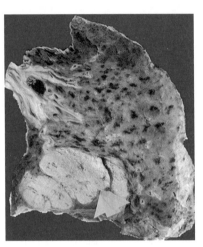

图 7-11 周围型肺癌肉眼观

癌组织靠近胸膜，呈结节状，境界清晰

（3）弥漫型 罕见，占 2%~5%。癌组织起源于末梢肺组织，沿肺泡管、肺泡弥漫性浸润生长，形成大小不等的粟粒样结节散布于一个或多个肺叶内，需与肺转移癌鉴别。

近年来，国内外对早期肺癌和隐性肺癌问题进行了研究，因为这对于肺癌的早期发现和早期诊断具有重要意义。肿瘤组织起源于段以上支气管者为中央型早期肺癌，包括管内型、管壁浸润型（不突破外膜），癌组织局限于管壁内，无淋巴结转移。起源于小支气管者，称周围型早期肺癌，癌组织呈结节状，直径 <2cm，无淋巴结转移。痰细胞学检查癌细胞阳性，而肺内无明显肿块，临床及 X 线检查阴性，手术切除标本经病理检查证实为支气管黏膜原位癌或早期浸润癌而无淋巴结转移者则为隐性肺癌。

2. 组织学类型 肺癌的组织结构多种多样，根据 WHO 在 2015 年对肺癌的分类，可分为鳞状细胞癌、腺癌、大细胞癌、神经内分泌癌、腺鳞癌等基本类型。

（1）鳞状细胞癌 为肺癌中最常见的类型之一，其中约 80% 为中央型肺癌。患者以老年男性占绝大多数，多有吸烟史。因其多来自段以上支气管，较易被纤支镜检查发现，痰细胞学检查阳性率高。可分为角化型、非角化型、基底细胞样型。①角化型：癌巢中多有角化珠，可见细胞间桥（图 7-12）。②非角化型：无角化珠形成。③基底细胞样型：癌细胞小，似基底细胞，癌巢周围的癌细胞呈栅栏样排列。

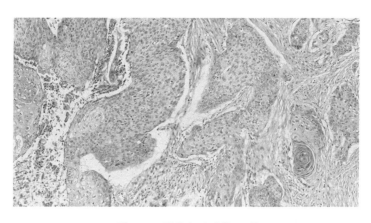

图 7-12　鳞状细胞癌镜下观

癌巢中有角化珠形成

（2）腺癌　近年来发生率明显上升，女多于男，是女性肺癌最常见的类型，常见于非吸烟者。腺癌多发生于较小的支气管，约 65% 为周围型肺癌。肿块常位于胸膜下，境界不清。腺癌主要分为原位腺癌、微浸润性腺癌和浸润性腺癌。①原位腺癌：为局限性生长，癌细胞沿肺泡壁呈鳞屑样生长，无间质、血管或胸膜浸润的小腺癌（≤3cm），见图 7-13。②微浸润性腺癌：为孤立性、鳞屑样生长的小腺癌（≤3cm），浸润深度≤0.5cm。③浸润性腺癌：浸润深度 >5cm，按分化程度分为高分化、中分化、低分化三型。A. 高分化腺癌：癌细胞沿肺泡壁和肺泡管壁生长，肺泡轮廓依然保留。B. 中分化腺癌：又可分为腺泡型、乳头状和实体黏液细胞型。C. 低分化腺癌：无腺样结构，癌细胞呈高度异型性。

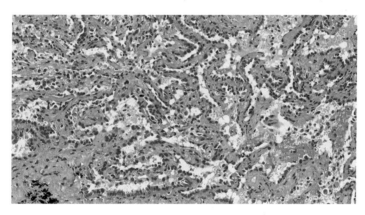

图 7-13　肺原位腺癌镜下观

癌细胞沿肺泡壁呈鳞屑样生长

（3）神经内分泌癌　包括小细胞癌、大细胞神经内分泌癌、类癌。小细胞癌与吸烟密切相关，患者男多于女，多为中老年人。小细胞癌多为中央型，生长迅速，转移较早；其为肺癌中分化最低、恶性程度最高的一种类型，5 年存活率仅为 1%~2%。镜下，癌细胞小，呈短梭形或淋巴细胞样；有些细胞呈梭形或多角形，胞质少，似裸核（图 7-14）。癌细胞弥漫分布或片状、索状排列，有时癌细胞围绕小血管形成假菊形团或管状结构。因电镜下胞质内可见神经分泌颗粒，故认为小细胞癌起源于支气管黏膜和黏液腺内的 Kulchitsky 细胞，是一种具有异源性神经内分泌功能的肿瘤。

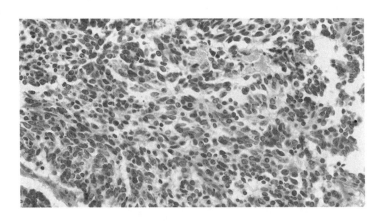

图7-14 肺小细胞癌镜下观

癌细胞小，短梭形，胞质少，似裸核

（4）大细胞癌　大多数发生于大支气管，形成较大肿块。镜下观：癌细胞形成实体性癌巢，癌细胞体积大，胞质丰富，异型性明显，核分裂象多见。此型恶性程度高，生长迅速，容易侵入血管形成广泛转移。

（5）腺鳞癌　较少见。癌组织内含有腺癌和鳞癌两种成分。

（三）扩散途径

1. 直接蔓延　中央型肺癌常直接侵及纵隔、心包及周围血管，或沿支气管向同侧甚至对侧肺组织蔓延。周围型肺癌可直接侵犯胸膜，长入胸壁。

2. 转移　肺癌发生转移较早、较快。沿淋巴道转移时，首先至支气管肺淋巴结，再扩散至纵隔、锁骨上、腋窝、颈部淋巴结。血道转移常见于脑、肾上腺、骨以及肝、肾、胰、甲状腺和皮肤等处。

（四）临床病理联系

肺癌的症状及其轻重与肺癌的部位、大小和蔓延转移情况有关。肺癌一般发病隐匿，早期症状常不明显，易被忽视。患者可有咳嗽、痰中带血、气急或胸痛。癌组织阻塞或压迫支气管时，可引起限性肺萎陷或肺气肿。癌组织侵及胸膜可引起血性胸腔积液；侵犯食管可引起支气管食管瘘；侵犯纵隔内、气管旁淋巴结，压迫上腔静脉可引起上腔静脉综合征，表现为面颈部浮肿及颈、胸部静脉曲张。位于肺尖部的肺癌易侵犯交感神经，引起 Horner 综合征，表现为病侧眼睑下垂、瞳孔缩小和胸壁皮肤无汗等交感神经麻痹症状；侵犯臂丛神经可出现上肢疼痛及手部肌肉萎缩。

小细胞癌可有异位内分泌作用，可引起肺外症状。小细胞癌可因 5-羟色胺分泌过多而引起类癌综合征，表现为哮鸣样支气管痉挛、阵发性心动过速、水样腹泻、皮肤潮红等。肺性骨关节病也是肺癌常见的肺外症状，表现为伴有疼痛的骨、关节肥大和杵状指。此外，还可发生肌无力综合征、高血钙、低血糖和低钠血症、Cushing 综合征等。

肺癌患者大多预后不良，早发现、早诊断和早治疗至关重要。对于 40 岁以上的成人，特别是有长期吸烟史并伴有咳嗽、痰中带血、气急、胸痛等症状者，或无痰干咳及与体位有关的刺激性呛咳的患者，必须及时进行 X 线、痰细胞学检查、纤维支气管镜检查并进行病理组织学活检，以期尽早发现肺癌，及时治疗，提高生存率。

第七节 胸膜疾病

一、胸膜炎

胸膜炎（pleuritis）由多种原因引起，分为感染性（细菌性、真菌性、结核性）和非感染性；也分为原发性和继发性。胸膜炎大多表现为渗出性炎症，根据渗出物的不同可分为浆液性胸膜炎、纤维蛋白性胸膜炎和化脓性胸膜炎。

1. 浆液性胸膜炎 又称湿性胸膜炎。表现为胸膜腔聚集大量淡黄色浆液，形成胸腔积液，渗出液过多可引起呼吸困难。常见于肺结核病、肺炎，也可见于类风湿关节炎、系统性红斑狼疮等自身免疫性疾病。

2. 纤维蛋白性胸膜炎 又称干性胸膜炎。表现为胸膜腔大量纤维蛋白渗出，而浆液渗出较少，渗出的纤维蛋白附着于胸膜表面，随呼吸运动被牵拉成绒毛状，听诊可闻及胸膜摩擦音。常见于肺炎、肺结核、尿毒症、风湿病等。晚期如果渗出的纤维蛋白不能被溶解吸收，可发生胸膜脏壁层的粘连和机化，引起胸膜肥厚。

3. 化脓性胸膜炎 常继发于肺炎球菌、金黄色葡萄球菌等化脓菌引起的肺炎、肺脓肿，也可由血道播散引起。脓性渗出物积聚在胸腔，导致脓胸形成。

二、胸腔积液

任何原因导致胸膜腔内出现过多的液体，称胸腔积液（hydrothorax），也称胸水。按照胸腔积液的特点，可以将胸腔积液分为漏出液、渗出液（浆液性或血性）、脓胸、血胸、乳糜胸。漏出液常见于心力衰竭和肾脏疾病，渗出液可见于湿性胸膜炎。肺癌累及胸膜或胸膜间皮瘤引起胸腔积液时，可为血性积液。

三、胸膜间皮瘤

胸膜间皮瘤（pleural mesothelioma）是原发于胸膜间皮的肿瘤，由被覆胸膜的间皮细胞发生。根据肿瘤的性质，间皮瘤可分为良性和恶性两类。恶性者相对多见，但其发病率远低于肺癌，二者之比约为1：1000。

1. 良性胸膜间皮瘤 极少见，呈局限性生长，故也称良性局限性胸膜间皮瘤。瘤体常为圆形肿块，体积较小（平均直径1~3cm），有包膜，并有蒂与胸膜相连。肿瘤组织大多由梭形的成纤维细胞样肿瘤细胞构成，似纤维瘤。此瘤生长缓慢，易于手术切除，术后不易复发。

2. 恶性胸膜间皮瘤 恶性程度高，可沿胸膜表面弥漫、浸润性扩展，故也称恶性弥漫性胸膜间皮瘤。已证实，其发生与石棉粉尘吸入有关。肉眼观：胸膜呈多发性结节状弥漫性增厚，结节灰白、大小不一、境界不清。镜下观：按肿瘤细胞成分的不同，分为腺管乳头状型（瘤细胞形成管状和乳头状）、肉瘤样型（由梭形细胞和胶原纤维构成）和由以上两型混合构成的混合型，其中，混合型最多见。各型的瘤细胞均有不同程度的异型性。恶性胸膜间皮瘤在临床上主要表现为气促、胸痛和胸腔积液，预后差。

目标检测

答案解析

一、选择题

（一）A1 型题

1. 慢性支气管炎是（　　）

　　A. 化脓性炎症　　　　B. 假膜性炎症　　　　C. 肉芽肿性炎症

　　D. 出血性炎症　　　　E. 慢性非特异性炎症

2. 肺癌中，具有神经内分泌功能的组织学类型是（　　）

　　A. 小细胞癌　　　B. 鳞癌　　　C. 腺癌　　　D. 腺鳞癌　　　E. 大细胞癌

3. 咳铁锈色痰常见于大叶性肺炎的（　　）

　　A. 充血水肿期　　　B. 红色肝样变期　　　C. 灰色肝样变期

　　D. 溶解消散期　　　E. 中毒性休克时

4. 引起慢性肺源性心脏病最常见的疾病是（　　）

　　A. 肺脓肿　　　B. 硅肺　　　C. 慢性支气管炎并阻塞性肺气肿

　　D. 支气管哮喘　　　E. 支气管扩张

5. 下列关于周围型肺癌的说法中，错误的是（　　）

　　A. 可侵犯胸膜　　　B. 多为球形或结节形　　　C. 多为鳞癌

　　D. 淋巴结转移比中央型肺癌晚　　　E. 起源于肺段或其远端支气管

（二）X 型题

1. 下列属于慢性支气管炎病变的是（　　）

　　A. 杯状细胞增多　　　B. 黏液腺肥大、增生　　　C. 管壁见淋巴细胞、浆细胞浸润

　　D. 软骨可发生变性、萎缩、钙化或骨化　　　E. 管壁平滑肌束萎缩、断裂

2. 小叶性肺炎的并发症包括（　　）

　　A. 肺肉质变　　　B. 呼吸衰竭　　　C. 脓胸　　　D. 胸膜增厚粘连　　　E. 脓毒败血症

二、思考题

1. 简述硅肺的基本病理变化、分期及各期的病变特点。

2. 简述大叶性肺炎灰色肝样变期的病变特点及临床病理联系。

（杨志鸿）

书网融合……

本章小结

微课

思政元素

题库

第八章　消化系统疾病

PPT

📖 学习目标

　　1. 掌握　消化性溃疡病的形态特征及常见并发症；病毒性肝炎的基本病变和临床病理类型；肝硬化的概念，门脉性肝硬化的病理变化和临床病理联系。

　　2. 熟悉　慢性萎缩性胃炎的病变特点；门脉性肝硬化与坏死后性肝硬化的区别；食管癌、胃癌、大肠癌的好发部位、相应早期癌的定义、大体类型及组织学类型；原发性肝癌的病变特点。

　　3. 了解　食管炎症的类型；消化性溃疡病、病毒性肝炎、肝硬化的病因和发病机制；各型肝炎的病变特点。

⇒ 案例引导

　　案例：患者，男性，56 岁。既往有乙型肝炎病史 20 年，近几年颈部、前胸部等出现蜘蛛痣。2 个月前出现黄疸、消瘦，昨日因呕血就诊。B 超检查显示：肝脏体积明显缩小，被膜增厚，表面凹凸不平，肝内弥漫性回声增强且分布不均；门静脉增宽；脾脏增大；有少量腹水。AFP 阴性。

　　讨论：该患者最可能的诊断是什么？病变是如何发生发展的？

　　消化系统（digestive system）由消化管和消化腺两部分组成。消化管包括口腔、食管、胃、小肠、大肠和肛门。消化腺包括唾液腺、肝脏、胰腺和消化管的黏膜腺体。消化系统具有摄食、消化、吸收、排泄、解毒以及内分泌等多种生理功能。消化管与外界直接相通，许多致病因子以此为门户侵入机体，导致消化系统疾病的发生。

第一节　食管的炎症、狭窄与扩张

　　食管全长可分为颈、胸和腹三段，黏膜表面被覆非角化鳞状上皮。理化因素和病原微生物等可导致各种食管疾病。

一、食管的炎症

食管炎可由机械性、化学性损伤或微生物等引起，一般分为急性和慢性两种类型。

（一）急性食管炎

1. 单纯性卡他性食管炎　常由食入刺激性强或高温食物引起。

2. 化脓性食管炎　多继发于食管憩室的食物潴留、腐败及细菌感染等，形成脓肿或沿食管壁扩散形成蜂窝织炎，进一步可继发纵隔炎、胸膜炎及脓胸。

3. 坏死性食管炎　见于白喉、猩红热等传染病的炎症性病变波及食管黏膜所致。此外，强酸、强碱等化学腐蚀剂可引起食管黏膜坏死及溃疡形成，愈合后可导致瘢痕性狭窄。

（二）慢性食管炎

1. 单纯性慢性食管炎 常因习惯性摄入刺激性食物、重度吸烟、食管狭窄致食物潴留或慢性淤血等引起。常有食管上皮局限性增生及不全角化，有时形成食管黏膜白斑。

2. 反流性食管炎（reflux esophagitis） 为食管炎症病变中的常见类型，属于胃食管反流性疾病。胃液反流入食管，引起食管下段黏膜的慢性炎症病变。肉眼观：大多仅表现为局部黏膜充血。镜下观：早期表现为上皮层内嗜酸性粒细胞浸润，以后出现基底细胞增生，固有膜乳头延长，可出现浅表性溃疡，上皮内见中性粒细胞浸润。炎症扩散到食管壁，可引起环状纤维化并可导致管腔狭窄。临床上以胸骨后烧灼感、胃内容物反流为突出特征，亦可出现疼痛、吞咽困难、呕血和黑便。

3. Barrett 食管 食管下段黏膜的鳞状上皮被化生的柱状上皮所取代。主要由慢性反流性食管炎引起。肉眼观：在灰白色正常食管黏膜上呈特征性橘红色、天鹅绒样不规则病变，呈环周形、岛形或舌形。继发糜烂、溃疡、食管狭窄和裂孔疝。镜下观：黏膜由类似胃或小肠黏膜的上皮细胞和腺体构成，伴不同程度的炎细胞浸润和纤维化。临床表现类似反流性食管炎。另外还可并发异型增生和腺癌。

二、食管狭窄、扩张与贲门失弛缓症

（一）食管狭窄

食管狭窄（esophageal stenosis）可分为先天性狭窄和后天性狭窄。在狭窄部位的上方，伴有食管扩张和肥厚。先天性食管狭窄是指一出生即已存在的食管壁结构导致内在狭窄的畸形。特征表现是进餐后的食物反流，摄取半固体或固体食物时症状更加明显。后天性食管狭窄常见以下三种病理情况：①食管黏膜上皮因炎症破坏或化学药品腐蚀，修复后形成瘢痕性狭窄；②食管肿瘤，多为食管癌，不同程度阻塞管腔；③食管周围组织病变从外部压迫食管形成狭窄，如肺及纵隔的肿瘤、动脉瘤、甲状腺肿及淋巴结结核等。

（二）食管扩张

食管扩张（esophagectasis）可分为原发性和继发性两种。

1. 原发性食管扩张 根据扩张的范围，又可分为广泛性扩张和局限性扩张。

（1）广泛性扩张 又称巨大食管症（megaesophagus）。为先天性扩张，发病原因不明，食管神经肌肉功能障碍引起全段食管扩张。

（2）局限性扩张 又称憩室（diverticulum），可分为真性膨出性憩室和假性牵引性憩室。①真性膨出性憩室：常为食管壁平滑肌层先天发育不良，表面的黏膜部分由该处膨出所致。多发生在咽与食管交界处，憩室多突出于后壁，由于憩室的增大在脊柱前方下垂，内存食物常压迫食管而造成狭窄。②假性牵引性憩室：常为食管周围组织的慢性炎症造成瘢痕性收缩，牵拉食管壁而形成。多发生在食管前壁，呈漏斗状扩张。

2. 继发性食管扩张 发生在食管狭窄部上方的扩张。

（三）贲门失弛缓症

贲门失弛缓症（achalasia）发生在食管的中下端和贲门。当食物通过时，食管壁肌肉失去弛缓性调节而不能完全松弛，致使一次吞咽动作结束后食物不能完全进入胃内。食管中下段的管壁平滑肌运动功能受 Auerbach 神经丛调节，如该处神经节细胞发生器质性或功能性异常，则发生食管壁肌肉痉挛，从而引起本病。

第二节 胃 炎

胃炎（gastritis）系胃黏膜的炎性病变，是一种常见病，可分为急性胃炎和慢性胃炎。急性胃炎常有明确的病因，慢性胃炎的病因及发病机制较复杂，目前尚未完全明了。

一、急性胃炎

急性胃炎常见以下几种类型。

1. 急性刺激性胃炎（acute irritant gastritis） 又称单纯性胃炎。多由暴饮暴食、刺激性食物及烈性酒引起。病变表现为胃黏膜充血、水肿，有时可见糜烂。

2. 急性出血性胃炎（acute hemorrhagic gastritis） 本病发生与服用非类固醇类抗炎药物（如阿司匹林等）及过度饮酒有关。创伤及手术等引起的应激反应也可诱发本病。病变表现为胃黏膜急性出血合并轻度糜烂，或多发性应激性浅表溃疡形成。

3. 急性感染性胃炎（acute infective gastritis） 少见，可由金黄色葡萄球菌、链球菌或大肠杆菌等化脓菌经血行感染或胃外伤直接感染引起，可表现为急性蜂窝织炎性胃炎，病情较严重。

二、慢性胃炎

慢性胃炎（chronic gastritis）是胃黏膜的慢性非特异性炎症，是一种常见病。

（一）病因及发病机制

引起慢性胃炎的病因目前尚未完全明了，大致与以下因素有关。①幽门螺杆菌感染：幽门螺杆菌是一微弯曲棒状革兰阴性杆菌，常见于胃黏膜表面或胃小凹内，但不侵入黏膜层固有腺体。幽门螺杆菌通过分泌尿素酶，分解尿素产生氨，保护细菌不被胃酸杀灭；通过分泌蛋白水解酶、磷脂酶 A、细胞毒素相关蛋白和细胞空泡毒素等多种致病因子引起黏膜损害，导致慢性胃炎。②长期慢性刺激：如长期吸烟、饮酒、滥用非固醇类药物及喜食刺激性食物等。③十二指肠液反流：致胃黏膜屏障作用减弱或消失。④自身免疫损伤。

（二）类型及病理变化

1. 慢性浅表性胃炎（chronic superficial gastritis） 胃窦部最为常见，为常见的胃黏膜疾病之一。肉眼观：胃黏膜充血、水肿，表面可有灰白色或灰黄色分泌物渗出，有时伴有点状出血或糜烂。镜下观：黏膜浅层固有膜内淋巴细胞、浆细胞等慢性炎细胞浸润，但腺体保持完整，无萎缩性改变。严重者炎症可累及黏膜深层。

结局：大多经治疗或合理饮食而痊愈，少数转变为慢性萎缩性胃炎。

2. 慢性萎缩性胃炎（chronic atrophic gastritis） 胃黏膜萎缩变薄，腺体减少或消失并伴有肠上皮化生，固有层内有多量淋巴细胞、浆细胞浸润。萎缩性胃炎多由浅表性胃炎发展而来，部分可能与吸烟、酗酒或滥用非固醇类药物有关，还有部分属于自身免疫性疾病。患者可出现消化不良、食欲不佳、上腹部不适等症状。

根据发病是否与自身免疫有关以及是否伴有恶性贫血，将萎缩性胃炎分为 A、B 两型。A 型发病与免疫因素关系密切，患者血中可找到抗壁细胞抗体和抗内因子抗体，并有维生素 B_{12} 吸收障碍，常合并恶性贫血，病变在胃体部或胃底部。B 型发病大多数与幽门螺杆菌感染有关，我国较为多见，其病变部位在胃窦部（表8-1）。

表8-1　慢性萎缩性胃炎分型

特征	A 型	B 型
病因和发病机制	自身免疫	幽门螺杆菌感染
病变部位	胃体部或胃底部	胃窦部
胃内 G 细胞的增生	有	无
血清胃泌素	高	低
胃酸	明显降低	中度降低或正常
维生素 B_{12}	降低	正常
恶性贫血	常有	无
血清自身抗体	阳性	阴性
抗壁细胞抗体和抗内因子抗体	阳性	阴性
伴消化性溃疡	无	高发
与癌变的关系	无	有

　　两型萎缩性胃炎的胃黏膜病变基本一致。肉眼观：正常胃黏膜的橘红色消失，代之以灰白色或灰黄色；萎缩的胃黏膜明显变薄，皱襞变浅甚至消失，黏膜下血管分支清晰可见，偶见出血和糜烂。镜下观：病变区腺体变小、数目减少，胃小凹变浅，可伴有腺体囊性扩张。黏膜固有层有不同程度的淋巴细胞和浆细胞浸润，可见淋巴滤泡形成。胃黏膜内可见纤维组织增生。常出现腺上皮化生，表现为肠上皮化生和假幽门腺化生，但以肠上皮化生为常见（图8-1）。肠上皮化生可分为完全型（小肠型）和不完全型（大肠型）两类，不完全型化生与肠型胃癌的发生关系较密切。

　　临床上，患者可有胃酸减少或缺乏、消化不良、食欲不佳、上腹不适或钝痛、贫血等症状。肠上皮化生若出现异型增生，则可能导致癌变。

　　3. 肥厚性胃炎（hypertrophic gastritis）　又称肥厚性胃病（hypertrophic gastropathy）。发病原因不明，病变主要累及胃底和胃体。肉眼观：黏膜肥厚，皱襞加深变宽似脑回状。黏膜皱襞上有较多疣状隆起的结节，可见横裂。镜下观：腺体肥大增生，腺管延长，黏膜表面黏液分泌细胞数量增加。黏膜固有层炎性细胞浸润不显著。壁细胞及主细胞有时减少。

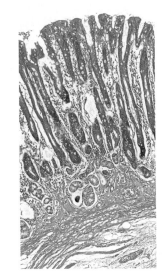

图8-1　慢性萎缩性胃炎镜下观
胃黏膜固有腺体萎缩伴肠上皮化生，黏膜固有层见淋巴细胞、浆细胞浸润

　　4. 疣状胃炎（gastritis verrucosa）　是一种有特征性病理变化的胃炎，病灶主要分布在胃窦部。肉眼观：胃黏膜形成中心糜烂、凹陷的疣状突起病灶，形如痘疹。镜下观：可见病灶中心凹陷部的胃黏膜上皮变性、坏死并伴有急性炎性渗出物覆盖。有时可见修复上皮呈不典型增生。

第三节　消化性溃疡病 微课

　　消化性溃疡病（peptic ulcer disease）亦称为消化性溃疡，是以胃或十二指肠黏膜形成慢性溃疡为特征的一种常见病，多见于成人。患者有周期性上腹部疼痛、反酸、嗳气等症状，多反复发作呈慢性经过。因其发生与胃液的自我消化作用有关，故称消化性溃疡病。十二指肠溃疡较胃溃疡多见，据统计，前者约占70%，后者约占25%，十二指肠溃疡和胃溃疡两者并存的复合性溃疡约占5%。

一、病因及发病机制

消化性溃疡病的病因和发病机制复杂，尚未完全清楚，目前认为与以下因素有关。

1. 幽门螺杆菌感染 幽门螺杆菌感染是引起胃、十二指肠溃疡的重要原因。幽门螺杆菌分泌尿素酶，分解尿素产生氨，抵制胃酸杀灭细菌；分泌蛋白酶，裂解胃黏膜糖蛋白；产生磷酸酯酶，破坏黏膜细胞脂质膜；可释放血小板激活因子，促进表面毛细血管内血栓形成，致黏膜缺血，破坏黏膜防御屏障；能促进胃黏膜 G 细胞增生，增加胃酸分泌；还具有趋化中性粒细胞的作用，后者释放髓过氧化物酶而产生次氯酸，在氨的存在下可合成氯化铵，次氯酸和氯化铵均能破坏黏膜上皮细胞，诱发消化性溃疡。另外，离体实验发现，幽门螺杆菌易于黏附到表达 O 型血抗原的细胞上，这是否与 O 型血人群胃溃疡病发病率较高有关尚待进一步研究。

2. 黏膜抗消化能力降低 胃、十二指肠黏膜防御屏障功能的破坏，是胃、十二指肠黏膜组织被胃酸与胃蛋白酶消化而形成溃疡的重要原因。正常胃和十二指肠黏膜表面存在的黏液-碳酸氢盐屏障，由胃黏膜表面黏液细胞不断分泌的不可溶性黏液凝胶构成，凝胶将上皮与胃液隔离，使黏膜免受盐酸的腐蚀和胃蛋白酶的消化。当胃黏液分泌不足或黏膜上皮受损时，其屏障功能减弱，抗消化能力降低。胃液中的氢离子逆向弥散入胃黏膜，损伤黏膜组织，导致溃疡形成。氢离子弥散进入胃黏膜的能力在胃窦部为胃底部的15倍，而十二指肠又为胃窦的2~3倍。因此，十二指肠溃疡高发。

其他如长期服用非类固醇类抗炎药物（如阿司匹林等），除直接刺激胃黏膜外，还可抑制胃黏膜前列腺素的合成，影响血液循环。

3. 胃液的消化作用 长期以来，大量研究表明，十二指肠溃疡时分泌胃酸的壁细胞总数增多，造成胃酸分泌增加，过多的胃酸消化胃壁组织形成溃疡。

4. 神经、内分泌功能失调 正常胃酸分泌有两种时相：一种是通过迷走神经对胃黏膜壁细胞的胆碱能性刺激，引起胃泌素的释放；另一种是食物在胃内滞留直接刺激胃窦部黏膜，引起胃泌素的释放。精神过度紧张或严重抑郁可引起大脑皮层功能失调，从而导致自主神经功能紊乱。迷走神经功能亢进使胃酸分泌增加，与十二指肠溃疡形成有关。迷走神经的兴奋性降低时，胃蠕动减弱，造成胃内食物潴留，直接刺激胃窦部的胃泌素细胞，使胃泌素分泌亢进，进而使壁细胞分泌胃酸增加，促进胃溃疡形成。

5. 遗传因素 溃疡病有时可见家族多发趋势，提示本病的发生可能与遗传因素有关。

二、病理变化

胃溃疡与十二指肠溃疡的病理变化基本一致。

肉眼观：胃溃疡多位于胃小弯，愈近幽门处愈多见，尤多见于胃窦部；在胃底及大弯侧十分少见。溃疡通常只有一个，呈圆形或椭圆形，直径多在 2cm 以内。溃疡边缘整齐，状如刀切，底部平坦，常深达肌层甚至浆膜层。溃疡周围的胃黏膜皱襞因受溃疡底瘢痕组织的牵拉，呈放射状向溃疡集中（图8-2）。十二指肠溃疡的

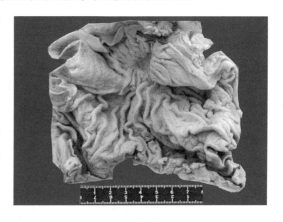

图 8-2　胃溃疡肉眼观

溃疡边缘整齐，周围黏膜水肿，黏膜皱襞呈放射状向溃疡集中

发生部位多在十二指肠球部，以紧接幽门环的前壁或后壁最为多见。溃疡一般较胃溃疡小而浅，直径多在 1cm 以内。

镜下观：溃疡近贲门侧较深，其边缘耸直呈潜掘状；近幽门侧较浅，呈斜坡状，切面斜漏斗状（图8-3）。溃疡底由内向外分为四层。①渗出层：为少量炎性渗出物，有白细胞和纤维蛋白等成分。②坏死层：为坏死组织。③肉芽组织层：见较新鲜的肉芽组织，由毛细血管、成纤维细胞和炎细胞构成。④瘢痕层：为瘢痕组织（图8-4）。位于瘢痕组织内的小动脉因炎性刺激，常有增生性动脉内膜炎，使小动脉管壁增厚，管腔狭窄或有血栓形成，可引起局部血供不足，影响组织再生使溃疡不易愈合，但可防止溃疡底血管破裂、出血。溃疡底部的神经节细胞及神经纤维常发生变性和断裂及小球状增生，这种变化可能是患者产生疼痛的原因之一。

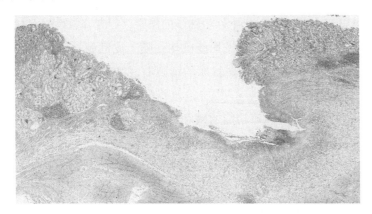

图 8-3　胃溃疡镜下观

溃疡近贲门侧较深，其边缘耸直呈潜掘状；

近幽门侧较浅，呈斜坡状，切面斜漏斗状

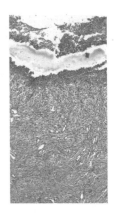

图 8-4　溃疡底镜下观

溃疡底由内向外分为四层：渗出层、

坏死层、肉芽组织层、瘢痕层

三、结局和并发症

1. 愈合　溃疡底部的渗出物及坏死组织逐渐被吸收或排出，肉芽组织增生形成瘢痕组织，充填缺损进行修复，周围的黏膜上皮再生，覆盖溃疡面而愈合。

2. 并发症

（1）出血　占患者的 10%~35%。因溃疡底部毛细血管破坏，常有少量出血，患者大便内常可查出潜血阳性。若溃疡底部较大血管破裂，患者会出现呕血及柏油样大便，严重者出现失血性休克。

（2）穿孔　见于 5% 的患者。十二指肠溃疡因肠壁较薄，更易发生穿孔。穿孔后，由于胃、肠内容物漏入腹腔而引起腹膜炎。若穿孔发生在胃后壁，胃肠内容物则漏入小网膜囊。

（3）幽门狭窄　约发生于 3% 的患者。溃疡累及幽门，黏膜充血水肿，引起幽门功能性狭窄梗阻；瘢痕收缩导致幽门狭窄，引起器质性梗阻。梗阻使胃内容物通过困难，继发胃扩张，患者出现反复呕吐，严重者可导致碱中毒。

（4）癌变　癌变率仅为 1%，多见于胃溃疡患者，十二指肠溃疡几乎不发生癌变。癌变来自溃疡边缘的黏膜上皮或腺体，因不断受到破坏及反复再生而发生癌变。

四、临床病理联系

溃疡病的主要临床表现是周期性上腹部疼痛，呈钝痛、烧灼痛或饥饿痛。胃溃疡表现为进食后疼痛，十二指肠溃疡常为空腹痛、夜间痛。患者亦常有反酸、嗳气等。疼痛是由胃液中的胃酸刺激溃疡局部的神经末梢而引起。十二指肠溃疡常出现的夜间疼痛，与迷走神经兴奋性增高有关。反酸、嗳气与胃幽门括约肌痉挛、胃逆蠕动以及早期幽门狭窄导致胃内容物排空受阻，滞留在胃内的食物发酵等因素有关。

第四节 阑尾炎

阑尾炎（appendicitis）是一种常见病。临床上常有转移性右下腹部疼痛、体温升高、呕吐和中性粒细胞增多等表现。

一、病因及发病机制

细菌感染和阑尾腔的阻塞是阑尾炎发病的两个主要因素。阑尾是一条细长的盲管，管腔狭小，易潴留来自肠腔的粪便及细菌；阑尾动脉为回结肠动脉的终末分支，是一条终动脉，无侧支循环，发生血液循环障碍时，易致阑尾的缺血甚至坏死；阑尾壁富于神经组织，阑尾根部具有类似括约肌的结构，故受刺激时易于收缩，使管腔更为狭窄。阑尾腔可由粪石、寄生虫等造成黏膜损害，细菌侵入引起阑尾炎。

二、病理变化

（一）急性阑尾炎

有三种主要类型。

1. 急性单纯性阑尾炎（acute simple appendicitis） 为早期的阑尾炎，病变多只限于阑尾黏膜或黏膜下层。肉眼观：阑尾轻度肿胀，浆膜面充血，失去正常光泽。镜下观：黏膜上皮可见一个或多个缺损，并有中性粒细胞浸润和纤维蛋白渗出。黏膜下各层有炎性水肿。

2. 急性蜂窝织炎性阑尾炎（acute phlegmonous appendicitis） 或称急性化脓性阑尾炎，常由单纯性阑尾炎发展而来。肉眼观：阑尾显著肿胀，浆膜高度充血，表面覆以纤维蛋白性渗出物。镜下观：可见炎性病变呈扇面形由表浅层向深层扩延，直达肌层及浆膜层（图8-5）。阑尾壁各层皆有大量中性粒细胞弥漫浸润，并有炎性水肿及纤维蛋白渗出。浆膜面可见渗出的纤维蛋白和中性粒细胞。

3. 急性坏疽性阑尾炎（acute gangrenous appendicitis） 由蜂窝织炎性阑尾炎进展而来。阑尾因内腔阻塞、积脓及阑尾系膜静脉受炎症波及而发生血栓性静脉炎等，均可引起阑尾壁血液循环障碍而发生坏死。肉眼观：阑尾呈暗红色或黑色，常导致穿孔。镜下观：阑尾壁出血性梗死，并可见大量中性粒细胞浸润。

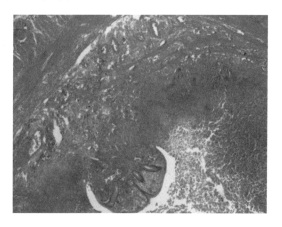

图8-5 急性蜂窝织炎性阑尾炎镜下观
阑尾壁各层皆为大量中性粒细胞弥漫浸润，
并有炎性水肿及纤维蛋白渗出

（二）慢性阑尾炎

多为急性阑尾炎迁延不愈转变而来，也可开始即呈慢性经过。主要病变为阑尾壁内以淋巴细胞、浆细胞为主的慢性炎细胞浸润，伴不同程度纤维组织增生。

三、结局和并发症

急性阑尾炎经过外科治疗，预后良好。只有少数病例因治疗不及时或机体抵抗力过低，出现并发症或转变为慢性阑尾炎。阑尾炎的并发症主要有：①因阑尾穿孔引起的急性弥漫性腹膜炎和阑尾周围脓肿；②有时因并发阑尾系膜静脉的血栓性静脉炎，细菌或脱落的含菌血栓可循门静脉血流入肝而形成转移性肝脓肿；③如果阑尾近端发生阻塞，远端常高度膨胀，形成囊肿，其内容物可为脓汁（阑尾积脓）或黏液。

第五节　非特异性肠炎

非特异性肠炎包括肠非特异性炎症性疾病和出血坏死性肠炎，大都病因不明。

一、局限性肠炎

局限性肠炎（regional enteritis）亦称为 Crohn 病，是一种病因未明的主要侵犯消化道的全身性疾病。病变主要累及回肠末端，其次为结肠、近端回肠和空肠等处。因病变局限且呈节段性分布，故称局限性肠炎。临床表现主要为腹痛、腹泻、腹部肿块、肠瘘形成及肠梗阻等症状。本病呈慢性经过，病程较长。经治疗病情可缓解，但常复发。

（一）病因及发病机制

病因迄今不明。近年来发现，患者的血液中可检测到抗结肠抗体。

（二）病理变化

肉眼观：病变呈节段性，病变与正常黏膜相间存在。病变处肠壁变厚、变硬，常致肠腔狭窄。肠黏膜高度水肿而呈块状增厚，如鹅卵石样外观。黏膜面有纵行溃疡并进而发展为裂隙，重者可引起慢性肠穿孔及瘘管形成。病变肠管易与邻近肠管或腹壁粘连。

镜下观：裂隙状溃疡表面覆以坏死组织，其下肠壁各层组织中可见大量淋巴细胞、浆细胞及巨噬细胞浸润。肠黏膜下层增厚、水肿，其中有多数扩张的淋巴管。有的部位黏膜下淋巴组织增生并有淋巴滤泡形成。部分病例在肠壁内见有由类上皮细胞、多核巨细胞形成的非干酪样坏死性肉芽肿。

二、慢性溃疡性结肠炎

慢性溃疡性结肠炎（chronic ulcerative colitis）是一种病因不明的结肠慢性炎症。病变可累及结肠各段，以直肠、乙状结肠为主。临床上有腹痛、腹泻、血性黏液便等症状。可伴有肠外自身免疫性疾病。

（一）病因及发病机制

病因不明，现多认为是一种自身免疫性疾病。

（二）病理变化

肉眼观：病变多从直肠开始，可累及结肠各段，偶尔见于回肠。病变呈连续性、弥漫性分布。可表现为多发性糜烂或表浅小溃疡并可累及黏膜下层。病变进一步发展，溃疡可融合形成广泛而不规则的大溃疡。残存的肠黏膜充血、水肿并增生形成息肉样外观，称假息肉。

镜下观：固有膜内可见中性粒细胞、淋巴细胞、浆细胞及嗜酸性粒细胞浸润，继而有广泛溃疡形成，可见隐窝炎及隐窝脓肿。溃疡底部有时可见急性血管炎，血管壁呈纤维素样坏死。溃疡边缘假息肉形成处的肠黏膜上皮可见有异型增生，提示有癌变的可能。晚期病变区肠壁有大量纤维组织增生。

（三）并发症

溃疡如穿透肠壁，可引起肠周围脓肿、腹膜炎等，少数患者可并发肠癌。癌变率取决于病程长短及病变范围。一般病变仅限于左侧结肠，癌变率低，而全结肠均有病变者，癌变率较高。病程达20年者癌变风险增加到12%~15%，30年者增加到50%。此外，结肠可因中毒，丧失蠕动功能而发生麻痹性扩张，称急性中毒性巨结肠，见于爆发型病例。

三、急性出血性坏死性肠炎

急性出血性坏死性肠炎（acute hemorrhagic necrotizing enteritis），或简称坏死性肠炎，是以小肠急性出血、坏死为主要病变的炎症性疾病。常发生于婴儿，临床主要表现为腹痛、腹泻、便血、发热、呕吐等，重者常引起休克致死。

（一）病因及发病机制

病因不明。研究表明，本病是一种非特异性感染所引起的激烈变态反应性疾病。此外，有学者在患者肠腔中发现了一种可产生剧烈毒素的F型厌气菌，其B毒素有引起强烈的溶血、致组织坏死的作用。但此种细菌的病因作用尚待进一步证实。

（二）病理变化

肉眼观：病变常呈节段性分布，以空肠及回肠最多见且严重。病变肠壁增厚，黏膜肿胀，广泛出血、坏死。病变黏膜与正常黏膜分界清楚，常继发溃疡形成，溃疡深者可引起肠穿孔。镜下观：黏膜下层广泛出血，并有严重水肿及炎细胞浸润，肌层平滑肌纤维断裂并可发生坏死。

第六节 病毒性肝炎

病毒性肝炎（viral hepatitis）是由一组肝炎病毒引起的以肝细胞变性、坏死为主要病变的传染病。病毒性肝炎发病率较高，流行地区广泛，各年龄及不同性别均可罹患，严重危害人类健康。

一、病因及发病机制

目前已知的肝炎病毒有甲、乙、丙、丁、戊、庚六型（表8-2），分别引起相应类型的肝炎（表8-3）。

表8-2 各型肝炎病毒特点

肝炎病毒	病毒大小	病毒性质	传染途径
HAV	27nm	单链RNA	消化道
HBV	43nm	双链DNA	密切接触、输血和注射
HCV	30~60nm	单链RNA	密切接触、输血和注射
HDV	35~37nm	缺陷型RNA	密切接触、输血和注射
HEV	32~34nm	单链RNA	消化道
HGV	50~100nm	单链RNA	输血和注射

表 8-3　各型肝炎特点

肝炎类型	潜伏期（周）	损伤机制	转成慢性肝炎	暴发型肝炎	发生肝癌
甲型肝炎	2~6	免疫损伤	无	0.1%~0.4%	无
乙型肝炎	4~26	免疫损伤	5%~10%	<1%	有
丙型肝炎	2~26	直接/免疫损伤	>70%	极少	有
丁型肝炎	4~7	免疫损伤	共同感染<5% 重叠感染80%	共同感染3%~4% 重叠感染7%~10%	有
戊型肝炎	2~8	免疫损伤	无	合并妊娠20%	不详
庚型肝炎	不详	直接/免疫损伤	有	无	无

共同感染：指 HDV 与 HBV 同时感染；重叠感染：指在慢性 HBV 感染的基础上重叠感染 HDV。

HAV 是一种微小的 RNA 病毒，在肝细胞胞质内复制，分泌入胆汁，故该病毒颗粒可在粪便中检出。HBV 发现最早，现知该病毒是由核心及外壳两部分构成的病毒颗粒，致病部分是糖蛋白外壳表面抗原（HBsAg），而核心区的核心抗原（HBcAg）及 e 抗原（HBeAg）具有感染性。HCV 是一种单链 RNA 病毒，与肝细胞癌的发生密切相关，饮酒可促进病毒复制。HDV 是一种复制缺陷型 RNA 病毒，须依赖同 HBV 复合感染才能复制。故丁型肝炎常与乙型肝炎合并存在。HEV 为单链 RNA 病毒，主要通过消化道传播。HGV 感染主要发生于透析患者，通过污染的血液或血制品传播，也可经性接触传播。

肝炎病毒引起肝损害的机制尚不完全清楚，各种肝炎的发病机制也不尽相同。HBV 侵入机体后，病毒基因组的双链 DNA 在肝细胞核内进行复制和转录，合成核心颗粒后，被转运到肝细胞胞质内，在通过内质网和细胞膜时合成其外壳部分，并以"发芽"形式从肝细胞释出。因此，在感染的肝细胞表面有大量 HBsAg，使机体免疫系统，尤其是 CD8$^+$ 的 T 细胞识别并杀伤感染细胞，导致肝细胞坏死或凋亡。当机体缺乏有效免疫反应时，表现为携带者状态。HBcAg 在感染的肝细胞内，HBeAg 则分泌到血液中。HBV 在我国是主要的慢性肝炎致病源，最终可导致肝硬化。HBV 也可引起急性肝炎、急性重型肝炎和携带者状态。HBV 主要经血、血液污染物品、吸毒或密切接触传播，在高发区，母婴垂直传播也很明显。

二、基本病理变化

各型肝炎的病理变化基本相同，都以肝细胞的变性、坏死为主，同时伴有不同程度的炎细胞浸润、肝细胞再生和纤维组织增生。

（一）肝细胞变性

1. 细胞水肿　为最常见的病变，初期肝细胞肿大，胞质疏松呈网状、半透明，称胞质疏松化。进一步发展，肝细胞更加肿大呈球形，胞质几乎完全透明，称气球样变（ballooning degeneration），见图 8-6。电镜下可见内质网不同程度扩张，线粒体肿胀、嵴消失，溶酶体增多。

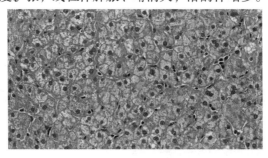

图 8-6　病毒性肝炎镜下观
肝细胞弥漫性肿胀，胞质疏松、淡染

2. 嗜酸性变 多累及单个或几个肝细胞，散布于小叶内。肝细胞胞质水分脱失浓缩，嗜酸性染色增强，细胞核染色亦较深。

（二）肝细胞坏死

1. 溶解性坏死（lytic necrosis） 最多见，常由高度气球样变发展而来。此时胞核固缩、溶解、消失，最后细胞解体。

根据肝细胞坏死的范围和分布的不同，将溶解性坏死分为以下四种。①点状坏死（spotty necrosis），仅累及单个或数个肝细胞的坏死，同时该处伴有炎性细胞浸润。②碎片状坏死（piecemeal necrosis），见于肝小叶周边界板处，肝细胞灶性坏死、崩解，伴有炎性细胞浸润。③桥接坏死（bridging necrosis），指中央静脉与门管区之间、两个门管区之间或两个中央静脉之间出现的互相连接的坏死带。④亚大块及大块坏死（submissive and massive necrosis），肝细胞坏死占肝小叶大部分为亚大块坏死；肝细胞坏死几乎占据整个肝小叶为大块坏死。相邻肝小叶的亚大块坏死或大块坏死均可相互融合。

2. 嗜酸性坏死（acidophilic necrosis） 由嗜酸性变进一步发展而来，胞质更加浓缩，胞核浓缩以至消失。最后形成深红色均一浓染的圆形小体，称嗜酸性小体。其本质为细胞凋亡。

（三）炎细胞浸润

在门管区或肝小叶内常有程度不等的炎细胞浸润，主要是淋巴细胞和单核细胞。

（四）肝细胞再生及间质反应性增生

1. 肝细胞再生 肝细胞坏死时，邻近的肝细胞可通过直接或间接分裂而再生修复。再生的肝细胞体积较大，核大而染色较深，有的可有双核。再生的肝细胞可沿原有的网状支架排列。但如坏死严重，原小叶内的网状支架塌陷，再生的肝细胞则呈团块状排列，称结节状再生。

2. Kupffer 细胞增生肥大 增生的细胞呈梭形或多角形，胞质丰富，突出于窦壁或自壁上脱入窦内成为游走的吞噬细胞。

3. 间叶细胞及成纤维细胞的增生 间叶细胞具有多向分化潜能，肝炎时可分化为组织细胞，参与炎性细胞浸润。成纤维细胞增生可参与损伤的修复。

4. 小胆管增生 慢性肝炎且坏死较严重的病例，在门管区或坏死灶内，可见小胆管增生。

上述肝炎基本病变中，肝细胞疏松化、气球样变、点状坏死及嗜酸性小体形成对于诊断普通型肝炎具有相对的特征性，而肝细胞的大片坏死、崩解则是重型肝炎的主要病变特征。毛玻璃样肝细胞见于HBsAg 携带者及慢性肝炎患者的肝组织。镜下观：肝细胞胞质内充满嗜酸性细颗粒状物质，不透明似毛玻璃样，故称毛玻璃样肝细胞。用免疫酶标法或免疫荧光法，肝细胞内 HBsAg 呈阳性反应，电镜下呈线状或小管状积存在内质网池内。

三、临床病理类型

根据病理特点和病程，可将病毒性肝炎分为普通型和重型两大类。普通型又分为急性和慢性；重型又分为急性和亚急性。

（一）普通型病毒性肝炎

1. 急性普通型肝炎 最常见。临床上分为黄疸型和无黄疸型。我国以无黄疸型肝炎居多，其中多为乙型肝炎，部分为丙型。黄疸型肝炎的病变略重，病程较短，多见于甲型、丁型、戊型肝炎。两者病变基本相同。

（1）病理变化 肉眼观：肝脏体积增大，质较软，表面光滑。镜下观：广泛的肝细胞变性，以胞质疏松化和气球样变为主。因肝细胞体积增大，排列紊乱拥挤，肝血窦受压而变窄，肝细胞内可见淤胆现象。肝细胞坏死轻微，可见点状坏死与嗜酸性小体。肝小叶内与门管区有少量炎性细胞浸润。黄疸型者坏死灶稍多、稍重，毛细胆管管腔中有胆栓形成。

（2）临床病理联系　由于肝细胞弥漫性肿胀，肝体积增大，被膜紧张，为临床上肝大、肝区疼痛或压痛的原因。由于肝细胞坏死，细胞内的酶释放入血，故血清谷丙转氨酶等升高，同时还可引起多种肝功能异常。肝细胞坏死较多时，胆红素的摄取、结合和分泌发生障碍，加之毛细胆管受压或有胆栓形成等，可引起黄疸。

（3）结局　大多在半年内可逐渐恢复。点状坏死的肝细胞可完全再生修复。但乙型、丙型肝炎恢复较慢，少数病例可发展为慢性肝炎。极少数可恶化为重型肝炎。

2. 慢性普通型肝炎　病毒性肝炎病程持续半年以上者即为慢性肝炎。其中，乙型肝炎占80%，根据炎症、坏死及纤维化程度，将慢性肝炎分为轻度、中度、重度三型。

（1）轻度慢性肝炎　肝细胞变性、坏死较急性时减轻，门管区或小叶内慢性炎性细胞浸润明显。肝小叶轮廓清楚，界板无破坏。

（2）中度慢性肝炎　肝细胞变性、坏死较明显。可见碎片状坏死及特征性的桥接坏死。门管区纤维组织增生，呈星芒状向小叶内延伸，形成纤维间隔，但小叶结构大部分保存。

（3）重度慢性肝炎　肝细胞变性、坏死更为广泛且严重。可见明显的碎片状坏死和大范围的桥接坏死。坏死区可出现肝细胞不规则再生。广泛纤维组织增生，形成纤维间隔而分割小叶结构。

慢性肝炎的病变是一个连续、动态的过程，轻、重病变之间可以相互转化。慢性肝炎的炎症和纤维化程度评估对临床治疗具有重要意义。慢性肝炎的临床表现多样化，部分患者长期乏力、厌食并有持续反复发作的黄疸、肝区不适等。转氨酶和肝功能异常，并随病情反复而波动。有一些病例直至出现腹水、消化道出血、肝功能不全时才引起注意。

慢性肝炎的转归主要取决于感染病毒的类型。经适当治疗，大部分可恢复健康。部分病例发展为肝硬化，极少数可转为重型肝炎。

（二）重型病毒性肝炎

1. 急性重型肝炎　少见。起病急，病变发展迅猛、剧烈，病死率高。临床上又称为暴发型肝炎。

（1）病理变化　肉眼观：肝体积显著缩小，尤以左叶为甚，重量减至600~800g，质地柔软，被膜皱缩。切面呈黄色或红褐色，有的区域呈红黄相间的斑纹状，故又称急性黄色肝萎缩或急性红色肝萎缩（图8-7）。镜下观：肝细胞坏死严重而广泛。肝索解离，肝细胞溶解，出现弥漫性的大块坏死，仅小叶周边部残留少数变性的肝细胞。肝窦明显扩张充血甚至出血，Kupffer细胞增生肥大，并吞噬细胞碎屑及色素。小叶内及门管区有以淋巴细胞和巨噬细胞为主的炎性细胞浸润（图8-8）。残留的肝细胞再生现象不明显。

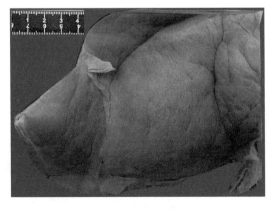

图8-7　急性重型肝炎肉眼观

肝体积显著缩小，重量减轻，质地柔软，被膜皱缩

图8-8　急性重型肝炎镜下观

肝细胞广泛溶解、坏死，仅小叶周边部残留少量肝细胞

（2）临床病理联系及结局 大量肝细胞迅速溶解、坏死，可导致：①胆红素大量入血而引起肝细胞性黄疸；②凝血因子合成障碍导致出血倾向；③肝功能衰竭，对各种代谢产物的解毒功能发生障碍；④由于胆红素代谢障碍及血液循环障碍等，还可引发肾功能衰竭，导致肝肾综合征（hepatorenal syndrome）。

急性重型肝炎的死因主要为肝功能衰竭（肝性脑病），其次为消化道大出血、急性肾功能衰竭和DIC等。少数病例可转变为亚急性重型肝炎。

2. 亚急性重型肝炎 多数是由急性重型肝炎迁延而来或一开始病变就比较缓和而呈亚急性经过。少数病例可由普通型肝炎恶化而来。本型病程可达一至数月。

（1）病理变化 肉眼观：肝脏不同程度缩小，被膜皱缩，病程长者可形成大小不等的结节，质地略硬。切面见坏死区呈红褐色或土黄色，与淤胆的黄绿色小岛屿状再生结节交替存在（图8-9）。镜下观：既有肝细胞的亚大块坏死，又有肝细胞结节状再生。坏死区网状纤维支架塌陷和胶原化，致使残存的肝细胞再生时不能沿原有支架排列，呈结节状。小叶内外有明显的炎细胞浸润。小叶周边部小胆管增生并可有胆汁淤积形成胆栓（图8-10）。

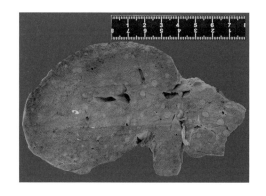

图8-9 亚急性重型肝炎肉眼观
切面见坏死区与再生结节交替存在

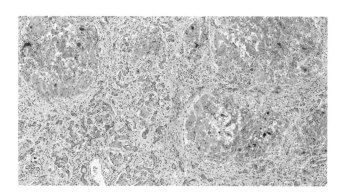

图8-10 亚急性重型肝炎镜下观
既有肝细胞的大块坏死，又有肝细胞结节状再生

（2）结局 此型肝炎如及时治疗，有停止进展和治愈的可能。病程迁延较长者，则逐渐过渡为坏死后性肝硬化。

第七节 酒精性肝病和非酒精性脂肪性肝病

一、酒精性肝病

酒精性肝病（alcoholic liver disease）为慢性酒精中毒的主要表现之一。据统计，长期大量酗酒者有10%~20%发生此类损伤。

（一）发病机制

肝是酒精代谢、降解的主要场所。酒精的主要成分——乙醇在乙醇脱氢酶和微粒体乙醇氧化系统的作用下转变为乙醛，再转变为乙酸，对肝有直接损伤作用。机制如下。①酒精解毒过程消耗大量烟酰胺腺嘌呤二核苷酸（NAD），从而影响脂肪酸的氧化，加上酒精可使脂蛋白的合成和分泌减少，引起中性脂肪在肝细胞内堆积。②酒精还可诱导细胞色素P450的生成，可增加某些药物向有毒的代谢产物转化。③微粒体乙醇氧化系统在乙醇氧化期间产生的自由基与细胞膜、蛋白质发生反应而导致损伤。④酒精不但直接影响微管和线粒体的功能及膜的流动性，而且可通过其中间代谢产物乙醛引起脂质过氧化和形成乙醛-蛋白加合物，进一步导致细胞骨架和膜的功能损伤。⑤酒精及其代谢产物乙醛可导致肝细胞抗原的改变，由此继发对肝细胞的免疫反应而引起肝细胞损伤。

另外，嗜酒者常有营养不良，尤其是蛋白质和维生素缺乏。

（二）病理变化

慢性酒精中毒主要引起肝的三种损伤，即脂肪肝、酒精性肝炎和酒精性肝硬化。三者可单独出现，也可同时并存或先后移行。

1. 脂肪肝（fatty liver） 酒精中毒最常见的肝病变是脂肪变性。肉眼观：肝大而软，黄色。镜下观：肝细胞肿大变圆，含有相当大的脂滴，可将胞核推挤到细胞一侧，小叶中央区受累明显。有时伴有各种程度的肝细胞水肿。单纯的脂肪肝无症状，戒酒可使脂肪肝恢复。

2. 酒精性肝炎（alcoholic hepatitis） 主要有三种病变：肝细胞脂肪变性、Mallory 小体形成和灶状肝细胞坏死伴中性粒细胞浸润。

3. 酒精性肝硬化（alcoholic cirrhosis） 此种肝硬化由脂肪肝和酒精性肝炎进展而来，是酒精性肝病最严重的病变。

二、非酒精性脂肪性肝病

非酒精性脂肪性肝病（non-alcoholic fatty liver disease）是指除外酒精和其他明确的损肝因素所致的脂类代谢疾病，与糖尿病和肥胖有关。发生机制主要涉及胰岛素抵抗增强氧化应激，引起肝细胞脂肪变性和脂质过氧化增加等。病理变化与酒精性肝病相近，可表现为单纯性肝脂肪变性、脂肪性肝炎和脂肪性肝纤维化，最终可发展成肝硬化。

第八节   肝硬化

肝硬化（liver cirrhosis）是由多种原因引起的肝细胞弥漫性变性坏死，继而出现纤维组织增生和肝细胞结节状再生，这三种病变反复交错进行，导致肝小叶结构被破坏，血液循环途径逐渐被改建，使肝变形、变硬。肝硬化是一种常见的慢性肝病，晚期出现不同程度的门静脉高压和肝功能障碍。我国常根据病因、病变特点及临床表现等，将其分为门脉性、坏死后性、胆汁性、淤血性、寄生虫性和色素性等类型。

一、门脉性肝硬化

门脉性肝硬化（portal cirrhosis）是各型肝硬化中最为常见的。

（一）病因及发病机制

1. 病毒性肝炎 在我国，病毒性肝炎尤其是乙型和丙型肝炎是引起肝硬化的主要原因。

2. 慢性酒精中毒 在欧美国家，长期酗酒引起的肝硬化可占总数的50%~90%。

3. 营养障碍 长期食物中营养不足或不均衡、多种慢性疾病导致消化吸收不良以及肥胖或糖尿病等导致的脂肪肝都可发展为肝硬化。

4. 药物及化学毒物 长期服用损肝的药物或接触有毒物质（含砷的杀虫剂、四氯化碳、黄磷等），可引起肝细胞脂肪变性和弥漫性中毒性肝坏死，最终可发展为肝硬化。

上述各种因素首先引起肝细胞弥漫性损伤，如长期作用、反复发作，可导致肝内广泛的胶原纤维增生。肝小叶内网状纤维支架塌陷后，再生的肝细胞不能沿原来的支架排列而形成不规则的肝细胞结节。广泛增生的胶原纤维可伸向肝小叶内，分割肝小叶；也可与肝小叶内的胶原纤维连接形成纤维间隔，包绕原有的或再生的肝细胞团，形成假小叶。这些病变随着肝细胞不断坏死与再生而反复进行，最终形成弥漫全肝的假小叶，并导致肝内血液循环改建和肝功能障碍而形成肝硬化。

胶原纤维有两个来源：其一是肝细胞坏死后肝小叶内原有的网状支架塌陷、聚积、胶原化，或由肝星状细胞转变为肌成纤维细胞样细胞产生胶原纤维；其二为门管区的成纤维细胞增生并分泌胶原纤维。

（二）病理变化

肉眼观：早、中期肝脏体积正常或略增大，质地正常或稍硬。晚期肝体积缩小，重量减轻，可减至1000g以下。质地变硬，表面呈颗粒状或小结节状，结节大小较一致，直径多在0.1~0.5cm，一般不超过1.0cm（图8-11）。切面见小结节周围为纤维组织条索包绕。结节呈黄褐色（脂肪变）或黄绿色（淤胆）弥漫分布于全肝。

镜下观：正常肝小叶结构被破坏，广泛增生的纤维组织将肝小叶分割包绕成大小不等、圆形或类圆形的肝细胞团，即假小叶（图8-12）。假小叶内肝细胞索排列紊乱，小叶中央静脉缺如、偏位或有两个以上，有时还可见被包绕进来的门管区。再生的肝细胞体积较大，核大染色较深，常出现双核肝细胞。包绕假小叶的纤维间隔较纤细且宽窄比较一致，其中可见淋巴细胞和单核细胞浸润，常压迫和破坏细小胆管，引起小胆管内淤胆和假胆管形成。

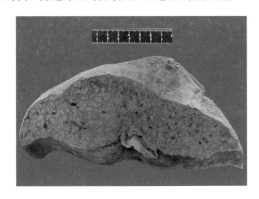

图8-11 门脉性肝硬化肉眼观

肝体积缩小，表面和切面弥漫分布大小相对一致的结节

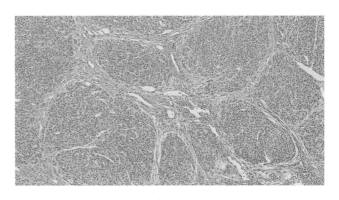

图8-12 门脉性肝硬化镜下观

广泛增生的纤维组织将肝小叶分割包绕成大小不等、圆形或类圆形的肝细胞团

（三）临床病理联系

1. 门脉高压症 门脉压力增高形成的原因：①假小叶压迫小叶下静脉，使肝窦内血液流出受阻，导致肝窦内压力升高，称窦后阻塞；②肝实质广泛的纤维组织增生，肝血窦闭塞或窦周纤维化，使门静脉的回流受阻，称窦性阻塞；③肝动脉与门静脉间小分支在汇入肝窦前形成异常吻合支，使压力高的肝动脉血流入门静脉，称窦前阻塞。

门脉压升高，患者常出现一系列的症状和体征。

（1）脾大 慢性脾淤血使脾体积增大、重量增加，多在500g以下，少数可达800~1000g。镜下见脾窦扩张，窦内皮细胞增生，红髓内有纤维组织增生，部分可见含铁结节。临床上可出现脾功能亢进的表现。

（2）胃肠淤血 门静脉回流受阻，胃肠道黏膜淤血、水肿，引起消化不良，致患者腹胀和食欲减退。

（3）腹水 常在肝硬化晚期出现，在腹腔内聚积大量淡黄色透明的漏出液，致腹部明显膨隆。腹水形成的原因主要有：①门静脉压力升高使门静脉系统的毛细血管流体静压升高，液体漏入腹腔；②肝细胞合成白蛋白的功能降低，导致低蛋白血症，使血浆胶体渗透压降低致液体漏出；③肝功能障碍，对血中醛固酮、抗利尿激素的灭活作用减少，引起水、钠潴留而促进腹水形成。

（4）侧支循环开放　门静脉压升高使部分门静脉血经静脉吻合支绕过肝直接回心。主要的侧支循环和并发症有：①食管下段静脉丛曲张，如破裂可引起致命的大出血，是肝硬化患者常见的死因之一；②直肠静脉丛曲张，破裂常发生便血；③脐周静脉网曲张，临床上出现"海蛇头"（caput medusae）现象。

2. 肝功能不全　肝实质长期反复受到损伤，导致肝功能不全。

（1）蛋白质合成障碍　肝细胞受损后，合成白蛋白的功能降低，使血浆白蛋白减少，出现血液中白蛋白/球蛋白比值降低甚至倒置。

（2）对激素的灭活作用减弱　肝脏对雌激素的灭活作用减弱，使体内雌激素水平升高，引起男性患者睾丸萎缩和乳房发育，女性患者出现月经不调等。患者可在颈、面和上胸部等出现蜘蛛状血管痣，有的患者出现肝掌，表现为两手掌面、大小鱼际、指尖及指基部呈鲜红色。

（3）出血倾向　主要由于肝脏合成凝血因子和纤维蛋白原减少，脾大、脾功能亢进对血小板的破坏过多。患者可有皮肤、黏膜或皮下出血。

（4）肝细胞性黄疸　因肝细胞坏死，肝内胆管胆汁淤积，胆色素入血。患者出现巩膜、皮肤、黏膜黄染，多见于肝硬化晚期。

（5）肝性脑病（肝昏迷）　是肝功能极度衰竭的表现，为肝硬化患者最严重的后果。主要是来自肠内的有害物质未经肝细胞代谢解毒而进入体循环，或通过肝内及肝外的门-腔静脉之间的侧支循环直接进入体循环到达脑部，而引起的一种神经精神综合征。

（四）结局

肝硬化时，肝组织结构已被增生的纤维组织改建，不易从形态上完全恢复正常，但是由于肝有强大的代偿能力，只要及时治疗，常使疾病处于相对稳定状态，可维持相当长的时期。此时肝细胞的变性、坏死基本消失，成纤维细胞的增生也可停止。但如病变持续进行，发展到晚期，肝功能衰竭，患者可因肝昏迷而死亡。此外，常见的死因还有食管下段静脉丛破裂引起的上消化道大出血、感染和肝细胞性肝癌等。

二、坏死后性肝硬化

坏死后性肝硬化（post-necrosis cirrhosis）是在肝实质发生大块坏死的基础上形成的。

（一）病因

1. 病毒性肝炎　多由亚急性重型肝炎迁延而来，病程迁延数月至一年以上，则逐渐形成坏死后性肝硬化。慢性活动性肝炎反复发作并且坏死严重时，也可进展为坏死后性肝硬化。

2. 药物及化学物质中毒　某些药物或化学物质可引起肝细胞弥漫性坏死，继而进展为坏死后性肝硬化。

（二）病理变化

肉眼观：肝体积缩小，肝左叶明显萎缩，重量减轻，质地变硬。表面有较大且大小不等的结节，最大结节直径可达6cm。结节呈黄绿色或黄褐色。切面见结节由较宽的纤维条索包绕。

镜下观：正常肝小叶结构破坏，代之以大小不等的假小叶。假小叶内肝细胞常有不同程度的变性和坏死。假小叶间的纤维间隔较宽且宽窄不均，其中炎性细胞浸润和小胆管增生均较显著。

（三）结局

因肝细胞坏死较严重，患者多因肝昏迷而死亡。门脉高压的程度较轻且出现较晚，但癌变率较高。

三、胆汁性肝硬化

胆汁性肝硬化（biliary cirrhosis）是胆道阻塞致淤胆而引起的肝硬化，较少见，可分为原发性与继发性两类，原发性者更为少见。

（一）原发性胆汁性肝硬化

在我国很少见，病因不明，可能与自身免疫反应有关。多发生于中年以上妇女。临床表现为长期梗阻性黄疸、肝大及胆汁刺激引起的皮肤瘙痒等。病变主要累及门管区的小胆管，胆管上皮细胞空泡样变性及坏死并有淋巴细胞浸润，其后则有纤维组织的增生及胆小管的破坏、增生并出现淤胆现象。纤维组织分割肝小叶，最终发展为肝硬化。

（二）继发性胆汁性肝硬化

1. 病因　常见的原因为胆管系统的阻塞，如胆石、胰头癌、Vater 壶腹癌等对肝外胆道的压迫，引起狭窄及闭锁。

2. 病理变化　肉眼观：早期肝体积常轻度增大，表面平滑或呈细颗粒状，硬度中等。肝外观常被胆汁染成深绿色或绿褐色。镜下观：肝细胞胞质内胆色素沉积，肝细胞因而变性坏死。坏死肝细胞肿大，胞质疏松呈网状，核消失，称网状或羽毛状坏死。毛细胆管淤胆并有胆栓形成。胆汁外溢充满坏死区，形成"胆汁湖"。门管区胆管扩张及小胆管增生。纤维组织增生使门管区变宽、伸长，伴有胆管感染时则见门管区及增生的结缔组织内有多量中性粒细胞浸润甚至微脓肿形成。

第九节　肝代谢性疾病与循环障碍

一、肝代谢性疾病

（一）肝豆状核变性

肝豆状核变性（hepatolenticular degeneration）又称为威尔逊病（Wilson disease），是位于第 13 号染色体的隐性基因传递的遗传性疾病，家族性多发。患者多为儿童及青少年。特点是铜代谢障碍，铜不能正常排出而蓄积于各器官。首先累及肝脏，之后为中枢神经系统。铜也可蓄积于角膜，在角膜周围出现绿褐色环（Kayser-Fleischer 环）。肝病变：肝细胞中可见有脂褐素、铜结合蛋白、铁等沉着。可伴发急、慢性肝炎及肝硬化等病变。

（二）含铁血黄素沉着症

含铁血黄素沉着症（hemosiderosis）指组织内有可染性铁增多的色素沉着。大量红细胞破坏、血红蛋白分解是引起此病的主要原因。如慢性溶血性贫血。含铁血黄素主要沉积于肝细胞内，Kupffer 细胞内亦常有该色素沉着，但一般较肝细胞轻。因输血引起者 Kupffer 细胞内色素沉着则明显。

血色素沉着病（hemochromatosis）是先天性铁代谢异常的全身性疾病。发病机制不明。肝病变为全身病变的一部分，表现为肝内重度含铁血黄素沉着，全肝呈铁锈色。后期伴有肝纤维化或肝硬化。

二、肝血管循环障碍

（一）门静脉阻塞

较为少见。多由于肝硬化、肝癌、胰腺癌等压迫、侵袭肝内门静脉，以及化脓性腹膜炎、新生儿脐带感染化脓等引起门静脉的血栓形成或栓塞。门静脉完全而广泛的阻塞甚少见。其肝内分支的一支或多支阻塞可引起 Zahn 梗死。Zahn 梗死又称为萎缩性红色梗死，是肝内少见的循环障碍性病变。病变以局部肝淤血为主，而不是真性梗死。病变区呈圆形或长方形，暗红色，境界清楚。镜下为肝小叶中央区的高度淤血并有出血。局部肝细胞萎缩、坏死或消失。病变恢复期可见阻塞的门静脉周围出现新吻合支。本病对机体无大影响，偶可成为腹腔内出血的来源。

（二）肝静脉阻塞

肝静脉阻塞一般分为两类。一类为肝静脉干至下腔静脉的阻塞，称 Budd-Chiari 综合征；另一类为肝内肝静脉小分支阻塞，称肝小静脉闭塞病（hepatic veno occlusive disease）。Budd-Chiari 综合征指肝静脉干和（或）下腔静脉的肝静脉入口处有一段完全或不完全阻塞而引起的症候群。病因有原发和继发两种。原发性者主要是先天性血管异常。继发性者可由血液凝固性升高疾病（如红细胞增多症）、肝癌、腹腔肿瘤及某些口服避孕药等引起的该段静脉血栓形成导致。病理变化主要为肝淤血，肝细胞萎缩、变性乃至坏死。此外，还有肝出血，即淤积于肝窦内的红细胞进入窦外压力较低的 Disse 腔及萎缩的肝板内。慢性病例则发展为淤血性肝硬化。

第十节　胆囊炎与胆石症

一、胆囊炎

胆囊炎（cholecystitis）多由细菌引起，胆汁淤积是发病的重要基础。主要的细菌为大肠杆菌、葡萄球菌等。根据其临床表现和临床经过，又可分为急性和慢性两种类型。

1. 急性胆囊炎　肉眼观：胆囊体积增大，表面血管扩张充血，可有灰白色或灰黄色脓性渗出物覆盖。镜下观：黏膜充血水肿，上皮细胞变性、坏死脱落，形成糜烂或溃疡。黏膜腺分泌亢进常为卡他性胆囊炎。管壁内有不同程度的中性粒细胞浸润，病变可进展为蜂窝织炎性胆囊炎。浆膜面常有纤维蛋白脓性渗出物覆盖。胆囊管阻塞时，可引起胆囊积脓。痉挛、水肿、梗阻及淤胆等导致胆囊壁的血液循环障碍时，可发生坏疽性胆囊炎，甚至发生穿孔，引起胆汁性腹膜炎。

2. 慢性胆囊炎　多由急性炎症反复发作迁延而来。肉眼观：胆囊壁明显增厚，黏膜粗糙，腔内常见结石。镜下观：胆囊黏膜多发生萎缩，各层组织中均有淋巴细胞、单核细胞浸润和明显纤维化。慢性胆囊炎因囊壁受反复炎性损害，在修复过程中黏膜上皮向囊壁内凹陷生长，有时深达肌层，形成 Rokitansky-Aschoff窦。

二、胆石症

在胆道系统中，胆汁中胆色素、胆固醇、黏液物质及钙等可以在各种因素的作用下析出、凝集而形成结石。发生于各级胆管内的结石称为胆管结石，发生于胆囊内的结石称为胆囊结石，统称胆石症（cholelithiasis）。

胆石形成的基本因素有胆汁理化状态的改变、胆汁淤滞、感染三种。常为两种以上因素联合致病。

①胆汁理化性状的变化，使其中的胆色素或胆固醇析出，形成结石。②胆汁中水分被过多吸收，胆汁过度浓缩，使胆色素浓度增高，胆固醇过饱和等，都可促进胆石形成。③胆道感染时的炎性水肿、细胞浸润和慢性期的纤维增生可使胆道壁增厚，胆道狭窄乃至闭塞，从而引起胆汁淤滞。炎症时渗出的炎细胞或脱落上皮、细菌群、蛔虫残体及虫卵等也可作为结石的核心，促进胆石形成。

按组成成分可将胆石分为色素石、胆固醇石及混合石三种基本类型。

1. 色素性胆石 结石成分以胆红素钙为主。结石有泥沙样及砂粒状两种。常为多个，多见于胆管。

2. 胆固醇性胆石 结石的主要成分为胆固醇。常为单个，体积较大，直径可达数厘米，呈圆形或椭圆形，黄色或黄白色，表面光滑或呈细颗粒状，质轻软，剖面呈放射状，多见于胆囊。

3. 混合性胆石 由两种以上主要成分构成。结石大小、数目不等，常为多个，一般为 20~30 个，呈多面体形，少数呈球形，多种颜色，外层常很硬，切面成层，呈树干年轮样或呈放射状。多发生于胆囊或较大胆管内。

第十一节 胰腺炎

胰腺炎（pancreatitis）是指各种原因引起胰腺酶的异常激活，导致胰腺自身消化而引起的炎症性疾病。可分为急性和慢性两种。

一、急性胰腺炎

急性胰腺炎是胰酶消化胰腺及其周围组织所引起的急性炎症。好发于中年男性暴饮暴食或胆道疾病后。按病理变化的不同，可将本病分为急性水肿性（或间质性）胰腺炎和急性出血性胰腺炎两型。

（一）病理变化

1. 急性水肿性（间质性）胰腺炎 较多见。肉眼观：病变多局限在胰尾。胰腺肿胀、质地变硬。镜下观：胰腺间质充血水肿并有大量中性粒细胞及单核细胞浸润，但无胰腺出血坏死，有时可发生局限性脂肪坏死。

2. 急性出血性胰腺炎 较少见。发病急骤，病情危重，以广泛出血坏死为特征。肉眼观：胰腺肿大，质软，广泛出血，呈暗红色，胰腺分叶结构模糊。胰腺、大网膜及肠系膜等处散在混浊的黄白色斑点状或小块状的脂肪坏死灶。坏死灶是胰液溢出后，其中的脂肪酶将中性脂肪分解成甘油及脂肪酸，后者又与组织液中的钙离子结合成不溶性的钙皂而形成。镜下观：胰腺组织中有大片出血坏死，坏死区周围可见中性粒细胞及单核细胞浸润。

（二）临床病理联系

1. 休克 胰液外溢刺激腹膜，引起剧烈疼痛；出血及呕吐造成液体丢失及电解质紊乱；组织坏死及蛋白质分解引起机体中毒等。休克严重者抢救不及时可以致死。

2. 腹膜炎 急性胰腺坏死及胰液外溢，常引起急性腹膜炎。

3. 酶的改变 由于胰液外溢，其中所含的大量淀粉酶及脂肪酶可被吸收入血并从尿中排出。临床检查见患者血清及尿中淀粉酶及脂酶含量升高可助诊断。

4. 血清离子改变 患者血中的钙、钾、钠离子水平下降。急性胰腺炎时胰腺 α 细胞受刺激，分泌胰高血糖素致使甲状腺分泌降钙素，抑制钙自骨质内游离，使胰腺炎时因脂肪坏死而消耗的钙得不到补充而发生血钙降低。血钾、钠的下降可能为持续性呕吐所致。

（三）结局

急性水肿性胰腺炎预后较好，经治疗后，病变常于短期内痊愈。少数病例可转变为急性出血性胰腺炎。急性出血性胰腺炎发病急剧，患者如渡过急性期，则炎性渗出物和坏死物逐渐被吸收，局部发生纤维化而痊愈或转变为慢性胰腺炎。

二、慢性胰腺炎

慢性胰腺炎是急性胰腺炎反复发作造成的一种胰腺慢性进行性破坏的疾病。临床上常伴有胆道系统疾患，有时并发糖尿病。慢性酒精中毒时也常引起慢性胰腺炎。

肉眼观：胰腺呈结节状，质较硬。切面可见胰腺间质纤维组织增生，胰管扩张，管内偶见结石形成。有时可见胰腺实质坏死，或被纤维组织包裹形成假囊肿。镜下观：可见胰腺广泛纤维化，腺泡和胰腺组织萎缩、消失，间质有淋巴细胞、浆细胞浸润。

第十二节 消化系统常见肿瘤

一、食管癌

食管癌（esophageal carcinoma）由食管黏膜上皮或腺体发生的恶性肿瘤。患者男多于女，发病年龄多在40岁以上，尤以60岁以上者居多。在我国华北及西北地区多发，高发区集中在太行山区附近。

（一）病因

食管癌病因尚未明确，相关因素如下。

1. 饮食因素 饮酒、吸烟及食用过热饮食的习惯与本病的发生有关；长期摄入高亚硝酸盐食物，例如自制的酸菜，可诱发食管癌。

2. 慢性炎症 各种长期不愈的食管炎可能是食管癌的癌前病变。

3. 遗传因素 在食管癌高发区，食管癌家族聚集的现象较为明显。

（二）病理变化

食管癌好发于三个生理性狭窄部位，以食管中段最多见，下段次之，上段最少。

1. 早期癌 临床无明显症状。病变局限，多为原位癌或黏膜内癌，未侵犯肌层，无论有无淋巴结转移。肉眼观：癌变处黏膜轻度糜烂或表面呈颗粒状、微小的乳头状。镜下观：绝大多数为鳞状细胞癌。

2. 中晚期癌 又称进展期癌。此期患者多出现吞咽困难等典型临床症状。肉眼形态可分为四型。

（1）髓质型 肿瘤在食管壁内浸润性生长，累及食管全周或大部分，使管壁均匀增厚，管腔变窄。切面癌组织为灰白色，质地较软似脑髓，表面可形成浅表溃疡。

（2）蕈伞型 癌呈扁圆形肿块，突向食管腔，表面有浅溃疡，边缘外翻（图8-13）。

（3）溃疡型 肿瘤表面有较深溃疡，深达肌层，底部凹凸不平（图8-14）。

（4）缩窄型 肿瘤质地较硬。癌组织内有明显的结缔组织增生并浸润食管全周，因而使局部食管壁呈环形狭窄。狭窄上端食管腔则明显扩张。

镜下观：组织学上以鳞状细胞癌最多见（图8-15），约占食管癌的90%，腺癌次之。大部分腺癌来自贲门，少数来自食管黏膜下腺体。

Barrett食管腺癌：由Barrett食管恶变而来，近年来白种人发病呈明显上升趋势。

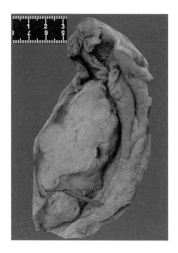

图 8-13 蕈伞型食管癌肉眼观

肿瘤为卵圆形扁平肿块，呈蘑菇状突入食管腔内

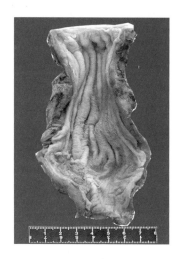

图 8-14 溃疡型食管癌肉眼观

表面形成溃疡，溃疡外形不整，边缘隆起

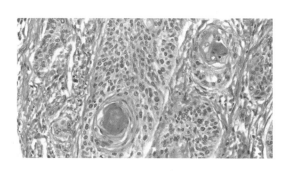

图 8-15 食管鳞癌镜下观

高分化鳞状细胞癌，癌巢中央可见同心层状角化珠

（三）扩散

1. 直接蔓延 癌组织穿透食管壁直接侵入邻近器官。食管上段癌可侵入喉部、气管和颈部软组织；中段癌多侵入支气管、肺；下端癌常侵入贲门、膈、心包等部位。

2. 淋巴道转移 转移沿食管淋巴引流途径进行。上段癌常转移至颈部及上纵隔淋巴结；中段癌多转移至食管旁及肺门淋巴结；下段癌常转移至食管旁、贲门及腹腔淋巴结。

3. 血道转移 主要见于晚期患者，常转移至肝、肺。

（四）临床病理联系

早期癌临床上无明显症状，仅有轻微的胸骨后疼痛或哽噎感，可能与肿瘤浸润食管黏膜有关。中晚期由于肿瘤不断浸润生长，管壁狭窄，患者出现吞咽困难，甚至不能进食，最终导致恶病质，出现全身衰竭而死亡。

二、胃癌

胃癌（gastic carcinoma）是由胃黏膜上皮和腺上皮发生的恶性肿瘤。居我国恶性肿瘤的第二位。好发年龄为 40~60 岁。男多于女。好发于胃窦部小弯侧。

（一）病因及发病机制

至今尚未完全阐明，可能与下列因素有关。

1. 环境因素 人类胃癌的发生有一定的地理分布特点，如日本、中国、冰岛、智利及芬兰等国家的发病率远较美国及西欧国家为高。这可能与各国家、民族的饮食习惯及各地区的土壤地质因素有关。移民流行病学调查显示，从高发区移民到低发区，其后代胃癌的发病率逐渐下降，接近当地居民的胃癌发病水平。

2. 亚硝基类化合物　动物实验证明，用亚硝基胍类化合物饲喂大鼠、小鼠和犬等动物，均可成功诱发胃癌。如果食物不含这些亚硝基化合物，但含有二级胺及亚硝酸盐，在胃酸的作用下可转变为有致癌性的亚硝基化合物。

3. 幽门螺杆菌　流行病学调查揭示，幽门螺杆菌感染与胃癌的发生可能有关。

另外，某些长期未治愈的慢性胃疾病，如慢性萎缩性胃炎、胃息肉、胃溃疡并伴有异型增生及胃黏膜大肠型肠上皮化生是胃癌发生的病理基础。

（二）病理变化

分为早期胃癌与进展期（中晚期）胃癌两大类。

1. 早期胃癌（early gastric carcinoma）　指癌组织浸润仅限于黏膜层及黏膜下层，无论有无淋巴结转移。早期胃癌中，直径小于0.5cm者称为微小癌，直径0.6~1.0cm者称小胃癌。内镜检查时在该癌变处钳取活检确诊为癌，但手术切除标本经节段性连续切片均未发现癌，称一点癌。早期胃癌的肉眼形态可分为三种类型。

（1）隆起型（protruded type，Ⅰ型）　肿瘤从胃黏膜表面显著隆起，有时呈息肉状。

（2）表浅型（superficial type，Ⅱ型）　肿瘤表面较平坦，隆起不显著。

（3）凹陷型（excavated type，Ⅲ型）　有溃疡形成，一般溃疡限于黏膜下层。此型最为多见。

组织学分型：以管状腺癌最多见，其次为乳头状腺癌，未分化癌最少见。

早期胃癌术后，5年存活率达90%以上，10年生存率75%。小胃癌及微小癌术后，5年生存率100%。认识早期胃癌，提高对早期胃癌的发现率，可提高胃癌术后的5年存活率及改善预后。

2. 进展期胃癌（advanced gastric carcinoma）　癌组织浸润到黏膜下层以下者均属进展期胃癌，或称中晚期胃癌。癌组织浸润越深，预后越差。肉眼形态可分为三型。

（1）息肉型或蕈伞型（polypoid or fungating type）　癌组织向黏膜表面生长，呈息肉状或蕈状，突入胃腔。

（2）溃疡型（ulcerative type）　部分癌组织坏死脱落，形成溃疡。溃疡一般较大，多呈皿状，边缘隆起如火山口状，底部凹凸不平（图8-16）。溃疡型胃癌与良性胃消化性溃疡的肉眼形态鉴别见表8-4。

表8-4　良性、恶性溃疡的肉眼形态鉴别

特征	良性溃疡（胃溃疡）	恶性溃疡（溃疡型胃癌）
形状	圆形或椭圆形	不规则，皿状或火山口状
大小	直径一般<2cm	直径常>2cm
深度	较深	较浅
边缘	整齐、不隆起	不规则、隆起
底部	较平坦	凹凸不平，常见出血、坏死
周围黏膜	黏膜皱襞向溃疡集中	黏膜皱襞中断，呈结节状肥厚

（3）浸润型（infiltrating type）　癌组织向胃壁内呈局限性或弥漫性浸润，与周围正常组织分界不清楚。弥漫浸润致胃壁增厚、变硬，胃腔缩小，黏膜皱襞大部消失，似皮革制成的囊袋，称革囊胃（linitis plastica），见图8-17。

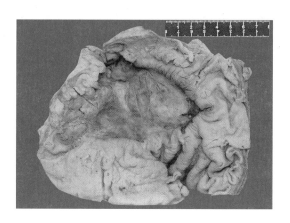

图 8-16　溃疡型胃癌肉眼观

溃疡呈皿状，边缘隆起如火山口状，底部凹凸不平

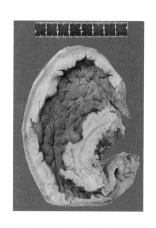

图 8-17　革囊胃肉眼观

胃壁弥漫性增厚，黏膜皱襞大部消失，似革囊

进展期胃癌组织学类型：管状腺癌、乳头状腺癌、黏液腺癌（图 8-18）、印戒细胞癌及混合性癌等。

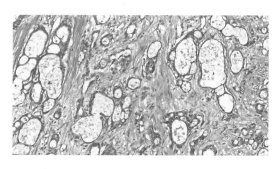

图 8-18　胃黏液腺癌镜下观

癌细胞分泌大量黏液

（三）扩散

1. **直接蔓延**　癌组织向胃壁各层浸润，当穿透浆膜层后，可直接扩散至邻近器官和组织，如肝、胰腺及大网膜等。

2. **淋巴道转移**　为胃癌转移的主要途径，首先转移到胃小弯侧的胃冠状静脉旁淋巴结及幽门下淋巴结。进一步转移到腹主动脉旁淋巴结、肝门淋巴结、胃大弯、大网膜淋巴结。晚期可经胸导管转移到左锁骨上淋巴结（Virchow 信号结）。

3. **血道转移**　多在晚期，常经门静脉转移至肝，其次转移至肺、骨及脑。

4. **种植性转移**　胃癌特别是胃黏液癌浸润至浆膜表面时，可脱落至腹腔，种植于腹壁及盆腔器官的浆膜上。常在双侧卵巢形成转移性黏液癌，称 Krukenberg 瘤。

（四）胃癌的组织发生

1. **胃癌的细胞来源**　胃癌主要发生自胃腺颈部的干细胞。此处腺上皮的再生修复特别活跃，可向胃上皮及肠上皮分化，癌变常由此部位开始。

2. **肠上皮化生与癌变**　在早期胃癌标本上可观察到由大肠型肠上皮化生过渡到肠型胃癌的现象。

3. **异型增生与癌变**　胃癌时重度异型增生多出现在癌旁，有的与癌变呈移行关系。

三、大肠癌

大肠癌（carcinoma of large intestine）是大肠黏膜上皮和腺体发生的恶性肿瘤，包括结肠癌和直肠癌。大肠癌是全世界第三常见的恶性肿瘤。在我国，近年来由于饮食结构的变化，大肠癌的发病有增加趋势。患者常有贫血、消瘦，大便次数增多、黏液血便、腹痛、腹部肿块或肠梗阻等表现。

（一）病因及发病机制

1. 饮食习惯　高营养而少纤维的饮食与本病的发生有关。

2. 遗传因素　基于分子遗传学改变，大肠癌可分为遗传性和非遗传性两大类。遗传性家族性腺瘤性息肉病癌变是由于先天性 *APC* 基因的丢失。遗传性非息肉病性大肠癌与错配修复基因，如 *hMSH2* 、*hMLH1* 突变有关。

另外，某些伴有肠黏膜增生的慢性肠疾病，例如肠息肉状腺瘤、绒毛状腺瘤、慢性溃疡性结肠炎等由于黏膜上皮过度增生而发展为癌。

（二）病理变化

大肠癌的好发部位以直肠为最多，其次为乙状结肠、盲肠及升结肠、横结肠、降结肠。肉眼形态一般可分为四型。

1. 隆起型　肿瘤向肠腔内突出，呈隆起的息肉状或盘状（图8-19）。

2. 溃疡型　肿瘤表面形成明显的较深溃疡。外观似火山口状，中央坏死，溃疡边缘呈围堤状隆起于黏膜面。溃疡底大，向肠壁深部浸润生长。

3. 浸润型　肿瘤向肠壁深层弥漫浸润，常累及肠管全周，使局部肠壁增厚，有时肿瘤伴纤维组织增生，可使肠管管腔周径缩小，形成环状狭窄。

4. 胶样型　肿瘤外观及切面均呈半透明胶冻状。此型肿瘤预后较差。

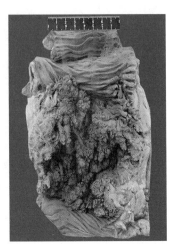

图 8-19　结肠癌肉眼观

肿瘤向肠腔内突出，呈隆起息肉状或盘状

大肠癌的肉眼形态在左、右侧大肠有明显不同。左侧多为浸润型，引起肠壁环形狭窄，早期出现梗阻症状。右侧多为隆起息肉型，沿盲肠及升结肠的一侧壁生长、蔓延。一般无梗阻症状。

组织学类型：管状腺癌（图8-20）、黏液腺癌、印戒细胞癌（以形成大片黏液湖为特点）、微乳头状腺癌、未分化癌、腺鳞癌、鳞状细胞癌等多种类型。临床上以管状腺癌多见，鳞状细胞癌常发生于直肠肛门附近。

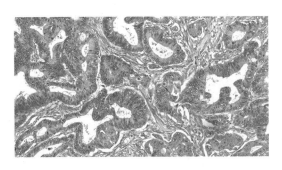

图 8-20　肠腺癌镜下观

癌细胞排列呈不规则的腺样结构

（三）分期与预后

Dukes 曾根据大肠癌病变在肠壁的扩散范围以及是否转移到局部淋巴结对大肠癌进行分期（表8-5）。

表 8-5　Dukes 肠癌分期及预后

分期	肿瘤范围	5 年生存率（%）
A	肿瘤限于黏膜层内（上皮内瘤变）	100
B₁	肿瘤侵入肌层，但未穿透肌层，无淋巴结转移	67
B₂	肿瘤穿透肌层，无淋巴结转移	54
C₁	肿瘤未穿透肌层，有淋巴结转移	43
C₂	肿瘤穿透肌层，有淋巴结转移	22
D	有远隔脏器转移	极低

WHO 肿瘤分类对大肠癌的定义已有明确的界定，大肠肿瘤组织只有侵犯黏膜肌层到达黏膜下层才称为癌。只要不超过黏膜肌层就不称为癌，而称上皮内瘤变。原先的上皮重度异型增生和原位癌归入高级别上皮内瘤变。因为学者们注意到，对大肠而言，黏膜内癌（未突破黏膜肌层）的 5 年存活率高达 100%；然而，肿瘤细胞一旦浸润到黏膜下层，5 年存活率明显下降。

（四）扩散

1. 局部蔓延　癌浸润到浆膜后，可直接蔓延到邻近器官，如前列腺、膀胱、腹膜等处。

2. 淋巴道转移　癌组织未穿透肠壁肌层时，较少发生淋巴道转移。一旦穿透肌层，则转移率明显增加。一般先转移至癌所在部位的局部淋巴结，再沿淋巴引流方向到达远隔淋巴结，偶尔可侵入胸导管而到达左锁骨上淋巴结。

3. 血道转移　晚期大肠癌可经血道转移至肝、肺、骨等处。

4. 种植性转移　癌细胞穿破肠壁浆膜后脱落，播散到腹腔内形成种植性转移。

⊕ 知识链接

癌胚抗原

大肠癌组织可以产生一种糖蛋白，作为抗原引起患者的免疫反应，此种抗原称为癌胚抗原（carcino-embryonic antigen，CEA）。现知 CEA 广泛存在于内胚叶起源的消化系统癌（胃、大肠、肝、胰等处的癌）中，也存在于正常胚胎的消化管组织中，在正常人血清中也可有微量存在。因此，血清中检出 CEA 并不能作为确诊大肠癌的依据。但测定 CEA 有助于观察患者肿瘤的消长。例如，切除肿瘤后 CEA 水平下降，以后 CEA 再度上升，则提示肿瘤复发或转移。

四、原发性肝癌

原发性肝癌（primary carcinoma of liver）是由肝细胞或肝内胆管上皮细胞发生的恶性肿瘤，简称肝癌。我国肝癌发病率较高，发病年龄多在中年以上，男多于女。近年来广泛应用甲胎蛋白（AFP）测定，提高了直径在 1cm 以下的早期肝癌的诊断率，取得了满意的治疗效果。

（一）病因

尚不清楚，可能与以下因素有关。

1. 病毒性肝炎　现知 HBV 和 HCV 与肝癌有密切关系。学者们已发现，在 HBV 阳性的肝癌患者可见 HBV 基因整合到肝癌细胞基因组中。HCV 的致癌机制尚不明确，一些证据提示可能与 HCV 的直接细胞毒作用和宿主介导的免疫损伤有关。

2. 肝硬化 肝硬化与肝癌之间有密切关系。据统计，一般需经 7 年左右，肝硬化可发展为肝癌，其中以坏死后性肝硬化为最多。

3. 真菌及其毒素 黄曲霉菌、青霉菌、杂色曲霉菌等都可引起动物肝癌。其中，以黄曲霉菌最重要。

4. 亚硝胺 从肝癌高发区——南非的居民食物中已分离出二甲基亚硝胺。

（二）病理变化

肉眼形态一般分为早期肝癌和晚期肝癌。

1. 早期肝癌 也称小肝癌，是指瘤体直径在 3cm 以下，不超过 2 个瘤结节的原发性肝癌。瘤结节呈球形或分叶状，灰白色，质较软，切面无出血坏死，与周围组织界限清楚。

2. 晚期肝癌 肝体积明显增大，可达 2000g 以上。癌组织可局限于肝的一叶，多为右叶，也可弥散于全肝并大多合并肝硬化。

（1）巨块型 肿瘤为一实体巨块，有的可达小儿头大，圆形，多位于肝右叶内甚至占据整个右叶（图 8-21）。瘤块质地较软，中心部常有出血、坏死。瘤体周边常有散在的卫星状瘤结节。

（2）多结节型 最多见，常合并有肝硬化。瘤结节多个、散在，圆形或椭圆形，大小不等，直径由数毫米至数厘米，有的相互融合形成较大的结节。

（3）弥漫型 少见。癌组织在肝内弥漫分布，无明显的结节或形成极小结节，常发生在肝硬化的基础上。

组织学类型：肝细胞癌、胆管细胞癌和混合细胞癌。肝细胞癌最多见，分化较好的癌细胞类似肝细胞。分化差的癌细胞异型性明显，常有巨核及多核瘤细胞。有的癌细胞排列成条索状，亦可呈腺管样或实体团块状（图 8-22）。胆管细胞癌较为少见，是由肝内胆管上皮发生的癌。其组织结构多为腺癌或单纯癌，较少合并肝硬化。混合性肝癌具有肝细胞癌及胆管细胞癌两种结构，最少见。

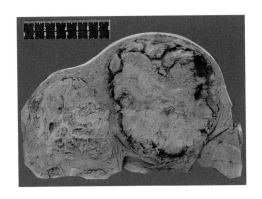

图 8-21　肝癌肉眼观

肝内可见两个巨大癌结节

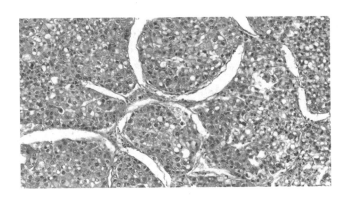

图 8-22　肝细胞癌镜下观

癌细胞排列成实体团块状

（三）扩散

肝癌首先在肝内蔓延和转移。癌细胞常沿门静脉播散，在肝内形成转移癌结节，肝外转移常通过淋巴道转移至肝门淋巴结、上腹部淋巴结和腹膜后淋巴结。晚期可通过肝静脉转移到肺、肾上腺、脑、骨等处。有时肝癌细胞可直接种植到腹膜和卵巢表面，形成种植性转移。

（四）临床病理联系

临床上有进行性消瘦、肝区疼痛、肝脏迅速增大、黄疸及腹水等表现。有时由于肝表面癌结节自发性破裂或侵破大血管而引起腹腔内大出血。

答案解析

目标检测

一、选择题

（一）A1 型题

1. 慢性萎缩性胃炎黏膜腺体减少并伴有（ ）

    A. 鳞状上皮化生　　　B. 肠上皮化生　　　C. 大汗腺化生

    D. 骨或软骨化生　　　E. 纤维结缔组织化生

2. 胃溃疡的好发部位是（ ）

    A. 胃前壁　　B. 胃后壁　　C. 胃大弯及胃底　　D. 胃小弯近贲门处　　E. 胃窦部小弯侧

3. 下列最符合胃溃疡大体改变的是（ ）

    A. 部位多在胃小弯近贲门处　　　B. 直径多在2cm以上　　　C. 边缘隆起不整齐

    D. 底部凹凸不平　　　E. 周围黏膜皱襞向溃疡集中

4. 慢性胃溃疡最常见的并发症是（ ）

    A. 穿孔　　B. 出血　　C. 幽门狭窄　　D. 癌变　　E. 肠上皮化生

5. 急性普通型病毒性肝炎，其坏死病变主要为（ ）

    A. 点状坏死　　B. 桥接坏死　　C. 碎片状坏死　　D. 大块坏死　　E. 亚大块坏死

6. 门脉性肝硬化典型的病理变化是（ ）

    A. 肝细胞变性坏死　　　B. 结缔组织增生　　　C. 正常肝小叶结构破坏

    D. 肝内血管网改建　　　E. 再生结节及假小叶形成

7. 门脉性肝硬化最严重的临床表现是（ ）

    A. 睾丸萎缩　　B. 腹腔积液　　C. 痔静脉曲张　　D. 脾大　　E. 肝性脑病

8. 我国门脉性肝硬化的常见原因是（ ）

    A. 慢性酒精中毒　　B. 营养障碍　　C. 毒物中毒　　D. 病毒性肝炎　　E. 自身免疫性肝病

（二）X 型题

1. 胃溃疡病时，溃疡底部的镜下改变可有（ ）

    A. 瘢痕组织　　B. 坏死组织　　C. 肉芽组织　　D. 炎性渗出物　　E. 增生性动脉内膜炎

2. 肝硬化肝功能不全的临床表现有（ ）

    A. 男性乳腺发育　　　B. 蜘蛛状血管痣　　　C. 出血倾向

    D. 皮肤、黏膜黄染　　　E. 食管下段静脉丛曲张

二、思考题

1. 试比较说明良、恶性溃疡的肉眼形态区别。

2. 简述门静脉高压形成的原因及临床表现。

（李能莲）

书网融合……

本章小结　　　　微课　　　　思政元素　　　　题库

第九章 泌尿系统疾病

PPT

📖 学习目标

    1. 掌握 肾小球肾炎的主要病理类型、病变特点和临床病理联系；肾盂肾炎的病变特点和临床病理联系。

    2. 熟悉 肾小球肾炎的病因及发病机制；肾盂肾炎的病因及感染途径。

    3. 了解 肾和膀胱常见肿瘤的特点。

⇨ 案例引导

    案例：患者，女性，36 岁。16 年前曾患急性咽炎并出现血尿，抗生素治疗后症状消失。近来出现夜尿增多、头晕、乏力入院。血压 155/100mmHg。尿液检查血肌酐值和尿素氮升高。肾脏穿刺活检见大部分肾小球萎缩、纤维化、间质淋巴细胞浸润。

    讨论：患者可能患何种肾炎？该种肾炎可出现哪些病理变化及临床表现？预后如何？

    泌尿系统由肾脏、输尿管、膀胱和尿道组成。疾病种类较多，包括炎症、肿瘤、尿路梗阻、代谢障碍、血管疾病和发育异常等。根据病因及病变损伤部位的不同，肾脏疾病可分为肾小球疾病、肾小管疾病、肾间质疾病、肾血管疾病、肾脏肿瘤和先天性发育异常等。输尿管、膀胱和尿道常见的疾病为炎症和肿瘤。本章重点介绍肾小球疾病、肾小管-间质性肾炎及泌尿系统常见肿瘤。

    肾脏是泌尿系统中最重要的器官，主要功能是生成尿液，将代谢废物和毒性物质排出体外，从而调节机体的水、电解质和酸碱平衡。肾脏还具有一定的内分泌功能，能产生肾素、促红细胞生成素、前列腺素、1,25-二羟胆钙化醇等，参与调节血压、红细胞生成和钙的代谢。

    肾单位（nephron）是肾脏的基本结构和功能单位，由肾小球和与肾小管组成。人体两侧肾脏约有 200 万个肾单位。肾小球由血管球和肾球囊两部分构成，主要完成滤过功能。血管球起始于入球小动脉，进入小球后分成 4~5 个初级分支，每个分支又分出数个分支，共形成 20~40 个盘曲的毛细血管袢，再汇聚成出球小动脉。肾小球毛细血管壁为滤过膜（filtration membrane），由内皮细胞、基膜和脏层上皮细胞（足细胞）组成（图 9-1）。

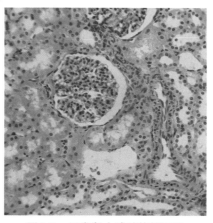

图 9-1 正常肾小球结构镜下观

内皮细胞（endothelial cell）位于基膜内侧，胞质薄且布满直径为 70~100nm 的小孔，细胞表面由薄层富含负电荷的唾液酸糖蛋白被覆。

肾小球基膜（glomerular basement membrane，GBM）厚约 300nm，分为 3 层：中间一层为较厚而电子密度高的致密层；内外两侧较薄而电子密度低，分别为内、外疏松层。基膜的主要成分是 IV 型胶原、纤维粘连蛋白（FN）、层粘连蛋白（LN）和硫酸肝素等糖蛋白。基膜也带有大量多聚阴离子糖蛋白。

脏层上皮细胞（visceral epithelial cell）又称为足细胞（podocyte），自胞体分出几支大的初级突起，继而分出许多指状的次级突起，即足突（foot process）。足细胞表面覆盖有一层带负电荷的唾液酸糖蛋白。相邻足突间的裂隙称为裂孔。裂孔近基膜处有膜状电子致密结构连接，称裂孔膜（slit membrane）。相邻细胞的足突相互嵌合成栅栏状，紧贴在毛细血管基膜的外侧。研究发现，跨膜糖蛋白 nephrin 是裂孔膜的主要成分。nephrin 分子是一种新的免疫球蛋白超家族的跨膜成分，此跨膜分子一端和足突相连，另一端在裂孔中与另一 nephrin 分子相连。nephrin 和相关蛋白对于维持滤过膜的选择通透性具有重要作用。

球内系膜（intraglomerular）位于毛细血管之间，由系膜细胞和系膜基质组成，构成小叶的中轴。系膜细胞具有收缩、吞噬、增殖、合成系膜基质等功能，并能分泌多种生物活性介质。

肾小囊（nenal capsule）又称为鲍曼囊（Bowman capsule），是肾小管盲端凹陷形成的双层囊，内层为脏层上皮细胞，外层为壁层上皮细胞，两层间的狭腔称为肾小囊腔。

第一节　肾小球疾病

肾小球疾病（glomerular diseases）是以肾小球损伤和改变为主的一组疾病。分为原发性肾小球疾病（primary glomerulopathy）、继发性肾小球疾病（secondary glomerular diseases）和遗传性疾病（hereditary diseases）。原发性肾小球疾病是指原发于肾脏的独立性疾病，肾小球为唯一或主要损伤的部位。继发性肾小球疾病是指肾小球损伤仅作为全身性疾病的组成部分，如系统性红斑狼疮、高血压病、糖尿病等。遗传性疾病是以肾小球改变为主的遗传性家族性疾病。本节主要讨论原发性肾小球疾病。

一、病因及发病机制　🅴微课1

原发性肾小球疾病的病因和发病机制尚未完全阐明。大量临床及实验资料证实，大多数原发性肾小球疾病的主要机制为抗原抗体复合物沉积引起的变态反应。

引起肾小球疾病的抗原种类很多，分为内源性和外源性两大类。内源性抗原包括肾小球性（足突抗原、肾小球基膜抗原、内皮细胞和系膜细胞的膜抗原等）和非肾小球性（免疫球蛋白、核抗原、DNA、甲状腺球蛋白和肿瘤抗原等）；外源性抗原包括细菌、病毒、寄生虫、真菌和螺旋体等生物性病原体的成分，以及药物、外源性凝集素和异种血清等。

引起肾小球损伤的免疫复合物主要有两种形成方式：①血液循环中的免疫复合物在肾小球内沉积；②抗体在肾小球内与抗原结合，形成原位免疫复合物。此外，细胞免疫、补体激活及炎性介质等也参与肾小球的损伤。

1. 循环免疫复合物沉积　非肾小球性的内源性或外源性可溶性抗原与抗体在血液循环中结合为免疫复合物，随血液流经肾脏时沉积在肾小球内，并常与补体结合，引起肾小球的损伤，属于 III 型超敏反应。免疫复合物在电镜下表现为电子致密物，可以沉积在系膜区、内皮细胞与基膜之间（内皮下沉积物）、基膜与足细胞之间（上皮下沉积物）或基膜内。沉积物有时可出现于一个以上的部位。免疫荧光检查显示沿肾小球毛细血管壁或系膜区出现不连续的颗粒状沉积物。

循环免疫复合物存在于血液循环中，是否能在肾小球内沉积、沉积的部位和数量受多种因素影响，其中重要的两个因素是复合物分子的大小和所携带的电荷。过大的不溶性复合物易被吞噬细胞清除，无致病性；过小的复合物容易通过滤过屏障，也无致病性；只有中等大小的难溶性免疫性复合物常在肾小球内沉积，引起肾小球的损伤。肾小球滤过屏障带负电荷，所以含大量阳离子的复合物可穿过基膜，沉积于上皮下；含大量阴离子的复合物不易通过基膜，可沉积于内皮下；电荷中性的复合物易沉积于系膜区。

2. 原位免疫复合物沉积 抗体与肾小球内固有的抗原或肾小球内的植入性抗原成分结合，形成原位免疫复合物（in situ immune complex），导致肾小球损伤。

（1）抗肾小球基膜性肾炎 抗体直接与肾小球基膜本身的抗原成分发生反应，引起肾炎。用大鼠肾皮质匀浆免疫兔，提取兔抗大鼠肾小球基膜抗体并注入大鼠体内，可引起肾炎。人类抗肾小球基膜肾炎由抗肾小球基膜的自身抗体引起。肾小球基膜抗原性的形成可能是由于理化性或感染性因素使肾小球毛细血管壁损伤，基膜暴露，诱发体内出现抗基膜抗体。抗体沿基膜沉积，免疫荧光检查显示连续的线性荧光。

（2）Heymann 肾炎 应用近曲小管上皮细胞刷状缘抗原免疫大鼠，可诱发出大鼠的抗肾小管上皮细胞刷状缘抗体，进而导致膜性肾小球肾炎，这种肾炎称为 Heymann 肾炎，与人膜性肾小球肾炎病变相似。因刷状缘与足突膜具有共同抗原性，抗体在足突膜处与抗原结合，并激活补体，形成典型的上皮下沉积物。电镜检查显示毛细血管基膜与足细胞间有小块状电子致密物。免疫荧光检查呈现不连续的颗粒状荧光。

（3）抗体与植入性抗原的反应 非肾性抗原首先进入或植入肾小球内，其抗体与其在肾小球内形成免疫复合物，导致肾小球损伤。免疫荧光检查呈现散在的颗粒状荧光。

3. 细胞免疫的作用 研究表明，激活的巨噬细胞、致敏 T 细胞在某些肾小球肾炎的发生和发展中起重要作用，可通过细胞毒作用损伤肾小球。细胞免疫可能是未发现抗体反应的肾炎发病的主要机制。

4. 肾小球肾炎发生中的炎症介质 免疫复合物或致敏 T 细胞并不直接引起肾小球损伤，还需要炎症介质的参与。参与肾小球肾炎形成的炎症介质有以下几种。

（1）肾小球固有细胞及其产物 肾小球固有细胞（内皮细胞、上皮细胞和系膜细胞）受炎症刺激和活化后，可分泌多种炎症介质，如 IL-1、TGF、EGF、PDGF、IGF、内皮素和一氧化氮等。

（2）补体的激活 免疫复合物可激活补体。激活的补体有多种生物学效应：C3a、C5a 等可使肥大细胞破裂，释放组胺，致使毛细血管通透性增加；C3~C9 构成的膜攻击复合物可使细胞溶解破坏。具有趋化作用的补体成分吸引中性粒细胞和单核细胞浸润，释放蛋白酶，形成补体-中性粒细胞依赖性损伤。

（3）炎细胞及其产物 巨噬细胞、中性粒细胞、淋巴细胞、自然杀伤细胞等在抗体和细胞介导的免疫反应时浸润至肾小球，被激活后释放大量生物活性因子，加剧肾小球损伤。

二、基本病理变化

通过肾穿刺进行肾组织的病理学检查，在肾小球疾病的诊断方面具有不可替代的作用。肾穿刺组织的病理学检查方法有光镜、免疫荧光和透射电镜。组织切片除常规苏木素-伊红（HE）染色外，还包括过碘酸-Schiff（PAS）和 Masson 三色、过碘酸六胺银（PASM）等特殊染色。

1. 变质性变化 急性炎症时，由于蛋白水解酶和细胞因子的作用，毛细血管壁可发生纤维素样坏死，并常伴有微血栓形成。

2. 渗出性变化　肾小球内可有中性粒细胞、纤维蛋白渗出及红细胞漏出。中性粒细胞浸润于毛细血管祥及系膜内，并可出现于肾球囊、肾小管乃至肾间质内，可释放多种蛋白水解酶，破坏内皮细胞、上皮细胞及基膜。

3. 增生性变化　肾小球内细胞数量增多，主要是系膜细胞、内皮细胞和上皮细胞（尤其是壁层上皮细胞）增生。同时有中性粒细胞、单核细胞及淋巴细胞浸润。肾小球基膜增厚，可以是基膜本身增厚，也可以由上皮下、内皮下或基膜内的免疫复合物沉积引起。严重时毛细血管狭窄或闭塞，肾小球固有细胞减少甚至消失，胶原纤维增加。最终导致节段性或整个肾小球硬化。

三、临床表现

肾小球肾炎患者的临床症状包括尿量及尿液性状的改变、水肿和高血压等。尿量的改变包括少尿、无尿、多尿和夜尿。24 小时尿量少于 400ml 称为少尿；少于 100ml 称为无尿；尿量多于 2500ml 称为多尿，常表现为恒定的低比重尿（常低于 1.018），而且夜间排尿量超过白天。尿液性状的改变包括血尿、蛋白尿和管型尿。血尿分为肉眼血尿和显微镜下血尿。尿中蛋白含量超过 150mg/d 为蛋白尿；超过 3.5g/d 为大量蛋白尿。管型是在肾小管内由蛋白质、细胞及其他尿内异常成分浓缩凝固而形成的圆柱体，尿中出现大量管型则为管型尿。

肾小球疾病可形成具有结构和功能相互联系的症状组合，即综合征。临床主要表现为以下类型。

1. 急性肾炎综合征（acute nephritic syndrome）　起病急，以血尿、轻到中度蛋白尿、少尿、轻度水肿及高血压为主要表现。严重者可有氮质血症。主要病理类型为急性弥漫性增生性肾小球肾炎。

2. 快速进行性肾炎综合征（rapidly progressive nephritic syndrome）　起病急，进展快，症状重，表现为血尿、蛋白尿，迅速恶化，出现少尿或无尿，伴有氮质血症，导致急性肾功能衰竭。主要病理类型是新月体性肾小球肾炎。

3. 肾病综合征（nephrotic syndrome）　起病缓慢，主要表现为大量蛋白尿、严重水肿、低蛋白血症和高脂血症。多种病理类型可出现肾病综合征的表现，主要包括膜性肾小球肾炎、膜增生性肾炎、系膜增生性肾小球肾炎、局灶性节段性肾小球硬化和微小病变性肾小球肾炎。

4. 慢性肾炎综合征（chronic nephritic syndrome）　见于各型肾炎的终末阶段。主要表现为多尿、夜尿、低比重尿、高血压、贫血、氮质血症和尿毒症。

5. 无症状性血尿或蛋白尿（asymptomatic hematuria or proteinuria）　无明显症状，仅有尿检查异常，表现为持续或复发性镜下血尿或肉眼血尿，可伴轻度蛋白尿。主要见于 IgA 肾病。

各型肾炎终末阶段都可导致肾功能衰竭。分为急性和慢性肾功能衰竭。共同特点是少尿或无尿，并可出现氮质血症、代谢性酸中毒、水电解质紊乱，最后出现尿毒症。尿毒症是肾功能衰竭晚期所出现的一系列自体中毒症状和体征的总称。由于体内毒性物质的刺激和水、电解质平衡失调，出现胃肠道、神经、肌肉和心血管等多个系统的病变，如尿毒症性胃肠炎、纤维蛋白性小叶性肺炎、纤维蛋白性心外膜炎、胸膜炎、周围神经病变等。肾小球疾病临床表现类型见表 9-1。

表 9-1　肾小球疾病临床表现类型

类型	代表性疾病	临床特点
急性肾炎综合征	急性肾炎	起病急，常表现为明显血尿、蛋白尿、水肿、高血压，严重者可出现氮质血症
快速进行性肾炎综合征	新月体性肾小球肾炎	起病更急，出现水肿、血尿和蛋白尿后，迅速发生少尿或无尿，伴氮质血症，并发展为急性肾衰竭
肾病综合征	膜性肾小球肾炎 系膜增生性肾小球肾炎 膜增生性肾小球肾炎 微小病变性肾小球病 局灶性节段性肾小球硬化	①大量蛋白尿 ②明显水肿 ③低蛋白血症 ④高脂血症
慢性肾炎综合征	慢性肾炎	见于各型肾炎终末阶段，主要表现为多尿、夜尿、低比重尿、高血压、贫血、氮质血症和尿毒症
无症状性血尿或蛋白尿	IgA 肾病	表现为持续性或反复发作的镜下或肉眼血尿和（或）轻度蛋白尿

四、病理类型

根据病变肾小球的数量和比例，肾炎分为弥漫性（diffuse）和局灶性（focal）两大类。弥漫性病变是指累及大部分（大于 50%）肾小球，局灶性病变是指仅累及少数（少于 50%）肾小球。根据病变肾小球受累毛细血管襻的范围，肾炎分为球性（global）和节段性（segmental）两大类。球性病变是累及一个肾小球的全部毛细血管襻，节段性病变是仅累及肾小球的部分毛细血管襻。参照 WHO 制定的分类，原发性肾小球肾炎的病理类型有以下几类。

（一）急性弥漫性增生性肾小球肾炎 微课 2

急性弥漫性增生性肾小球肾炎（acute diffuse proliferative glomerulonephritis）的主要病变特点是弥漫性毛细血管内皮细胞和系膜细胞增生，伴中性粒细胞和巨噬细胞浸润，又称毛细血管内增生性肾小球肾炎。本病较常见，起病急，多见于儿童及青少年，成人少见，故称急性肾小球肾炎，简称急性肾炎。

1. 病因和发病机制　本病主要由感染引起，尤其是与 A 组乙型溶血性链球菌感染有关，临床上多数患者在发病前 1~3 周有链球菌感染史，如扁桃体炎、咽峡炎等，因此又将此类肾炎称为感染后肾小球肾炎。除链球菌外，其他病原体还包括肺炎球菌、葡萄球菌等细菌和麻疹、腮腺炎、水痘和乙型肝炎等疾病的病毒。

肾炎通常发生于链球菌感染 1~3 周后，这一间隔期与抗体和免疫复合物形成所需时间相符。大多数患者血清抗链球菌溶血素"O"和抗链球菌其他抗原的抗体滴度升高，补体量常降低。这些结果提示，本病发病不是病原体直接感染引起，而是与变态反应有关。链球菌或其他病原体的抗原成分刺激机体产生抗体，在血液循环中形成抗原-抗体复合物，进而沉积在肾小球内引发病变。

2. 病理变化　肉眼观：双侧肾脏轻到中度肿大，被膜紧张，表面光滑呈红色，称"大红肾"。有时肾脏表面可见散在出血点，故又称"蚤咬肾"。切面见肾皮质增厚，皮质与髓质分界清楚，有时可见小出血点。镜下观：病变累及双侧肾脏，呈弥漫性分布。肾小球体积增大、细胞成分显著增多是其主要特征，以内皮细胞和系膜细胞的增生为主，部分病例伴有壁层上皮细胞的增生。早期还可见中性粒细胞、单核细胞浸润，增生的细胞导致毛细血管受压狭窄或闭塞，使病变的肾小球呈缺血状态（图 9-2）。严重病例，肾小球毛细血管壁呈节段性纤维素样坏死，局部出血，可伴有血栓形成。肾球囊腔狭窄呈裂隙状，可见数目不等的炎细胞浸润，也可见少量纤维蛋白渗出和红细胞漏出。肾小管上皮细胞可发生水肿、玻璃样变及脂肪变性等。肾小管管腔内可出现蛋白管型、红细胞管型和白细胞管型等。肾间质充血、水肿，少量中性粒细胞和淋巴细胞浸润。

免疫荧光检查：可见免疫球蛋白 IgG 和补体 C3 沿毛细血管壁呈颗粒状沉积于肾小球基底膜和系膜区（图 9-3）。

电镜观察：肾小球内皮细胞和系膜细胞增生。基膜外侧、上皮下可见电子密度较高的沉积物。沉积物从基膜向外侧形成驼峰状突起。

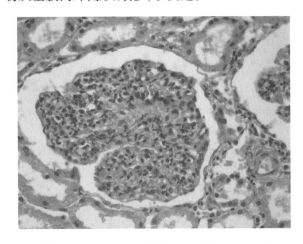

图 9-2　急性弥漫性增生性肾小球肾炎镜下观
肾小球内细胞数量增多，毛细血管腔狭窄

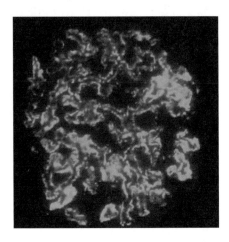

图 9-3　急性弥漫性增生性肾小球肾炎镜下观
免疫荧光显示 IgG 呈颗粒状荧光沿基膜分布

3. 临床病理联系　起病急，临床上主要表现为急性肾炎综合征。血尿是最常见的症状，多数患者出现镜下血尿，约 30% 的患者出现肉眼血尿，主要为肾小球滤过屏障通透性明显增加或毛细血管壁纤维蛋白样坏死所致。血管壁通透性增加也可导致血浆蛋白渗出，形成蛋白尿。随着病变进展，肾小球内系膜细胞和血管内皮细胞增生以及内皮细胞肿胀，毛细血管腔受挤压而狭窄或闭塞，肾血流减少，肾小球滤过减少，而肾小管重吸收功能无明显变化，故出现少尿，严重者无尿。由于少尿或无尿，水、钠在体内潴留，患者一般可出现轻到中度水肿，以眼睑等疏松部位较为明显。此外，变态反应高峰期可使全身毛细血管通透性增高而引起水肿。过去认为，高血压的发生与肾小球缺血、滤过率降低刺激肾素分泌增加有关，但近年来的研究表明，毛细血管内增生性肾小球肾炎时的肾素水平并无明显增高。因此认为，血压升高可能主要与钠、水潴留引起的血容量增加有关。

多数儿童患者预后好，肾脏病变逐渐消退，症状缓解或消失。约不到 1% 的患儿可发展为新月体性肾小球肾炎。少数患儿病变进展缓慢，转化为慢性肾小球肾炎。如果患儿出现持续大量蛋白尿和肾小球滤过率下降，则提示预后不佳。成人患者预后较差，15%~50% 的患者转为慢性，可在数年后发展为硬化性肾小球肾炎。

（二）新月体性肾小球肾炎

新月体性肾小球肾炎（crescentic glomerulonephritis）的病变特征是肾小球壁层上皮细胞增生，多数肾小球内新月体形成，其病变主要位于肾小球毛细血管丛外，因而又称为毛细血管外增生性肾小球肾炎（extra capillary glomerulonephritis）。此型肾小球肾炎在临床上呈急进性肾炎综合征，病情进展迅速，常在数周或数月内发生肾功能衰竭，并因尿毒症而死亡，预后较差。该病也称为快速进行性肾小球肾炎（rapidly progressive glomerulonephritis，RPGN）或急进性肾小球肾炎。

1. 分类　根据免疫学和病理学检查结果，将新月体性肾小球肾炎分为三类（表 9-2）。

表 9-2　Ⅰ、Ⅱ、Ⅲ型急进性肾小球肾炎的比较

鉴别点	Ⅰ型（抗肾小球基膜抗体型）	Ⅱ型（免疫复合物型）	Ⅲ型（免疫反应缺乏型）
部位	IgG、C3 沉积于基膜	沉积于系膜区/毛细血管壁	无 IgG、C3 沉积
病因	Goodpasture 综合征	链球菌感染后肾炎、IgA 肾病、系统性红斑狼疮、过敏性紫癜	Wegener 肉芽肿、显微型结节性多动脉炎/多血管炎
电镜	无电子致密物沉积	有电子致密物沉积	无电子致密物沉积
免疫	抗基膜抗体阳性	血液循环免疫复合阳性，C3 降低	ANCA 阳性
荧光	线性荧光	颗粒状荧光	无免疫荧光

Ⅰ型：抗基膜性肾小球肾炎。免疫荧光显示肾小球基膜内有 IgG 和补体 C3 沉积，呈线性荧光。部分患者体内有抗基膜抗体，可与肺泡基膜发生交叉反应，临床上可出现反复咯血，并有肾功能改变。此类病例被称为肺出血 – 肾炎综合征（Goodpasture syndrome）。

Ⅱ型：免疫复合物性肾炎。此型在我国较常见。病变肾小球内可见免疫复合物沉积，呈颗粒状荧光。

Ⅲ型：免疫反应缺乏型肾炎。此型免疫荧光和电镜检查中，抗肾小球基膜抗体或抗原抗体复合物均呈阴性。

2. 病理变化　肉眼观：双侧肾脏体积对称性增大，色苍白，表面有点状出血，切面皮质增厚，纹理不清晰。镜下观：病变特征为多数肾小球内新月体形成。肾小球毛细血管袢的重度损伤导致纤维蛋白渗出，是刺激新月体形成的主要原因。新月体主要由增生的壁层上皮细胞和渗出的单核细胞构成，此外可见中性粒细胞和淋巴细胞浸润，在球囊壁层呈新月状或环状分布。早期新月体以细胞成分为主，称细胞性新月体。随着病变时间延长，新月体内出现成纤维细胞并产生胶原纤维，形成纤维 – 细胞性新月体。晚期胶原纤维大量增多并完全取代细胞成分，称纤维性新月体。新月体使肾小球囊腔变窄或闭塞，阻塞尿液排出，并压迫肾小球毛细血管丛，肾小球功能丧失。最后肾小球纤维化、玻璃样变。肾小管上皮细胞有严重变性及萎缩，肾间质水肿，伴有多少不等的炎细胞浸润，后期发生纤维化（图 9-4）。

免疫荧光检查：Ⅰ型呈线状荧光；Ⅱ型呈颗粒状荧光；Ⅲ型免疫荧光检查为阴性（图 9-5）。

电镜观察：除见新月体外，肾小球毛细血管基膜缺损或断裂，Ⅱ型肾炎中可见电子致密物沉积。

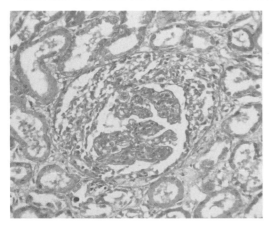

图 9-4　新月体性肾小球肾炎镜下观
毛细血管球外侧形成新月体

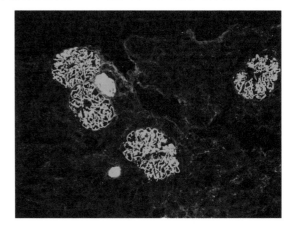

图 9-5　新月体性肾小球肾炎镜下观
免疫荧光显示 IgG 沿毛细血管壁呈线性荧光

3. 临床病理联系　新月体性肾小球肾炎在临床上呈快速进行性肾炎综合征进程，由于肾小球基膜损伤及毛细血管壁纤维素样坏死，发病时血尿常较明显，伴有中度蛋白尿、红细胞管型，并有不同程度的高血压和水肿。由于大量新月体形成，球囊腔阻塞，肾小球滤过减少，患者迅速出现少尿、无尿和氮

质血症。随病变进展，大量肾小球纤维化、玻璃样变，肾单位功能丧失，导致肾功能衰竭，最终形成尿毒症。快速进行性肾炎的预后较差，患者的预后与出现新月体的肾小球的比例有关。出现新月体的肾小球超过80%，则预后不佳；低于70%肾小球受累，预后相对稍好，对类固醇治疗敏感。

⊕ 知识链接

肺出血-肾炎综合征

肺出血-肾炎综合征是一种罕见的临床综合征，由自身免疫反应引起，发病机制目前尚不十分明确，通常认为是一种抗肾小球基膜病，自身抗基膜抗体与肾小球基膜结合，激活补体，引起基膜严重损伤。抗基膜抗体的靶抗原为Ⅳ型胶原上的一个位点，该自身抗体又可结合至肺泡壁毛细血管基膜，导致肺泡壁毛细血管出血。典型病例肾脏病变可见大部分肾小球内有新月体形成。临床主要表现为复发性血尿、轻度蛋白尿、高血压和反复咯血。晚期大量肾小球受累，导致肾功能衰竭，患者预后差。

（三）肾病综合征及相关的肾炎类型

肾病综合征主要表现为大量蛋白尿、明显水肿、低蛋白血症、高脂血症及脂尿。关键性病变是肾小球毛细血管受到损伤，引起通透性增高，血浆蛋白滤过增加，导致大量蛋白尿。当尿中以低分子量的白蛋白及转铁蛋白为主时，称选择性蛋白尿，表明滤过膜的损伤相对轻微；损伤严重时，大分子量蛋白也会出现于尿中，称非选择性蛋白尿。低蛋白血症是长期大量蛋白尿使血浆蛋白水平降低而出现的后果。而低蛋白血症引起的血浆胶体渗透压降低必然导致严重水肿。水肿使组织间液增多，血容量下降，肾小球滤过率降低，醛固酮和抗利尿激素分泌增加，钠、水潴留，导致水肿进一步加重。高脂血症的发生机制尚不明确，可能是由于血浆蛋白低下，刺激肝脏合成脂蛋白增加。肾小球通透性增高可以导致脂尿出现。

肾病综合征可见于原发性肾小球肾炎和继发性肾小球肾炎，下面仅介绍临床表现为肾病综合征的原发性肾小球肾炎的主要病理类型。

1. 膜性肾小球肾炎（membranous glomerulonephritis） 是引起成人肾病综合征最常见的肾炎类型。本病的主要病变特征是肾小球毛细血管壁弥漫性增厚。由于早期镜下肾小球缺乏炎症的渗出、增生等病变，又称膜性肾病（membranous nephropathy）。

（1）病理变化 肉眼观：双肾弥漫性肿胀，颜色苍白，故有"大白肾"之称。镜下观：肾小球毛细血管壁早期改变不明显，毛细血管腔无显著变化，病变进展，基膜不同程度增厚，上皮下与基膜之间逐渐出现电子致密物沉积（Masson染色呈红色），在沉积物之间，基膜增生，镀银染色可见基膜有多数微细的突起，称"钉状突起"，后期随着病变进一步发展，免疫复合物不断沉积，基膜进一步增厚，毛细血管腔逐渐闭塞，肾小球纤维化、玻璃样变性。

免疫荧光检查：IgG、补体C3沿毛细血管壁呈弥漫的颗粒状沉积，少数情况下可见IgM的沉积。

电镜观察：脏层上皮细胞肿胀，足突融合，基膜与上皮之间有电子致密物沉积，电子致密物之间见新生基膜样物质形成钉状突起，钉突与基膜垂直，形如梳齿。随病程进展，钉突向沉积物表面延伸，使基膜增厚更为明显，进而将沉积的免疫复合物包绕起来，有时其中的沉积物可逐渐被吸收和溶解，使不规则增厚的基膜呈虫蚀状。病变进一步发展，虫蚀状空隙由基膜物质充填。

（2）临床病理联系 本型多见于成人，临床表现为肾病综合征。由于肾小球基膜损伤严重，通透性明显增加，大量血浆蛋白由肾小球滤过，出现严重的非选择性蛋白尿。

本病病程较长，对肾上腺糖皮质激素不敏感。部分患者病情可缓解或得到控制，不到10%的患者于 10 年内死亡或发生肾衰竭，约 40% 的患者最终发展为肾功能不全。

2. 系膜增生性肾小球肾炎（mesangial proliferative glomerulone-phritis） 的病变特征是弥漫性系膜细胞增生及系膜基质增多。晚期常发生系膜硬化。病因和发病机制尚未明确，可能有多种致病途径，如循环免疫复合物沉积或原位免疫复合物形成等。免疫复合物通过相应炎症介质刺激系膜细胞，导致系膜细胞增生和系膜基质增多。

（1）病理变化 镜下观：弥漫性系膜细胞增生伴系膜基质增多，使系膜区增宽。轻者每个系膜区仅有轻度细胞增生，毛细血管壁无明显变化；重者则细胞数较多而且伴有系膜基质增生，毛细血管有挤压现象。有时可伴局灶性节段性肾小球硬化。

免疫荧光检查：在我国最常见的是 IgG 和补体 C3 沉积，而在其他国家则主要是 IgM 和补体 C3 沉积。有的病例仅出现补体 C3 沉积，部分病例还可呈阴性表现。

电镜观察：系膜细胞和系膜基质有轻重不同的增生，部分病例系膜区有分布稀疏的电子致密物沉积。

（2）临床病理联系 本病多见于青少年，男性多于女性。临床表现具有多样性，可表现为肾病综合征，也可表现为无症状蛋白尿和（或）血尿。病变轻者预后较好，病变重者可伴节段性硬化，严重者出现肾功能障碍，预后较差。

3. 膜增生性肾小球肾炎（membranoproliferative glomerulonephritis） 病变特征是系膜细胞增生、系膜基质增多和肾小球基膜增厚。根据超微结构和免疫荧光的特点可分为两个亚型。Ⅰ型多见，占本病的 90%，由循环免疫复合物沉积引起，并有补体的激活。Ⅱ型少见，占本病的 10% 左右，常出现补体替代途径的异常激活，此型部分患者持续性血清补体降低，故又称低补体血症性肾小球肾炎。

（1）病理变化 镜下观：两种类型病变相似。可见肾小球体积增大，肾小球内细胞数目增多，增多的细胞主要为系膜细胞。由于系膜细胞增生及系膜基质弥漫性重度增生，并沿毛细血管内皮细胞下向毛细血管基膜广泛插入，基膜不规则增厚，使肾小球呈分叶状。镀银染色和 PASM 染色可见增厚的基膜呈双轨状或多层状改变。

免疫荧光检查：Ⅰ型显示 IgG 和补体 C3 呈颗粒状和团块状沉积于内皮下和系膜区；Ⅱ型则显示大量补体 C3 沉积于肾小球基膜或系膜区。

电镜观察：可见明显的系膜增生和系膜插入现象，呈现两层或多层形态，一层为原有基膜，其他层为插入到内皮细胞和基膜之间的系膜基质。肾小球内可见电子致密物。Ⅰ型大量电子致密物位于基膜与内皮细胞间及系膜区，少量可见于上皮下；Ⅱ型电子致密物的电子密度明显高于Ⅰ型，大量电子致密物沿基膜致密层呈带状分布。

（2）临床病理联系 本病多见于儿童和青年，女性稍多于男性。多数表现为肾病综合征或慢性肾炎综合征，少数仅表现为无症状血尿或蛋白尿。5%~10% 的原发性肾病综合征由本病引起。50%~70% 的病例在 10 年内逐渐进展为肾功能衰竭。Ⅱ型膜增生性肾小球肾炎患者预后更差，肾移植后有复发倾向。

4. 微小病变性肾小球肾炎（minimal change glomerulonephritis） 又称微小病变性肾小球病或微小病变性肾病，是一种常见的肾小球疾病。病变特征是弥漫性肾小球脏层上皮细胞足突融合消失。多发生于 2~6 岁的儿童，是儿童肾病综合征的最常见原因。

（1）病理变化 肉眼观：肾脏弥漫性肿大，色苍白。切面皮质增厚，皮髓质界限清楚，若肾小管脂肪变性严重，则可见黄色放射状条纹。镜下观：肾小球结构基本正常。近曲小管上皮细胞内出现大量脂质和玻璃样小滴，故又称脂性肾病（lipoid nephrosis）。

免疫荧光检查：肾小球内无免疫球蛋白或补体沉积。

电镜观察：肾小球脏层上皮细胞足突广泛融合，故又称足突病。肾小球基膜和系膜无病变，肾小球内无电子致密物沉积。

（2）临床病理联系　临床上主要表现为肾病综合征。水肿常最早出现，尿内蛋白成分主要是小分子清蛋白，为选择性蛋白尿，可能与肾小球基膜所带的负电荷减少有关。肾小球炎症反应不明显，病变轻微，故一般不出现血尿及高血压，肾功能无损害。皮质类固醇治疗对 90% 以上的儿童患者效果明显，但部分患者可复发。成人患者对皮质类固醇治疗反应缓慢或效果不明显。

5. 局灶性节段性肾小球硬化（focal segmental glomerulosclerosis）　病变特征是部分肾小球的部分小叶发生硬化性改变。临床上主要表现为肾病综合征。

（1）病理变化　镜下观：病变呈局灶性分布，早期部分肾小球特别是皮髓质交界处的肾小球呈节段性硬化，表现为肾小球部分毛细血管袢系膜基质增多，基膜塌陷，严重者管腔闭塞，有时可见硬化区周围上皮细胞增生并与肾小囊粘连。随着病变进展，受累肾小球增多，最终可导致整个肾小球硬化，并伴有肾小管萎缩和间质纤维化。

免疫荧光检查：肾小球硬化区有 IgM 和补体 C3 沉积。

电镜观察：上皮细胞足突融合、消失，系膜基质增加伴电子致密物沉积，部分上皮细胞从肾小球基膜剥脱。

（2）临床病理联系　大部分患者表现为肾病综合征，少数仅表现为蛋白尿，常伴血尿和高血压。本型肾小球肾炎预后较差，对糖皮质激素治疗不敏感，病变为进行性，约半数患者在 10 年内发展为终末期肾小球肾炎，小儿患者预后较好。

（四）IgA 肾病

IgA 肾病（IgA nephropathy）的病变特征是免疫荧光显示系膜区有 IgA 沉积。该病由 Berger 于 1968 年最先描述，故又称 Berger 病，是一种特殊类型的肾小球肾炎。本病在全球范围内可能是最常见的原发性肾小球疾病，但不同地区发病率差别很大。临床上常表现为反复发作的镜下或肉眼血尿，血尿发作时常伴上呼吸道感染，轻度蛋白尿，极少有肾病综合征。血清中 IgA 水平升高，发病可能与病毒感染有关。

1. 病因和发病机制　IgA 肾病患者的血清中聚合 IgA 增高，有的患者血液中出现含 IgA 的免疫复合物。IgA 分为 IgA1 和 IgA2 两种亚型。仅 IgA1 可导致肾脏内免疫复合物的沉积。IgA 肾病的发生与某些 HLA 表型有关，提示遗传因素具有重要作用。现有资料表明，IgA 肾病的发生与先天性或获得性免疫调节异常有关。由于病毒、细菌和食物蛋白等对呼吸道或消化道的刺激作用，黏膜 IgA 合成增多，IgA1 或含 IgA1 的免疫复合物沉积于系膜区，并激活补体替代途径，引起肾小球损伤。

2. 病理变化　镜下观：IgA 肾病的病变程度差异很大，最常见的是系膜细胞增生和系膜基质增多，导致系膜增宽，轻者可表现为局灶性节段性增生，重者可有系膜细胞弥漫性增生，并可出现节段性坏死。少数可有新月体形成。免疫荧光检查：显示的特征性改变是系膜区有 IgA 沉积，可伴有补体 C3 沉积，IgG 和 IgM 较少见，一般没有补体成分。电镜观察：显示系膜区有电子致密物沉积。

3. 临床病理联系　本病多见于儿童和青年，发病前常有上呼吸道感染。临床上 30%~40% 的患者仅出现镜下血尿，可伴轻度蛋白尿，少数患者出现肾病综合征。病情初期多表现为良性经过，但可缓慢进展。15%~40% 的患者在 20 年内出现慢性肾功能衰竭。若发病时年龄偏大，伴大量蛋白尿、高血压，或肾活检时发现血管硬化或新月体形成，则提示预后不良。如出现节段性坏死，则肾功能迅速恶化，预后差。

（五）慢性肾小球肾炎

慢性肾小球肾炎（chronic glomerulonephritis）是各种不同类型肾小球肾炎发展的终末阶段。病变特征为大量肾小球纤维化、玻璃样变和硬化，又称硬化性肾小球肾炎（chronic sclerosing glomerulonephritis）。成人多见，常引起慢性肾功能衰竭，预后差。

1. 病因和发病机制　慢性肾小球肾炎由不同类型的肾炎发展形成，链球菌感染后性肾炎的儿童患者中有1%~2%的病例发展为慢性肾炎，成人患者转为慢性肾炎的比例较高。急进性肾小球肾炎患者度过急性期后，绝大部分转为慢性肾炎。膜性肾小球病、膜增生性肾炎、系膜增生性肾炎、局灶性节段性肾小球硬化和IgA肾病均可发展为慢性肾炎。有相当数量的慢性肾炎患者发病隐匿，没有明确的急性或其他类型肾炎的病史，发病时已进入慢性阶段。不同原因引起的肾小球损伤，最终均引起肾小球玻璃样变、硬化和纤维化。

2. 病理变化　肉眼观：双侧肾脏体积对称性缩小，表面呈弥漫性细颗粒状，称继发性颗粒性固缩肾。切面肾皮质变薄，皮髓质分界不清。小动脉壁增厚、变硬，血管断面呈哆开状。肾盂周围脂肪组织增多。镜下观：早期肾小球分别具有相应类型肾炎的病变特点。随着病变进展，大量肾单位萎缩、消失，病变肾小球纤维化、玻璃样变。部分肾小球可见中心部分为无细胞的嗜伊红玻璃样物质，PAS染色呈阳性。病变肾小球所属的肾小管萎缩、消失。残留的肾单位呈代偿性肥大，表现为肾小球体积增大，肾小管扩张，扩张的肾小管内可见蛋白管型。间质纤维组织增生，使玻璃样变的肾小球相互靠拢，间质内大量淋巴细胞及浆细胞浸润（图9-6）。肾间质内小动脉硬化，管壁增厚，管腔狭窄。

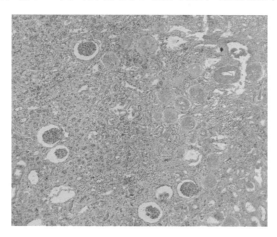

图9-6　弥漫性硬化性肾小球肾炎镜下观
肾小球纤维化和玻璃样变，间质纤维组织增生，慢性炎细胞浸润

3. 临床病理联系　部分患者有其他类型肾炎的病史，部分患者起病隐匿，主要症状为慢性肾炎综合征。

（1）多尿、夜尿和低比重尿　由于大量肾单位结构破坏、功能丧失，单位时间内血液通过残存肾单位的流量增加，肾小球滤过率增加，但肾小管重吸收功能有限，导致尿浓缩功能降低，因此表现为多尿、夜尿和低比重尿。

（2）高血压　肾小球硬化使肾单位严重缺血，肾素分泌增多，引起血压升高。高血压导致细小动脉硬化，肾缺血加剧，血压持续增高，长期高血压可导致左心室肥大。

（3）贫血　由于肾组织破坏，促红细胞生成素分泌减少，患者出现贫血。此外，体内代谢产物堆积对骨髓造血功能的抑制作用也是贫血的原因之一。

（4）氮质血症和尿毒症　肾单位破坏逐渐增多，肾脏功能障碍不断加重，代谢产物不能有效排出，水、电解质和酸碱平衡紊乱，出现氮质血症和尿毒症。

慢性肾炎病情进展的速度差异较大，但预后都很差。患者常因尿毒症或高血压引起的心力衰竭或脑出血而死亡。有效的治疗方法是血液透析或肾移植。

第二节　肾小管-间质性肾炎

肾小管-间质性肾炎是一组病变主要累及肾小管和肾间质的炎症性疾病。肾功能不全有相当一部分为肾小管-间质性肾炎所致。大多数肾小管-间质性肾炎由细菌感染引起，因肾盂病变明显，常称肾盂肾炎。少数肾小管-间质性肾炎还可由非感染引起，包括药物、钾等代谢性疾病、免疫反应和放射等物理损伤引起的肾小管和间质损伤。

肾小管-间质性肾炎可分为急性和慢性两种。急性肾小管-间质性肾炎主要表现为中性粒细胞浸润和间质水肿，常伴有局灶性肾小管坏死。慢性间质性肾炎主要表现为淋巴细胞、单核细胞浸润，肾间质纤维化和肾小管萎缩。

一、肾盂肾炎

肾盂肾炎是主要累及肾盂、肾间质和肾小管的化脓性炎症，是常见的肾脏疾病。肾盂肾炎分为急性和慢性两大类。急性肾盂肾炎通常由细菌感染引起，常与尿路感染有关。慢性肾盂肾炎除细菌感染外，还与膀胱输尿管反流和尿路阻塞等因素有关。本病在女性多见，发病率是男性的9~10倍。临床上出现发热、腰部酸痛、血尿和脓尿等症状，并可出现尿频、尿急、尿痛等泌尿道刺激症状。晚期可出现肾功能不全和高血压。

肾盂肾炎的致病菌主要为革兰阴性杆菌，其中，大肠杆菌最多见，约占全部病例的85%。细菌感染常通过以下两种途径发生。

1. 下行性感染（descending infection） 也称血源性感染。此种途径较少见，局部感染如细菌性心内膜炎或严重的全身感染形成菌血症或败血症，细菌随血流进入肾脏，首先栓塞于肾小球或肾小管周围毛细血管网，局部组织出现化脓性改变。病变常累及双侧肾脏，致病菌多为金黄色葡萄球菌。

2. 上行性感染（ascending infection） 为肾盂肾炎常见的感染途径。尿道炎或膀胱炎时，细菌沿输尿管或输尿管周围淋巴管上行到肾盂，引起肾盂、肾盏和肾间质的化脓性炎。病原菌多为革兰阴性杆菌，大肠杆菌占绝大多数，其他细菌包括变形杆菌、产气荚膜梭菌和葡萄球菌等。病变可为单侧或双侧。

正常情况下，排尿对泌尿道有冲洗自净作用，加上膀胱壁分泌的有机酸和分泌型IgA的抗菌作用，细菌不易在泌尿道繁殖，因此，正常膀胱和膀胱内尿液是无菌的。当正常的防御机制削弱时，细菌才可能乘虚而入感染泌尿道，引起急性肾盂肾炎。前列腺肥大、泌尿道结石、妊娠子宫或肿瘤的压迫等引起的尿道阻塞，可致尿液排出受阻、尿液潴留，有利于细菌繁殖；先天性输尿管插入膀胱部分缺失或变短、后天性病变导致的局部解剖结构的损伤和破坏、膀胱功能紊乱等引起膀胱输尿管反流（vesicoureteral reflux），是导致细菌经膀胱到达输尿管和肾盂的重要途径。留置导尿管、膀胱镜检查及其他尿道手术引起的泌尿道损伤，也可使细菌从尿道进入膀胱，为细菌感染提供了条件。

另外，女性尿路感染远较男性多见，与下列因素有关：女性尿道短，易发生上行性感染；女性激素如黄体酮可使输尿管张力降低，有助于尿液反流的发生；缺乏前列腺液中的抗菌物质。

（一）急性肾盂肾炎

急性肾盂肾炎（acute pyelonephritis）是由细菌感染引起的肾盂、肾小管和肾间质的化脓性炎症，是泌尿系统常见的感染性疾病。

1. 病理变化 肉眼观：病变可为单侧性，也可为双侧性。血源性感染的病变多为双侧性。肾脏肿大，质地较软，表面充血呈红色，散在稍隆起的黄白色脓肿，脓肿周围可见暗红色充血带。病灶呈弥漫性分布，也可局限于肾脏的某一区域。多个病灶可相互融合，形成较大的脓肿。切面肾髓质内有不规则分布的黄色条纹，并向皮质延伸，或呈楔形分布。肾盂黏膜充血、水肿，表面可有脓性渗出物，有时可见小出血点。严重时，肾盂内可有积脓。镜下观：特征性病变为肾间质的化脓性炎改变。肾间质水肿并有大量中性粒细胞浸润，局部组织坏死，形成脓肿。早期中性粒细胞浸润局限于肾间质，随着病变进展可累及肾小管，导致肾小管上皮细胞变性、坏死，管腔内充满中性粒细胞，并可形成细胞管型。肾盂黏膜充血、水肿，大量中性粒细胞浸润。一般肾小球较少受累。但严重病例，化脓性病变进展可累及肾小球。

上行性感染和下行性感染的病变特点不同。前者首先累及肾盂，从肾乳头向肾皮质形成索状或不规则脓肿，多伴有肾盂和肾盏的变形。后者常先累及肾皮质，主要在皮质内形成小脓肿，逐渐扩展并向肾盂蔓延。

2. 并发症 在某些情况下，急性肾盂肾炎可出现以下并发症。

（1）肾乳头坏死 亦称急性坏死性乳头炎。常见于伴有糖尿病或有尿路阻塞的患者。病变可引起肾髓质血供障碍，肾乳头容易发生缺血坏死。肉眼观：可见在锥体乳头侧2/3区域内有境界清楚的灰白或灰黄色的坏死灶，可累及单个或数个乳头。镜下观：肾乳头发生凝固性坏死，正常组织和坏死组织交界处可见大量中性粒细胞浸润。

（2）肾盂积脓 严重尿路阻塞，特别是伴有输尿管高位阻塞时，由于脓性渗出物不能排出，潴留于肾盂、肾盏内，形成肾盂积脓。

（3）肾周围脓肿 病变严重者，化脓性炎侵入肾被膜，病变扩展至肾周围组织，形成肾周围脓肿。

3. 临床病理联系 起病急，患者出现发热、寒战及白细胞增多等全身症状。肾脏肿大，牵拉被膜可表现为腰痛和肾区叩痛。上行性感染引起者由于炎症对膀胱和尿道黏膜的刺激，还可出现尿频、尿急、尿痛等刺激症状。化脓性病灶破入肾小管，尿液检查显示脓尿、蛋白尿、菌尿和管型尿等，也可出现血尿。尿内病原体的培养有助于确诊。由于肾小球通常较少累及，急性肾盂肾炎一般不出现高血压、氮质血症和肾功能障碍。

如不出现并发症，急性肾盂肾炎预后一般较好，大多数患者经抗生素治疗后症状于数天内消失。如治疗不彻底，易反复发作而转为慢性。如伴有尿路阻塞、糖尿病或免疫功能障碍时，病情常较严重，可发生败血症。并发肾乳头坏死则可引起急性肾功能衰竭。

（二）慢性肾盂肾炎

急性肾盂肾炎反复发作，可逐渐进展为慢性肾盂肾炎（chronic pyelonephritis），有些患者起病隐匿，待发现时已属慢性病变。慢性肾盂肾炎的病变特征为慢性肾间质炎症、纤维化和瘢痕形成，常伴明显的肾盂和肾盏变形。慢性肾盂肾炎是慢性肾功衰竭的重要原因之一。

1. 分型 根据发生机制可分为两种类型。

（1）反流性肾病（reflux nephropathy） 又称慢性反流性肾盂肾炎，是常见的类型。多在儿童期发病，具有先天性膀胱输尿管反流或肾内反流，感染常反复发生，可累及一侧或双侧肾脏。

（2）慢性阻塞性肾盂肾炎（chronic obstructive pyelonephritis） 尿路阻塞导致尿液潴留，使感染反复发作，并有大量瘢痕组织形成。病变可为单侧或双侧。

2. 病理变化 肉眼观：特征性病变是一侧或双侧肾体积缩小、变硬，表面凹凸不平，可见不规则瘢痕，如为双侧性，两侧病变常不对称。与慢性肾小球肾炎不同，后者的病变常为弥漫性、颗粒状，分布较为均匀，两肾对称。慢性肾盂肾炎的肾脏切面可见被膜增厚，皮髓质界限不清，肾乳头萎缩，肾盏和肾盂因瘢痕收缩而变形，肾盂黏膜增厚、粗糙。此时肾盂造影检查显示肾脏体积不对称缩小，伴有局限性的粗糙瘢痕和肾盂肾盏变形。镜下观：病变呈不规则灶状分布，间质纤维组织增生，以大量淋巴细胞、浆细胞等炎细胞浸润为主（图9-7）。部分肾小管萎缩，部分肾单位代偿性肥大，肾小管扩张，管腔内充满均质红染的胶样管型，形似甲状腺滤泡。细、小动脉因高血压而出现玻璃样变和硬化。早期肾小球通常很少受累，仅见肾小球周围纤维化。晚期大量肾单位萎缩消失，部分肾小球可见纤维化、玻璃样变，所属肾小管萎缩消失。慢性肾盂肾炎急性发作时，可见大量中性粒细胞浸润，并有小脓肿形成。

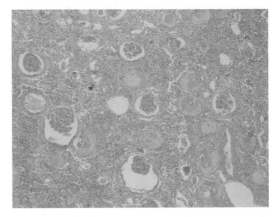

图 9-7　慢性肾盂肾炎镜下观
部分肾小球球囊壁增厚、纤维化，肾小管萎缩、扩张，腔内有胶样管型；间质纤维组织增生，慢性炎细胞浸润

3. 临床病理联系　慢性肾盂肾炎病程较长，常反复发作，主要表现为间歇性无症状性菌尿、脓尿，伴腰痛、发热等。部分患者发病较隐匿，常就诊较晚，表现为缓慢发生的肾功能不全和高血压。由于肾小管病变出现较早且病变重，功能障碍明显，浓缩功能降低，导致多尿、夜尿。电解质丢失过多，可出现低血钾、低血钠和酸中毒。晚期肾组织纤维化和小血管硬化引起肾组织缺血，肾素分泌增加，引起高血压。最后可出现肾功能衰竭。如能及时治疗，病情可得到控制。如病变严重且广泛，患者可因尿毒症或高血压引起的心力衰竭而危及生命。有的患者在发病数年后出现局灶性节段性肾小球硬化，伴有严重的蛋白尿，预后不佳。

二、药物和中毒引起的肾小管-间质性肾炎

抗生素和镇痛药的广泛应用已使药物成为引起肾脏损伤的主要原因之一。药物和中毒可诱发肾间质的免疫反应，引起急性过敏性间质性肾炎，也可造成肾小管的慢性损伤，最终导致慢性肾衰竭。

（一）急性药物性间质性肾炎

1. 病因和发病机制　可由抗生素、利尿药、非甾体抗炎药（NSAIDs）及其他药物引起。急性药物性间质性肾炎主要由免疫机制引起。药物作为半抗原与肾小管上皮细胞胞质或细胞外成分结合，产生抗原性，引起IgE的形成和（或）细胞介导的免疫反应，导致肾小管上皮细胞和基膜的免疫损伤和炎症反应。

2. 病理变化　肾间质出现严重的水肿、淋巴细胞和巨噬细胞浸润，并有大量嗜酸性粒细胞和中性粒细胞，可有少量浆细胞和嗜碱性粒细胞。新型青霉素和噻嗪类利尿药等药物可引起具有巨细胞的间质肉芽肿性改变。肾小管出现不同程度的变性和坏死。肾小球通常不受累，但NSAIDs引起的间质性肾炎可伴有微小病变性肾小球病和肾病综合征。

3. 临床病理联系　患者常在用药后2~40天（平均15天）出现发热、一过性嗜酸性粒细胞增高等症状。约25%的患者出现皮疹。肾脏病变引起血尿、轻度蛋白尿和白细胞尿。约50%患者的血清肌酐水平增高，也可出现少尿等急性肾衰竭的症状。

（二）镇痛药性肾炎

镇痛药性肾炎（analgesic nephritis）又称为镇痛药性肾病（analgesic nephropathy），是混合服用镇痛药引起的慢性肾脏疾病，病变特点是慢性肾小管间质性炎症，伴有肾乳头坏死。

1. 病因和发病机制　患者大量服用至少两种镇痛药。阿司匹林和非那西丁合剂可引起肾乳头坏死和肾小管间质的炎症。非那西汀代谢产物通过共价结合和氧化作用损伤细胞。阿司匹林通过抑制前列腺素的血管扩张作用使肾乳头缺血，加重细胞损伤。肾乳头损伤是药物的毒性作用和缺血共同作用的结果。

2. 病理变化　肉眼观：双肾体积正常或轻度缩小，肾皮质厚薄不一。坏死乳头表面皮质下陷。肾乳头发生不同程度的坏死、钙化和脱落。镜下观：肾乳头早期出现灶状坏死。严重时整个肾乳头坏死，局部结构破坏，仅见残存的肾小管轮廓，并有灶状钙化。有的肾乳头从肾脏剥脱。皮质肾小管萎缩，间质纤维化并有淋巴细胞和巨噬细胞浸润。

3. 临床病理联系　临床常表现为慢性肾衰竭、高血压和贫血。贫血可能与镇痛药代谢产物对红细胞的损伤有关。实验室检查显示尿浓缩功能减退。肾乳头坏死可引起肉眼血尿和肾绞痛。核磁共振和CT检查可显示肾乳头坏死和钙化。停用相关镇痛药可使病情稳定，并可能使肾功能有所恢复。

第三节　肾和膀胱常见肿瘤

一、肾细胞癌

肾细胞癌（renal cell carcinoma）简称为肾癌，是起源于肾小管上皮细胞的一组恶性肿瘤，是成年人常见的肾脏恶性肿瘤。好发年龄为60~70岁，男女比例为2∶1，双侧发生占1%。临床上多以无症状性血尿为首发症状，还有腰痛、腹部包块，其他表现包括体重下降、贫血、发热等。少数患者还会出现副肿瘤综合征的表现，如红细胞增多症、高钙血症、高血压等。

1. 病因和发病机制　流行病学研究显示，吸烟被认为是引起肾细胞癌的最重要的危险因素，吸烟者肾细胞癌的发生率是非吸烟者的2倍。成年男性患者中，至少39%的病例有吸烟史。其他危险因素包括肥胖（特别是女性）、高血压、接触石油产品和重金属等。绝大多数肾细胞癌为散发，发病年龄较大，但有约4%的病例为遗传性，患者较年轻。

2. 病理变化　肉眼观：肾细胞癌多为单发，可发生于肾的任何部位，但多见于肾的上、下两极，上极更为常见。肿瘤多呈球形，常有假包膜形成，因而与周围肾组织界限清楚。有时肿瘤周围可见小的瘤结节。切面见肿瘤呈实性，淡黄色或灰白色，瘤体较大时可有灶状出血、坏死或钙化等改变，常表现为红、黄、灰、白等多彩状。镜下观：一般根据细胞的形态特征分为3种主要类型。

（1）**透明细胞性肾细胞癌**　最多见，占肾细胞癌的70%~80%，癌细胞体积较大，呈圆形或多边形，胞质透明，少数胞质为颗粒状。癌细胞多排列成腺泡状或实性片状，间质具有丰富的毛细血管和血窦（图9-8）。如出现肉瘤样结构，提示预后差。

（2）**乳头状肾细胞癌**　占肾细胞癌的10%~15%，癌细胞为立方或矮柱状，呈乳头状、小梁状或乳头实体状排列，纤维血管轴心内有砂粒体、泡沫状巨噬细胞和胆固醇结晶，并可发生水肿。

（3）**嫌色性肾细胞癌**　此型约占肾细胞癌的5%，多无症状，预后较透明细胞性肾细胞癌好。癌细胞实性片状、管状、小梁状、乳头状排列，可见肉瘤样结构。细胞界限清楚，胞质淡染或嗜酸性细颗粒状，核周晕明显，核皱褶，染色质深，可见偏心性的厚壁血管、灶状坏死或钙化（图9-9）。

3. 临床病理联系　肾细胞癌早期症状多不明显，经常到肿瘤体积很大时才被发现。具有诊断意义的三个典型症状是腰部疼痛、肾区包块和血尿，但三者同时出现的比例很小。其中最常见且最具有意义的症状是血尿，常为间歇性，早期可仅表现为镜下血尿。由于肿瘤产生的异位激素和激素样物质的作用，患者可出现多种副肿瘤综合征，如红细胞增多症、高钙血症、Cushing综合征和高血压等。

肾细胞癌具有广泛播散的特点，可直接蔓延至肾盂、肾盏甚至输尿管。癌组织穿破肾被膜时，可侵犯肾上腺和肾周脂肪组织。此外，肾细胞癌常侵入肾静脉，由于癌组织血管丰富，早期即可发生血道转移，最常发生于肺和骨。也可发生于局部淋巴结、肝、肾上腺和脑。

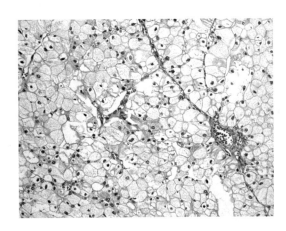

图 9-8　透明细胞性肾细胞癌镜下观

癌细胞多角形，胞质透明，细胞核小而深染

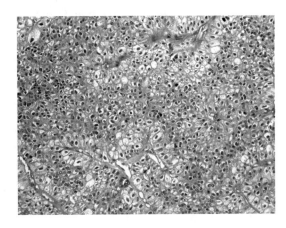

图 9-9　嫌色性肾细胞癌镜下观

癌细胞大小不一，胞膜清晰，胞质淡染或嗜酸性

肾细胞癌患者的预后较差，5 年生存率约 45%，如无转移可达 70%。如肿瘤侵入肾静脉和肾周脂肪组织，5 年生存率则降至 15%~20%。

二、肾母细胞瘤

肾母细胞瘤（nephroblastoma）又称为 Wilms 瘤（Wilms tumor），起源于肾内残留的后肾胚基组织，是儿童最常见的肾脏原发性恶性肿瘤。多发生于 6 岁以下儿童，50% 为 3 岁以下，偶可见于成人，男女发病率无差别。多数为散发性，但也有家族性病例的报道（占 1%~2.4%），以常染色体显性方式遗传，伴不完全外显性，部分患者可伴有不同的先天畸形。

1. 病因和发病机制　肾母细胞瘤的发生可能是胚基细胞向后肾组织分化过程中受到障碍并且持续增殖而形成的。

2. 病理变化　肉眼观：肾母细胞瘤多表现为单个实性肿物，约 10% 的病例为多灶性或双侧性。肿瘤体积常较大，边界清楚，可有假包膜形成。质软，切面隆起、实性或囊性，肿瘤的颜色与肿瘤的成分和继发改变有关，常为灰白或灰红色，继发出血、坏死、钙化者常呈多彩状，有的可见少量骨和软骨成分。镜下观：肾母细胞瘤的病变特征是具有胚胎发育不同阶段的幼稚肾小球或肾小管样结构。肿瘤组织包括间叶组织的细胞、上皮样细胞和幼稚细胞 3 种成分（图 9-10）。间叶细胞多为纤维性或黏液性，细胞较小，梭形或星状，可出现横纹肌、软骨、骨或脂肪等的分化。上皮样细胞体积小，圆形、多边形或立方形，可形成小管或小球样结构，也可出现鳞状上皮分化。幼稚细胞为小圆形或卵圆形原始细胞，胞质少。

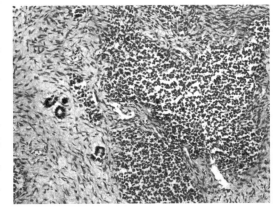

图 9-10　肾母细胞瘤镜下观

肿瘤组织包括间叶组织的细胞、上皮样细胞和幼稚细胞

3. 临床病理联系　肾母细胞瘤常伴发各种先天性畸形，最常见的有先天性无虹膜、泌尿生殖器畸形、发育迟缓等。

肾母细胞瘤的常见临床表现为腹部包块，偶见血尿、腹痛、肠梗阻和高血压等症状。肾母细胞瘤生长迅速，相当数量的病例在初诊时，肿瘤已占据大部分肾脏或已转移到肺。肿瘤以局部生长为主，较大肿瘤可侵犯肾周脂肪组织或肾静脉。由于手术切除、放疗和化疗的综合应用，目前患者的预后得到了很大改善。

三、尿路与膀胱上皮肿瘤

尿路上皮肿瘤可来源于肾盂、输尿管、膀胱黏膜及尿道，以膀胱最为常见。95%的膀胱肿瘤起源于上皮组织。绝大多数上皮性肿瘤成分为尿路上皮（即移行上皮），称尿路上皮肿瘤或移行上皮肿瘤。尿路上皮癌中最常见的是膀胱癌，膀胱癌的主要组织学类型是移行细胞癌，其他类型为鳞状细胞癌和腺癌，但均很少见。

1. 病因和发病机制 膀胱癌多发于50~70岁之间，男性多于女性，男女比例为3∶1。膀胱癌的发生与吸烟、接触芳香胺类化合物、埃及血吸虫感染、辐射和膀胱黏膜的慢性刺激等有关，其中，吸烟可明显增加膀胱癌发病的风险性，是最重要的影响因素。

膀胱癌发生的分子模式包括两条途径。第一条途径是通过位于9p和9q的抑癌基因的缺失，引起浅表的乳头状肿瘤。一些病例在此基础上发生p53缺失或突变，肿瘤发生浸润。另一条途径是通过p53突变导致原位癌，再发生9号染色体的缺失，发展为浸润癌。

2. 病理变化 按照WHO的分类，可将尿路（移行）上皮肿瘤分为尿路上皮乳头状瘤（urothelial papilloma）、内翻性乳头状瘤（inverted papilloma）、低度恶性潜能的乳头状尿路上皮肿瘤、非浸润性低级别乳头状尿路上皮癌、非浸润性高级别乳头状尿路上皮癌、尿路上皮原位癌和浸润性尿路上皮癌。肉眼观：膀胱的尿路上皮肿瘤的好发部位为膀胱侧壁和三角区近输尿管开口处。可为单发或多发，肿瘤大小不等，多呈乳头状或息肉状，有蒂与膀胱黏膜相连。分化较差者常呈扁平状突起，基底宽，无蒂，并可向深层浸润。切面灰白色，可见坏死等改变。镜下观：①尿路上皮乳头状瘤：占膀胱肿瘤的1%或更少，多见于青年。是指具有纤维血管轴心，被覆正常尿路上皮的外生性乳头状肿瘤。②内翻性乳头状瘤：是指由正常或轻微不典型的细胞组成，以内生性方式生长的一种良性肿瘤。③低度恶性潜能的乳头状尿路上皮肿瘤：类似尿路上皮乳头状瘤，但细胞增生显著，超过正常尿路上皮厚度。④非浸润性低级别乳头状尿路上皮癌：组织学结构比较规则，细胞排列紧密，维持正常的极性，但有明显的小灶状核异型性改变，表现为核浓染、少量核分裂象（多见于基底部）和轻度的核多形性（图9-11）。术后可以复发，少数可发生浸润。⑤非浸润性高级别乳头状尿路上皮癌：癌细胞排列紊乱，极性消失，异型性明显，核分裂象较多，可有病理性核分裂象。⑥尿路上皮原位癌：是一种平坦性病变，被覆上皮细胞核增大、多形、深染，核仁明显，可有病理性核分裂象，扩展至上皮表层。⑦浸润性尿路上皮癌：分为低级别和高级别，癌细胞穿过基底膜，在间质和肌层中浸润性生长（图9-12）。浸润性高级别乳头状尿路上皮癌易发生转移。侵袭性强的肿瘤可累及邻近的前列腺、精囊和输尿管等。有的可形成与阴道或直肠相通的瘘管。约40%的浸润性尿路上皮癌可发生局部淋巴结转移。高度间变的肿瘤在晚期可发生血道转移，常累及肝、肺和骨髓。

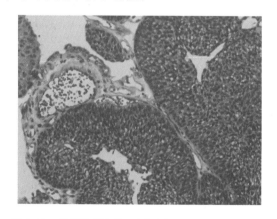 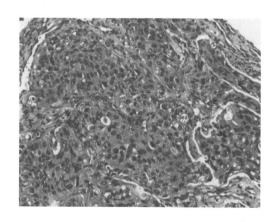

图 9-11 非浸润性低级别乳头状尿路上皮癌镜下观　　　　图 9-12 浸润性高级别尿路上皮癌镜下观

3. 临床病理联系 尿路上皮肿瘤最常见的症状是无痛性血尿。肿瘤表面坏死和溃疡、乳头状癌的乳头断裂等均可引起血尿。部分患者因肿瘤侵犯膀胱壁，刺激膀胱黏膜或并发感染，出现尿频、尿急和尿痛等泌尿道刺激症状。如膀胱癌阻塞输尿管开口，可引起肾盂积水、肾盂肾炎甚至肾盂积脓。

膀胱癌主要经淋巴道转移到局部淋巴结，可累及子宫旁、髂动脉旁和主动脉旁淋巴结。分化差的高级别尿路上皮癌晚期可经血道转移至肝、肺、骨髓、肾和肾上腺等处。

无论分化程度如何，尿路上皮癌手术后均易复发，部分复发肿瘤的分化程度较原发肿瘤差。患者的预后与肿瘤的组织学分级、浸润与否有较密切的关系。乳头状瘤、低度恶性潜能的乳头状尿路上皮肿瘤和低级别乳头状尿路上皮癌患者的10年生存率可达90%以上，而高级别尿路上皮癌患者的10年生存率仅为40%左右。

目标检测

答案解析

一、选择题

（一）A1 型题

1. 急性肾小球肾炎是一种（　　）

    A. 化脓性炎症　　　　B. 以出血为主的炎症　　　　C. 以变质为主的炎症

    D. 以渗出为主的炎症　　　E. 以增生为主的炎症

2. 新月体性肾小球肾炎的主要病变是（　　）

    A. 肾球囊脏层上皮细胞增生　　　B. 毛细血管壁纤维蛋白样坏死

    C. 单核细胞渗出于肾球囊内　　　D. 中性粒细胞渗出于肾球囊内

    E. 肾球囊壁层上皮细胞增生

3. 引起成人肾病综合征最常见的肾小球疾病是（　　）

    A. 轻微肾小球病变　　　B. IgA 肾病　　　C. 膜性肾小球肾炎

    D. 毛细血管内增生性肾小球肾炎　　　E. 膜增生性肾小球肾炎

4. 慢性硬化性肾小球肾炎的大体表现是（　　）

    A. 原发性颗粒性固缩肾　　　B. 继发性颗粒性固缩肾　　　C. 大红肾

    D. 大白肾　　　E. 凹陷性瘢痕肾

5. 肾盂肾炎最常见的感染途径是（　　）

    A. 血源性感染　　　B. 上行性感染　　　C. 外伤性感染　　　D. 医源性感染　　　E. 多途径感染

6. 患者，女性，24 岁。出现发热、腰痛、尿频、尿急、尿痛，尿中白细胞 10~15/HP。最可能的诊断是（　　）

    A. 膀胱炎　　　B. 毛细血管内增生性肾小球肾炎　　　C. 急性肾盂肾炎

    D. 慢性硬化性肾小球肾炎　　　E. 尿道炎

（二）X 型题

1. 慢性硬化性肾小球肾炎的主要临床表现有（　　）

    A. 尿频、尿急和尿痛　　　B. 氮质血症　　　C. 尿毒症　　　D. 贫血　　　E. 高血压

2. 肾病综合征包括（　　）

    A. 低蛋白血症　　　B. 高脂血症　　　C. 低补体血症　　　D. 大量蛋白尿　　　E. 高度水肿

二、思考题

1. 肾盂肾炎的感染途径和主要诱因。
2. 比较慢性肾小球肾炎与慢性肾盂肾炎的异同。

（仲丽丽）

书网融合……

| 本章小结 | 微课1 | 微课2 | 思政元素 | 题库 |

第十章 生殖系统及乳腺疾病

PPT

📋 **学习目标**

　　1. 掌握　慢性子宫颈炎的病理变化；宫颈上皮内瘤变（CIN）的概念和分级；乳腺癌的好发部位和组织学类型；滋养层细胞肿瘤的病理特点及区别。

　　2. 熟悉　宫颈癌、乳腺癌和滋养层细胞疾病的临床病理联系。

　　3. 了解　卵巢肿瘤的常见类型及病理特点。

⇒ **案例引导**

　　案例：患者，女性，38 岁。G_2P_1，停经 60 天，阴道不规则出血伴下腹隐痛 7 天。既往：体健。平时月经规律 5~7/30 天，量中，无痛经，工具避孕。1 年前足月顺产一女婴。查体：T 37.0℃，P 70 次/分，BP 140/100mmHg，R 18 次/分。下腹轻压痛，无反跳痛，无肌紧张。妇科检查：阴道少量陈旧性出血，宫颈光滑，无宫颈举痛，子宫如孕 10 周，质地软。B 超：子宫 10.4cm×7.0cm×5.0cm，肌层回声均匀，宫腔内未见妊娠囊，双附件区（－）。血常规：Hb 125g/L，WBC $4.5×10^9$/L，PLT $250×10^9$/L。血 HCG 380000mIU/ml。予清宫治疗，刮出大量葡萄状组织，送病检。诊断为葡萄胎。术后 2 个月，HCG 2300mIU/ml。

　　讨论：葡萄胎的病理变化是什么？为除外侵袭性葡萄胎，应做哪些检查？葡萄胎、侵袭性葡萄胎和绒癌的区别和联系有哪些？

　　生殖系统和乳腺的疾病，常见的有炎症、肿瘤、内分泌紊乱引起的疾病及妊娠相关疾病。生殖系统炎症虽然比较常见，但其病理变化比较单一。因此，生殖系统和乳腺肿瘤是本章学习的重点。

第一节　慢性子宫颈炎与附件炎

一、慢性子宫颈炎

　　慢性子宫颈炎（chronic cervicitis）是病原微生物感染引起的子宫颈慢性炎症，是育龄期妇女最常见的妇科疾病。

　　（一）病因及发病机制

　　慢性子宫颈炎常由链球菌、肠球菌、葡萄球菌、沙眼衣原体、淋球菌、单纯疱疹病毒和人乳头瘤病毒等引起。病原体感染与分娩、流产、性生活不洁、机械损伤以及长期慢性刺激有关。

　　（二）病理变化

　　肉眼观：多为宫颈外口病变处黏膜呈鲜红色、肿胀和糜烂样，触之发硬。镜下观：子宫颈黏膜充血水肿，间质内有淋巴细胞、浆细胞及单核细胞等慢性炎细胞浸润。间质纤维组织增生，子宫颈柱状上皮和腺上皮常伴有不同程度的增生及鳞状上皮化生。

根据慢性子宫颈炎的临床病理特点，将其分为以下几种类型。

1. 柱状上皮异位（columnar ectopy）　指子宫颈管黏膜柱状上皮下移，取代子宫颈阴道部损伤的鳞状上皮，由于覆盖的子宫颈管单层柱状上皮菲薄，其下间质透出而呈红色，外观呈细颗粒状的红色区。由于肉眼观似糜烂，过去称"子宫颈糜烂"，实际上并非真性糜烂。若同时伴有异型增生，则有可能发展为鳞状细胞癌。

2. 子宫颈息肉（cervical polyp）　由子宫颈黏膜上皮、腺体和间质结缔组织局限性增生而形成，常伴有充血、水肿及慢性炎细胞浸润。肉眼观：呈灰白色或粉红色，表面光滑，有蒂，直径数毫米到数厘米不等。

3. 子宫颈腺囊肿　慢性子宫颈炎时，因长期慢性炎症刺激，可出现鳞状上皮化生。如增生的鳞状上皮覆盖和阻塞子宫颈管腺体的开口，使黏液潴留，腺体扩大呈囊状，称子宫颈腺囊肿，又称纳博特囊肿（Nabothian cyst）。

（三）临床病理联系

主要表现为白带增多。由于病原菌种类及炎症程度的不同，白带的量、性质、气味及颜色也不同，如乳白色黏液状、淡黄色脓性等。有时有白带带血、腹坠、腰酸等症状。

二、附件炎

女性内生殖器官中，输卵管和卵巢称为附件。附件炎是指输卵管和卵巢的炎症。但输卵管炎和卵巢炎常合并有宫旁结缔组织炎、盆腔腹膜炎，因此，盆腔腹膜炎、宫旁结缔组织炎也被划入附件炎范畴。

（一）病理变化

附件炎常有以下几种类型。

1. 输卵管卵巢炎　输卵管炎是附件炎中最常见的一种类型，多为双侧性。炎症累及邻近的卵巢时，则称输卵管卵巢炎或附件炎。

上行感染累及输卵管内膜，引起炎症、黏膜水肿，有脓性渗出液。初期炎症局限于输卵管内膜，很快累及输卵管肌层，最后累及浆膜层，有纤维蛋白渗出，形成输卵管周围炎，导致输卵管充血、红肿、卷曲、伞端闭锁，输卵管内有脓液潴留。

2. 宫旁结缔组织炎　炎症沿宫旁淋巴管扩散，首先在宫旁组织及子宫阔韧带蜂窝组织发生炎症。

3. 输卵管卵巢脓肿　输卵管脓肿与卵巢脓肿贯通而形成输卵管卵巢脓肿，为盆腔脓肿中最常见的一种。

4. 输卵管积脓　两侧输卵管炎致使伞端闭锁，大量脓液潴留于输卵管内而形成输卵管积脓。因壶腹部肌层薄弱、易扩张，而峡部肌层较厚、较难扩大，形成的脓肿似烧瓶状，膨大处可达12~15cm。脓肿常与周围脏器粘连。输卵管间质部炎症可使输卵管壁明显增厚，输卵管变粗。

5. 盆腔积脓　附件炎急性期严重者，产生脓液常积存于子宫直肠窝而形成盆腔积脓。

（二）临床病理联系

附件炎分为急性和慢性两种。

1. 急性附件炎　症状明显，以急性下腹部疼痛为主，伴有发热、寒战，妇科检查时附件区有明显压痛和反跳痛，白细胞明显升高。急性附件炎如果治疗不及时或不彻底，可转为慢性附件炎。

2. 慢性附件炎　炎症反复发作，使盆腔充血，结缔组织纤维化，盆腔器官相互粘连。出现下腹部坠胀、疼痛及腰骶酸痛等症状，伴有白带增多、腰痛、月经失调等，在经期或劳累后加重。妇科检查时双侧或单侧附件区压痛，或出现压痛性的包块，白细胞数目常升高。输卵管的慢性炎症可导致输卵管纤维化、增粗甚至阻塞不通，与周围组织粘连。如输卵管两端闭塞，可形成输卵管积水，积水穿入粘连于一起的卵巢中，就会形成输卵管卵巢囊肿，造成不孕或宫外孕。

第二节　子宫内膜增生症与子宫内膜异位症

一、子宫内膜增生症

子宫内膜增生症（endometrial hyperplasia）是内源性或外源性雌激素增高引起的子宫内膜腺体或间质增生，临床主要表现为功能性子宫出血或绝经后流血，表现为月经量过多、经期延长，育龄期妇女和更年期妇女均可发病。其发生与卵巢雌激素分泌过多、孕酮缺乏有关。子宫内膜增生、非典型增生和宫内膜腺癌，在形态学和生物学上是连续的演变过程，病因和发病机制也极为相似。

病理变化如下。

肉眼观：增生的子宫内膜呈弥漫性或局灶性增厚，由于细胞形态和腺体结构增生和分化程度的不同，分型如下。

1. 单纯性增生（simple hyperplasia）　以往称腺囊性增生，腺体数量增加，腺体与间质的比例大于 1∶1，但小于 1∶3。细胞形态和排列与增生期子宫内膜相似（图 10-1）。部分腺体扩张成小囊。腺体被覆上皮一般为单层或假复层，细胞呈柱状，无异型性。约 1% 的单纯性子宫内膜增生可进展为子宫内膜腺癌。

2. 复杂性增生（complex hyperplasia）　以往称腺瘤性增生，腺体明显增生，相互拥挤，出现背靠背现象。腺体结构复杂且不规则，由于腺上皮细胞增生，可向腺腔内呈乳头状或向间质内呈出芽样生长，细胞无异型性，内膜间质明显减少。约 3% 可发展为腺癌。

3. 非典型增生（atypical hyperplasia）　为癌前病变，表现为复杂性增生伴有上皮细胞异型性，细胞极性紊乱，体积增大，核浆比例增大，核深染，核仁明显，可见多少不等的核分裂象。重度非典型增生有时与宫内膜腺癌较难鉴别，若病变范围超过 2mm 或有间质浸润，则为宫内膜腺癌，往往需经子宫切除后全面检查才能确诊。约 1/3 的患者可发展为腺癌。

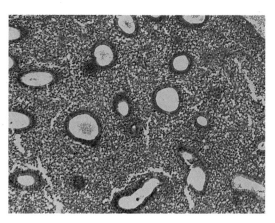

图 10-1　子宫内膜单纯性增生镜下观
子宫内膜腺体增多，腺上皮细胞呈柱状，无异型性

二、子宫内膜异位症 🅔微课

子宫内膜异位症（endometriosis）是指子宫内膜腺体和间质出现于子宫内膜以外的部位，80% 发生于卵巢，其余依次发生于以下组织或器官：子宫阔韧带、直肠阴道陷凹、盆腔腹膜、腹部手术瘢痕、脐部、阴道、外阴和阑尾等。子宫内膜异位症是一种常见的妇科疾病，多发生于育龄妇女，30~40 岁多见，近年来发病率有明显增高的趋势。

（一）病因及发病机制

病因未明，有以下几种学说：子宫内膜种植学说，即月经期子宫内膜经输卵管反流至腹腔器官，或子宫内膜因手术而种植在手术切口；淋巴及静脉播散学说；体腔上皮化生学说等。

（二）病理变化

异位的子宫内膜受卵巢分泌的激素影响而出现周期性反复性出血。肉眼观：紫红色，结节状，质软。因出血后机化，可与周围器官发生纤维性粘连。如发生在卵巢，反复出血可导致卵巢体积增大，形成囊腔，内含黏稠的咖啡色液体，称巧克力囊肿。镜下观：可见与正常子宫内膜相似的子宫内膜腺体、间质及红细胞、含铁血黄素，病程较长可见增生的纤维组织及含铁血黄素细胞。如子宫内膜腺体及间质异位于子宫肌层中（至少距子宫内膜基底层 2~3mm），称子宫腺肌病（adenomyosis），见图 10-2。

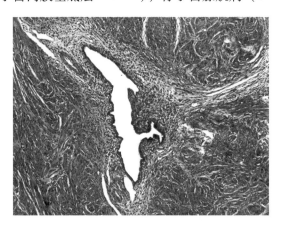

图 10-2　子宫腺肌病镜下观

子宫肌层中出现子宫内膜的腺体和间质

（三）临床病理联系

因子宫内膜异位的部位不同而出现不同的临床表现。主要表现为周期性发作的痛经、月经紊乱、不孕及性交痛等。

第三节　前列腺增生症

良性前列腺增生（benign prostatic hyperplasia，BPH），又称前列腺结节状增生（nodular hyperplasia of the prostate）或前列腺肥大（hypertrophy），以前列腺上皮和间质增生为特征，是老年男性的一种常见病，主要发生于 50 岁以上的男性，发病率随年龄的增加而增加，60~69 岁为发病高峰，80 岁以上的男性约有 75% 发生不同程度的增生。

一、病因及发病机制

病因及发病机制不明，可能与体内雄激素与雌激素的平衡失调有关。前列腺增生的发生和雄激素有关，青春期前切除睾丸的男性不会发生前列腺增生。

二、病理变化

肉眼观：病变呈结节状，结节大小不等，小到几毫米，大到数厘米。结节的颜色和质地与增生的成分有关，若以腺体增生为主，则质软，淡黄色，切面可见腺腔扩张呈海绵状，挤压可见乳白色液体流出。若以纤维间质增生为主，则结节为灰白色，质韧，编织状，和周围正常组织分界不清。有时呈弥漫性增生，结节形成不明显。

镜下观：主要为腺体、纤维组织和平滑肌增生形成的结节，因结节组成成分不同而有多种形态。①

纤维肌腺瘤样型：最常见，腺体、平滑肌和纤维组织同时增生，为混合性增生结节。②腺瘤样型：以腺体增生为主（图10-3）。③纤维肌型：以纤维组织和平滑肌增生为主。④肌型：以平滑肌增生为主，不见腺体。⑤纤维血管型：以纤维组织和小血管增生为主。

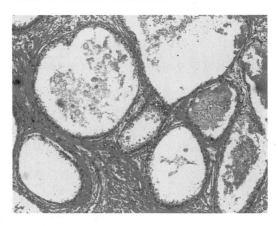

图 10-3　前列腺增生镜下观

腺体数量增加，腺腔扩张，腺腔内可见淀粉样小体

增生腺体的上皮由两层细胞组成，内层细胞呈柱状，突入腔内形成乳头，外层为立方或扁平状，腔内可见淀粉样小体。可见鳞状上皮化生和小灶状梗死。

三、临床病理联系

临床表现与尿道阻塞有关，表现为排尿困难、尿频、夜尿和尿流变细。病程长者可产生尿潴留和膀胱扩张。尿潴留伴细菌生长可诱发尿路感染和肾盂积水，严重者可导致肾功能衰竭。

第四节　生殖系统常见肿瘤

一、宫颈上皮内瘤变和宫颈癌

宫颈癌是女性常见的恶性肿瘤之一，多发生于30~60岁。由于子宫颈脱落细胞学检查的推广和普及，许多癌前病变和早期癌得到早期防治，浸润癌的发生率较过去明显减少，5年生存率和治愈率显著提高，但目前仍是女性肿瘤死亡的主要原因之一。

一般认为，宫颈癌的发生与早婚、早育、多产、性生活混乱、宫颈撕裂伤、局部卫生不良和包皮垢刺激等有关。流行病学资料显示，性生活过早和性生活混乱是宫颈癌发病的主要原因，经性传播的HPV（尤其是HPV16、18、31、33、58型等高危型）感染可能是宫颈癌的主要致病因素之一。吸烟和免疫缺陷可增加致癌风险。

（一）宫颈上皮内瘤变

宫颈上皮内瘤变（cervical intraepithelial neoplasia，CIN）属癌前病变，是指子宫颈上皮被不同程度异型的细胞所取代，从上皮异型增生到原位癌的一系列连续过程。表现为细胞大小不一，形态各异，核大深染，核浆比例增大，核分裂象增多，细胞极性紊乱。病变由基底层逐渐向表层发展。依据病变程度的不同，分为三级：Ⅰ级指异型细胞局限于上皮的下 1/3；Ⅱ级指异型细胞超过上皮的下 1/3 至 2/3；Ⅲ级指异型细胞超过上皮全层的2/3 和原位癌。子宫颈原位癌指异型增生的细胞累及子宫颈鳞状上皮全层，仅局限于上皮层内，未突破基底膜。原位癌的癌细胞可由表面沿基底膜通过宫颈腺口蔓延至子宫颈腺体内,取代部分或全部腺上皮,但仍未突破腺体的基底膜,称原位癌累及腺体,仍属于原位癌的范畴。

CIN Ⅰ 至 CIN Ⅲ 呈逐渐演化的连续过程,但 CIN Ⅰ 和 CIN Ⅱ 并不一定都发展为 CIN Ⅲ 甚至浸润癌,如治疗恰当,大多数 CIN Ⅰ 可逆转甚至治愈。发展为 CIN Ⅲ 和浸润癌的概率和所需时间与上皮内瘤变的程度有关,病变级别越高,其转化概率越高,时间越短。大约一半的 CIN Ⅰ 可自行消退,约10%的 CIN Ⅰ 可经 10 年以上由 CIN Ⅱ 发展到 CIN Ⅲ,仅有不到2%的 CIN Ⅰ 最终发展为浸润癌。而 CIN Ⅲ 在 10 年内发展为浸润癌的概率可高达20%。CIN Ⅰ 可见低危型 HPV 感染;而 CIN Ⅱ、CIN Ⅲ 多数上皮基因内可见高危型 HPV 基因的整合。因此,为避免临床诊断的差异,新近的 WHO 分类将 CIN Ⅰ 归入低级别鳞状上皮内病变(low-grade squamous intraepithelial lesion,LSIL),将 CIN Ⅱ 和 CIN Ⅲ 归入高级别鳞状上皮内病变(high-grade squamous intraepithelial lesion,HSIL)。当原位癌累及腺体时,称高级别鳞状上皮内病变累及腺体。免疫组化 p16 和 Ki67 染色有助于 LSIL 和 HSIL 的鉴别,HSIL 时,p16 和 Ki67 免疫组化染色呈弥漫性强阳性。

宫颈上皮内瘤变在临床上多无自觉症状,肉眼观察无特殊形态改变,子宫颈鳞状上皮和柱状上皮交界处为高危部位。阴道涂片巴氏染色可发现早期病变。临床上的简易检查方法如 Schiller 试验(用碘涂子宫颈,变色者为正常,不变色提示有病变)和醋酸试验(子宫颈不正常处变为白色斑块状)可用于查找病灶。阴道镜检查发现血管吻合或不规则分布出现"红白夹花"图像时,提示有病变。如要确诊,需进行脱落细胞学检查或组织病理学检查。宫颈脱落细胞学检查已成为普查宫颈癌的有效方法。

⊕ **知识链接**

Schiller 试验和醋酸试验的原理

1. Schiller 试验(碘试验) 是利用糖原遇碘变棕褐色的原理。正常的鳞状上皮含丰富的糖原,遇碘变成褐色;异常增生的上皮细胞不含糖原,遇碘不变色。

2. 醋酸试验(醋白反应) 宫颈上皮遇到3%~5%醋酸溶液后变成白色,这是细胞内蛋白质凝固后变得不透明而造成的。异常的宫颈上皮,尤其是宫颈上皮内瘤变及受 HPV 感染的细胞增生活跃,含有更多的蛋白质,所以遇醋酸后比周围正常组织变得更加不透明而变为白色。

临床上常为两种试验联合应用,辅助判断宫颈上皮内瘤变。

(二)子宫颈浸润癌

1. 病理变化

(1)肉眼观 可有四种不同类型。①糜烂型:环绕宫颈外口表面有粗糙的颗粒状糜烂区,或有不规则的溃疡面、潮红、质脆,直径多在 1cm 以下,触之易出血,在组织学上多属早期浸润癌,对放射线尚敏感。②外生菜花型:癌组织向宫颈表面生长,形成乳头状或菜花状突起,表面常有坏死和浅表溃疡形成,质脆、易出血,对放射线敏感。③内生浸润型:癌组织向宫颈深部组织浸润生长,使宫颈前后唇增厚变硬,但表面仍光滑或仅有浅表溃疡(图 10-4),对放射线敏感性差,临床检查易漏诊。④溃疡型:癌组织向深部浸润,表面同时坏死脱落,形成溃疡,似火山口状,常可见坏死组织,易合并感染。

(2)镜下观 组织学上可分为两类。①鳞状细胞癌:约80%

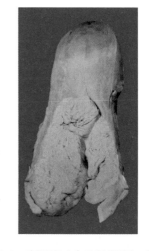

图 10-4 宫颈癌(内生浸润型)肉眼观

切面见癌组织灰白色,向宫颈深部
浸润性生长,宫颈表面光滑

的宫颈癌属于此型，常发生于宫颈鳞状上皮和柱状上皮的交界区。依据其进程，分为早期浸润癌和浸润癌。A. 早期浸润癌或微小浸润癌：指癌细胞突破基底膜，似泪滴状侵入基底膜附近的间质中，形成一些不规则的癌巢或条索，但浸润的深度不超过 5mm。多数患者无明显症状，经阴道涂片检查中发现异型细胞而被发现。早期浸润癌一般肉眼不能判断，只有在显微镜下才能确诊。B. 浸润癌：指癌细胞穿透上皮基底膜，向间质内浸润性生长，浸润深度超过 5mm，往往有明显的临床症状。按癌细胞分化程度，分为角化型鳞癌和非角化型鳞癌。②腺癌：约占 15%，此种类型的癌多发于子宫颈管部，大多数为高分化或中分化腺癌，高分化的黏液腺癌易漏诊。

2. 扩散

（1）**直接蔓延**　癌组织向上蔓延可破坏整段子宫颈，但很少侵犯宫体；向下可累及阴道穹窿及阴道壁；向两侧可侵及宫旁及盆壁组织。晚期可向前侵犯膀胱，向后侵犯直肠。

（2）**淋巴道转移**　是宫颈癌最重要和最常见的转移途径。癌组织首先转移到子宫旁淋巴结，然后至闭孔、髂内、髂外、髂总、腹股沟及骶前淋巴结，晚期可转移至锁骨上淋巴结。

（3）**血道转移**　较少见，晚期可经血道转移至肺、骨和肝。

3. 临床病理联系　早期常无明显症状，随着病变发展，可出现一系列临床表现。

（1）**阴道分泌物增多**　癌组织刺激宫颈腺体致分泌亢进，产生黏液样白带，癌组织继发感染，白带可有特殊腥臭味。

（2）**阴道不规则流血**　早期主要为接触性出血，晚期由于癌组织侵蚀大血管，可引起阴道大出血。

（3）**疼痛**　癌组织浸润或压迫神经，可引起下腹部及腰骶部疼痛。

（4）**其他症状**　晚期癌组织侵犯膀胱，可引起尿频、尿痛，严重时可发生膀胱阴道瘘。若肿瘤侵犯或压迫输尿管，可引起肾盂积水和肾功能衰竭。肾功能衰竭是宫颈癌患者死亡的常见原因。累及直肠，可出现里急后重、排便困难，甚至形成直肠阴道瘘。

临床上，依据宫颈癌的浸润深度和累及范围进行分期。预后取决于临床分期，原位癌与早期浸润癌如及时治疗，绝大多数预后良好。Ⅱ期术后，5 年生存率可达 75%；Ⅲ期为 50%；Ⅳ期仅有 10% 左右。化疗可延长晚期癌患者的生存时间。对于已婚妇女，定期做子宫颈细胞学检查，可早期发现宫颈癌。

二、子宫体癌

子宫体癌又称为宫内膜腺癌（endometrial adenocarcioma），是发生于子宫内膜上皮细胞的恶性肿瘤。好发于围绝经期和绝经后女性，55~65 岁为发病高峰，40 岁前少见。

宫内膜腺癌的原因迄今尚不明确，一般认为，宫内膜腺癌根据发病机制和生物学行为特点可分为雌激素依赖型（Ⅰ型）和非雌激素依赖型（Ⅱ型）。Ⅰ型主要与子宫内膜增生和雌激素持续长期作用有关，更年期激素替代疗法、肥胖、糖尿病、不孕和吸烟都是高危因素。Ⅱ型主要发生在非活动性或萎缩的子宫内膜，可能与体内雌激素的高水平无关。

（一）病理变化

1. 肉眼病变　根据范围分为局限型和弥漫型。

（1）**局限型**　多位于子宫底或子宫角，呈乳头状或菜花状向腔内突出，常见出血、坏死或溃疡形成。若癌组织小而浅，可在诊断性刮宫时全部刮出，切除的子宫内找不到癌组织。

（2）**弥漫型**　子宫内膜弥漫性增厚，色灰白，质脆，易有出血、坏死和溃疡形成，可浸润至肌层。

2. 组织学类型　表现为腺癌，分为三级：Ⅰ级分化良好，腺体结构清晰可见（图 10-5）；Ⅱ级分化中等，腺体组织结构较好，可有实性片状癌巢；Ⅲ级分化差，基本无腺体结构，癌巢呈实性片状，细胞异型性大。

（二）扩散

以直接蔓延为主，晚期发生淋巴道转移，血道转移少见。

1. 直接蔓延　向上可蔓延至子宫角、输卵管和卵巢，向下至宫颈和阴道，向外可浸润肌层达浆膜层，可累及腹膜和大网膜。

2. 淋巴道转移　可转移到腹主动脉旁淋巴结及盆腔淋巴结。

3. 血道转移　晚期可经血道转移至肺、肝和骨等处。

（三）临床病理联系

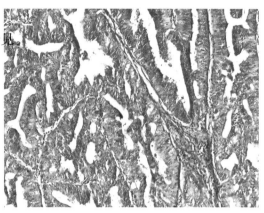

图 10-5　宫内膜腺癌镜下观

腺体排列拥挤、紊乱，可见腺体共壁，细胞轻度异型

患者可出现阴道不规则流血，部分患者可出现淡红色阴道分泌物，癌组织坏死脱落可排出脓性、臭味物质。晚期，癌组织侵犯盆腔神经，可引起腰骶部及下腹部疼痛，可放射至腿部。刮宫活检有利于早期发现肿瘤。预后：Ⅰ期术后 5 年生存率接近 90% ，Ⅱ期为 30%~50% ，晚期低于 20% 。

根据癌组织累及范围，宫内膜腺癌的分期见表 10-1。

表 10-1　宫内膜腺癌的临床分期

分期	病变范围
Ⅰ期	癌组织局限于宫体
Ⅱ期	癌组织累及宫体和宫颈
Ⅲ期	向宫外扩散，但未侵犯盆腔外组织
Ⅳ期	累及膀胱或直肠，包括转移

三、滋养层细胞肿瘤

滋养层细胞肿瘤包括葡萄胎、侵蚀性葡萄胎、绒毛膜癌和胎盘部位滋养细胞肿瘤，其共同特征为滋养层细胞异常增生。患者血清和尿液中人绒毛膜促性腺激素（human chorionic gonadotropin，HCG）含量高于正常妊娠。检测患者 HCG 的水平，可以作为这组病变的临床辅助诊断及治疗效果的随访观察。

（一）葡萄胎

葡萄胎又称为水泡状胎块，是胎盘绒毛的一种良性病变，多发生于 20 岁以下和 40 岁以上女性，可能与卵巢功能不足或衰退有关。其发病率有明显的地区差异，东南亚国家的发病率约是欧美国家的 10 倍；在我国，23 个省、市和自治区的调查统计显示，发病率为 1/150 次妊娠。葡萄胎分为完全性葡萄胎和部分性葡萄胎。

1. 病因及发病机制　病因未明。

完全性葡萄胎可能与营养状况、社会经济及年龄等因素有关。遗传学特点：完全性葡萄胎的染色体基因组是父系来源。染色体核型为二倍体。其中，90% 为 46,XX，即精子在空卵中自我复制成纯合子，称空卵受精；10% 核型为 46,XY，是两个精子（23,X 及 23,Y）在空卵内结合，称双精子受精。

部分性葡萄胎的遗传学特点：核型常是三倍体，表现为 69,XXX 或 69,XXY，为一个正常卵子与没有发生减数分裂的精子受精或与两个精子结合所致（图 10-6）。

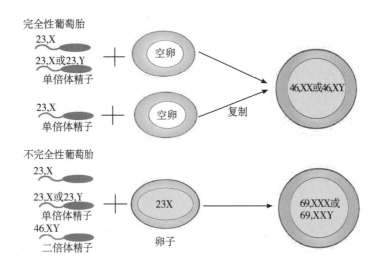

图 10-6　葡萄胎发病机制模式图

2. 病理变化　完全性葡萄胎所有绒毛均呈葡萄状，无胎儿；部分性葡萄胎仅累及胎盘一部分，可有部分正常绒毛，可伴有胎儿或其附属器官。

肉眼观：胎盘绒毛高度水肿，形成透明或半透明的薄壁水泡，内含清亮液体，有蒂相连，形似葡萄。病变局限于宫腔内，不侵入肌层（图 10-7）。

镜下观：主要有 3 个特点。绒毛间质高度水肿；间质内血管消失，或见少量无功能的毛细血管，内无红细胞；滋养层细胞有不同程度增生（图 10-8）。增生的细胞包括合体滋养层细胞（syncytiotrophoblast）和细胞滋养层细胞（cytotrophoblast），并有轻度异型性。滋养层细胞增生是葡萄胎最重要的特征。细胞滋养层细胞位于正常绒毛内层，胞质淡染，立方形或多边形，细胞间界限清楚。合体滋养层细胞位于正常绒毛外层，细胞体积大，不规则，胞质深红色，核深染，多个。正常绒毛在妊娠 3 个月后，仅剩合体滋养层细胞，而葡萄胎中这两种细胞持续存在，并增生活跃，失去正常排列，呈多层或成片聚集。

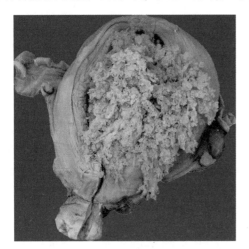

图 10-7　葡萄胎肉眼观

子宫体积增大，子宫腔内充满大小不一的水泡

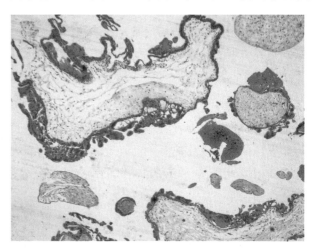

图 10-8　葡萄胎镜下观

绒毛体积增大，间质水肿，血管消失，滋养层细胞明显增生

3. 临床病理联系

（1）停经史 停经 2~3 个月后可出现阴道反复不规则流血，可有水泡状物排出。流血主要由滋养层细胞侵蚀血管引起。

（2）子宫体积异常增大 超过正常妊娠月份，主要由绒毛高度水肿引起。

（3）无胎心胎动 妊娠 5 个月后仍听不到胎心，感觉不到胎动。

（4）妊娠试验强阳性 由于滋养层细胞异常增生，患者血和尿液中绒毛膜促性腺激素（HCG）明显升高，检测 HCG 可协助诊断。

葡萄胎一经确诊，应立即彻底清宫。80%~90% 清宫后可痊愈，10%~15% 可发展为侵蚀性葡萄胎，大约有 2% 可恶变为绒毛膜癌。葡萄胎清宫后应密切随访，定期检测血清 HCG 水平。

（二）侵蚀性葡萄胎

侵蚀性葡萄胎（invasive mole）为介于葡萄胎和绒毛膜癌之间的交界性肿瘤。侵蚀性葡萄胎和葡萄胎的主要区别是前者水泡状绒毛侵入子宫肌层，引起子宫肌层坏死、出血。肉眼观：子宫表面有紫蓝色出血结节。可累及子宫阔韧带，或经血道转移至肺、脑等处。镜下观：子宫肌层可见完整的绒毛，滋养层细胞增生程度和异型性比良性葡萄胎显著，常见出血、坏死。

临床表现为葡萄胎清宫后，血或尿 HCG 持续阳性，阴道出现不规则流血。绒毛侵犯肌层大血管可引起大出血。原发灶切除后，转移灶可自行消退。大多数侵蚀性葡萄胎对化疗敏感，预后良好。

（三）绒毛膜癌

绒毛膜癌（choriocarcinoma）简称为绒癌，是起源于滋养层细胞的高度恶性肿瘤。绝大多数和妊娠有关，50% 继发于葡萄胎，25% 继发于自然流产，20% 发生于正常分娩后，5% 发生于早产和异位妊娠等。多发生于 20 岁以下和 40 岁以上女性。

1. 病理变化 肉眼观：癌结节单发或多发，侵入肌层，大者可突入腔内，可穿透宫壁达浆膜外。出血坏死，可出现暗红或紫蓝色结节。镜下观：癌组织由细胞滋养层细胞和合体滋养层细胞两种瘤细胞组成，细胞异型性显著，易见核分裂象，癌组织无间质、无血管，侵犯正常血管获取营养（图 10-9）。癌组织和周围正常组织有明显出血、坏死。癌细胞不形成绒毛状水泡状结构，这是和侵蚀性葡萄胎的区别。

2. 扩散 绒毛膜癌侵袭破坏血管的能力很强，易发生血道转移，最常转移到肺，其次为阴道、脑、肝和胃肠道等。少数病例在原发灶切除后，转移灶可自行消退。

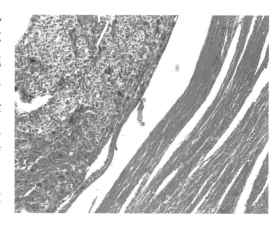

图 10-9 绒癌镜下观

肿瘤由细胞滋养层细胞和合体滋养层细胞组成，细胞异型性明显，侵犯肌层，肿瘤无间质、无血管

3. 临床病理联系 主要表现为葡萄胎流产后和妊娠数月甚至数年后，阴道出现持续不规则流血，子宫体积增大，血或尿 HCG 持续阳性。绒癌的主要特点是容易发生血道转移，转移到不同部位可出现相应症状。如肺转移可有咯血；脑转移可出现头痛、呕吐、瘫痪甚至昏迷；肾转移可出现血尿等。

绒癌高度恶性，以往以手术治疗为主，多在 1 年内死亡。应用化疗后，大多数患者可治愈，转移病例治愈率可高达 70%，甚至治愈后可正常妊娠。

葡萄胎、侵蚀性葡萄胎和绒毛膜癌的比较见表 10-2。

表 10-2　葡萄胎、侵蚀性葡萄胎和绒毛膜癌的比较

鉴别点	葡萄胎	侵蚀性葡萄胎	绒毛膜癌
组织起源	滋养层细胞	滋养层细胞	滋养层细胞
肿瘤性质	良性	交界性	恶性
绒毛结构	有	有	无
滋养层细胞增生	＋＋	＋＋＋	＋＋＋＋
出血坏死	无	可有	显著
血、尿 HCG	增高	增高	增高
有无侵犯肌层	无	有	有
转移	无	有	有

（四）胎盘部位滋养细胞肿瘤

胎盘部位滋养细胞肿瘤（placental site trophoblastic tumor）起源于胎盘绒毛外中间滋养叶细胞，罕见。核型多为双倍体，在妊娠几个月时发生。

1. 病理变化　肉眼观：子宫多增大，肿瘤可呈结节状（直径 1~10cm）、息肉状（直径 1~1.5cm）突入宫腔，或宫壁内界限清楚，或弥漫浸润宫壁使宫壁增厚。切面呈紫红色或棕褐色，质软，颗粒状，可伴微小出血灶。有时可浸润穿过肌层到浆膜或蔓延到子宫阔韧带、子宫附件。镜下观：由中间型滋养叶细胞组成，多呈圆形、多边形，少数为梭形，胞质丰富，嗜碱或透亮，细胞核多为单个圆形，核膜、核仁清楚，肿瘤细胞排列呈片块、条索状将平滑肌分隔开，而不造成广泛的肌组织损伤；侵犯血管，由瘤细胞和（或）纤维组织代替血管内皮细胞，保持其形态的相对完整性，血管内瘤栓不常见。

转移灶的病理学改变大多和原发灶相同。转移灶可见于肺、肝、脑、阴道、腹腔、肾、胃、脾、淋巴结。与绒毛膜上皮癌不同的是，胎盘部位滋养细胞肿瘤由单一增生的胎盘中间滋养叶细胞组成，而绒毛膜癌由两种细胞构成。免疫组织化学染色，大多数中间型滋养叶细胞为人胎盘催乳素（human placental lactogen，HPL）阳性；而仅少部分细胞 HCG 阳性。少数情况下，肿瘤细胞可出现异型，细胞丰富密集，核分裂象多见，并伴有较广泛的坏死，呈恶性组织学表现。

2. 临床病理联系　胎盘部位滋养细胞肿瘤虽然在局部呈现浸润性生长，但一般较局限，临床表现多为良性，10% 的病例可发生转移，偶尔见患者死亡。若 HCG 持续阳性，则预后和绒毛膜上皮癌相似。

四、卵巢上皮性肿瘤

卵巢上皮性肿瘤指来源于卵巢表面的生发上皮的肿瘤，是卵巢肿瘤中最常见的肿瘤，占原发性卵巢肿瘤的 50%~70%。卵巢上皮性肿瘤的生发上皮由胚胎发育时的原始体腔上皮衍生而来，具有分化为各种内生殖器上皮的潜能。这种上皮性肿瘤如果向输卵管上皮分化，就形成浆液性肿瘤；如果向宫颈黏膜分化，就形成黏液性肿瘤；如果向子宫内膜分化，就形成子宫内膜样肿瘤。各种上皮性肿瘤根据良性、恶性，又分为良性、恶性和交界性肿瘤。交界性肿瘤是指形态和生物学行为介于良性和恶性之间，具有恶变可能的肿瘤。

（一）浆液性肿瘤

1. 浆液性囊腺瘤（serous cystadenoma）　是卵巢最常见的肿瘤。约占浆液性肿瘤的 60%，多发生于 30~40 岁妇女，以单侧居多，也可双侧发生（约占 20%）。

肉眼观：多为圆形或卵圆形囊肿，囊内充满稀薄、清亮的浆液，体积大小不一，小者直径仅数厘米，大者可达小儿头大或更大，表面光滑，多为单房性，少数可为多房性。囊内壁光滑，为单纯性浆液性囊腺瘤；部分伴有乳头状突起，称乳头状浆液性囊腺瘤。镜下观：囊壁和乳头间质均由含血管的纤维

结缔组织构成，被覆上皮呈单层低立方状、柱状、纤毛柱状或钉状，核多位于中央，染色质纤细，核仁缺如或不明显，无病理性核分裂象（图 10-10）。有时在囊壁和乳头间质内可见圆形钙化小体（砂粒体）。

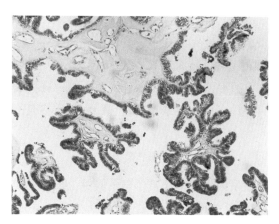

图 10-10 卵巢浆液性囊腺瘤镜下观
肿瘤呈乳头状突起，表面覆盖单层立方上皮，细胞无异型性

2. 交界性浆液性囊腺瘤（serous borderline cystadenoma） 约占浆液性肿瘤的 10%，其形态结构介于良、恶性浆液性囊腺瘤之间，属低度恶性，预后比浸润癌为好。

肉眼观：与良性乳头状浆液性囊腺瘤相似，但乳头状突起较多，常布满整个囊内表面，双侧发生率较高。镜下观：主要表现为乳头上皮呈 2~3 层，乳头分支较稠密或有微乳头状突起，核异型和核分裂象易见（每高倍视野不超过 2 个），无间质浸润。

3. 浆液性囊腺癌（serous cystadenocarcinoma） 约占浆液性肿瘤的 30%，为卵巢恶性肿瘤中最常见的类型，约半数为双侧性。患者以 40~60 岁妇女为最多。浆液性囊腺癌分为高级别和低级别两种类型。囊腺癌的发生与 BRCA1 和 BRCA2 突变有关，具有二者突变的 70 岁以上的患者常为高级别浆液性囊腺癌，同时伴有 Tp53 突变。

肉眼观：多数为多囊性，伴有实性区域，部分或大部囊内或囊外有乳头状突起，囊内多含混浊液体，乳头状物多为实性菜花状，常侵犯包膜并有出血坏死。镜下观：乳头分支多或呈实心团块，上皮细胞增生多呈 3 层以上，细胞有明显异型性，核分裂象常见，包膜和间质均有浸润是主要特征，砂粒体较多见。

扩散：可向腹腔种植，引起腹腔、盆腔腹水和粘连。淋巴道转移可累及腹股沟淋巴结、纵隔淋巴结和锁骨上淋巴结。晚期血道转移至肝、肺、骨等处。

（二）黏液性肿瘤

1. 黏液性囊腺瘤（mucinous cystadenoma） 比浆液性肿瘤少见，约占黏液性肿瘤的 80%。主要来源于卵巢表面上皮，向宫颈内膜上皮分化；另一来源是良性囊性畸胎瘤的单胚叶生长，其上皮和肠上皮相似，并可见杯状细胞。多发生于 30~50 岁妇女，多数为单侧，少数为双侧。

肉眼观：囊性肿块大小不一，一般直径 15~30cm，甚至达 50cm 以上，小者直径仅 1cm。圆或卵圆形，表面光滑，常为多房性，内含浓稠黏液。囊内壁光滑，很少有乳头。镜下观：上皮为单层高柱状黏液上皮，胞质含清亮黏液，核位于基底部，大小形状比较一致，染色质纤细，无明显核仁，亦无核分裂象。间质为纤维结缔组织。囊壁破裂时，上皮和黏液种植在腹膜上，在腹腔内形成胶冻样肿块，称腹膜假黏液瘤。

2. 交界性黏液性囊腺瘤（mucinous borderline cystadenoma） 为低度恶性，约占黏液性肿瘤的

10%，形态结构介于良、恶性黏液性囊腺瘤之间。五年存活率为95%~98%。

肉眼观：囊内壁有较多乳头状突起，6%的交界性黏液性囊腺瘤为双侧性。镜下观：乳头上皮层次增多，有乳头状突起，细胞有不同程度的异型性，无间质浸润。

3. 黏液性囊腺癌（mucinous cystadenocarcinoma） 约占黏液性肿瘤的10%，与交界性黏液性囊腺瘤的区别在于有明显的间质浸润。好发年龄在40~60岁。

肉眼观：肿瘤体积较大，表面光滑。黏液性囊腺癌20%为双侧性，多为多房，伴有乳头状结构和实性区域，常有出血坏死。囊内含有黏液血性浑浊液体。镜下观：腺体密集，形状不规则，上皮细胞增生多呈3层以上，细胞有明显异型性，核分裂象常见，包膜和间质均有浸润。癌组织种植到腹膜时，可产生血性腹水。

（三）卵巢子宫内膜样肿瘤

良性肿瘤少见，多为单房，囊壁内上皮似正常子宫内膜腺上皮，间质有含铁血黄素细胞。交界性瘤少见。卵巢子宫内膜样癌多为单侧，囊性或实性，有乳头生长，囊液呈血性。镜下与宫内膜腺癌相似，常并发宫内膜腺癌。

五、性索间质肿瘤

性索间质肿瘤（sex cord-stromal tumor）起源于原始性腺中的性索和间质细胞。女性的性索间质细胞称为颗粒细胞（granulosa cell）和卵泡膜细胞（theca cell），形成颗粒细胞瘤和卵泡膜细胞瘤；男性的称为支持细胞（Sertoli cell）和间质细胞（Leydig cell），形成支持细胞瘤和间质细胞瘤。

（一）颗粒细胞瘤

颗粒细胞瘤（granulosa cell tumor）是最常见的一种具有内分泌功能（以雌激素为主）的卵巢肿瘤，为低度恶性肿瘤，以50岁左右的妇女常见。能分泌雌激素，有女性化作用，青春期前可出现假性性早熟，在生育年龄引起月经紊乱，绝经后妇女则有子宫内膜增生，甚至发生腺癌。

肉眼观：肿瘤多为单侧性，大小不一，表面光滑或分叶状，切面实性，半数呈囊性变，黄色，为含脂质的黄素化的颗粒细胞，间质白色，常伴有出血。镜下观：瘤细胞大小一致，体积较小，圆形或椭圆形，核膜有皱褶或核沟为其特点，称咖啡豆样外观。肿瘤细胞呈团索状排列，可有腺腔样或花环样腔隙，排成卵泡样结构，中央为粉染的蛋白样物质或退化的细胞核，称为Call-Exner小体。

颗粒细胞瘤分为成人型颗粒细胞瘤和幼年型颗粒细胞瘤。预后一般良好，但肿瘤破裂或有卵巢外扩散者预后差。5年存活率达80%左右。少数病例治疗后多年可复发，应长期随访。

（二）卵泡膜细胞瘤

卵泡膜细胞瘤（thecoma）的发病率为颗粒细胞瘤的50%，大多数属良性，但有2%~5%为恶性。多发生于绝经后，40岁前少见。

肉眼观：肿瘤多为单侧，大小不一，一般为中等大小，质硬，表面光滑，切面实性，灰白色，典型者有黄色脂质区。镜下观：瘤细胞由成束的短梭形细胞组成，核卵圆形，居中，胞质因含脂质成分而成空泡状。胶原纤维可发生玻璃样变而分隔瘤细胞。瘤细胞发生黄素化，细胞大而圆，核圆居中，称黄素化的卵泡膜细胞瘤。

肿瘤可分泌更多的雌激素，女性化症状比颗粒细胞瘤显著。常合并子宫内膜过度增生甚至宫内膜腺癌。恶性卵泡膜细胞瘤可直接浸润邻近组织，并可发生远处转移，预后较一般卵巢癌好。

（三）支持-间质细胞瘤

支持-间质细胞瘤（Sertoli-Leydig cell tumor）主要发生在睾丸，较少发生于卵巢，任何年龄均可发病，多发于年轻育龄期妇女。该瘤可分泌少量雄激素，若大量分泌可有男性化表现。

肉眼观：肿瘤多为单侧发生，表面光滑，实性分叶状，色黄或棕黄。镜下观：由支持细胞和间质细胞按不同比例混合而成。高分化者由和胎儿睾丸的曲细精管相似的腺管构成，细胞为柱状；腺管之间为纤维组织和数量不等的间质细胞，间质细胞体积大，胞质丰富嗜酸，核圆形或卵圆形，核仁明显。中分化者肿瘤主要由未成熟的支持细胞组成，疏松结缔组织内有大量间质细胞；肿瘤细胞产生雄激素，临床上有男性化表现。低分化者又称为肉瘤样型，肿瘤细胞有中、重度异型性，核分裂象较多；临床上有明显的男性化。高分化者肿瘤手术切除可治愈，低分化者肿瘤可复发或转移。

六、生殖细胞肿瘤

来源于生殖细胞的肿瘤占所有卵巢肿瘤的 20%~30%。生殖细胞肿瘤的组织类型复杂，原始生殖细胞未分化时可发生无性细胞瘤，生殖细胞未分化可发生胚胎癌，如发生胚胎分化可形成畸胎瘤；胚外组织分化可发生绒毛膜癌、卵黄囊瘤；间质肿瘤起源于卵巢或睾丸的性索，较少见的上皮性肿瘤来源于体腔上皮；而且，肿瘤发生部位多，不同部位的各种肿瘤形态相似，但组织类型及生物学特性不尽相同，各类肿瘤中既有良性成分又有恶性成分，恶性成分决定生物学行为。依据肿瘤的组织来源，可将生殖细胞肿瘤分为以下几类。

（一）畸胎瘤

畸胎瘤（teratoma）是来源于有多向分化潜能的生殖细胞的肿瘤，含有两个或三个胚层的多种组织成分，结构排列错乱。根据其外观，可分为囊性及实性两种；根据其组织分化成熟程度，可分为良性畸胎瘤和恶性畸胎瘤两类。最常发生于卵巢和睾丸。偶可见于纵隔、骶尾部、腹膜、松果体等部位。

1. 良性畸胎瘤 又称成熟畸胎瘤（mature teratoma），是最常见的生殖细胞肿瘤，多见于卵巢。肉眼观：肿瘤多为囊性、单房，囊腔内可有皮脂、毛发，甚至可见牙齿，也称皮样囊肿（图 10-11）。囊壁常有结节状隆起，称头节。有时能见到小块骨、软骨等。镜下观：可见皮肤及其附件，还可见到脂肪、消化道腺体、纤毛柱状上皮、骨、软骨、脑、平滑肌等组织，各种组织分化成熟（图 10-12）。良性畸胎瘤预后好，约有 1% 可恶变，多发生在绝经后女性，主要为鳞状细胞癌。

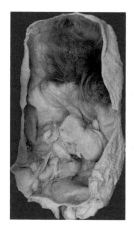

图 10-11　畸胎瘤肉眼观

肿瘤为囊性，囊腔内可见毛发，囊壁有结节状隆起

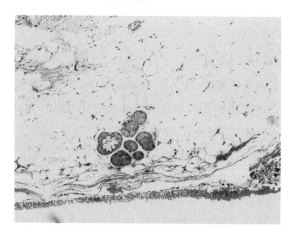

图 10-12　畸胎瘤镜下观

可见纤毛柱状上皮、脂肪组织、浆液腺和混合腺

2. 恶性畸胎瘤 又称未成熟畸胎瘤（immature teratoma），主要特点为在肿瘤中见到不等量的分化不成熟的胚胎样组织。肉眼观：肿瘤多为实体分叶状，可见许多小囊腔。镜下观：可见由未成熟神经组织组成的原始神经管和菊形团，未成熟的骨或软骨。预后和肿瘤分化程度有关，高分化者预后好，低分化或未分化者预后差。本瘤常发生转移，可转移至盆腔及远处器官。

（二）无性细胞瘤

无性细胞瘤（dysgerminoma）是由未分化、多潜能原始生殖细胞组成的恶性肿瘤。其中，发生在卵巢的，称卵巢无性细胞瘤，为中度恶性的生殖细胞肿瘤，占卵巢恶性肿瘤的 2%~4%；发生在睾丸的，称睾丸精原细胞瘤（seminoma），是睾丸最常见的肿瘤。好发年龄为 10~30 岁。

无性细胞瘤常为单侧性，10%~17% 为双侧性，这与未成熟畸胎瘤及卵黄囊瘤均为单侧性不同，手术时对保留卵巢应行剖开探查及活体组织检查。肿瘤为圆形、肾形或椭圆形，体积较大，多数直径为 15~20cm。肿瘤为实性，表面光滑，呈分叶状，切面质软鱼肉样。约 50% 有坏死及出血区，偶见囊性间隙。肿瘤可与邻近组织粘连，可见血性腹水。镜下观：肿瘤细胞体积大，呈圆形、卵圆形，形态较为一致，界限清楚；细胞核大，圆形，居中，常见核分裂象；胞质丰富、透亮。瘤细胞常排列成巢状、片状或条索状。肿瘤间质结缔组织内常见多少不等的淋巴细胞浸润，有时可见到结核性肉芽肿样结构，结缔组织玻璃样变。肿瘤细胞碱性磷酸酶阳性有助于诊断。

无性细胞瘤对放疗和化疗敏感，5 年生存率可达 80% 以上。晚期经淋巴道转移至髂部和主动脉旁淋巴结。

（三）胚胎性癌

胚胎性癌（embryonal carcinoma）好发于 20~30 岁的青年人。盆腔内发现肿块为最常见症状，肿瘤生长往往较迅速。常有腹痛，较轻者为隐痛。青春期以前的儿童常表现为性早熟；青春期后的患者，常表现为闭经、不孕、毛发增生等。

肉眼观：肿瘤边界不清，切面呈灰白色或茶褐色，实质性，但有无数囊性间隙，其内含有黏性物质，常见出血坏死。镜下观：肿瘤细胞较大，呈圆形或多边形，细胞质多，细胞核圆，大而居中，类似无性细胞瘤。肿瘤细胞常排列呈片状、巢状、腺泡状、小管状、索条状或乳头状。腺管上皮呈柱型，黏液染色阳性。此外，肿瘤内可出现类似合体滋养层细胞的多核瘤巨细胞，孤立或成群地散布于肿瘤内。

（四）卵黄囊瘤

卵黄囊瘤（yolk sac tumor）又称为内胚窦瘤，是指形态上为各种内胚层样结构，包括原肠和胚体外分化（如卵黄囊泡）以及胚体内分化（如小肠、肝）的畸胎瘤样原始内胚层肿瘤。发病年龄多在 30 岁以下。

肉眼观：肿瘤体积较大，质脆而软，灰白或灰黄色黏液样，微囊结构呈蜂窝状，常有大小不等的出血及坏死灶。镜下观：结构多样。①微小囊状结构，被覆扁平或立方上皮；②内胚窦样结构，肿瘤细胞围绕厚壁血管，呈极向紊乱的乳头状，乳头外为球囊样结构；③实性结构，幼稚胚胎性实性上皮团索状；④腺泡或腺管样结构；⑤多囊状卵黄囊样结构；⑥间质疏松黏液样；⑦乳头状；⑧大囊状；⑨肝样结构，似肝癌；⑩原始内胚层，似肠型上皮分化。这些结构混合存在，常以 2~3 种结构为主要成分。

卵黄囊瘤对化疗敏感，分化较好的子宫内膜腺样结构预后较好。

七、前列腺癌

前列腺癌（prostate cancer）是指发生于前列腺的上皮性恶性肿瘤。发病年龄在 55 岁前处于较低水平，55 岁后逐渐升高，发病率随着年龄的增长而增长，高峰年龄是 70~80 岁。发病率和死亡率在欧美国家居肿瘤第二位，仅次于肺癌。我国发病率较低，但近年来呈上升趋势。

前列腺癌的发生与遗传因素、种族、性活动、饮食习惯、激素有关。黑种人发病高于白种人，中国和日本最低；性活动较多者，患前列腺癌的风险增加。高脂肪饮食与发病也有一定关系。去势手术（切除睾丸）或服用雌激素可抑制肿瘤生长，说明雄激素和前列腺癌的发生相关。此外，前列腺癌的发病可能与种族、地区、宗教信仰有关。

⊕ 知识链接

前列腺的正常结构

前列腺分为五叶，即1个前叶、1个中叶、1个侧叶和2个后叶。

前列腺的腺体有三种类型，分别为最小的尿道旁腺体、黏膜下腺体和构成前列腺绝大部分的外周腺体。

前列腺的腺体由两层细胞组成，一种是位于基底部的立方细胞，另一种是朝向腺腔的高柱状细胞。

（一）病理变化

肉眼观：约70%的肿瘤发生在前列腺外周区的腺体，质地硬韧，瘤体多呈结节状，境界不清。切面呈颗粒状，浅黄色，偶见出血坏死。

镜下观：95%表现为腺癌，腺癌多数分化较好，腺体排列紊乱，大小形状不一，可见背靠背现象。腺体外层基底细胞层消失，由正常的两层上皮变为单层上皮，有时可呈乳头状。细胞核体积增大，呈空泡状，核仁显著，核分裂象少见，细胞异型性不明显。分化差的可呈筛状或实性、梁状结构，腺体较少或无明显腺体形成。5%表现为鳞癌、移行上皮癌、脂肪肉瘤及恶性淋巴瘤。

⊕ 知识链接

前列腺的 Gleason 分级

前列腺的病理分级采用 Gleason 分级系统。评分标准如下。Gleason1（很少见）：规则的腺体，出现背靠背现象，形成小结节；Gleason2：较不规则的大腺体，背靠背密集，形成小结节，结节内腺体不融合；Gleason3：浸润性生长的小腺体或腺泡，或小型筛状结构腺体；Gleason4：融合腺体，大型筛状腺体，或呈肾透明细胞癌样；Gleason5：实性癌巢（无腺样结构），单个癌细胞浸润，或呈粉刺样癌（癌细胞坏死）。

（二）临床病理联系

前列腺癌多起源于前列腺的周边带，起病隐匿，生长缓慢，早期可无任何症状，筛查时发现血清前列腺特异性抗原（prostatic-specific antigen，PSA）升高和（或）直肠指检发现前列腺异常改变。晚期肿瘤局部进行性增大，压迫尿道前列腺部，可出现进行性排尿困难、尿频、尿急、尿痛、尿意不尽感等，严重时尿滴沥及发生尿潴留。经血道转移最常转移到骨，包括脊柱、髋骨、肋骨和肩胛骨，可引起转移部位骨痛。男性肿瘤骨转移应首先考虑前列腺癌的转移。淋巴结转移多发生在髂内、髂外、腹膜后、腹股沟、纵隔、锁骨上等部位。

直肠指诊、经直肠或会阴的细针穿刺活检，是诊断早期前列腺癌的最有效办法。骨骼 X 线和 CT 检查是诊断骨转移的有效方法。

八、阴茎癌

阴茎鳞状细胞癌是指起源于阴茎鳞状上皮的恶性肿瘤，多发生在中老年男性。发病与 HPV 感染、包茎、包皮过长以及吸烟有关。降低 HPV 的感染率，行包皮环切以保持生殖器的清洁，减少吸烟，均可有效防止阴茎癌的发生。

（一）病理变化

肿瘤一般发生在龟头或包皮内接近冠状沟的区域。肉眼观：呈扁平状、菜花状或溃疡状。镜下观：为分化不一的鳞状细胞癌，一般分化较好，可见角化珠及细胞间桥。疣状癌大体和镜下均和尖锐湿疣相似，肿瘤呈乳头状生长，局部呈舌状向深部推进性浸润。

（二）临床病理联系

阴茎癌常在包皮内生长，早期不易发现。进展缓慢，病变呈乳头状或扁平突起，溃疡周边隆起，分泌恶臭液体，并可穿破包皮露出癌肿。肿瘤早期即可发生双侧腹股沟淋巴结转移，血行及远处转移少见。

第五节　乳腺疾病

乳腺疾病包括乳腺增生性病变、乳腺纤维腺瘤、乳腺癌和男性乳腺发育。

一、乳腺增生性病变

（一）乳腺纤维囊性变

乳腺纤维囊性变（fibrocystic change of the breast）是最常见的乳腺疾患，以末梢导管和腺泡扩张、间质纤维组织和上皮不同程度增生为特点，为非肿瘤性病变。多发于 25~45 岁的女性，绝经前达发病高峰，绝经后一般不再进展，极少在青春期前发病。发病多与卵巢内分泌失调有关，孕激素减少而雌激素分泌过多对此病的发生起一定的作用，但确切的发病机制仍不十分清楚。

1. 病理变化　分为非增生型乳腺纤维囊性变和增生型乳腺纤维囊性变两种。

（1）非增生型乳腺纤维囊性变　肉眼观：常为双侧，多灶小结节性分布，边界不清，囊肿大小不一、多少不等，相互聚集的小囊肿和增生的间质纤维组织相间交错，可产生斑驳不一的外观。大的囊肿因含有半透明浑浊液体，外表面呈蓝色，故称蓝顶囊肿（blue-domed cysts）。镜下观：囊肿被覆的上皮可为柱状或立方上皮，但多数为扁平上皮，上皮亦可完全缺如，仅见纤维性囊壁。腔内偶见钙化。如囊肿破裂，内容物外溢进入周围的间质，可致炎症性反应和间质纤维组织增生，纤维化的间质进一步发生玻璃样变。

囊肿上皮常可见大汗腺化生（apocrine metaplasia），细胞体积较大，胞质嗜酸性，胞质的顶部可见典型的顶浆分泌小突起，形态和大汗腺的上皮相似。

（2）增生型乳腺纤维囊性变　除了囊肿形成和间质纤维组织增生外，增生性乳腺纤维囊性变往往伴有末梢导管和腺泡上皮的增生。上皮增生使层次增多，并形成乳头突入囊内，乳头顶部相互吻合，构成筛状结构。囊肿伴有上皮增生，尤其是有上皮异型增生时，有演化为乳腺癌的可能，应视为癌前病变。

2. 分类　依据上皮增生程度的轻重不同，分为：①轻度增生；②旺炽性增生；③非典型性增生；④原位癌。

非增生型乳腺纤维囊性变无继发浸润性癌的危险性，旺炽性增生型纤维囊性变发生癌变的危险度增加 1.5~2 倍，导管和小叶的非典型性增生演变为浸润性癌的机会增加 5 倍，而导管和小叶的原位癌进一步发展为浸润性癌的可能性则增加至 10 倍。这说明，乳腺纤维囊性变无论是临床、放射线影像还是病理变化，均与乳腺癌有某些相似之处，和癌的发生确有一定关系，但是否发展为乳腺癌主要取决于导管和腺泡上皮增生的程度和有无非典型性增生。

（二）乳腺硬化性腺病

乳腺硬化性腺病（sclerosing adenosis of the breast）是一种伴有显著间质硬化的以小叶为中心的良性病变，少见。

肉眼观：灰白质硬，与周围乳腺分界不清。镜下观：腺泡紧密排列，呈器官样增生并呈小叶状排列，受累的腺泡由于间质挤压而拉长和扭曲；小管由腺上皮和肌上皮构成双层结构，肌上皮成分明显可见；病变中央处于早期阶段，细胞丰富，而周边部分细胞减少，硬化改变明显。

二、乳腺纤维腺瘤

乳腺纤维腺瘤是发生于乳腺小叶内纤维组织和腺上皮的混合性瘤，是乳腺良性肿瘤中最常见的一种。可发生于青春期后的任何年龄的女性，但以 20~35 岁的青年女性多见。本病的发生与内分泌激素失调有关，如雌激素相对或绝对升高可引起本病。

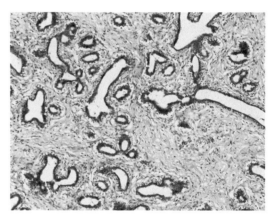

病理变化，腺瘤常为单发，多发者少见。肉眼观：腺瘤呈圆形或卵圆形，直径以 1~3cm 多见，偶可见巨大者。表面光滑，质地坚韧，边界清楚，与皮肤和周围组织无粘连，活动度大。镜下观：肿瘤由增生的纤维组织和腺体组成，腺体圆形或被周围的纤维结缔组织挤压呈裂隙状。间质通常较疏松，也可致密，发生玻璃样变性（图 10-13）。

腺瘤多无痛感，其大小、形状一般不随月经周期而变化。通常生长缓慢，可以数年无变化，但在妊娠期和哺乳期可迅速增大，个别的可发生肉瘤样变。

图 10-13　乳腺纤维腺瘤镜下观
肿瘤由增生的纤维组织和腺体组成

三、乳腺癌

乳腺癌是 40 岁以上的女性最常见的恶性肿瘤，起源于乳腺终末导管和小叶腺泡上皮。北欧和北美发病率最高，我国的发病率逐年上升，已居女性恶性肿瘤第一位。乳腺癌大约有 50% 发生在乳腺外上象限，其次约 20% 发生在乳腺中央区，其余各个象限各约占 10%。多数为单侧乳腺发病，双侧发病者少见，约 1% 的乳腺癌为男性乳腺癌。

乳腺癌的病因和发病机制尚不明确，可能与遗传因素、雌激素的长期作用、长期大量接触辐射线、哺乳减少或不哺乳、环境因素及不良饮食习惯有关。5%~10% 的乳腺癌患者有家族遗传倾向，研究发现，抑癌基因 *BRCA1* 与 *BRCA2* 突变或缺失与有遗传倾向的乳腺癌发病相关。*BRCA1* 基因突变主要发生在家族性乳腺癌人群中，其突变阳性率在家族性乳腺癌和卵巢癌人群中为 80% 左右；在无 *BRCA1* 基因突变的遗传性乳腺癌中，70% 的病例与 *BRCA2* 基因突变有关。

（一）病理变化

乳腺癌根据是否浸润，分为非浸润性癌和浸润性癌两类。

1. 非浸润性癌（noninvasive carcinoma） 分为导管内原位癌及小叶原位癌。

（1）导管内原位癌（ductal carcinoma in situ，DCIS） 主要发生于乳腺小叶的终末导管–小叶单位上皮细胞。占所有乳腺癌的15%~30%，导管显著扩张，但癌细胞局限于导管内，未突破基底膜。随着影像学检查和普查的发展，导管内原位癌的检出率显著提高。钼靶X线检查多表现为簇状微小钙化灶。

以核级为基础，兼顾坏死和核分裂象，将DCIS分为3级，即低级别、中级别和高级别。低级别DCIS，病变范围超过2mm，主要为小的单型性细胞构成，细胞形态、大小一致，核仁不明显，核分裂象少见。中级别DCIS结构多样，细胞异型性介于低级别和高级别之间。高级别DCIS多由较大的多形性细胞构成，核仁明显，核分裂象常见；管腔内常出现伴有大量坏死碎屑的粉刺样坏死。DCIS可发展为浸润癌，但并不是所有病例都会发展成浸润癌。活检证实，如不经任何治疗，20年后，其中30%可发展为浸润癌。转移概率与组织学类型有关，高级别DCIS远远高于低级别DCIS。

（2）小叶原位癌（lobular carcinoma in situ，LCIS） 癌细胞在乳腺小叶末梢导管及腺泡内呈实性排列，局限于腺泡内，未突破基底膜，小叶结构尚存。肉眼无明显特征，常在乳腺切除标本中无意发现。70%为多中心性，30%累及双侧乳腺。镜下观：癌细胞体积较小，大小形态比较一致，核圆形或卵圆形，核分裂象罕见。一般无坏死，间质无明显的纤维组织增生及炎症反应。LCIS发展为浸润癌的风险相对较小，终身发生癌变的概率为5%~32%。

2. 浸润性癌（invasive carcinoma） 浸润性癌是指癌细胞突破乳腺导管或腺泡的基底膜而侵入间质内，占乳腺癌的85%以上。

（1）浸润性导管癌（invasive ductal carcinoma） 为非特殊型浸润性癌，由导管内癌突破基底膜发展而来，是乳腺癌最常见的类型，占乳腺癌的70%左右。肉眼观：肿瘤呈灰白色，无包膜，与周围正常组织分界不清，活动度差，质硬，切面有砂样感。癌组织呈浸润性生长，侵入邻近正常组织。如果肿瘤累及乳头下，又伴有间质纤维组织大量增生，纤维组织收缩，可以使乳头内陷。如癌组织累及真皮淋巴管，可阻塞淋巴管，导致皮肤水肿，毛囊汗腺处皮肤相对下陷，呈橘皮样外观。晚期癌组织体积大，周围可形成多个卫星结节。癌组织穿破皮肤可形成癌性溃疡（图10-14）。镜下观：癌组织及癌细胞形态多样。癌细胞可排列成条索状、巢状，可伴有少量腺样结构（图10-15）。癌细胞大小不等，形态各异，异型性明显，易见核分裂象。肿瘤组织常有灶状坏死或钙化，间质纤维组织增生。

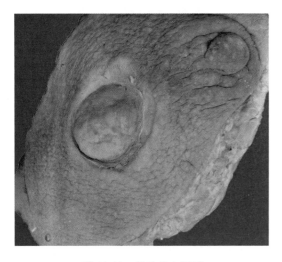

图10-14 乳腺癌肉眼观
癌组织穿破皮肤形成癌性溃疡

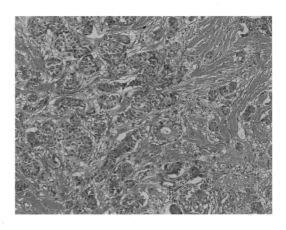

图10-15 乳腺浸润性导管癌镜下观
癌细胞呈巢状，少数腺样结构，异型性明显

（2）浸润性小叶癌（invasive lobular carcinoma）　由小叶原位癌突破基底膜浸润发展而来，占乳腺癌的5%~10%，多见于老年妇女。肉眼观：肿瘤边界不清，质硬，色灰白。镜下观：癌细胞呈单行串珠状浸润于纤维间质，或环形排列在正常导管周围。癌细胞体积小，大小较为一致，胞质少，核分裂象少，核仁不明显。

（3）特殊类型癌　种类多，主要有Paget病、髓样癌伴大量淋巴细胞浸润、黏液癌、大汗腺癌、化生性癌、神经内分泌癌等。①乳腺Paget病：指导管内癌的癌细胞沿乳腺导管向上扩散，累及乳头乳晕，在表皮内可见胞质透亮、体积大、明显异型的癌细胞。细胞可成簇分布，也可散在。乳头和乳晕可见渗出或形成浅表溃疡，呈湿疹样，又称湿疹样癌。②乳腺髓样癌：肿瘤癌巢较多，间质较少，癌细胞大，异型性明显，肿瘤间质内有大量淋巴细胞浸润。虽然该肿瘤细胞异型性明显，但一般生长速度较慢，局部淋巴结转移也较晚。③乳腺黏液癌：癌细胞分泌大量黏液，腺体崩解、黏液聚集可形成黏液湖，癌巢漂浮在黏液中。肉眼观呈半透明胶冻状，又称胶样癌。

（二）扩散

1. 直接蔓延　癌细胞沿着乳腺导管或周围组织间隙累及乳腺小叶腺泡、脂肪组织、乳头、皮肤，体积大者可侵及胸肌和胸壁。

2. 淋巴道转移　是乳腺癌最常见的转移途径。最先转移至同侧腋窝淋巴结，晚期可转移到锁骨下淋巴结或锁骨上淋巴结。位于乳腺内上象限的乳腺癌常转移至乳内动脉旁淋巴结，进一步至纵隔淋巴结，偶尔可至对侧腋窝淋巴结。

3. 血道转移　晚期乳腺癌经血道转移至肺、骨、肝、脑等组织器官。

（三）预后

乳腺癌的预后取决于多种因素，如乳腺原发肿瘤的大小、淋巴结累及的程度、肿瘤组织学类型和分级、雌激素和孕激素受体、原癌基因HER2（human epidermal growth factor receptor 2）是否过度表达以及肿瘤的血管生成等。

乳腺为雌二醇和孕酮的靶器官，正常的乳腺上皮细胞的细胞核内含有雌二醇受体（estrogen receptor，ER）和孕酮受体（progesterone receptor，PR）。激素在核内与受体形成复合物，使DNA复制，从而启动细胞分裂。通过阻断ER和PR的作用环节，可抑制乳腺癌的生长。大约70%的乳腺癌含有数量不等的雌激素受体，其中35%的乳腺癌同时含有孕激素受体。根据受体含量多少，大致分为激素受体阳性和激素受体阴性。对受体阳性患者，可应用内分泌治疗作为乳腺癌治疗的辅助手段，尤其是对两种受体阳性者，有效率可达77%以上。另外，受体阴性的瘤细胞常常是分化较差的，因而ER和PR与乳腺癌的预后有关，阳性者转移率低，无瘤存活时间长。

HER2过度表达者，细胞增殖活性高，预后差。可应用抗HER2基因的单克隆抗体Herceptin对HER2过度表达并有转移的乳腺癌采用靶向治疗。

目前，ER、PR和HER2生物学标记已经成为乳腺癌的常规检测手段，作为临床治疗和预后判断的依据之一。

常见乳腺疾病比较见表10-3。

表10-3　常见乳腺疾病比较

鉴别点	乳腺纤维囊性变	乳腺纤维腺瘤	乳腺癌
发病情况	最常见的乳腺疾病	最常见的乳腺良性肿瘤	女性最常见的恶性肿瘤
发病年龄	25~45岁	20~35岁	40~60岁
病因	与孕激素减少而雌激素过多有关	与雌激素相对或绝对增加有关	与雌激素、遗传、环境、放射性、地域等有关

续表

鉴别点	乳腺纤维囊性变	乳腺纤维腺瘤	乳腺癌
病变性质	非肿瘤	良性肿瘤	恶性肿瘤
主要病变	分为增生型和非增生型，导管、腺泡扩张，间质纤维组织和上皮增生，增生型为癌前病变	外上象限多见，多为单侧单发，增生的纤维间质和腺体形成混合瘤	外上象限多见，来自乳腺终末导管小叶单层上皮，分为非浸润性和浸润性两大类，浸润性导管癌最多见
临床表现	囊肿较大时才会被发现，仅 10% 有症状	圆形、结节状、界清的肿块，术后易复发	局部浸润并淋巴道转移，局部可出现乳头内陷、橘皮征等

四、男性乳腺发育

男性乳腺发育（gynecomastia）是指由乳腺腺体和间质的共同增生引起的乳腺肥大，一般为功能性睾丸肿瘤或肝硬化所致的雌激素过多，或外源性雌激素药物引起。

男性乳腺发育可单侧或双侧发生。在乳晕下可查见纽扣样的结节性增大，大者如女性青春期乳腺。镜下观：可见导管周围密集的玻璃样胶原纤维增生，但更为显著的是导管的变化，导管上皮呈乳头状增生。细胞形态规则，呈柱状或立方状，很少有小叶形成。该病变在临床检查时容易发现，但必须和少见的男性乳腺癌相鉴别。

目标检测

答案解析

一、选择题

（一）A1 型题

1. 乳腺癌最常发生的部位是（   ）

    A. 外上象限　　　　B. 内上象限　　　　C. 外下象限　　　　D. 内下象限　　　　E. 乳头部

2. 乳腺 Paget 病是（   ）

    A. 湿疹样癌　　　　B. 癌前病变　　　　C. 良性增生　　　　D. 炎症性疾病　　　　E. 浸润性小叶癌

3. 宫颈原位癌最重要的特征是（   ）

    A. 发生于子宫颈黏膜的上皮　　　　B. 是一种早期癌　　　　C. 未发生转移

    D. 是一种基底细胞癌　　　　E. 上皮全层癌变，但未突破基底膜

4. 纳博特囊肿见于（   ）

    A. 卵巢畸胎瘤　　　　B. 子宫内膜异位症　　　　C. 慢性子宫颈炎

    D. 卵巢囊肿　　　　E. 绒癌卵巢转移

5. 子宫内膜异位症最多见的部位是（   ）

    A. 子宫肌层　　　　B. 卵巢　　　　C. 盆腔淋巴结　　　　D. 子宫直肠陷凹　　　　E. 阴道

（二）X 型题

1. 慢性宫颈炎的病变类型包括（   ）

    A. 子宫颈腺囊肿　　　　B. 子宫颈糜烂　　　　C. 子宫颈上皮内瘤变

    D. 子宫颈息肉　　　　E. 宫颈不典型增生

2. 乳腺非浸润性癌包括（   ）

    A. 单纯癌　　　　B. 髓样癌　　　　C. 粉刺样坏死　　　　D. 小叶原位癌　　　　E. 腺癌

二、思考题

1. 简述葡萄胎、侵蚀性葡萄胎及绒癌的异同。
2. 简述乳腺癌的扩散途径及其典型体征。

（周晓红）

书网融合……

本章小结　　　　　微课　　　　　思政元素　　　　　题库

第十一章　淋巴造血系统疾病

PPT

　　淋巴造血系统包括髓样组织和淋巴样组织两部分。髓样组织主要由骨髓和血液中的各种血细胞成分构成，包括红细胞、白细胞（粒细胞、淋巴细胞和单核细胞）及血小板等。淋巴样组织包括胸腺、脾脏、淋巴结和人体中广泛分布的淋巴组织，如扁桃体、肠道淋巴组织等。

　　淋巴造血系统的疾病种类繁多，表现为淋巴造血系统各种成分的量和（或）质的变化。本章将简要介绍一些常见的淋巴结良性增生性病变，重点讨论淋巴组织的肿瘤性疾病。

第一节　淋巴结良性增生

　　淋巴结是外周淋巴器官，在人体颈部、腋窝和腹股沟等处浅表部位及纵隔、腹膜后等深部组织中均有相对集中的淋巴结组群存在。淋巴结作为人体重要的免疫器官和防御屏障，常受到各种刺激，多种因素都可成为抗原或致敏原，刺激淋巴结内的淋巴细胞、组织细胞和树突状细胞的增生，导致淋巴结肿大，是机体免疫反应的具体表现。下面介绍几种常见的淋巴结良性增生性病变。

一、淋巴结反应性增生

　　淋巴结反应性增生是淋巴结最常见的良性增生性病变。多种原因可引起淋巴结炎，因其病理变化基本相似，缺乏特异性，故又称非特异性淋巴结炎，可分为急性非特异性淋巴结炎和慢性非特异性淋巴结炎。

（一）急性非特异性淋巴结炎

常见于局部感染的引流淋巴结，病原体可由发生感染的部位被引流入引流区淋巴结。

1. 病理变化　肉眼观：病变的淋巴结肿胀、灰红色。镜下观：可见淋巴滤泡增生，生发中心扩大。化脓菌感染时，滤泡生发中心可能会发生坏死，形成脓肿；而感染不严重时，可见中性粒细胞在滤泡周围或淋巴窦内浸润。

2. 临床表现 病变淋巴结肿大，被膜受到牵拉，产生局部疼痛和触痛。当有脓肿形成时，则有波动感，其被覆的皮肤发红，有时可穿破皮肤而形成窦道。

（二）慢性非特异性淋巴结炎

慢性非特异性淋巴结炎常引起淋巴结反应性增生，根据病因不同，淋巴结的病理变化可表现为淋巴滤泡增生、副皮质区增生和窦组织细胞增生等不同的形态学改变。

1. 淋巴滤泡增生 淋巴结内淋巴组织受到抗原刺激后，常可发生不同程度的淋巴滤泡增生，常见于慢性感染灶或癌灶引流旁淋巴结，常由刺激 B 细胞增生的免疫反应引起。淋巴滤泡增大且数量增多，生发中心明显扩大，内有各种激活的 B 淋巴细胞。生发中心周围有套区细胞围绕。淋巴滤泡增生需要与滤泡性淋巴瘤相鉴别。

2. 副皮质区增生 常见于病毒感染，特别是传染性单核细胞增生症、接种病毒性疫苗后以及药物引起的过敏反应等。病变特征是淋巴结的副皮质区增宽，可见活化的免疫母细胞，常伴有血管内皮细胞增生和淋巴窦扩张。

3. 窦组织细胞增生 这一类型多见于癌肿引流区的淋巴结，也见于淋巴造影后的淋巴结。表现为淋巴窦明显扩张，窦内巨噬细胞增生和内皮细胞肥大。

临床表现：慢性非特异性淋巴结炎患者常无明显感觉，临床上常需进行淋巴结活检，以排除淋巴结的肿瘤性疾病或特殊感染。

二、淋巴结的特殊感染

有些特殊的病原微生物可引起特异性炎症，有特殊的病理形态学改变，在病变组织、分泌物或体液中可能找到相关的病原体，在临床上需要特殊的药物治疗。有些由未知原因引起，具有特异的临床和病理特征。

（一）结核性淋巴结炎

结核性淋巴结炎是淋巴结最常见的特殊感染，多见于儿童和青年。淋巴结结核可单独存在，也可与肺结核同时存在或作为全身播散性结核的一部分而出现。淋巴结常成群受累，可形成结核结节和干酪样坏死（图 11-1）。淋巴结逐渐肿大，甚至彼此粘连，形成较大的包块，也可穿破皮肤形成经久不愈的窦道，有液化的干酪样坏死物流出。

（二）淋巴结真菌感染

淋巴结的真菌感染不多见，通常作为全身感染的一部分而存在，多见于免疫力低下的人群。临床上常表现为局部或全身淋巴结不同程度的肿大。常见的真菌有曲霉菌、新型隐球菌和组织胞浆菌等。曲霉菌感染的基本病变是化脓性炎及脓肿形成，而新型隐球菌感染为肉芽肿性炎，采用特殊染色可协助诊断。

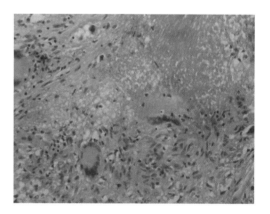

图 11-1 结核结节镜下观
中央为干酪样坏死，周围为放射状排列的
上皮样细胞，并可见朗汉斯巨细胞

（三）猫抓病

猫抓病是由汉赛巴通体属立克次体感染引起的自限性淋巴结炎，大多数患者淋巴结肿大在 2~4 个月后自行消退。患者被猫抓伤或咬破皮肤后 1~2 周出现淋巴结肿大，皮损部位可出现红斑状丘疹、脓疱或痂皮。皮肤感染局部的引流区淋巴结肿大，多数位于腋下和颈部。镜下观：病变中央中性粒细胞浸润，周围上皮样细胞栅栏状排列，形成化脓性肉芽肿，有较多 B 淋巴细胞浸润。

（四）组织细胞性坏死性淋巴结炎

组织细胞性坏死性淋巴结炎多见于年轻女性，病因不明，多数患者在 2~3 个月内自愈，复发者少见。形态学表现很容易被误诊为淋巴瘤。患者颈部淋巴结轻度肿大、有轻微疼痛，常出现持续发热。镜下观：淋巴结被膜下和副皮质区不规则的片状或灶性坏死，可见明显的核碎片，中性粒细胞稀少或缺如；在坏死灶及周边可有形态多样的巨噬细胞和前体浆细胞样树突细胞活跃增生，常见吞噬核碎片的现象；可见较多 T 淋巴细胞等。而在病变周围区域，淋巴结的结构和细胞形态基本正常（图 11-2）。

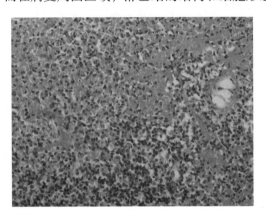

图 11-2　组织细胞性坏死性淋巴结炎镜下观
片状或灶性凝固性坏死，缺乏中性粒细胞浸润

⊕ **知识链接**

淋巴结的正常结构

淋巴结表面有薄层纤维被膜，数条输入淋巴管通过被膜进入被膜下窦，分支形成淋巴窦。淋巴结分为皮质和髓质，皮质和髓质交界区称为淋巴结的副皮质区。皮质位于被膜下方，由淋巴滤泡和薄层的弥散淋巴组织组成，主要是 B 淋巴细胞。淋巴滤泡分为初级滤泡和次级滤泡，当生发中心形成后，称次级滤泡，套区围绕滤泡中心，由密集的小淋巴细胞组成。滤泡间及其与深部实质之间的部分为副皮质区，主要是 T 淋巴细胞。髓质由深染的髓索和其间淡染的髓窦组成。淋巴液在淋巴窦中缓慢流动，清除抗原性异物，起过滤作用。

第二节　恶性淋巴瘤

一、概述

淋巴组织肿瘤是指来源于淋巴细胞及其前体细胞的恶性肿瘤，包括淋巴瘤、淋巴细胞白血病、毛细胞白血病和浆细胞肿瘤等。原发于淋巴结和结外淋巴组织的恶性肿瘤统称为恶性淋巴瘤（malignant lymphoma），是人类较为常见的恶性肿瘤，占所有恶性肿瘤的 3%~4%，发病率居我国各种恶性肿瘤的第 11 位。可分为两大类：霍奇金淋巴瘤和非霍奇金淋巴瘤。大多数淋巴瘤是 B 细胞源性，其次为 T/NK 细胞源性，组织细胞性肿瘤罕见。

淋巴组织肿瘤可看作被阻断在 B 细胞和 T/NK 细胞分化过程中的某一阶段淋巴细胞的克隆性增生所致，因此，多数淋巴组织肿瘤在形态学、免疫表型和基因水平上与正常 B 细胞和 T 细胞在分化过程中某个阶段的细胞形态相似，由此可判定肿瘤细胞的属性，这也是淋巴组织肿瘤的形态学和免疫表型分类，以及病理诊断的基础。淋巴瘤的确诊主要依据淋巴结或者其他受累器官的病理组织学检查、免疫表型、分子细胞遗传学和临床特征。

在免疫表型上，CD2、CD3、CD4、CD7 和 CD8 是 T 细胞及其肿瘤的标志；CD19、CD20、CD79a、PAX5 和表面 Ig 是 B 细胞及其肿瘤的标记；CD56 是 NK 细胞的标记。幼稚的 B 细胞和 T 细胞（淋巴母细胞）表达末端脱氧核苷酸转移酶（TdT），区别于成熟的淋巴细胞肿瘤。而另一些标记如 CD13、CD33、CD117 和 MPO 常在髓样细胞表达，因而可用于区别髓系肿瘤与淋巴肿瘤。

各种类型淋巴瘤的临床表现与其病变部位关系密切，大多数患者会出现无痛性、进行性淋巴结肿大，可表现为局部或全身性淋巴结肿大。患者可出现发热、盗汗和体重下降的表现，称 B 症状。淋巴瘤的确诊主要依靠淋巴结或者其他受累器官的病理组织学检查。

二、分类

淋巴造血组织肿瘤的分类较为复杂，特别是对于非霍奇金淋巴瘤（NHL），曾有许多不同的分类法。目前，WHO 淋巴造血组织肿瘤分类已被广泛认同，历经几次修订，2016 年出版了第四版的修订版本（表 11-1），其分类原则和要点是：①以细胞谱系（lineage）为线索，根据细胞谱系的不同分为淋巴系肿瘤、髓系肿瘤、组织细胞与树突状细胞肿瘤；②结合形态学、免疫表型、遗传学和临床特点来判断恶性淋巴瘤的每一类型，将每一类型淋巴瘤都定义为一个独特的疾病实体；③引入临床亚型和形态学变异型的概念，随着现代肿瘤治疗的发展，淋巴造血组织肿瘤的亚型分类对于准确的个体化治疗非常重要；④根据淋巴瘤的临床经过及其生物学行为，采用惰性、局限性惰性、侵袭性和高度侵袭性淋巴瘤的概念，更容易为临床医生所理解。

表 11-1　WHO 淋巴组织肿瘤分类中的主要肿瘤类型

前体淋巴细胞肿瘤	成熟 T 细胞和 NK 细胞肿瘤
B 淋巴母细胞白血病/淋巴瘤，非特殊类型	T 细胞幼淋巴细胞白血病
B 淋巴母细胞白血病/淋巴瘤伴重现性遗传学异常	侵袭性 NK 细胞白血病
T 淋巴母细胞白血病/淋巴瘤	成人 T 细胞白血病/淋巴瘤
成熟 B 细胞肿瘤	结外 NK/T 细胞淋巴瘤，鼻型
慢性淋巴细胞性白血病/小淋巴细胞淋巴瘤	皮下脂膜炎样 T 细胞淋巴瘤
B 细胞幼淋巴细胞白血病	原发性皮肤 γδT 细胞淋巴瘤
脾脏边缘区淋巴瘤	单形性亲上皮性肠道 T 细胞淋巴瘤
毛细胞白血病	蕈样霉菌病/Sezary 综合征
淋巴浆细胞性淋巴瘤	外周 T 细胞淋巴瘤，非特殊类型
浆细胞肿瘤	血管免疫母细胞性 T 细胞淋巴瘤
结外边缘区黏膜相关淋巴组织淋巴瘤	间变性大细胞淋巴瘤，ALK 阳性
淋巴结内边缘区淋巴瘤	间变性大细胞淋巴瘤，ALK 阴性
滤泡性淋巴瘤	**霍奇金淋巴瘤**
套细胞淋巴瘤	结节性淋巴细胞为主型霍奇金淋巴瘤
弥漫大 B 细胞淋巴瘤，非特殊类型	经典型霍奇金淋巴瘤
高级别 B 细胞淋巴瘤，伴有 *myc*、*Bcl-2* 和（或）*Bcl-6* 重排	结节硬化型
高级别 B 细胞淋巴瘤，非特殊类型	混合细胞型
浆母细胞淋巴瘤	富于淋巴细胞型
Burkitt 淋巴瘤	淋巴细胞消减型

三、霍奇金淋巴瘤 e 微课

霍奇金淋巴瘤（Hodgkin lymphoma，HL）占所有淋巴瘤的 10%~20%。HL 有以下特点。①肿瘤原发于淋巴结，病变往往从一个或一组淋巴结开始，逐渐由近及远地向周围的淋巴结扩散。②镜下观：HL 的肿瘤细胞是一种瘤巨细胞，称为 Reed-Sternberg 细胞（简称 R-S 细胞），其数量较少，仅占所有细胞成分的 0.1%~10%；其余为反应性的非肿瘤成分（各种炎细胞存在及不同程度的纤维化）等。③在 HL 的后期，约 5% 的病例可出现骨髓累及。④现已证实，98% 以上病例的 R-S 细胞有 Ig 基因克隆性重排，支持 R-S 细胞起源于滤泡生发中心 B 细胞的观点。

（一）病理变化

HL 好发于颈部淋巴结，其次是腋下或腹股沟、纵隔和主动脉旁淋巴结。原发于结外淋巴组织的 HL 很罕见。首发症状是局部淋巴结的无痛性、进行性肿大。晚期可累及脾、肝和骨髓等器官。

肉眼观：受累淋巴结肿大，相邻的肿大淋巴结彼此粘连、融合，不活动。若发生在颈淋巴结，可形成包绕颈部的巨大肿块。肿块常呈结节状，切面灰白色，呈鱼肉样。

镜下观：HL 的组织学特征是细胞类型的多样化，以多种炎细胞混合浸润为背景，包括淋巴细胞、浆细胞、中性粒细胞、嗜酸性粒细胞和组织细胞等反应性细胞成分；可见数量不等、形态不一的肿瘤细胞散布其间。肿瘤细胞包括 R-S 细胞及其变异型细胞。典型的 R-S 细胞是一种直径 15~45μm 的瘤巨细

胞，胞质丰富，略嗜酸或嗜碱性，核圆形或椭圆形，双核或多核；核膜厚，核内有一大而醒目的、直径与红细胞相当的、包涵体样的嗜酸性核仁，核仁周围有空晕。双核 R-S 细胞的两个核呈面对面排列，彼此对称，形似镜中之影，称"镜影细胞"。除了典型的 R-S 细胞外，具有上述形态特征的单核瘤巨细胞称为霍奇金细胞。此外，还有一些其他变异的 R-S 细胞常见于 HL 的某些亚型中。①陷窝细胞：瘤细胞体积大，细胞核染色质稀疏，有一个或多个较小的嗜碱性核仁。因组织经甲醛固定，细胞质收缩至核膜附近，与周围细胞之间形成透明的空隙，好似细胞位于陷窝内。②LP 细胞：亦称"爆米花"细胞，瘤细胞体积大，多分叶状核，染色质稀少，有多个小的嗜碱性核仁，胞质淡染。③木乃伊细胞：变性或凋亡的 R-S 细胞，核固缩浓染，胞质嗜酸性，即所谓的"木乃伊化"，又称干尸细胞（图 11-3）。

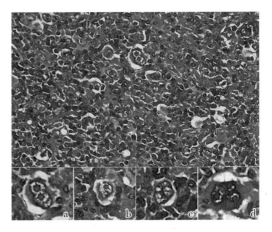

图 11-3　霍奇金淋巴瘤镜下观

a. 诊断性 R-S 细胞；b. 陷窝细胞；
c. "爆米花"细胞；d. 多核瘤巨细胞

（二）组织学分型

在 WHO 分类中，HL 分为两大类：经典型霍奇金淋巴瘤（classical Hodgkin lymphoma，CHL）和结节性淋巴细胞为主型霍奇金淋巴瘤（nodular lymphocyte predominant Hodgkin lymphoma，NLPHL），后者的瘤细胞为 LP 细胞，因特征性地表达成熟 B 细胞的免疫表型而单独列出，以区别于 CHL。

1. 经典型霍奇金淋巴瘤（CHL）　CHL 有两个发病高峰年龄，分别在 15~35 岁和 50 岁以后，以前者多见。根据病变组织中的背景细胞成分与肿瘤细胞形态，CHL 可分为四个亚型：结节硬化型、混合细胞型、富于淋巴细胞型和淋巴细胞消减型。这四种不同组织亚型的 R-S 细胞具有相同的免疫表型：CD30(+)，大多数 CD15(+) 和 CD20(-)。随着现代放疗和化疗技术的进步，CHL 各亚型的预后差别已不很明显。

（1）结节硬化型　占 CHL 的 40%~70%，多见于青年妇女，好发于颈部、锁骨上和纵隔淋巴结。镜下观：肿瘤细胞为陷窝细胞；粗大的胶原纤维束分隔淋巴结为大小不等的结节，嗜酸性粒细胞和中性粒细胞常常较多。EBV 感染率低，为 10%~40%。纵隔形成巨大肿块是重要的危险因素。

（2）混合细胞型　占 CHL 的 20%~25%。淋巴结的结构被破坏，肿瘤细胞与各种炎细胞混合存在，诊断性 R-S 细胞及单核型 R-S 细胞均多见。背景中的小淋巴细胞主要是 T 细胞。以男性、年长者多见，常伴有系统性症状，并累及脾脏和腹腔淋巴结。约有 75% 的病例存在 EBV 感染。

（3）富于淋巴细胞型　较少见，约占 CHL 的 5%。病变组织中，诊断性 R-S 细胞散在分布，大量反应性小淋巴细胞为主的背景中，可混杂有较多的组织细胞，但嗜酸性粒细胞、中性粒细胞和浆细胞都很少或缺乏。约 40% 的病例伴 EBV 感染。

（4）淋巴细胞消减型　最少见，仅占所有 CHL 病例的 1%~5%。病变组织中只有极少量的淋巴细胞，而有大量的 R-S 细胞或多形性瘤细胞。有的病例以多形性 R-S 细胞为主；另一些病例呈弥漫纤维化，R-S 细胞很少。好发于 HIV 阳性者，EBV 感染阳性率接近 100%。与其他亚型的 HL 相比较，患者的预后最差。

2. 结节性淋巴细胞为主型霍奇金淋巴瘤（NLPHL）　该类型约占所有 HL 的 5%。患者多为男性，年龄在 30~50 岁。病变淋巴结呈深染的、模糊不清的大结节状构象，滤泡树突状细胞构成球形大网，其中充满了大量的小 B 淋巴细胞和一些组织细胞，肿瘤细胞是 LP 细胞，典型 R-S 细胞难觅。瘤细胞表达 B 细胞标记，CD20 和 CD79a 阳性，不表达 CD15，偶有 CD30 弱表达。

（三）病理诊断

典型的 R-S 细胞对 HL 具有诊断价值。当病变组织中缺乏诊断性 R-S 细胞或主要是各种变异型肿瘤细胞时，需借助免疫组织化学染色来协助诊断。几乎所有 CHL 病例中的 R-S 细胞都呈 CD30 阳性；CD30、CD15 和 PAX5 是最常用于 CHL 的诊断和鉴别诊断的抗原标记。

（四）临床分期和预后

霍奇金淋巴瘤（HL）的临床分期目前使用的是修订后的 Ann Arbor 分期法，见表 11-2。Ann Arbor 分期法也同样适用于非霍奇金淋巴瘤（NHL）。HL 可扩散至脾脏、肝脏，最后是骨髓累及和淋巴结外病变。HL 的临床分期对于患者的预后评估和治疗方案选择具有重要的指导意义。HL 肿瘤细胞常表达 PD-L1 蛋白，临床也证实了针对免疫检查点 PD-1 的抗体药物在难治复发 HL 的治疗中具有良好的疗效。由于现代放疗技术的进步，配合高度有效的化疗，HL 已成为临床可治愈的疾病。

表 11-2　霍奇金淋巴瘤的临床分期

分期	肿瘤累及范围
Ⅰ 期	病变局限于一组淋巴结或者一个结外器官或部位
Ⅱ 期	病变局限于膈肌同侧的两组或两组以上的淋巴结，或直接蔓延至相邻的结外器官或部位
Ⅲ 期	累及膈肌两侧的淋巴结，或再累及一个结外器官或部位
Ⅳ 期	弥漫性或播散性累及一个或多个结外器官，如肝和骨髓等

四、非霍奇金淋巴瘤

非霍奇金淋巴瘤（non-Hodgkin lymphoma，NHL）占所有淋巴瘤的 80%~90%，其中 2/3 原发于淋巴结，1/3 原发于淋巴结外器官或组织，如消化道、呼吸道、皮肤、唾液腺、甲状腺和中枢神经系统等部位。我国成人淋巴结发病率最高的 NHL 是弥漫大 B 细胞淋巴瘤，在儿童和青少年则是急性淋巴母细胞白血病/淋巴瘤、Burkitt 淋巴瘤及间变性大细胞淋巴瘤。淋巴结外淋巴瘤主要有黏膜相关淋巴组织淋巴瘤和鼻型 NK/T 细胞淋巴瘤。

淋巴结和结外淋巴组织的 NHL 都有向其他淋巴结或全身其他器官组织扩散的倾向。NHL 侵犯骨髓或累及骨髓的现象，是指发生在髓外部位的淋巴瘤细胞侵犯骨髓。而在某些 NHL，淋巴瘤与淋巴细胞白血病有重叠，两者为同一疾病的不同发展阶段。

在 WHO 分类中，根据肿瘤细胞的起源和属性，非霍奇金淋巴瘤（NHL）分为三大类：前体淋巴细胞肿瘤（前体 B 细胞和 T 细胞肿瘤）、成熟（外周）B 细胞肿瘤、成熟（外周）T 细胞和 NK 细胞肿瘤（表 11-1）。下面对 NHL 的一些常见类型进行介绍。

（一）前体 B 细胞和 T 细胞肿瘤

前体淋巴细胞肿瘤，即急性淋巴母细胞白血病/淋巴瘤（acute lymphoblastic leukemia/lymphoma，ALL），是不成熟的前体淋巴细胞（又称淋巴母细胞）来源的一类高度侵袭性肿瘤，包括 B 淋巴母细胞白血病/淋巴瘤（B-ALL）、T 淋巴母细胞白血病/淋巴瘤（T-ALL）两种类型。两者的细胞形态和临床预后相似，必须借助免疫表型检测来鉴别。

1. 病理改变 镜下观：淋巴结的正常结构完全破坏，被肿瘤性淋巴母细胞所取代，肿瘤细胞可浸润被膜和结外组织。瘤细胞的体积比小淋巴细胞略大，胞质稀少，核染色质均匀，可出现小核仁，核分裂象多见。

2. 免疫表型和细胞遗传学 约 95% 病例的瘤细胞表达原始淋巴细胞的标记——TdT 和 CD34，还可表达 CD10、CD1a 以及 B 细胞抗原或 T 细胞抗原。细胞遗传学检测显示，部分 ALL 瘤细胞有异常核型和染色体重排。

3. 临床表现 B-ALL 患者多为儿童，常表现为白血病，一般有广泛的骨髓累及和外周血白细胞数量增加。T-ALL 多见于青少年，表现为局部包块，常累及胸腺，因而有时可致纵隔内的大血管或气道受压，但也常有白血病征象。患者常在数日或数周内发病，病情进展迅速。患者可有贫血、粒细胞和血小板减少、出血和继发感染等，常有淋巴结肿大和脾大。ALL 对治疗反应很敏感，经强力化疗，95% 的患者可获完全缓解。

（二）成熟 B 细胞肿瘤

约 85% 的 NHL 是成熟 B 细胞肿瘤，是 B 淋巴细胞在分化的不同阶段发生的克隆性肿瘤，其肿瘤细胞形态和免疫表型类似于不同分化阶段的正常 B 细胞，根据它们假定的细胞起源将其分为若干类型。最常见的两种类型是弥漫大 B 细胞淋巴瘤和滤泡性淋巴瘤。

1. 弥漫大 B 细胞淋巴瘤（diffuse large B-cell lymphoma，DLBCL） 为弥漫性增生的大 B 细胞恶性肿瘤，是一组异质性的侵袭性淋巴瘤，占所有 NHL 的 30%~40%，是最常见的 NHL 类型。该肿瘤可原发于淋巴结或结外任何部位，如纵隔、口咽环、胃肠道、皮肤、骨和脑等处；也可以由其他惰性淋巴瘤发展和转化而来（继发性）。

（1）病理改变 正常的淋巴结结构或结外组织被弥漫增生的肿瘤组织所取代。DLBCL 的组织学形态变异大，表现为形态相对单一的大细胞弥漫浸润，瘤细胞的直径为小淋巴细胞的 3~5 倍。细胞形态多样，类似中心母细胞、免疫母细胞、间变大细胞或浆母细胞。核圆形或卵圆形，染色质块状，有单个或多个核仁（图 11-4）。

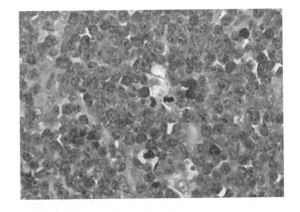

图 11-4　弥漫大 B 细胞淋巴瘤镜下观

形态相对一致的大淋巴细胞弥漫浸润，瘤细胞圆形，核仁清楚

（2）免疫表型和细胞遗传学　肿瘤细胞表达 B 细胞分化抗原 CD19、CD20 和 CD79a，同时高表达 myc 和 Bcl-2 蛋白的DLBCL被称为"双表达"DLBCL，预后较差。约 15% 的 DLBCL 出现 *Bcl-2* 基因易位，约 10% 的 DLBCL 出现 *myc* 基因异位，约 21% 出现 *Bcl-6* 基因异位。当同一病例中同时出现 *myc* 与 *Bcl-2* 异位或 *myc* 与 *Bcl-6* 异位时，称"双打击"淋巴瘤，常发生于老年人，对于常规的 R-CHOP 化疗方案反应差，预后不良。

（3）临床表现　患者常出现淋巴结迅速肿大或者结外组织的肿块。可累及肝、脾。但是骨髓受累少见，白血病征象罕见，常伴有发热、乏力和盗汗（B 症状）。DLBCL 患者如不及时诊断和治疗，会在短期内死亡，但加强联合化疗的完全缓解率可达 60%~80%，有 50% 的患者可以治愈。生发中心 B 细胞来源者的预后明显好于非生发中心活化 B 细胞来源者。

2. 滤泡性淋巴瘤（follicular lymphoma，FL）　是滤泡中心 B 细胞发生的淋巴瘤，恶性度较低。欧美国家常见，占所有 NHL 的 29%；发病率在我国及其他亚洲国家较低，占 NHL 的 5%~10%。多见于中老年人。主要表现为局部或全身淋巴结无痛性肿大，以腹股沟淋巴结受累多见。

（1）病理改变　镜下观：FL 肿瘤细胞常呈明显的滤泡样生长，滤泡大小、形状相似，界限不清楚。肿瘤性滤泡主要由中心细胞和中心母细胞以不同比例组成。中心细胞的体积小至中等大，核形不规则，核仁不明显；中心母细胞的体积较大，比正常淋巴细胞大 2~3 倍，核圆形或卵圆形，染色质呈块状近核膜分布，有 1~3 个近核膜的小核仁。

（2）免疫表型和细胞遗传学　FL 的肿瘤细胞具有正常生发中心细胞的免疫表型，表达 CD19、CD20、CD10、Bcl-6 和单克隆性的表面 Ig。t（14;18）染色体易位是 FL 的特征性细胞遗传学改变，导致 *Bcl-2* 基因的活化，具有抗细胞凋亡作用的 Bcl-2 蛋白高表达。约 90% 病例的肿瘤细胞表达 Bcl-2 蛋白，而正常滤泡生发中心 B 细胞为 Bcl-2 阴性，这是区别反应性增生的滤泡和 FL 的肿瘤性滤泡的有用标记。

（3）临床表现　患者一般表现为反复的、无痛性的多个淋巴结肿大，浅表淋巴结肿大最为常见，尤其以腹股沟淋巴结受累为常见。脾常肿大。但较少出现全身症状，患者就诊时多数是 Ⅲ/Ⅳ 期。骨髓累及占 30%~50%。部分病例中，瘤细胞可见于外周血。滤泡性淋巴瘤是低度恶性的类型，预后较好，但滤泡性淋巴瘤也是难以治愈的疾病，30%~50% 的患者可以转化为更具侵袭性的弥漫大 B 细胞淋巴瘤。

3. Burkitt 淋巴瘤（Burkitt lymphoma，BL）　是淋巴滤泡生发中心细胞或生发中心后 B 细胞起源的高度侵袭性肿瘤。儿童和青少年多见，BL 有三种临床亚型，这三种 BL 的组织学改变相同，但在发生部位和某些临床表现方面有所不同。

（1）病理改变　镜下观：淋巴结结构破坏，中等大小、形态单一的淋巴细胞弥漫性浸润。瘤细胞核圆形或卵圆形，核内有 2~4 个小核仁，染色质粗糙，核分裂象较多。瘤细胞之间散在分布着胞质丰富而透亮的反应性巨噬细胞，构成所谓的"满天星"（starry sky）图像，胞质内有被吞噬的细胞核碎片。

（2）免疫表型和细胞遗传学　瘤细胞表达成熟 B 细胞分化抗原，如 CD19、CD20、CD79a，表达滤泡生发中心细胞标记 Bcl-6 和 CD10 等，表达 IgM，不表达 Bcl-2 或呈弱阳性。瘤细胞增殖活性标记 Ki67 染色几乎 100% 阳性。BL 大都存在与第 8 号染色体上 *myc* 基因有关的易位，*myc* 基因过度表达，促使细胞发生恶性转化，这在淋巴瘤的发生中起重要作用。

（3）临床表现　Burkitt 淋巴瘤多见于儿童和青年人，肿瘤常发生于颌骨、颅骨、面骨、腹腔器官和中枢神经系统，形成巨大的包块，一般不累及周围淋巴结，白血病征象少见。临床过程为高度侵袭性，对于大剂量化疗反应好，部分患者可治愈。

（三）成熟 T 细胞和 NK 细胞肿瘤

成熟 T 细胞肿瘤起源于成熟 T 细胞或胸腺后 T 细胞。由于 NK 细胞与 T 细胞密切相关，并且具有部分相同的免疫表型和功能特性，因此，常将这两类肿瘤放在一起介绍。

外周 T 细胞淋巴瘤，非特殊类型（peripheral T cell lymphoma，PTCL-NOS）是胸腺后成熟 T 淋巴细胞来源的肿瘤，也是一组不能归入目前 WHO 分类中任何特殊类型的成熟 T 细胞淋巴瘤。占 NHL 的 7%~10%，占所有成熟 T 细胞淋巴瘤的 30%。老年男性患者相对多见。部分患者有自身免疫病史。属于侵袭性淋巴瘤，对治疗反应差，复发常见，患者预后不良，5 年生存率为 20%~30%。

1. 病理改变 镜下观：组织病理表现多样。淋巴结的结构有不同程度的破坏，肿瘤细胞在副皮质区浸润或呈弥漫性浸润，有较多的高内皮血管及瘤细胞侵袭血管的现象。背景中可见不等量的反应性细胞成分，如嗜酸性粒细胞、浆细胞、巨噬细胞和上皮样组织细胞等。瘤细胞核形态极不规则，可见核扭曲或多分叶状，核染色质呈粗颗粒状，部分瘤细胞有明显核仁，核分裂象多见；细胞质可透明、淡染、嗜酸性或嗜碱性。

2. 免疫表型和细胞遗传学 瘤细胞表达 T 细胞分化抗原，如 CD2、CD3 和 CD4 等；但某些病例有部分 T 细胞抗原的丢失，如 CD5 和 CD7。大多数病例有 T 细胞受体（TCR）基因的克隆性重排。

3. 临床表现 多见于成人，男性比较多见，多数患者有全身淋巴结肿大。有时还有嗜酸性粒细胞增多、皮疹、发热和体重下降。此型在临床上进展快，是高度恶性的肿瘤，大多数患者有 B 症状（50%~60%），少数可伴有噬血细胞综合征，患者预后极差，病程具有侵袭性，比 B 细胞淋巴瘤更易复发。

第三节 白血病

髓系肿瘤（myeloid neoplasms）是骨髓内具有多向分化潜能的造血干细胞克隆性增生。骨髓中的多能干细胞可以向两个方向分化：向髓细胞方向克隆性增生，形成粒细胞、单核细胞、红细胞和巨核细胞系别的肿瘤，统称髓系肿瘤；向淋巴细胞方向克隆性增生，则形成淋巴组织肿瘤。因干细胞位于骨髓内，故髓系肿瘤多表现为白血病，且常有二级造血器官，如脾、肝和淋巴结的浸润累及。

白血病（leukemia）是骨髓造血干细胞克隆性增生形成的恶性肿瘤，其特征为骨髓内异常的白细胞弥漫性增生，取代正常骨髓组织，并进入外周血和浸润肝、脾、淋巴结等全身各组织和器官，造成贫血、出血和感染。在我国各种恶性肿瘤中，白血病死亡率居第 6 位或第 7 位；在儿童和青少年的恶性肿瘤中，白血病死亡率居第 1 位。

根据白血病细胞的成熟程度和自然病程，可分为急性白血病和慢性白血病。急性白血病的细胞分化停滞在较早阶段，多为原始细胞和早期幼稚细胞；起病急，进展快，病程一般在半年内或半年左右，多发生于幼儿和青少年；开始时症状类似急性感染，如突发高热、全身乏力、骨骼（特别是胸骨）疼痛，患者还有进行性贫血和出血倾向。慢性白血病的细胞分化停滞在较晚阶段，多为中晚幼细胞和成熟细胞；病情发展缓慢，病程可超过 1 年或至数年，多见于成人；早期无明显症状，以后出现肝、脾、淋巴结肿大以及消瘦、乏力、贫血等表现。

本节选择临床上较为常见的急性髓系白血病和 BCR-ABL1 阳性的慢性粒细胞白血病进行重点介绍。

一、急性髓系白血病

急性髓系白血病（acute myeloid leukemia，AML）是原始髓系细胞的克隆性增生。多数 AML 伴有遗传学异常，阻止了造血干细胞向成熟分化，使正常骨髓组织被相对不分化的母细胞所取代，瘤细胞停止在早期髓性分化阶段。

1. 病理变化和诊断 原始、幼稚细胞在骨髓内弥漫性增生，取代原有骨髓组织，在全身各器官、组织内广泛浸润，一般不形成肿块。外周血白细胞呈现质和量的变化，白细胞总数升高，达 $10 \times 10^9/L$ 以上，以原始细胞为主。骨髓穿刺液涂片和周围血涂片可见有核细胞中原始细胞的比例 ≥20%，通常即可诊断为急性髓系白血病（AML）。但如果患者有染色体易位或倒置的遗传学异常，即使骨髓中原始细胞计数 <20%，也应诊断为 AML。髓外浸润的诊断必须依靠病理活检。骨髓活检是估计白血病患者骨髓增生程度、观察疗效和化疗后残余病灶的重要手段，并可协助临床进行白血病的分类。

2. 临床表现 AML 可发生于任何年龄，但多见于年轻人，发病高峰年龄在 15~39 岁之间。患者多在数周或数月内发病，由于大量异常的原始和幼稚细胞在骨髓内增生，正常的造血干细胞和血细胞生成被抑制，患者主要表现为贫血、白细胞减少、血小板减少和自发性皮肤黏膜出血等。AML 瘤细胞浸润可致轻度淋巴结和肝脾肿大，骨痛是白血病患者的常见表现。后期会出现恶病质，死亡原因主要是多器官功能衰竭、继发感染，特别是机会致病菌的感染等。

AML 若不经特殊治疗，平均生存期仅 3 个月。经过化疗，已有不少患者可获得病情缓解。伴有 t(15;17)(q22;q12) 的急性早幼粒细胞白血病患者对分化诱导剂（全反式维甲酸，ATRA）治疗特别敏感，骨髓移植是目前可能根治白血病的方法。

髓系肉瘤以往大多称为粒细胞肉瘤，是髓系原始细胞在骨髓以外的器官或组织内聚集增生而形成的肿块。多见于 AML 患者，好发于扁骨和不规则骨，如颅骨、额骨、肋骨和椎骨等，肿瘤位于骨膜下；也可发生于皮肤、淋巴结、胃肠道、前列腺、睾丸和乳腺等处。有时因瘤组织含有原卟啉或髓过氧化物酶，在新鲜时肉眼观呈绿色，而当暴露于日光后，绿色迅速消退，若用还原剂可使绿色重现，故也称绿色瘤。

二、BCR-ABL1 阳性的慢性粒细胞白血病

骨髓增殖性肿瘤（myeloproliferative neoplasm，MPN）是骨髓中具有多向分化潜能的干细胞克隆性增生的一类肿瘤性疾病。MPN 以骨髓中一系或一系以上髓系（如粒系、红系和巨核细胞系）发生增殖为特征，干细胞的成熟分化相对不受影响，因此，MPN 的瘤细胞可分化为成熟的红细胞、血小板、粒细胞和单核细胞，其结果是骨髓造血增加伴外周血细胞数量显著增多。

BCR-ABL1 阳性的慢性粒细胞白血病（CML）是最常见的一种骨髓增殖性肿瘤，以费城染色体（Philadelphia chromosome，Ph chromosome）和 *BCR-ABL1* 融合基因的形成为遗传学特征。任何年龄均可发生，多见于中老年人，国内中位发病年龄为 45~50 岁。起病隐匿，20%~40% 的患者在初诊时几乎无症状，只是在常规体检提示白细胞增多时才发现患有 CML。部分患者可表现为轻度至中度贫血、易疲倦、虚弱、体重下降和纳差等。有的患者以脾脏极度肿大引起的不适或脾破裂所致突发性左上腹疼痛为首发症状，体检时最突出的表现是脾肿大，即所谓的"巨脾"，肿大的脾脏占据腹腔大部，可达脐平面上下，质地坚硬。

1. 病理变化和诊断 骨髓有核细胞增生明显活跃，取代脂肪组织；可见各分化阶段的粒细胞，以分叶核和杆状核粒细胞为主；巨核细胞数量增加，红系细胞数量正常或减少，还可见散在分布的泡沫细胞，随着疾病的进展，会发生不同程度的纤维化改变。外周血白细胞计数显著增多，常超过 $20 \times 10^9/L$，甚至可高达 $100 \times 10^9/L$ 以上，以中、晚幼和杆状核粒细胞居多，原始粒细胞通常少于 2%；常有嗜酸性粒细胞和嗜碱性粒细胞增多，约 50% 的患者在肿瘤早期可有血小板增多。肿瘤细胞浸润导致患者的脾

脏明显肿大，肝脏和淋巴结肿大较轻微。临床上，可通过核型分析来检测 Ph 染色体；也可采用荧光原位杂交（FISH）或反转录聚合酶链式反应（RT-PCR）技术来检测 *BCR-ABL1* 融合基因，以确诊 CML。

2. 临床表现 一般而言，CML 进展缓慢，如果未加治疗，其中位生存期为 2~3 年。以往使用传统的化疗药物，CML 患者的中位生存期约为 4 年，五年生存率只有 30%。现今根据 CML 发病的分子机制，在治疗中引入酪氨酸激酶阻断剂伊马替尼（商品名称：格列卫）实施靶向治疗，可使 90% 患者的血象获得完全缓解，使 CML 患者的 5 年无进展性生存和 10 年生存率达到 80%~90%。同种异体骨髓移植对年轻（<45 岁）患者而言是较好的治疗选择，在肿瘤的稳定期进行骨髓移植是最好的，治愈率达 75%。

三、类白血病反应

类白血病反应通常是严重感染、某些恶性肿瘤、药物中毒、大量出血和溶血反应等刺激造血组织而产生的异常反应，表现为外周血白细胞数量明显增多（可达 50×10^9/L 以上），并有幼稚细胞出现。类白血病反应与粒细胞白血病有本质上的不同，患者的治疗和预后完全不同。一般根据病史、临床表现和细胞形态，可以将其与白血病相鉴别，但有时比较困难。类白血病反应有以下特点，可协助鉴别：①引起类白血病反应的原因去除后，血象恢复正常；②一般无明显贫血和血小板减少；③粒细胞有严重中毒性改变，如胞质内有中毒性颗粒和空泡等；④中性粒细胞的碱性磷酸酶活性和糖原均明显增高，而粒细胞白血病时两者均显著降低；⑤慢性粒细胞白血病时可出现特征性的 Ph 染色体及 *BCR-ABL1* 融合基因，类白血病反应时则无。

第四节 组织细胞和树突状细胞肿瘤

组织细胞（巨噬细胞）和树突状细胞在人体免疫系统中的功能是作为抗原提呈细胞，二者都起源于骨髓干细胞。

组织细胞肉瘤很少见，发生于成人，中位年龄为 52 岁。可发生在淋巴结、皮肤、软组织和肠道，部分患者有全身性的表现，伴有多器官累及。瘤细胞体积较大，胞质丰富，核圆形或不规则呈分叶状，有显著的核仁；电镜观察，肿瘤细胞的胞质内可见许多溶酶体；免疫标记 CD68 和 CD163 阳性，溶菌酶染色呈颗粒状阳性。

树突状细胞肿瘤少见，本节对 Langerhans 细胞组织细胞增生症进行简要介绍。

Langerhans 细胞是一种不成熟的树突状细胞，正常情况下，散在分布于皮肤、口腔、阴道和食管黏膜，也存在于淋巴结、骨髓、胸腺和脾脏等处。Langerhans 细胞直径约 12μm，细胞表面有小的突起，胞质丰富，核形状不规则，常有核沟或呈分叶状（图 11-5）。Langerhans 细胞表达 langerin、S-100、HLA-DR 和 CD1a 蛋白，其中，langerin 是 Langerhans 细胞及其肿瘤的特异性抗原标记。约一半的病例出现 *BRAF V600E* 的基因突变。电镜观察，在其细胞质内可见特征性的 Birbeck 颗粒。

这一 Langerhans 细胞的克隆性增生性疾病，过去称组

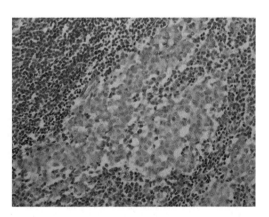

图 11-5 Langerhans 细胞组织细胞增生症镜下观
背景可见较多嗜酸性粒细胞，细胞弥漫或
片状分布，典型瘤细胞可见核沟

织细胞增生症 X，包括：Letterer-Siwe 病、Hand-Schüller-Christian 病和骨嗜酸性肉芽肿。现在认为，它们是同一种疾病的三种不同表现形式。

　　Langerhans 细胞组织细胞增生症的临床病程与诊断时累及的器官数量有关，单一病灶者的总生存率超过 95%，多器官受累者的生存率明显下降。有肺、肝、脾和骨髓受累者的预后较差。

目标检测

答案解析

一、选择题

（一）A1 型题

1. 淋巴滤泡增生由（　　）刺激引起

　　A. 细胞免疫　　　B. 体液免疫　　　C. Ⅰ型超敏反应

　　D. Ⅲ型变态反应　　　E. 迟发型变态反应

2. 成人最常见的非霍奇金淋巴瘤是（　　）

　　A. 外周 T 细胞淋巴瘤，非特殊类型　　　B. 滤泡性淋巴瘤　　　C. Burkitt 淋巴瘤

　　D. 弥漫大 B 细胞淋巴瘤　　　E. 急性淋巴母细胞白血病/淋巴瘤

3. 下列淋巴瘤中，好发于儿童和青少年的是（　　）

　　A. 结节性淋巴细胞为主型霍奇金淋巴瘤　　　B. 滤泡性淋巴瘤

　　C. 弥漫大 B 细胞淋巴瘤　　　D. 外周 T 细胞淋巴瘤，非特殊类型

　　E. Burkitt 淋巴瘤

4. 绿色瘤常出现于（　　）

　　A. 慢性粒细胞白血病　　　B. 霍奇金淋巴瘤　　　C. 急性髓系白血病

　　D. 非霍奇金淋巴瘤　　　E. Langerhans 细胞组织细胞增生症

5. 下列关于类白血病反应区别于白血病的特征描述中，错误的是（　　）

　　A. 引起类白血病的原因去除后，血象不恢复正常

　　B. 一般无明显贫血和血小板减少

　　C. 粒细胞有中毒性改变，胞质内有中毒性颗粒和空泡

　　D. 中性粒细胞的碱性磷酸酶活性和糖原均明显增高

　　E. 细胞内不见 Ph 染色体

（二）X 型题

1. 霍奇金淋巴瘤的肿瘤细胞包括（　　）

　　A. 镜影细胞　　　B. 陷窝细胞　　　C. 爆米花细胞　　　D. 霍奇金细胞　　　E. 木乃伊细胞

2. 下列关于滤泡性淋巴瘤的描述中，正确的是（　　）

　　A. 多见于青年人

　　B. 肿瘤细胞常呈明显的滤泡样生长

　　C. 为 B 细胞性低度恶性淋巴瘤

　　D. 绝大多数病例的肿瘤细胞表达 Bcl-2 蛋白

　　E. 最常见的淋巴瘤

二、思考题

1. 霍奇金淋巴瘤有哪些特点？

2. 试述 WHO 分类中霍奇金淋巴瘤的组织学分型。

（于慧玲）

书网融合……

　本章小结　　　　　　微课　　　　　　思政元素　　　　　　题库

第十二章 免疫性疾病

PPT

📖 学习目标

    1. 掌握 自身免疫性疾病的概念；系统性红斑狼疮的病理变化特点；类风湿关节炎典型病理变化特点；艾滋病的病理变化特点。

    2. 熟悉 自身免疫性疾病的常见类型；艾滋病的病因、发病机制和流行病学特征。

    3. 了解 免疫缺陷病的种类；移植排斥反应的概念和基本病理变化特点；艾滋病的临床特点及预后。

⇨ 案例引导

    案例：患者，男性，33 岁，未婚。主诉：间断性头痛 9 个月，伴有低热半个月。患者 9 个月前无明显诱因出现间断头痛、头晕，同时伴有手脚麻木，不伴有恶心以及呕吐，近半个月开始出现低热（38℃），无咳嗽、咳痰，无腹痛、腹泻。外院 CT 显示左颞叶有一低密度病灶。诊断为脑胶质细胞瘤。在准备手术过程中发现 HIV 抗体阳性。既往病史，患者 4 个月前曾经患肺炎，治疗 1 个月迁延不愈。查体发现背部可见大量疤痕，患者半年前曾经患带状疱疹。既往无输血以及静脉吸毒史，但有不洁性行为史。

    讨论：患者所患疾病的传播途径是什么？该病的病变特点有哪些？

    免疫反应常分为特异性免疫和非特异性免疫。其中，特异性免疫应答分为细胞免疫和体液免疫两类，是机体免疫系统识别"自我"和排斥"异己"的过程，以达到抵御病原体侵袭。维持机体内环境稳定和清除突变或凋亡细胞的免疫保护目的。不适当的免疫反应（反应过高或过低，或对自身组织产生反应），都会造成细胞组织的损伤，甚至引起全身性的致命性伤害。本章主要介绍一些常见的免疫性疾病。

第一节 自身免疫性疾病

    自身免疫性疾病（autoimmune disease）是指机体对自身组织或组织中的某种成分［自身抗体和（或）自身致敏淋巴细胞］产生免疫反应，导致组织损伤和（或）多器官功能障碍的一类原发性免疫性疾病。但是自身抗体的存在并不一定引起组织损伤，并不等同于自身免疫性疾病，如无自身免疫性疾病的正常老年人血液中可检测出抗甲状腺球蛋白、抗胃壁细胞抗体、细胞核 DNA 抗体等。此外，受损或有抗原性变化的组织中亦可发生继发性免疫应答反应，激发产生无致病作用的自身抗体，如心肌缺血或心肌梗死后可产生抗心肌自身抗体。

一、发病机制

    免疫耐受（immunological tolerance）的丧失和终止是自身免疫性疾病发生的主要原因。免疫耐受是抗原特异性的免疫应答，由抗原诱生，而遗传或某些病原微生物的感染可能是促发免疫耐受的因素。

（一）免疫耐受的丧失和隐蔽抗原的暴露

免疫耐受的机制十分复杂，根据 T 淋巴细胞和 B 淋巴细胞成熟程度的不同及接触抗原的方式和量的不同，机体可通过中枢耐受（发生在中枢免疫器官，又称中枢删除）和外周耐受（发生在外周淋巴器官，包括 T 细胞无能、活化诱导的细胞死亡和 T 细胞外周抑制等）获得耐受状态。免疫耐受丧失的主要机制可能包括：①T 细胞激活，未能诱导自身凋亡；②T 细胞"免疫不应答"功能的丧失；③B 细胞与 T 细胞协同作用的失调；④T 细胞介导的抑制作用丧失；⑤交叉免疫反应；⑥多克隆淋巴细胞的激活；⑦隔离抗原的释放。

（二）遗传因素

自身免疫性疾病的易感性与遗传因素密切相关。①一些自身免疫性疾病存在家族史，如：系统性红斑狼疮、自身免疫性溶血性贫血、自身免疫性甲状腺炎等。②某些自身免疫性疾病与 HLA（人类白细胞抗原），特别是与 HLA-Ⅱ类抗原相关。③通过转基因技术可诱发大鼠自身免疫性疾病，如人类强直性脊柱炎与 HLA-B27 密切相关，将 *HLA-B27* 基因转移至大鼠，可使大鼠发生强直性脊柱炎。

（三）微生物感染因素

细菌、支原体和病毒等各种微生物可导致自身免疫性疾病的发生。可能的机制有：①微生物与自身抗原的交叉免疫；②微生物抗原与自身抗原形成免疫复合物而导致不耐受；③微生物产物导致非特异性多克隆淋巴细胞激活；④感染引起的炎症反应。

（四）激素因素

自身免疫性疾病多发生于女性，提示雌激素对某些自身免疫性疾病的发生有促进作用。

二、类型

根据病变范围，可分为器官或细胞特异性自身免疫性疾病以及系统性（多器官）自身免疫性疾病两大类（表 12-1）。器官或细胞特异性自身免疫性疾病的病理损伤和功能障碍仅限于抗体或致敏淋巴细胞所针对的某一器官或细胞类型。系统性自身免疫性疾病的自身抗体多为细胞核、线粒体等组织、器官共有成分，故能造成多器官组织损害，因其病变主要累及多器官结缔组织或血管，又称结缔组织病或胶原血管病。本节简述几种常见的系统性自身免疫性疾病，器官或细胞特异性自身免疫性疾病可参见有关章节的相应内容。

表 12-1 自身免疫性疾病的类型

器官或细胞特异性自身免疫性疾病	系统性自身免疫性疾病
慢性淋巴细胞性甲状腺性炎	系统性红斑狼疮
自身免疫性溶血性贫血	类风湿关节炎
恶性贫血伴自身免疫性胃炎	干燥综合征
自身免疫性脑脊髓炎	眼尿道关节炎综合征（Reiter 综合征）
自身免疫性睾丸炎	炎性肌病
肺出血-肾炎综合征	系统性硬化
原发免疫性血小板减少症	结节性多动脉炎
1 型糖尿病（胰岛素依赖型）	
重症肌无力	
弥漫性毒性甲状腺肿（Graves 病）	
原发性胆汁性肝硬化	
自身免疫性肝炎	
溃疡性结肠炎	
膜性肾小球肾炎	

（一）系统性红斑狼疮

系统性红斑狼疮（systemic lupus erythematosus，SLE）是一种常见的几乎累及全身各器官的自身免疫性疾病，主要累及皮肤、关节、肾、肝、浆膜及心脏等。其主要特征是免疫复合物引起的细胞损伤。免疫学检查可检出以抗核抗体（anti-nuclear antibody，ANA）为主的多种自身抗体，末梢血可查到狼疮细胞。临床表现复杂，多见于年轻女性，男女之比约为 1∶10，常有家族史，预后差。

1. 病因及发病机制　免疫耐受的破坏和大量自身抗体的产生是系统性红斑狼疮发生的根本原因。抗核抗体是其中最主要的自身抗体，分为抗 dsDNA 抗体、抗组蛋白抗体、抗 RNA-非组蛋白抗体和抗核仁抗原抗体四类。本病发病机制不明，可能与遗传、免疫因素等有关。

2. 组织损伤机制　SLE 的组织损伤与自身抗体的存在有关，多数内脏病变由Ⅲ型变态反应伴 ANA 免疫复合物形成而引起，主要为 DNA-抗 DNA 复合物所致的皮肤、血管和肾小球病变；其次为抗血细胞抗体，针对红细胞、粒细胞及血小板，经Ⅱ型变态反应导致相应血细胞的溶解损伤，引起全血细胞减少。

受损细胞的核与 ANA 反应后，肿胀、均质化形成嗜酸性小体，称狼疮小体（lupus erythematosus bodies，LE 小体），HE 切片上呈圆形或卵圆形，紫红色，也称苏木素小体。这种经过 ANA 调理作用的细胞核被粒细胞或巨噬细胞所吞噬，此时的吞噬细胞称为狼疮细胞（LE 细胞）。

3. 病理变化　SLE 的基本病理变化是肾、皮肤、血管及纤维结缔组织中有免疫复合物沉积。全身中、小动脉发生急性坏死性血管炎，血管壁纤维素样物质沉积。慢性 SLE 患者，血管壁可见纤维性增厚伴管腔狭窄。

（1）**肾脏病变**　几乎所有 SLE 患者都有肾损伤。约 60% SLE 患者的肾病以狼疮性肾炎为主要表现。根据 WHO 狼疮性肾炎形态学分类，共分为 6 类。①系膜轻微病变性狼疮肾小球肾炎（Class Ⅰ），少见。②系膜增生性狼疮肾小球肾炎（Class Ⅱ），见图 12-1。③局灶性增生性肾小球肾炎（Class Ⅲ）。④弥漫性增生性肾小球肾炎（Class Ⅳ）。⑤膜性狼疮肾小球肾炎（Class Ⅴ）。⑥终末期硬化性狼疮肾小球肾炎（Class Ⅵ）。各种组织学类型都可出现，晚期可发展为慢性硬化性肾小球肾炎，肾功能衰竭是本病的主要死因。其中，弥漫性增生性肾小球肾炎是 SLE 急性期的特征性病变，内皮下可见大量免疫复合物沉积，活动期常出现纤维素样坏死和血栓。狼疮小体的出现具有诊断意义。

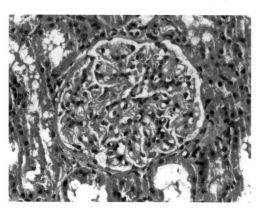

图 12-1　系膜增生性狼疮肾小球肾炎镜下观
系膜基质及系膜细胞中度增多

（2）**皮肤病变**　约 80% 的 SLE 患者有皮肤损伤，以鼻及面部蝶形红斑为典型特征。类似红斑也可出现在四肢和躯干，还可伴有风疹、水疱、斑丘疹及溃疡，日晒可加重损伤。镜下观：表皮常有萎缩、角化过度，受累皮肤表层及基底层液化，表皮与真皮层间水肿；血管周围可见淋巴细胞浸润，纤维蛋白性坏死性血管炎明显。免疫荧光见表皮、真皮间有免疫球蛋白及免疫复合物沉积，形成颗粒或团块状的荧光带，即"狼疮带"，具有诊断意义。

（3）关节病变　95%的患者有不同程度的关节受累，典型病变为非特异性滑膜炎。镜下观：滑膜充血水肿，单核细胞、淋巴细胞浸润，滑膜细胞下结缔组织内可见灶性纤维素样坏死。与类风湿关节炎相比，关节畸形较轻微。

（4）心脏病变　约半数病例有心脏受累，以心瓣膜非细菌性疣状心内膜炎最为典型。心瓣膜表面的疣状赘生物主要累及二尖瓣或三尖瓣的正面或背面，单发或多发，形态不规则，1~3mm（亚急性细菌性心内膜炎的赘生物较大，0.5~2cm，多为单个；风湿性心内膜炎的赘生物较小，1~2mm，串珠状排列于瓣膜闭锁缘上）。镜下观：赘生物由纤维蛋白、坏死组织和炎细胞构成。累及心肌者，表现为心肌非特异性单核细胞浸润。累及心外膜者，表现为心包炎，急性期为浆液性或纤维蛋白性炎，慢性期可见心包增厚，纤维组织增生。

（5）中枢神经系统病变　SLE患者可伴有神经系统症状，形态学常表现为急性血管炎，但两者无直接关系。

（6）脾脏和淋巴结病变　脾中度增大，滤泡增生及包膜增厚。红髓中可见大量浆细胞，免疫荧光示内含免疫球蛋白IgG和IgM。可见脾中央动脉增厚及小动脉周围纤维化，形成洋葱皮样改变。全身淋巴结不同程度增大，滤泡增生，浆细胞浸润。

（7）其他组织器官病变　主要病变是急性血管炎。在骨髓中可找到具有诊断意义的LE小体。肺组织可出现慢性间质纤维化。

⊕ 知识链接

狼疮肾炎

狼疮肾炎是系统性红斑狼疮的标志性特征之一，其特点是复发与缓解交替。肾脏穿刺活体组织检查是评估肾损害和疾病活动的金标准，但其为侵入性检测手段，并且有出血及感染的风险，并不十分适用于狼疮肾炎疾病活动性的监测。目前，检测狼疮肾炎患者尿液中生物标志物（如尿液中的趋化因子、细胞因子等）的状态已成为研究热点。据报道，Th17相关细胞因子、叉头状转录因子、单核细胞趋化蛋白-1等与狼疮肾炎疾病活动有比较密切的关系。

（二）类风湿关节炎

类风湿关节炎（rheumatoid arthritis，RA）是以多发性、对称性和非化脓性增生性滑膜炎为主要表现的一种全身性自身免疫性疾病，也可累及关节外其他组织，多组织受累时病变类似SLE。由于炎症加剧和缓解反复交替进行，常引起关节软骨、关节囊及其下的骨组织破坏，最终导致关节强直和畸形。本病女性多见，男女发病比约1：3~1：5，发病多在25~55岁，也可见于儿童。绝大多数患者血清和关节滑液中存在类风湿因子（rheumatoid factor，RF）及其复合物，其滴度水平与疾病严重程度一致，可作为临床诊断和预后判断的重要依据。

1. 病因和发病机制　本病的病因和发病机制尚不明，可能与遗传、免疫和感染因素有关。滑膜病变中，浸润的淋巴细胞大部分是活化的$CD4^+Th$细胞，通过分泌多种细胞因子，激活其他免疫细胞和巨噬细胞，从而产生炎症介质和组织降解因子。体液免疫在本病中也起重要作用。滑膜液中的IgG型RF可形成免疫复合物，固定并激活补体，通过Ⅲ型变态反应引起组织损伤。

关于感染因素与本病的关系，存在如下研究结果。65%~93%类风湿关节炎患者的血清中有EB病毒核心抗体，而其他关节炎患者的这一比例则仅为10%~29%；体外培养本病患者的B细胞，经EB病毒转化后可产生RF。

2. 病理变化

（1）关节病变　RA 主要累及全身关节，包括手、足、肘、腕、膝、踝、髋等关节。病变多发且呈对称性。镜下组织形态学表现为慢性滑膜炎：①滑膜内有大量淋巴细胞、巨噬细胞和浆细胞浸润，可见淋巴滤泡形成；②滑膜细胞增生，可形成多层状、绒毛状增生；③大量新生血管；④滑膜和关节表面常覆盖大量纤维蛋白和中性粒细胞，可出现机化；⑤破骨细胞功能活跃，常有滑膜组织向骨内生长；滑膜内的炎性肉芽组织向关节软骨边缘部扩展，形成血管翳（pannus），并逐渐覆盖和破坏关节软骨，软骨严重破坏，最终被血管翳取代，发生纤维化和钙化，最终引起永久性关节强直。

（2）皮下类风湿结节　在关节外类风湿病中最常见，约25%的病例发生。多见于前臂的伸侧或其他受力部位，单个或多个，大小不等，质硬、无压痛。肉眼观呈灰白色。镜下观呈典型的类风湿性肉芽肿改变：中央为大片纤维素样坏死物，周围有呈栅栏状或放射状排列的上皮样细胞，外围为肉芽组织。皮下结节存在的时间较长，可持续数月或数年不退。

（3）其他病变　病情严重的患者可出现纤维素样坏死性动脉炎，纤维蛋白性胸膜炎和心包炎，肺局灶性或弥漫性间质纤维化。

第二节　免疫缺陷病

免疫缺陷病（immunodeficiency disease）是一组免疫系统发育不全或遭受损害所致的免疫功能缺陷引起的疾病。包括两种类型。①原发性免疫缺陷病：又称先天性免疫缺陷病，与遗传有关，多发生于婴幼儿。②继发性免疫缺陷病：又称获得性免疫缺陷病，可发生于任何年龄，多因严重感染，尤其是直接侵犯免疫系统的感染、恶性肿瘤、应用免疫抑制剂、放射治疗和化疗等引起。

免疫缺陷病的临床表现因其性质不同而异。体液免疫缺陷患者产生抗体的能力低下，因而发生连绵不断的细菌感染；淋巴组织中无生发中心，也无浆细胞存在；血清免疫球蛋白定量测定有助于这类疾病的诊断。细胞免疫缺陷在临床上可表现为严重的病毒、真菌、胞内寄生菌（如结核杆菌等）及某些原虫的感染；患者的淋巴结、脾及扁桃体等淋巴组织和器官发育不良或萎缩，免疫功能减退或丧失，迟发性变态反应微弱或缺如。免疫缺陷患者还可伴有难以控制的感染、自身免疫性疾病及恶性肿瘤。

一、原发性免疫缺陷病

原发性免疫缺陷病（primary immunodeficiency disease）是一组与遗传相关的常发生在婴幼儿的罕见病。表现为反复感染，严重威胁生命。其中有些可能获得有效的治疗，故及时诊断仍很重要。按免疫缺陷性质的不同，可分为体液免疫缺陷为主、细胞免疫缺陷为主以及两者兼有的联合性免疫缺陷三大类。此外，还有补体缺陷、吞噬细胞缺陷等非特异性免疫缺陷（表 12-2）。

表 12-2　原发性免疫缺陷病常见类型

体液免疫缺陷为主	联合性免疫缺陷为主
原发性丙种球蛋白缺乏症	重症联合免疫缺陷病
孤立性 IgA 缺乏症	湿疹血小板减少伴免疫缺陷综合征（Wiskott-Aldrich 综合征）
普通易变免疫缺陷病	毛细血管扩张性共济失调综合征
细胞免疫缺陷为主	腺苷酸脱氢酶缺乏症
DiGeorge 综合征	**吞噬细胞功能障碍**
胸腺发育不全综合征（Nezelof 综合征）	**补体缺陷**
黏膜皮肤念珠菌病	

二、继发性免疫缺陷病 ℮微课

　　继发性免疫缺陷病（secondary immunodeficiency disease，SID）较原发性者更为常见，但无特征性的病理变化。许多疾病可伴发继发性免疫缺陷病，包括感染（风疹、麻疹、麻风、结核病、巨细胞病毒感染等）、恶性肿瘤（霍奇金淋巴瘤、白血病、骨髓瘤等）、自身免疫性疾病（SLE、类风湿关节炎等）、蛋白丧失（肾病综合征、蛋白丢失性肠病）、免疫球蛋白合成不足、淋巴细胞丢失（药物、系统感染等）以及某些其他疾病（如糖尿病、肝硬化等）和免疫抑制治疗等。继发性免疫缺陷病可以是暂时性的，当原发疾病得到治疗后，免疫缺陷可恢复正常；也可以是持久性的。继发性免疫缺陷病可因机会性感染而发生严重后果，因此，及时的诊断和治疗十分重要。本节仅述发病率日增且死亡率极高的获得性免疫缺陷综合征（acquired immunodeficiency syndrome，AIDS），即艾滋病。

　　获得性免疫缺陷综合征是感染人类免疫缺陷病毒（human immunodificiency virus，HIV，为逆转录病毒）所引起的，以全身性严重免疫缺陷为主要特征的致命性传染病，并伴发一系列机会感染和继发肿瘤。临床表现为发热、乏力、体重下降、全身淋巴结肿大及神经系统症状。本病传播迅速，发病缓慢，病死率极高。本病在 1981 年由美国首先报道，目前已遍布全球。2020 年，全球有 3770 万人感染艾滋病毒，其中 170 万人为 0~14 岁的儿童。绝大多数 HIV 携带者在低收入和中等收入国家。目前，我国已处于艾滋病流行期，艾滋病防治工作已是医疗卫生工作者面临的严峻课题。

（一）病因和发病机制

　　1. 病因和流行病学　AIDS 由 HIV 感染引起。从 AIDS 患者中分离得到两种类型的 HIV，即 HIV-1 和 HIV-2。HIV-1 是美国、欧洲和中非地区最常见的类型。2018 年我国分子流行病学调查结果显示，HIV-1 已成为我国艾滋病的主要流行毒株。HIV-2 则主要在西非地区。HIV-1 病毒颗粒为圆形或椭圆形，中心为锥形的高电子密度核心，外周由来自宿主的双层脂质膜包绕。病毒核心为两条基因组 RNA 链、核心蛋白 p17、外壳蛋白 p24 和三种酶（逆转录酶、蛋白水解酶及整合酶）。p24 是 HIV 感染后最易检测到的抗原，因此，其抗体常用作血清学筛查。脂质膜上嵌有外膜蛋白 gp120 和跨膜蛋白 gp41，在感染宿主细胞的过程中起重要作用。HIV-1 基因组包括 9 个基因，其中部分基因在编码核心蛋白、逆转录酶和膜上的糖蛋白以及调控病毒复制功能方面发挥重要作用。

　　AIDS 患者和无症状病毒携带者是本病的传染源。HIV 存在于宿主、血液、精液、子宫、阴道分泌物和乳汁、唾液、尿液等中。AIDS 的传播途径包括如下。①性接触传播：75% 的 HIV 传播是通过性途径。精液、体液中的单核细胞等含有 HIV，可通过黏膜损伤处进入对方体内，病毒可直接侵入血管或被巨噬细胞吞噬。②血道传播：输注含有病毒的血液和血液制品，包括使用被污染的针头或注射器。③母婴传播：母体病毒经胎盘感染胎儿，也可在分娩时或哺乳时传播。④其他：器官移植、医务人员的职业性感染等，少见。

　　2. 发病机制　AIDS 主要累及免疫系统和中枢神经系统。发病机制包括以下两方面。

　　（1）HIV 感染 $CD4^+T$ 细胞　CD4 分子是 HIV 的主要受体，在 HIV 的直接和间接作用下，$CD4^+T$ 细胞功能受损及大量被破坏，致使细胞免疫缺陷。$CD4^+T$ 细胞在免疫反应中起关键作用。$CD4^+T$ 细胞的大量破坏，可导致严重的细胞免疫和体液免疫功能异常，从而引起机会感染和恶性肿瘤的发生。

　　（2）HIV 感染组织中的单核巨噬细胞　HIV 可侵袭存在于脑、淋巴结和肺等组织器官中的单核-吞噬细胞系统的细胞。在单核吞噬细胞内，复制的病毒通常贮存在胞质内，并不引起单核巨噬细胞的破坏。单核巨噬细胞具有游走功能，会导致 HIV 的扩散，可通过血脑屏障，引起中枢神经系统感染。

（二）病理变化

　　HIV 感染的病理变化主要表现为全身淋巴组织的变化、机会性感染、恶性肿瘤及中枢神经系统改变四个方面。

1. 淋巴组织的变化　病程可分为三个阶段。早期出现淋巴滤泡不规则增生，包括淋巴结和脾脏等。镜下观：滤泡明显增生，生发中心活跃，髓质内出现较多的浆细胞。随着病变的发展，出现进行性滤泡破坏，滤泡外层淋巴细胞减少或消失，小血管增生，纤维蛋白样物质或玻璃样物质沉积，生发中心被零落分割。副皮质区 $CD4^+T$ 细胞进行性减少，浆细胞浸润。晚期滤泡萎缩，淋巴组织几乎消失殆尽，有少量巨噬细胞和浆细胞，无淋巴滤泡和副皮质区之分。胸腺、扁桃体、小肠、阑尾和结肠内淋巴组织萎缩，淋巴细胞明显减少。后果是机会性致病菌感染，特殊染色可见大量分枝杆菌、真菌等病原微生物，肉芽肿形成等细胞免疫反应少见。

2. 机会性感染　AIDS 患者体内可有多种感染混合存在是本病的另一特点。感染范围广泛，可累及各器官，以中枢神经系统、肺、消化道受累最常见。由于严重的免疫缺陷，感染所致的炎症反应往往轻而不典型。如肺部结核菌感染，病灶中的结核杆菌很多，却少形成典型的肉芽肿性病变。70%~80% 的患者可经历一次或多次肺孢子虫感染，因机会感染而死亡的 AIDS 病例中，约 50% 死于肺孢子虫感染，这一点对诊断本病有一定参考价值。

3. 恶性肿瘤　约 1/3 的 AIDS 患者可发生 Kaposi 肉瘤，其他常见的伴发肿瘤为淋巴瘤。Kaposi 肉瘤是一种非常罕见的血管增殖性疾病。Kaposi 肉瘤可局限于皮肤和（或）黏膜，也可累及内脏。镜下 Kaposi 肉瘤主要为成片的梭形肿瘤细胞构成毛细血管样裂隙，其间可见数量不等的红细胞。

4. 中枢神经系统改变　中枢神经系统是 HIV 感染的重要靶器之一，主要累及脑组织中的巨噬细胞和小胶质细胞，不感染神经元。受累者常因机会感染而发生播散性弓形虫或新型隐球菌感染所致的脑炎或脑膜炎，以及巨细胞病毒和乳头状瘤空泡病毒所致的进行性多灶性白质脑病。

（三）临床病理联系

本病潜伏期较长，一般认为可经数月至 10 年或更长时间才发展为 AIDS。根据 WHO 和美国疾病控制和预防中心修订的 HIV 感染的临床分类，可将其分为三大类。A 类：包括急性感染、无症状感染和持续性全身淋巴结肿大综合征。B 类：包括免疫功能低下时出现的 AIDS 相关综合征，继发细菌感染、病毒感染，发生淋巴瘤等。C 类：患者已有严重免疫缺陷，出现各种机会性感染、继发性肿瘤以及神经系统症状等 AIDS 表现。

AIDS 的临床自然病程反映了 HIV 感染与机体免疫系统相互消长的过程，分为三个阶段，即 HIV 感染的急性期（早期）、慢性期（中期）和危险期（后期）。①急性期：通常在感染 HIV 3~6 周后出现咽痛、发热、肌肉酸痛和无菌性脑炎等症状。病毒在体内大量繁殖，由于患者尚有较好的免疫反应能力，2~3 周症状可自行缓解。②慢性期：机体免疫功能与病毒之间处于相互抗衡阶段，可长达数年或不再进入后期。此期病毒持续性复制，临床可无明显症状或出现明显的全身淋巴结肿大，伴发热、乏力和皮疹等。③危险期：机体免疫功能全面崩溃，临床表现为患者持续发热、消瘦、腹泻和乏力，并出现明显的机会性感染、神经系统症状和恶性肿瘤。血液检测示淋巴细胞明显减少，$CD4^+T$ 细胞减少尤为显著，细胞免疫反应丧失殆尽。

本病预后差，目前 AIDS 的治疗多采用逆转录酶抑制剂和蛋白酶抑制剂联合用药，可使 AIDS 的机会性感染和继发性肿瘤的发病率下降。目前，大力开展防治 AIDS 的健康教育是防治 AIDS 的最重要手段。

第三节　移植排斥反应

移植是机体的某种细胞、组织或器官因某些病变或疾病的损伤而发生结构和功能的不可复性损害后，将相应的健康细胞、组织或器官植入机体的过程。根据供体的来源，可将移植分为自体移植、同种异体移植和异种移植。宿主免疫系统针对移植物的组织相容性抗原分子产生的由细胞和抗体介导的超敏反应，称移植排斥反应（transplant rejection），是决定移植成败的关键。由于免疫活性细胞对靶抗原的攻击方向不同，移植免疫反应包括宿主抗移植物反应和移植物抗宿主反应两种。

一、实体器官移植排斥反应

移植排斥反应按形态变化和发病机制的不同，分为超急性排斥反应、急性排斥反应和慢性排斥反应三类。

1. 超急性排斥反应 是受体对移植物的一种迅速而剧烈的反应，一般于移植后数分钟至数小时内出现。本型反应在本质上属Ⅱ型变态反应，与受体血液循环中已先有供体特异性 HLA 抗体存在或受体、供体 ABO 血型不符有关。肉眼观：移植物迅速由粉红或健康色泽转为暗红色，伴出血和梗死。镜下观：广泛分布的急性小动脉炎伴血栓形成和组织缺血性坏死。

2. 急性排斥反应 是临床上最常见的移植排斥反应。在未经治疗者，此反应可发生于移植后数天之内；经过免疫抑制治疗者，可在数月或数年后突然发生。此种排斥反应可以细胞免疫为主，表现为间质内单个核细胞浸润；也可以体液免疫为主，表现为血管炎的症状。有时，两者可同时参与作用。

3. 慢性排斥反应 常表现为慢性进行性移植器官损害。镜下的突出病变是血管内膜纤维化，引起管腔严重狭窄，导致组织缺血。间质除纤维化外，尚有中等量单核细胞、淋巴细胞、浆细胞浸润。

二、骨髓移植排斥反应

骨髓移植可纠正患者造血系统及免疫系统不可逆的严重疾病，目前在临床上已应用于造血系统肿瘤、再生障碍性贫血、免疫缺陷病和某些非造血系统肿瘤等疾病。骨髓移植所面临的两个主要问题是移植物抗宿主反应和骨髓移植排斥反应。移植物抗宿主反应是致死并发症，可发生于将具有免疫活性细胞或其前体细胞的骨髓植入由于原发性疾病或因采用药物、放射线照射而发生免疫功能缺陷的受者体内。移植物抗宿主反应可分为急性和慢性。急性反应一般在移植后 3 个月内发生，可引起肝、皮肤和肠道上皮细胞坏死。慢性反应是急性反应的延续或在移植后 3 个月自然发生，皮肤病变类似于系统性硬化。

目标检测

答案解析

一、选择题

（一）A1 型题

1. LE 小体见于（ ）

    A. 系统性红斑狼疮　　　　B. 类风湿关节炎　　　　C. 干燥综合征

    D. 甲状腺功能亢进症　　　E. 硬皮症

2. 最常见的移植排斥反应是（ ）

    A. 超急性排斥反应　　　　B. 亚超急性排斥反应　　　　C. 急性排斥反应

    D. 慢性排斥反应　　　　E. 移植物抗宿主反应

3. HIV 侵犯的最主要细胞是（ ）

    A. $CD8^+$ T 细胞　　B. $CD4^+$ T 细胞　　C. 单核巨噬细胞　　D. 神经细胞　　E. 浆细胞

4. 下列关于类风湿结节的描述中，错误的是（　　）

　　A. 好发于皮下，单个或多个　　　　B. 中央为干酪样坏死　　　C. 外围有肉芽组织

　　D. 有呈栅栏状或放射状排列的上皮样细胞　　　E. 可持续数月或数年

5. AIDS 的传播途径不包括（　　）

　　A. 性接触传播　　　　B. 经污染的针头传播　　　C. 母婴（垂直）传播

　　D. 体表接触传播　　　E. 感染性血制品或输血

（二）X 型题

1. 狼疮性肾炎主要包括的类型有（　　）

　　A. 系膜增生性狼疮肾小球肾炎　　　　B. 弥漫性增生性肾小球肾炎

　　C. 系膜轻微病变性狼疮肾小球肾炎　　　　D. 膜性狼疮肾小球肾炎

　　E. 局灶性增生性肾小球肾炎

2. 类风湿关节炎常累及的器官和组织有（　　）

　　A. 心脏　　　B. 皮肤　　　C. 小关节　　　D. 动脉　　　E. 肺

二、思考题

简述艾滋病的病理变化特点。

（杨雯娟）

书网融合……

本章小结　　　　微课　　　　思政元素　　　　题库

第十三章 内分泌系统疾病

PPT

📖 学习目标

　　1. 掌握　弥漫性非毒性甲状腺肿、弥漫性毒性甲状腺肿的病变特点；甲状腺乳头状癌的病变特点。

　　2. 熟悉　弥漫性非毒性甲状腺肿、弥漫性毒性甲状腺肿的病因及机制；甲状腺炎的病变特点；甲状腺腺瘤及甲状腺癌的类型；糖尿病的病变特点。

　　3. 了解　肾上腺疾病的病理特点；垂体疾病的病变特点。

⇒ 案例引导

　　案例：患者，女性，36 岁。因颈部增粗，心慌，喜冷怕热，食欲强，消瘦乏力 1 年而就诊。检查示甲状腺弥漫性肿大，随吞咽上下移动，质地软，表面光滑，甲状腺区有血管杂音。双眼突出，舌细震颤。基础代谢率25%，T_3和T_4升高，TSH 下降。同位素扫描显示甲状腺弥漫性肿大，核素浓聚。

　　讨论：该患者的诊断是什么？病理学改变是什么？临床表现的病理学基础是什么？

　　内分泌系统（endocrine system）包括内分泌腺、内分泌组织（如胰岛）和散在于各系统或组织内的内分泌细胞。由内分泌腺或散在内分泌细胞分泌的具有高效能的生物活性物质，经组织液或血液传递而发挥其调节作用，称激素（hormone）。按化学性质，激素可分为含氮激素和类固醇激素两大类。含氮激素主要在粗面内质网和高尔基复合体内合成，分泌的颗粒有膜包裹；类固醇激素在滑面内质网内合成，不形成有膜包绕的分泌颗粒。

　　内分泌系统与神经系统共同调节机体的生长发育和代谢，维持内环境的平衡和稳定。内分泌系统的组织或细胞的增生、肿瘤、炎症、血液循环障碍等病变均可引起激素分泌增多或减少，导致功能的亢进或减退，使相应靶器官组织增生、肥大或萎缩。内分泌系统疾病很多，本章主要介绍部分常见病、多发病。

第一节　垂体疾病

　　垂体位于蝶鞍垂体窝内，重 0.5~0.9g，由神经垂体和腺垂体两部分组成。神经垂体分为神经部和漏斗部两部分；腺垂体分为远侧部（垂体前叶）、中间部和结节部三部分。神经部和中间部合称为垂体后叶。垂体内有不同形态和功能的内分泌细胞，分泌不同的激素。垂体前叶分泌生长激素、催乳素、促甲状腺素、促卵泡素和促肾上腺皮质激素等，垂体后叶分泌抗利尿激素、催产素等。

一、下丘脑及垂体后叶疾病

　　下丘脑-垂体后叶轴的功能性或器质性病变，均可引起其内分泌功能异常而出现各种综合征，如尿崩症等。

尿崩症（diabetes insipidus）是由于抗利尿激素（antidiuretic hormone，ADH）缺乏或减少，肾远曲小管对水的重吸收功能降低，出现的以多尿、低比重尿、烦渴和多饮等为表现的临床综合征。根据病因可分为四类。①垂体性尿崩症：由垂体后叶释放 ADH 不足引起。②肾性尿崩症：因肾小管对血内正常ADH 水平缺乏反应。③继发性尿崩症：由下丘脑-垂体后叶轴的肿瘤、外伤、感染等引起，较为多见。④特发性或原发性尿崩症：原因不明。

二、垂体前叶功能亢进与低下

（一）垂体前叶功能亢进

垂体前叶功能亢进（hyperpituitarism）是前叶的某一种或多种激素分泌增加，多由前叶功能性肿瘤引起，少数为下丘脑或靶器官的反馈抑制作用消失所致。常见的如垂体性巨人症及肢端肥大症、高催乳素血症、垂体性 Cushing 综合征。

1. 垂体性巨人症（pituitary gigantism）及肢端肥大症（acromegaly）　多为垂体生长激素细胞腺瘤分泌过多的生长激素所致。如在青春期以前骨骺未闭合时发生，引起身材异常高大，称垂体性巨人症；如在青春期后发生，骨骺已闭合，表现为头颅骨增厚、四肢手足宽而粗厚等，称肢端肥大症。

2. 高催乳素血症（hyperprolactinemia）　部分由垂体催乳素细胞腺瘤分泌过多的催乳素（prolactin，PRL）引起，部分为下丘脑病变或药物所致，女性表现为溢乳-闭经综合征，男性性功能下降，少数也可溢乳。

3. 性早熟症（precocious puberty）　表现为女孩 6~8 岁、男孩 8~10 岁前出现性发育。常见原因是中枢神经系统疾病（如脑肿瘤、脑积水等）或遗传异常而使下丘脑-垂体过早分泌释放促性腺激素。

（二）垂体前叶功能低下

垂体前叶功能低下主要由垂体前叶 75% 以上组织的破坏引起，偶尔由下丘脑病变导致。常见病因是肿瘤、外科手术、外伤或血液循环障碍等，这些导致垂体前叶激素分泌减少，较常见的如 Sheehan 综合征、Simmond 综合征、垂体性侏儒症等。

1. Sheehan 综合征　是垂体缺血性萎缩、坏死，导致前叶各种激素分泌减少的综合征，多由分娩时大出血或休克引起。典型病例于分娩后乳腺萎缩，乳汁分泌停止，相继出现器官萎缩、功能低下，进而出现全身萎缩和老化。

2. Simmond 综合征　呈慢性经过，以出现恶病质、过早衰老及多种激素分泌低下和产生相应临床症状为特征，是炎症、肿瘤、血液循环障碍、损伤等引起垂体前叶各种激素分泌障碍的一种综合征，导致相应靶器官如甲状腺、肾上腺、性腺等的萎缩。

3. 垂体性侏儒症（pituitary dwarfism）　是指垂体前叶分泌生长激素（GH）部分或完全缺乏（常伴促性腺激素缺乏）所致的儿童生长发育障碍性疾病，表现为骨骼、躯体生长发育迟缓，体型停滞于儿童期，身材矮小，常伴性器官发育障碍，但智力发育正常。

三、垂体肿瘤

垂体发生的肿瘤较多，最常见的是垂体腺瘤。

（一）垂体腺瘤

垂体腺瘤（pituitary adenoma）是来源于垂体前叶上皮细胞的良性肿瘤，是蝶鞍内最常见的肿瘤，占颅内肿瘤的 10%~20%，多发病于 30~60 岁，女性较多见。其临床表现为某种激素分泌过多，出现相应的功能亢进；肿瘤浸润、破坏和压迫垂体，使其发生激素分泌障碍，表现为功能低下；肿瘤压迫视神经，则出现视野损失、视力下降或失明等症状。

1. 病理变化 肉眼观：可见肿瘤大小不一，直径可由数毫米到10cm，功能性腺瘤一般较小，无功能性的一般较大。肿瘤一般境界清楚，多数有包膜。肿瘤质软、色灰白或粉红。可见灶性出血、坏死、囊性变、纤维化和钙化。镜下观：腺瘤由单一或几种瘤细胞构成，排列成片状、条索状、巢状、腺样或乳头状，瘤细胞巢之间为血管丰富的纤维间质。瘤细胞似正常的垂体前叶细胞，核呈圆形或卵圆形，可见小的核仁，有的瘤细胞有异型性。

2. 肿瘤分类 根据内分泌检测新技术、免疫组织化学、电镜等，结合形态和功能特点，分为七类。①催乳素细胞腺瘤：垂体腺瘤中最多的一种，约占30%，功能性垂体腺瘤近半数为此瘤。瘤细胞多由嫌色性或弱嗜酸性细胞构成，血中催乳素（PRL）水平增高，出现溢乳-闭经综合征。免疫组化染色：PRL(+)。②生长激素细胞腺瘤：占10%~15%，瘤细胞为嗜酸性和嫌色性，血中生长激素（GH）水平增高，可出现巨人症或肢端肥大症。免疫组化染色：GH(+)。③促肾上腺皮质激素细胞腺瘤：占10%~15%，瘤细胞嗜碱性，部分患者可出现Cushing综合征和Nelson综合征（表现为双肾上腺切除术后全身皮肤、黏膜色素沉着）。免疫组化染色：ACTH(+)。④促性腺激素细胞腺瘤：占5%~15%，瘤细胞为嫌色性或嗜碱性，瘤细胞可同时产生黄体生成素（LH）和促卵泡激素（FSH），临床表现为性功能减退或无症状。免疫组化染色：LH或FSH阳性，或两者均为阳性。⑤促甲状腺素细胞腺瘤：约占1%，瘤细胞为嫌色性和嗜碱性。大多数患者甲状腺功能低下，仅少数患者伴"甲亢"及血中促甲状腺激素（TSH）升高。免疫组化染色：TSH(+)。⑥多种激素细胞腺瘤：约占10%，多数为GH细胞及PRL细胞混合腺瘤，瘤细胞染色呈多样性。免疫组化染色：多种激素阳性。⑦无功能性细胞腺瘤：由嫌色性瘤细胞构成。

（二）垂体腺癌

垂体腺癌（pituitary adenocarcinoma），少见，目前没有统一的诊断标准。单纯根据瘤细胞形态，一般很难区别腺瘤和腺癌。垂体腺癌可有或无激素分泌功能。有学者认为，转移是诊断垂体腺癌的重要依据，如出现明显侵犯脑组织或通过脑脊液进行脑内播散转移，或通过血道进行颅外转移时，诊断为垂体腺癌。

第二节 甲状腺疾病

一、弥漫性非毒性甲状腺肿 [e]微课

弥漫性非毒性甲状腺肿（diffuse nontoxic goiter）是缺碘使甲状腺素分泌不足，促甲状腺激素（TSH）分泌增多，甲状腺滤泡上皮增生，滤泡内胶质堆积而使甲状腺肿大，一般不伴甲状腺功能亢进，又称单纯性甲状腺肿（simple goiter）。因其常呈地方性分布，故又称地方性甲状腺肿（endemic goiter），以远离海岸的内陆山区及半山区多见，全国各地均有散发。本病主要表现为甲状腺肿大，一般无临床症状，部分患者后期可发生压迫、窒息以及吞咽和呼吸困难。

（一）病理变化

根据弥漫性非毒性甲状腺肿的发生、发展过程和病变特点，一般分为三个时期。

1. 增生期 又称弥漫性增生性甲状腺肿。肉眼观：甲状腺弥漫性对称性中度增大，一般不超过150g（正常为20~40g），表面光滑。镜下观：滤泡上皮增生肥大，呈立方状或低柱状，伴小滤泡和小假乳头形成，胶质较少，间质充血。甲状腺功能无明显改变。

2. 胶质贮积期　又称弥漫性胶样甲状腺肿。肉眼观：甲状腺弥漫性对称性显著增大，重200~300g，甚至达500g以上，表面光滑，切面呈棕褐色，半透明胶状。镜下观：大部分滤泡上皮复旧扁平，部分滤泡上皮增生，可有小滤泡或假乳头形成，滤泡腔高度扩张，腔内大量胶质贮积。

3. 结节期　又称结节性甲状腺肿。肉眼观：甲状腺呈不对称结节状增大，结节大小不一，有的结节境界清楚（多无完整包膜），切面常有出血、坏死、囊性变、钙化和疤痕形成（图13-1）。镜下观：部分滤泡上皮呈柱状或乳头样增生，小滤泡形成；部分上皮复旧或萎缩，胶质贮积；间质纤维组织增生、间隔包绕形成大小不一的结节状病灶（图13-2）。

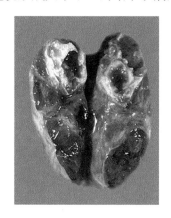 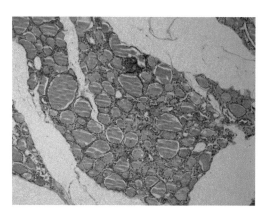

图13-1　弥漫性非毒性甲状腺肿结节期肉眼观

结节大小不一，有出血、坏死、囊性变等

图13-2　弥漫性非毒性甲状腺肿结节期镜下观

间质纤维组织增生，形成大小不一的结节

（二）病因及发病机制

1. 缺碘　地方性水、土、食物中缺碘或机体在青春期、妊娠及哺乳期对碘的需求量增加而引起相对缺碘，导致甲状腺素（T_4）合成减少，通过反馈刺激垂体分泌 TSH 增多，甲状腺滤泡上皮增生，摄碘功能增强。如果持续长期缺碘，一方面滤泡上皮增生，另一方面所合成的甲状腺球蛋白没有碘化而不能被上皮细胞吸收利用，则滤泡腔扩大，胶质堆积，使甲状腺肿大。

2. 致甲状腺肿因子的作用　①水中大量钙和氟可引起甲状腺肿，其影响肠道碘的吸收，且使滤泡上皮细胞胞质内钙离子增多，从而抑制甲状腺素分泌。②某些食物（如卷心菜、木薯、菜花、大头菜等）可致甲状腺肿。例如木薯内含氰化物，抑制碘化物在甲状腺内的运送。③硫氰酸盐及过氯酸盐妨碍碘向甲状腺聚集。④药物如硫脲类药、磺胺类药，锂、钴及高氯酸盐等，可抑制碘离子的浓集或碘离子有机化。

3. 高碘　常年饮用含高碘的水或碘摄食过多，机体将碘合成胶体，贮蓄在甲状腺滤泡腔内，则滤泡腔扩大而胶质堆积，导致甲状腺肿大。

4. 遗传与免疫　激素合成中有关酶的遗传性缺乏，如过氧化物酶、去卤化酶的缺陷及碘酪酸偶联缺陷等，是引起家族性甲状腺肿的原因。自身免疫机制的参与也可能是甲状腺肿的发生机制之一。

二、弥漫性毒性甲状腺肿

弥漫性毒性甲状腺肿（diffuse toxic goiter），又称 Graves 病，多见于女性，男女之比为 1：4~1：6，以 20~40 岁最多见。约 1/3 的患者有眼球突出，故又称突眼性甲状腺肿。临床上主要表现为甲状腺肿大，基础代谢率和神经兴奋性升高，T_3 和 T_4 高，吸碘率高。多出现乏力、心悸、脉搏快、烦热、多汗或潮汗、手颤、多食、消瘦、突眼等症状。

（一）病理变化

1. 肉眼观 甲状腺弥漫性对称性增大，为正常的 2~4 倍，表面光滑，质实如肌肉、软韧，切面灰红色，呈分叶状，胶质少。

2. 镜下观 滤泡上皮增生，呈高柱状或乳头样，有小滤泡形成；滤泡腔内胶质稀薄，滤泡周边胶质出现许多大小不一的上皮细胞的吸收空泡；间质血管丰富、充血，多有淋巴细胞浸润并有淋巴滤泡形成（图 13-3）。

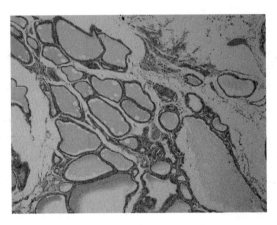

图 13-3 弥漫性毒性甲状腺肿镜下观

滤泡腔内有上皮细胞的吸收空泡，周围血管扩张

除甲状腺病变外，还可出现全身淋巴组织增生、胸腺和脾肿大；心脏肥大，心肌和肝细胞变性、坏死及纤维化等。眼球外肌水肿、球后纤维脂肪组织增生、淋巴细胞浸润和黏液水肿是引起眼球外突的重要原因。

（二）病因及发病机制

目前一般认为，本病与下列因素有关。

1. 自身免疫因素 患者血中球蛋白增高，并有多种抗甲状腺的自身抗体，且常与一些自身免疫性疾病（如重症肌无力、血小板减少性紫癜等）合并发生；血中存在与 TSH 受体结合的抗体，具有类似 TSH 的作用。

2. 遗传因素 研究发现，某些患者亲属中也患有此病或其他自身免疫性疾病。

3. 精神创伤因素 精神创伤可能损伤免疫功能而促进自身免疫性疾病的发生。

三、甲状腺功能低下

甲状腺功能低下（hypothyroidism）是甲状腺素合成和释放减少或缺乏而出现的综合征。因年龄的不同，可表现为克汀病或黏液水肿。

1. 克汀病（cretinism） 又称呆小症，是胎儿期和婴儿期从母体获得或合成甲状腺素不足或缺乏，导致生长发育障碍，形成侏儒，并伴有智力低下等特征。

2. 黏液水肿（myxedema） 是由于甲状腺功能低下，组织间质内出现大量黏液（氨基多糖）积聚。光镜下可见间质胶原纤维分解、断裂变疏松，HE 染色为蓝色胶状液体。临床表现为怕冷、嗜睡、女性月经周期不规则，动作、说话及思维减慢，皮肤发凉、粗糙及非凹陷性水肿。

四、甲状腺炎

甲状腺炎（thyroiditis）一般分为急性、亚急性和慢性三种。急性甲状腺炎是由细菌感染引起的化脓性炎症，较少见；亚急性甲状腺炎一般认为是与病毒感染有关的炎症；慢性甲状腺炎又分为慢性淋巴细胞性甲状腺炎和慢性纤维性甲状腺炎，前者是自身免疫性疾病，后者目前病因不明。

（一）亚急性甲状腺炎

亚急性甲状腺炎（subacute thyroiditis），又称肉芽肿性甲状腺炎或巨细胞性甲状腺炎，是一种与病毒感染有关的肉芽肿性炎症。女性多于男性，中青年多见。肉眼观：甲状腺呈不均匀结节状，轻、中度增大，质实，橡皮样，切面呈灰白或淡黄色，可见坏死或瘢痕，常与周围组织有粘连。镜下观：病变呈灶状分布，大小不一，部分滤泡被破坏，胶质外溢，肉芽肿形成，伴异物巨细胞反应但无干酪样坏死；大量中性粒细胞以及不等量的嗜酸性粒细胞、浆细胞浸润，可形成微小脓肿。愈合期巨噬细胞消失，滤泡上皮细胞再生，间质纤维化，瘢痕形成。临床上起病急，发热不适，颈部有压痛，可有短暂性甲状腺功能异常，病程短，常在数月内恢复正常。

（二）慢性甲状腺炎

1. 慢性淋巴细胞性甲状腺炎（chronic lymphocytic thyroiditis）　又称桥本甲状腺炎，是一种自身免疫性疾病，多见于中年女性，临床上表现为甲状腺弥漫性肿大，晚期一般有甲状腺功能低下的表现，TSH 较高，T_3、T_4 低，患者血内可检出多种自身抗体。肉眼观：甲状腺弥漫性对称性肿大，稍呈结节状，质较韧，被膜轻度增厚，与周围组织无粘连，切面呈分叶状，色灰白或灰黄。镜下观：甲状腺实质广泛破坏、萎缩，大量淋巴细胞及淋巴滤泡形成（图13-4）。

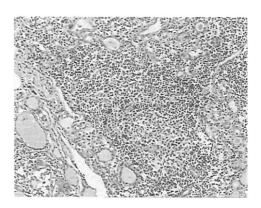

图13-4　慢性淋巴细胞性甲状腺炎镜下观
甲状腺滤泡萎缩和破坏，大量淋巴细胞浸润，淋巴小结形成

2. 慢性纤维性甲状腺炎（chronic fibrous thyroiditis）　又称 Riedel 甲状腺肿或木样甲状腺炎，原因不明，罕见。男女之比为 1∶3，好发年龄为 30~60 岁，早期临床症状不明显，晚期甲状腺功能低下，纤维组织增生压迫，可产生声音嘶哑以及呼吸、吞咽困难等。肉眼观：甲状腺中度肿大，病变范围和程度不一，呈结节状，质硬似木样，与周围组织明显粘连，切面灰白。镜下观：甲状腺滤泡萎缩消失，大量纤维组织增生、玻璃样变，少量淋巴细胞浸润。

五、甲状腺肿瘤

甲状腺发生的肿瘤和瘤样病变种类较多，组织学分类也不一样，现就常见的甲状腺肿瘤进行介绍。

（一）甲状腺腺瘤

甲状腺腺瘤（thyroid adenoma）是甲状腺滤泡上皮发生的常见良性肿瘤，多见于中青年女性。肉眼观：肿瘤多为单发，呈圆形或类圆形，直径从数毫米到 3~5cm，切面多为实性，色暗红或棕黄色，可见出血、囊性变、钙化和纤维化。肿瘤生长缓慢，有完整的包膜，常压迫周围组织。根据肿瘤组织形态特点分为下列几种类型。

1. 单纯性腺瘤（simple adenoma）　又称正常大小滤泡型腺瘤。肿瘤包膜完整，肿瘤组织大小较一致、排列拥挤、内含胶质，具有与成人正常甲状腺相似的滤泡构成（图13-5）。

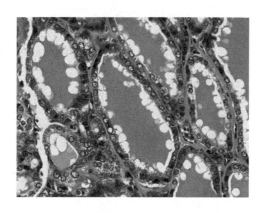

图 13-5　甲状腺单纯性腺瘤镜下观

滤泡与正常甲状腺滤泡相似，间质少

2. 胶样型腺瘤（colloid adenoma）　又称巨滤泡型腺瘤，肿瘤组织由大滤泡或大小不一的滤泡组成，滤泡内充满胶质，并可互相融合成囊，肿瘤间质少。

3. 胎儿型腺瘤（fetal adenoma）　又称小滤泡型腺瘤，主要由小而一致、仅含少量胶质或没有胶质的小滤泡构成。上皮细胞为立方形，似胎儿甲状腺组织，间质呈水肿、黏液样，此型易发生出血和囊性变。

4. 胚胎型腺瘤（embryonal adenoma）　又称梁状和实性腺瘤，瘤细胞小且大小较一致，细胞分化好，呈片状或条索状排列；偶见不完整的小滤泡，无胶质，间质疏松水肿。

5. 嗜酸细胞型腺瘤（acidophilic cell type adenoma）　又称许特莱细胞腺瘤，较少见。瘤细胞大而多角形，核小而胞质丰富，嗜酸性，内含嗜酸性颗粒。电镜下见嗜酸性细胞内有丰富的线粒体。瘤细胞排列成索网状或巢状，很少形成滤泡。

6. 非典型腺瘤（atypical adenoma）　瘤细胞部分为梭形，有轻度非典型增生，可见核分裂象；瘤细胞呈索状或巢片状分布，不形成滤泡，间质少，无包膜和血管侵犯。

在临床病理诊断工作中，结节性甲状腺肿和甲状腺腺瘤容易混淆，两者的鉴别点见表 13-1。

表 13-1　结节性甲状腺肿和甲状腺腺瘤区别

鉴别点	结节性甲状腺肿	甲状腺腺瘤
结节数目	多发	单发
包膜	不完整	有完整包膜
结节内外的组织形态	组织结构较一致	组织结构不一致
压迫周围组织	无	有

（二）甲状腺癌

甲状腺癌（thyroid carcinoma）是较常见的恶性肿瘤，任何年龄均可发生，以 40~50 岁多见。各种类型甲状腺癌的生长规律有很大差异，有的生长缓慢似腺瘤，有的原发灶很小而转移灶较大，首先表现为颈部淋巴结肿大而就诊；有的短期内生长很快，浸润周围组织而引起临床症状。多数甲状腺癌患者甲状腺功能正常，仅少数引起内分泌紊乱（甲状腺功能亢进或低下）。

1. 乳头状癌（papillary carcinoma）　是甲状腺癌最常见的类型，占 40%~60%，青少年、女性多见，肿瘤生长慢，恶性程度较低，预后较好，10 年存活率达 80% 以上，局部淋巴结转移较早，但与生存率无关。肉眼观：肿瘤呈圆形，大小不等，直径 2~3cm，无包膜，质地较硬，切面灰白色（图 13-6）。镜下观：癌细胞呈乳头状排列，分支较多，乳头中心有纤维血管间质。间质内常见呈同心圆状的钙化小体，即砂粒体（图 13-7），有助于诊断。乳头上皮可呈单层或多层，癌细胞分化程度不一，核染色质少，常呈透明或毛玻璃状，无核仁。

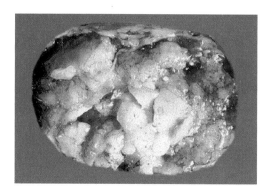

图 13-6　甲状腺乳头状癌肉眼观

肿瘤组织呈乳头状，无包膜，质地较硬，切面灰白色

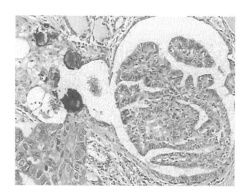

图 13-7　甲状腺乳头状癌镜下观

肿瘤细胞呈乳头状排列，乳头分支较多，

间质内有钙化小体（砂粒体）

2. 滤泡癌（follicular carcinoma）　一般比乳头状癌恶性程度高，预后差。发病率仅次于甲状腺乳头状癌而居第 2 位，40 岁以上女性多发，早期易出现血道转移。肉眼观：肿瘤呈结节状，包膜不完整，切面灰红、质软。镜下观：滤泡的分化程度不同，有时分化好的滤泡癌很难与腺瘤区别，需多处取材，根据有无包膜和血管侵犯来明确诊断（图 13-8）。分化差的瘤细胞呈实性巢状，细胞异性型明显，滤泡少而不完整。

3. 髓样癌（medullary carcinoma）　又称 C 细胞癌，是由滤泡旁细胞发生的恶性肿瘤，属于胺前体摄取及脱羧细胞肿瘤（APUD 瘤），占甲状腺癌的 5%~10%。好发于 40~60 岁，有家族倾向性，90% 的肿瘤分泌降钙素，产生严重腹泻和低钙血症。肉眼观：肿瘤单发或多发，可有假包膜，直径 1~11cm，切面灰白或黄褐色，质实而软。镜下观：瘤细胞圆形或多角形、梭形，核圆形或卵圆形，核仁不明显；瘤细胞排列呈实体巢状、乳头状或滤泡状，间质内常有淀粉样物质沉着（图 13-9）。

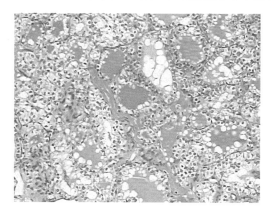

图 13-8　甲状腺滤泡癌镜下观

瘤细胞呈巢状，细胞异型性明显，滤泡少而不完整

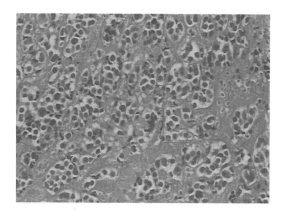

图 13-9　甲状腺髓样癌镜下观

瘤细胞圆形，排列成实体巢状，间质有淀粉样物质沉着

4. 未分化癌（undifferentiated carcinoma）　又称间变性癌，较少见。多发生于 50 岁以上女性。肿瘤生长快，早期即可发生浸润和转移，恶性程度高，预后差。肉眼观：肿块较大，不规则，无包膜，广泛浸润；切面灰白色，常有出血、坏死。镜下观：癌细胞异型性明显，核分裂象多。组织学上可分为小细胞型、梭形细胞型、巨细胞型和混合细胞型。

第三节　肾上腺疾病

肾上腺皮质分泌盐皮质激素、糖皮质激素和性激素。每种激素分泌过多时，均可引起相应的临床综合征，常见的有醛固酮增多症（hyperaldosteronism）和 Cushing 综合征（又称皮质醇增多症）。

一、肾上腺皮质功能亢进

（一）Cushing 综合征

长期糖皮质激素分泌过多，促蛋白异化和脂肪沉淀，表现为满月脸、向心性肥胖、高血压、糖耐量降低、皮肤紫纹、多毛、月经失调、性欲减退、骨质疏松、肌无力等。本病成人多于儿童，常见于 20~40 岁，女性多于男性。其病因及病变如下。①垂体性：由于垂体肿瘤或下丘脑功能紊乱，ACTH 分泌过多或下丘脑分泌促肾上腺皮质激素释放激素（CRH）过多，血清中 ACTH 增高。肉眼观：双肾上腺弥漫性中度肥大，重量可达 20g（正常约 8g），切面皮质厚度可超过 2mm，呈脑回状。镜下观：网状带和束状带细胞弥漫增生。②肾上腺性：肾上腺皮质结节性增生，分泌大量皮质醇，导致血中 ACTH 降低。肉眼观：双侧肾上腺明显肥大，重量可超过 50g。镜下观：主要为网状带和束状带细胞弥漫增生，而结节内多为束状带细胞，常见多量脂褐素。③异位性：由异位分泌的 ACTH 引起。最常见的原因为小细胞肺癌，其他有恶性胸腺瘤、胰岛细胞瘤等，血内 ACTH 增高。④医源性：长期大量使用糖皮质激素，反馈抑制垂体-肾上腺皮质轴而导致肾上腺皮质萎缩。

（二）醛固酮增多症

醛固酮增多症分为原发性和继发性两种。

1. 原发性醛固酮增多症　多由肾上腺肿瘤引起，少数为肾上腺皮质增生所致。临床主要表现为高钠血症、低钾血症及高血压，血清中肾素降低，这是因为钠潴留使血容量增多，抑制肾素的释放。镜下观：主要为球状带细胞增生。

2. 继发性醛固酮增多症　指各种疾病（或肾上腺以外的因素）引起肾素-血管紧张素分泌过多，刺激球状带细胞增生而引起继发性醛固酮分泌增多的疾病。

二、肾上腺皮质功能低下

1. 急性肾上腺皮质功能低下（acute adrenocortical hypofunction）　常由皮质大片出血或坏死、血栓形成、栓塞、重症感染或应急反应及长期使用皮质激素治疗后突然停药等引起。临床表现为血压下降、休克、昏迷等症状，少数严重者可致死。

2. 慢性肾上腺皮质功能低下（chronic adrenocortical hypofunction）　又称为 Addison 病，少见，主要由双肾上腺结核病和特发性肾上腺萎缩引起，极少数为肿瘤转移和其他原因。双肾上腺皮质严重损伤（约 90% 以上），主要临床表现为皮肤和黏膜以及瘢痕处黑色素沉着增多，是肾上腺皮质激素减少，促进黑色素细胞生成黑色素增多所致。

3. 特发性肾上腺萎缩（idiopathic adrenal atrophy）　又称为自身免疫性肾上腺炎，是一种自身免疫性疾病，多见于青年女性。患者血中常有抗肾上腺皮质细胞线粒体和微粒体抗体，可见双肾上腺高度萎缩、皮质变薄、内有大量淋巴细胞和浆细胞浸润。

三、肾上腺肿瘤

（一）肾上腺皮质肿瘤

1. 肾上腺皮质腺瘤（adrenocortical adenoma）　儿童多见，女性多于男性，约2：1。肉眼观：肿瘤较小，直径1~5cm，有完整包膜，切面质实，呈金黄色或棕黄色，可见出血或小囊变区，偶有钙化。镜下观：主要由富含脂类的透明细胞构成，少数瘤细胞胞质含类脂少，呈嗜酸性。瘤细胞与正常皮质细胞相似，核较小，瘤细胞排列成团，由富含毛细血管的少量间质分隔（图13-10）。大多数皮质腺瘤为非功能性，少数为功能性，可引起醛固酮增多症或Cushing综合征。

2. 肾上腺皮质腺癌（adrenocortical carcinoma）　少见，多见于12岁以下儿童。肉眼观：肿瘤体积一般较大，境界不清，切面棕黄色或多色性，质较软，常有出血、坏死及囊性变。皮质腺癌多为功能性，分化差者瘤细胞异型性明显（图13-11）。容易发生局部浸润和转移。分化好者，细胞异型性小，需与皮脂腺瘤鉴别，两者的鉴别主要根据包膜、血管侵犯和转移。

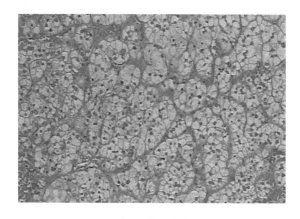

图13-10　肾上腺皮质腺瘤镜下观

瘤细胞排列成团，由富含毛细血管的少量间质分隔

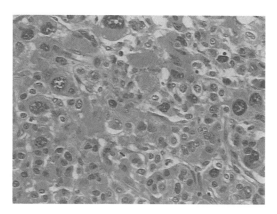

图13-11　肾上腺皮质腺癌镜下观

肿瘤细胞异型性明显

（二）肾上腺髓质肿瘤

肾上腺髓质来自神经嵴，可发生神经母细胞瘤、神经节细胞瘤和嗜铬细胞瘤，现仅介绍嗜铬细胞瘤。

嗜铬细胞瘤（pheochromocytoma）是肾上腺髓质嗜铬细胞发生的一种少见的肿瘤，又称肾上腺内副神经节瘤，多见于40~50岁，性别无差异。临床上表现为间歇性或持续性高血压、头痛、出汗、心悸、基础代谢率升高和高血糖等，甚至可出现心力衰竭、肾衰竭、脑血管意外和猝死。肉眼观：常为单侧单发，肿瘤大小不一，多有完整包膜，切面灰红或黄褐色，常有出血、坏死、钙化及囊性变。镜下观：瘤细胞为大多角形细胞，可出现瘤巨细胞，胞质内可见大量嗜铬颗粒。

第四节　糖尿病

糖尿病（diabetes mellitus）是一种体内胰岛素相对或绝对不足或者靶器官对胰岛素敏感性降低或者胰岛素本身存在结构上的缺陷而引起的碳水化合物、脂肪和蛋白质代谢紊乱的一种慢性疾病。其主要特点是高血糖、糖尿。临床上表现为多饮、多食、多尿和体重减轻（即"三多一少"）。本病发病率日益增高，已成为世界性常见病、多发病。

一、分类、病因及发病机制

糖尿病一般分为原发性糖尿病（primary diabetes mellitus）和继发性糖尿病（secondary diabetes mellitus）。原发性糖尿病又分为胰岛素依赖型糖尿病和非胰岛素依赖型糖尿病两种。

（一）原发性糖尿病

1. 胰岛素依赖型糖尿病 又称 1 型或幼年型，约占糖尿病的 10%。主要特点是青少年发病，起病急，病情重，发展快，胰岛 B 细胞严重损伤、数量明显减少，胰岛素分泌绝对不足，血中胰岛素降低，引起糖尿病，易出现酮症，治疗依赖胰岛素。目前认为，本型是在遗传易感性的基础上由病毒感染等诱发 B 细胞损伤的一种自身免疫性疾病。

2. 非胰岛素依赖型糖尿病 又称 2 型或成人型，约占糖尿病的 90%。主要特点是成人发病，起病缓慢，病情较轻，发展较慢，胰岛 B 细胞数量正常或轻度减少，血中胰岛素可正常、增多或降低，肥胖者多见，不易出现酮症酸中毒，一般可不依赖胰岛素治疗。本型病因、发病机制不清楚，目前认为是遗传、环境和炎症等因素相互作用所致。

（二）继发性糖尿病

继发性糖尿病是指已知原因造成胰岛内分泌功能不足所致的糖尿病，如炎症、肿瘤、手术或其他损伤和某些内分泌疾病（如肢端肥大症、Cushing 综合征、甲状腺功能亢进症、嗜铬细胞瘤和类癌综合征）等。

二、病理变化及临床病理联系

1. 胰岛病变 不同类型、不同时期，病变不同。1 型糖尿病早期为非特异性胰岛炎，胰岛 B 细胞颗粒脱失、空泡变性、坏死、消失，胰岛变小、数目减少，纤维组织增生、玻璃样变。2 型糖尿病早期病变不明显，后期 B 细胞减少，常见胰岛淀粉样变性。

2. 血管病变 从毛细血管到大、中动脉均有不同程度的病变。糖尿病患者的血管病变发生率较一般人群高，发病早且病变严重。毛细血管和细、小动脉内皮细胞增生，血管壁增厚、玻璃样变性，血压增高；大、中动脉有动脉粥样硬化或中层钙化，粥样硬化程度重，可引起冠心病、心肌梗死、脑萎缩、肢体坏疽等。

3. 肾脏病变 肾脏病变主要如下。①肾脏体积增大：糖尿病早期肾血流增加，肾小球滤过率增高，导致肾脏体积增大。②结节性肾小球硬化：表现为肾小球系膜内有结节状玻璃样物质沉积，结节增大可使毛细血管腔阻塞。③弥漫性肾小球硬化：肾小球基底膜弥漫增厚，毛细血管腔变窄或完全闭塞，导致肾小球缺血和玻璃样变性。④肾小管-间质性损害：肾小管上皮细胞出现颗粒样或空泡样变性，晚期肾小管萎缩。肾间质纤维化和炎细胞浸润。⑤血管损害：糖尿病累及所有的肾血管，多数损害肾动脉，引起动脉硬化，特别是入球小动脉和出球小动脉硬化。⑥肾乳头坏死：常见于糖尿病患者患急性肾盂肾炎时，肾乳头坏死是缺血并感染所致。

4. 视网膜病变 早期表现为微小动脉瘤和视网膜小静脉扩张，继而出现渗出、水肿、微血栓形成、出血等非增生性视网膜病变；还可由血管病变引起缺氧，刺激导致纤维组织增生、新生血管形成等增生性视网膜性病变；甚至引起白内障或失明。

5. 神经系统病变 周围神经可因血管病变引起缺血性损伤而出现相应的症状，如肢体疼痛、麻木、感觉丧失、肌肉麻痹等，脑细胞也可发生广泛变性。

6. 其他组织或器官病变 本病还可出现皮肤黄色瘤、肝脂变和糖原沉积、骨质疏松、糖尿病性外阴炎以及化脓菌和真菌性感染等。

知识链接

糖尿病酮症酸中毒

　　酮症酸中毒是葡萄糖利用不良引起的糖-脂代谢紊乱症，当酮体积聚而发生代谢性酸中毒时，称糖尿病酮症酸中毒，是糖尿病的严重并发症。临床表现为烦渴、多尿，伴食欲不振、恶心、呕吐；呼吸深而快，严重者出现 Kussmaul 呼吸，呼出气体中可有类似烂苹果味的酮臭味。可有广泛剧烈腹痛，伴腹肌紧张及肠鸣音减弱，偶有反跳痛，常被误诊为急腹症。神经系统可表现为头晕、头痛、烦躁，病情严重时可有反应迟钝、表情淡漠、嗜睡和昏迷。可出现皮肤黏膜干燥、眼球下陷等脱水征，严重者出现循环衰竭、心率快、血压下降、四肢厥冷，甚至危及生命。治疗原则包括去除诱发因素、补充生理盐水、小剂量静脉滴注胰岛素，酸中毒严重者应适当补充碱性药物。

目标检测

答案解析

一、选择题

（一）A1 型题

1. 下列关于地方性甲状腺肿的说法中，正确的是（　　）

　　A. 男性显著多于女性　　　　B. 年龄越大，发病者越多　　　　C. 呈单发、包膜完整的结节状

　　D. 一般不伴有功能亢进或功能低下　　　　E. 从病变性质来说，可以看作良性肿瘤

2. 下列病变中，与慢性淋巴细胞性甲状腺炎有关的是（　　）

　　A. 滤泡破坏、萎缩，淋巴滤泡形成　　　　B. 结核样肉芽肿形成

　　C. 滤泡破坏和结核样肉芽肿形成　　　　D. 不是自身免疫性疾病

　　E. 大量纤维组织增生

3. 弥漫性毒性甲状腺肿的症状和病变不包括（　　）

　　A. 全身淋巴组织增生　　　　B. 心脏肥大、心腔扩大　　　　C. 肝细胞可有变性、坏死

　　D. 眼球突出　　　　E. 肾充血、水肿

4. 甲状腺癌最常见的类型是（　　）

　　A. 未分化癌　　　　B. 乳头状癌　　　　C. 髓样癌　　　　D. 小细胞癌　　　　E. 巨细胞癌

5. 下列关于糖尿病的说法中，错误的是（　　）

　　A. 发病后患者大多肥胖

　　B. 青年发病者家族内常有其他人亦是糖尿病患者

　　C. 主要由胰岛素相对或绝对缺乏引起

　　D. 糖尿病患者比非糖尿病患者更早出现动脉粥样硬化，且症状较重

　　E. 糖、脂肪和蛋白质代谢均可出现异常

（二）X 型题

1. 下列关于甲状腺乳头状癌的说法中，正确的是（　　）

    A. 早期可有淋巴结转移，预后差　　　　B. 肿瘤呈圆形，包膜完整，无浸润

    C. 肿瘤细胞呈乳头状增生　　　　D. 细胞异型性大，核毛玻璃状

    E. 可见钙化的砂粒体

2. 甲状腺腺瘤在镜下可分为多种亚型，包括（　　）

    A. 胚胎型　　　　B. 胎儿型　　　　C. 单纯性　　　　D. 胶样型　　　　E. 嗜酸细胞型

二、思考题

1. 如何鉴别结节性甲状腺肿与甲状腺腺瘤？

2. 简述甲状腺癌主要的组织学类型及其病理学特点。

（刘春花）

书网融合……

  本章小结　　　　　　　微课　　　　　　　思政元素　　　　　　　题库

第十四章 神经系统疾病

PPT

📖 学习目标

　　1. 掌握 神经系统疾病的基本病变；中枢神经系统疾病的常见并发症；流行性脑脊髓膜炎和流行性乙型脑炎的病理变化及临床病理联系。

　　2. 熟悉 流行性脑脊髓膜炎和流行性乙型脑炎的病因、发病机制；阿尔茨海默病、帕金森病、脊髓灰质炎的病理变化及临床病理联系；缺氧与脑血管病的类型及病理变化。

　　3. 了解 阿尔茨海默病、帕金森病及脊髓灰质炎的病因及发病机制；神经系统常见肿瘤的类型及病理变化。

⇒ 案例引导

　　案例：患者，女性，89 岁。2 年前出现记忆力减退，反应迟钝，半夜经常自言自语，渐渐发展为不识亲人，生活不能自理。一年前不慎摔倒，引起下肢骨折。骨折治疗期间卧床，骶尾部形成压疮。饮食、睡眠质量差，逐渐发生全身衰竭。

　　讨论：该患者患有什么疾病？临床上对该病如何进行护理？

　　神经系统是人体内结构和功能最精细和复杂的系统，按解剖结构，神经系统由中枢神经系统和周围神经系统两大部分组成。脑和脊髓属于中枢神经系统，主要由神经元和神经胶质细胞构成；周围神经系统主要由神经纤维组成。本章主要介绍一些常见的神经系统疾病。

第一节 神经系统疾病的基本病变

一、神经元及其神经纤维的基本病变

　　神经元（neuron）又称为神经细胞，是中枢神经系统的基本结构和功能单位。神经纤维是神经元的轴突和较长的树突。

　　1. 神经元急性坏死 急性缺血缺氧、感染和中毒等因素可致神经元坏死，表现为神经元胞体体积缩小，尼氏体消失，核固缩。坏死的神经元胞质深红染，故称红色神经元（red neuron），当细胞核溶解后，仅留细胞的轮廓，称鬼影细胞（ghost cell）。

　　2. 单纯性神经元萎缩 表现为神经元胞体体积缩小，尼氏体溶解不明显，核固缩、消失，一般不伴炎症反应，常有过多的脂褐素沉积。多见于慢性代谢障碍和遗传性疾病（维生素缺乏、肌萎缩性侧索硬化）。

　　3. 中央尼氏体溶解 常由病毒感染、缺氧、维生素 B 缺乏及轴突损伤等原因引起。表现为神经元胞体肿胀、淡染，核偏位，处于胞质中央的尼氏体崩解，严重时可消失。病变早期一般为可逆性，病因消除后可恢复正常。如病因长期存在，可导致神经元死亡。

　　4. 包涵体形成 常见的包涵体（inclusion）有帕金森病患者黑质神经元胞质中的 Lewy 小体、狂犬

病时海马和脑皮质锥体细胞胞质中的 Negri 小体和巨细胞病毒感染时胞质和核内的病毒包涵体。包涵体可以在神经元的细胞质或细胞核内。包涵体的出现有助于疾病的诊断。

5. 神经原纤维变性　常见的神经原纤维变性有神经原纤维缠结和老年斑。神经原纤维缠结是神经元趋向死亡的标志，光镜下，神经原纤维增粗、扭曲、缠成线团状或祥形结构，用镀银染色法显示更清楚；电镜下，为双螺旋细丝结构；生化反应证实细胞内有高度磷酸化的 Tau 蛋白、泛素沉积物。老年斑（senile plaque，SP）是一种神经细胞外的斑块状结构，直径为 20~50μm。SP 按结构分为两种类型：一种为弥漫性 Aβ 斑，呈圆形，主要由细胞外 Aβ 沉积形成；另一种为神经炎性斑，弥漫性 Aβ 斑内包含变性的神经轴索、树突突起以及星形胶质细胞和小胶质细胞，镀银染色法显示更加清晰。

6. 脱髓鞘（demyelination）　是指神经纤维受到损伤后，其髓鞘肿胀、断裂、崩解成脂滴，进而完全脱失，但轴索相对保留，可分为脱髓鞘疾病引起的原发性脱髓鞘和创伤、感染、缺氧引起的继发性脱髓鞘。

7. 轴突损伤和轴突反应　轴突损伤后，神经元在出现中央尼氏体溶解的同时，轴突出现肿胀和轴突运输障碍。HE 切片中，轴突肿胀呈现红染球状，称轴突小球。

轴突反应又称为 Waller 变性（Wallerian degeneration），是中枢神经或周围神经轴索离断后轴突出现的一系列变化，包括三个阶段：轴索断裂崩解，被吞噬消化；髓鞘崩解脱失，游离出脂滴；吞噬细胞增生，吞噬崩解产物。

二、神经胶质细胞的基本病变

神经胶质细胞包括星形胶质细胞、少突胶质细胞、小胶质细胞、室管膜细胞。

1. 肿胀、反应性胶质化和淀粉样小体（corpora amylacea）　①肿胀：是指星形胶质细胞胞体及核明显增大、疏松淡染。②反应性胶质化：为神经系统受损后的修复反应，表现为星形胶质细胞增生，合成大量胶质纤维，最后成为胶质瘢痕。③淀粉样小体：为星形胶质细胞突起聚集，形成圆形、向心性层状排列的嗜碱性小体。

2. 卫星现象（satellitosis）　是指一个神经元由 5 个或 5 个以上少突胶质细胞围绕的现象，可能与神经营养有关（图 14-1a）。

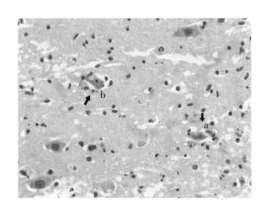

3. 噬神经细胞现象（neuronophagia）　是指小胶质细胞或血源性巨噬细胞吞噬坏死神经元的现象（图 14-1b）。可见于流行性乙型脑炎等疾病。

4. 小胶质结节（microglial nodule）　中枢神经系统感染性疾病，特别是病毒性脑炎时，小胶质细胞常局限性或弥漫性增生，如果小胶质细胞局灶性增生，则形成小胶质细胞结节。

图 14-1　卫星现象（a）和噬神经细胞现象（b）

5. 格子细胞（gitter cell）　小胶质细胞或巨噬细胞吞噬神经组织崩解产物后，胞体增大，胞质内出现大量脂质小滴，HE 染色呈现空泡状，称格子细胞或泡沫细胞，苏丹Ⅲ染色呈现阳性反应。

6. 室管膜细胞　呈立方状覆盖于脑室系统的内面。在各种致病因素的作用下，局部室管膜细胞丢失，由室管膜下的星形胶质细胞增生填补缺损，形成众多向脑室面凸起的细小颗粒，称颗粒性室管膜炎（granular ependymitis）。病毒感染时，可引起室管膜细胞损伤。

第二节　中枢神经系统疾病常见并发症

一、颅内压增高及脑疝形成

脑出血、颅内血肿形成、脑梗死、肿瘤和炎症等可使颅内压增高。颅内压增高分三个时期，即代偿期、失代偿期和血管运动麻痹期。颅内压增高可引起脑移位和脑室变形，部分脑组织嵌入阻力较低的颅脑内的分隔和颅骨孔道，称脑疝形成（brain herniation）。

常见的脑疝包括如下。①扣带回疝：又称大脑镰下疝。一侧大脑半球病变引起中线向对侧移位，同侧脑扣带回由大脑镰的游离缘向对侧膨出，常引起脑组织出血和坏死。②小脑天幕疝：又称海马沟回疝。小脑天幕以上的脑组织肿胀，致颞叶的海马沟回经小脑天幕孔向下膨出，可导致同侧动眼神经受压，引起同侧瞳孔一过性缩小，继之散大固定，同侧眼上视和内视障碍，也可致脑组织出血性梗死、意识障碍甚至死亡。③小脑扁桃体疝：又称枕骨大孔疝。病变将小脑和延髓推向枕骨大孔并向下移位，由于延髓生命中枢及网状结构受损，常因严重的呼吸、循环衰竭而猝死。在颅内压增高时，若腰椎穿刺放出脑脊液过多、过快，可诱发或加重小脑扁桃体疝的形成。

⊕ 知识链接

颅内压增高的护理和治疗

颅内压增高代偿期，机体可通过颅内血管收缩、脑脊液吸收增加和产生减少等使颅内压正常。失代偿时，患者出现头痛、呕吐、视神经乳头水肿等典型颅内压增高表现。在临床上，降低颅内压和维持脑组织正常灌注是主要护理措施，例如抬高床头 15°~30°，以利于颅内静脉回流，减轻脑水肿；吸氧以改善脑缺氧、降低脑血流量；适当限制入液量，避免剧烈咳嗽和便秘等；还应使用脱水药物、降压药及激素治疗。此外应观察生命体征变化，维持正常体温和防治感染，有意识障碍者应保持呼吸道通畅以防吸入性肺炎。

二、脑水肿

脑水肿（brain edema）是指脑组织内液体过多贮积而引起脑体积增大的一种病理状态，也是颅内压升高的重要原因之一。肉眼观：脑体积增大，重量增加，脑回增宽，脑沟浅而窄，严重的脑水肿常伴有脑疝形成。镜下观：血管源性脑水肿时，细胞和血管周围间隙变大，有大量液体积聚。细胞毒性脑水肿时，以神经元、神经胶质细胞及血管内皮细胞肿大、胞质淡染为主。这两种类型的脑水肿常合并存在。

三、脑积水

脑室系统内脑脊液含量异常增多伴脑室持续性扩张的状态称为脑积水（hydrocephalus）。脑积水可由脑脊液循环通路阻塞（如脑囊虫、肿瘤、先天性畸形、炎症、外伤、蛛网膜下腔出血）和脑脊液产生过多或吸收障碍（脉络丛乳头状瘤、慢性蛛网膜炎等）引起。

脑积水的病理变化依其部位和程度的不同而有所差异。轻度脑积水时，脑室轻度扩张，脑组织轻度萎缩。严重脑积水时，脑室高度扩张，脑组织受压萎缩、变薄。婴幼儿颅骨闭合前发生脑积水，则见头颅渐进性增大、颅骨缝分开和前囟扩大，因大脑皮质萎缩，患儿智力减退、肢体瘫痪。成人发生脑积水时颅内压进行性增高，严重者可致脑疝形成。

第三节　中枢神经系统感染性疾病 ⓔ微课

一、流行性脑脊髓膜炎

流行性脑脊髓膜炎（epidemic cerebrospinal meningitis），简称流脑，是由脑膜炎球菌引起的脑膜和脊髓膜的急性化脓性炎症，多为散发，冬春季可在局部地区流行，儿童和青少年多见。

1. 病因及发病机制　脑膜炎球菌通过咳嗽、喷嚏等由飞沫经呼吸道传染。大多数情况下，细菌侵入上呼吸道黏膜只引起局部轻微的炎症，成为带菌者而不发病。当机体抵抗力低下或菌量多、毒力强时，细菌从呼吸道黏膜侵入血流，引起短暂的菌血症或败血症，机体对内毒素敏感时可引起中毒性休克和 DIC。2%~3% 的患者因机体抵抗力低下，细菌进一步侵入脑脊髓膜，主要是软脑膜，引起脑脊髓膜的化脓性炎症。

2. 病理变化及临床病理联系　根据起病、病程、病理变化及临床表现的不同，分为普通型流脑和暴发型流脑。

（1）普通型流脑　本型占大多数，按病变的发展可分为三个阶段。①上呼吸道感染期：为本病的早期病变。鼻咽部黏膜充血、水肿，中性粒细胞浸润，黏液分泌亢进。临床主要表现为咽痛、鼻塞、流涕、咳嗽等症状。②败血症期：临床表现为高热、寒战、头痛、呕吐及外周血中性粒细胞增高，皮肤、黏膜出现瘀点、瘀斑，皮肤瘀点处刮片可查到细菌，血培养阳性。③脑膜炎症期：为本病的特征性病变期。肉眼观：病变以大脑的额叶、顶叶、枕叶及脊髓的背侧为重。脑膜血管高度扩张，蛛网膜下腔充满灰黄色脓性渗出物（图 14-2）。镜下观：蛛网膜下腔内的静脉及软脑膜扩张，蛛网膜下腔有大量中性粒细胞、纤维蛋白和少量单核细胞、淋巴细胞渗出（图 14-3）。

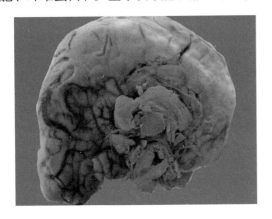

图 14-2　流行性脑脊髓膜炎肉眼观

脑膜血管扩张，表面有大量灰黄色脓性渗出物

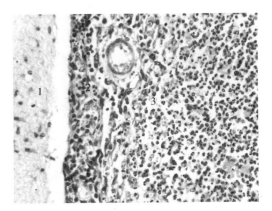

图 14-3　流行性脑脊髓膜炎镜下观

1. 脑组织；2. 软脑膜；3. 蛛网膜下腔

软脑膜血管扩张，蛛网膜下腔可见大量脓细胞

革兰染色在细胞内外均可找到细菌。脑实质受累不明显。临床主要表现如下。①脑膜刺激症状：表现为颈项强直和屈髋伸膝征（Kernig sign）阳性。颈项强直是由于炎症累及脊髓神经根周围的蛛网膜、软脑膜和软脊膜，神经根在通过椎间孔处受压，当颈部或背部肌肉运动时，牵引受压的神经根而产生疼痛。这是颈部肌肉发生的一种保护性痉挛状态。在婴幼儿，其腰背部肌肉发生保护性痉挛，可形成"角弓反张"体征。Kernig 征阳性是因腰骶节段脊神经后根受到炎症波及而受压，当进行屈髋伸膝试验时，坐骨神经受到牵引而发生疼痛。②颅内压升高症状：表现为剧烈的头痛、喷射性呕吐、视神经乳头水

肿、小儿前囟饱满等症状和体征。这是脑膜血管扩张，蛛网膜下腔脓性渗出物积聚，蛛网膜颗粒因脓性渗出物的阻塞而发生脑脊液吸收障碍等原因所致，如伴有脑水肿，则颅内压升高更显著。③脑脊液改变：脑脊液外观混浊或呈脓性，白细胞计数增加，主要是脓细胞，蛋白含量增多，糖和氯化物减少，涂片和细菌培养可查到细菌。

（2）暴发型流脑　本型少见，多见于儿童，尤其是 2 岁以下幼儿。起病急骤，病情重，常在 24 小时甚至 6 小时内危及生命，死亡率高达 50%，婴幼儿可达 80%。根据病理特点可分为两型。①暴发型脑膜炎球菌败血症：发病后，在短时间内皮肤和黏膜出现广泛性瘀点、瘀斑，并迅速融合成大片状，伴周围循环衰竭，肺、心、胃肠道和肾上腺等均有广泛性出血，脑膜的病变较轻。过去认为，这是由双侧肾上腺广泛出血以及肾上腺功能衰竭引起，称沃-弗综合征（Waterhouse-Friderichsen syndrome）。目前认为，这是脑膜炎球菌败血症时由内毒素引起的中毒性休克及 DIC 所致。②暴发型脑膜脑炎：脑膜炎症波及软脑膜下方脑组织，脑水肿明显甚至形成脑疝。脑血管炎症及血栓形成可导致脑梗死。临床上表现为高热、剧烈头痛、频繁呕吐、惊厥、嗜睡、昏迷等颅内压增高及脑实质受损表现。

3. 结局及并发症　由于抗生素的广泛、及时应用，多数普通型流脑患者均能痊愈。若治疗不及时或治疗不当，可迁延成慢性，在痊愈后遗留脑积水、颅神经麻痹等后遗症。暴发型流脑死亡率较高，主要死于中毒性休克、DIC 及脑疝、呼吸衰竭。

二、流行性乙型脑炎

流行性乙型脑炎（epidemic encephalitis type B），简称乙脑，是由乙型脑炎病毒感染引起的以脑实质损害为主的变质性炎症。多在夏秋季流行，儿童发病率高，尤其是 10 岁以下儿童。

1. 病因及发病机制　乙型脑炎病毒为嗜神经性 RNA 病毒，家畜、家禽是人类乙脑的主要传染源和中间宿主，传播媒介主要为库蚊。带病毒的蚊子在叮咬人时，病毒随蚊子的唾液通过皮肤侵入人体。病毒先在血管内皮细胞及单核巨噬细胞系统中繁殖，然后入血形成短暂的病毒血症，病毒突破血脑屏障侵入中枢神经系统而引发本病。

2. 病理变化

（1）肉眼观　病变累及整个中枢神经系统灰质，以顶叶、丘脑及基底核等处较为严重，脑桥及小脑皮质次之，脊髓病变最轻。脑膜血管充血，脑水肿明显，切面可见粟粒或针尖大小的半透明软化灶或腔隙，散布或聚集成群（图 14-4）。

（2）镜下观　主要包括如下。①血管反应及渗出性病变：脑实质血管扩张，血管周围间隙增大，以淋巴细胞、浆细胞和单核细胞为主的炎细胞紧密围绕血管浸润，称血管套袖现象。有时可见小灶状出血及血栓形成。②神经细胞变性坏死：单个散在的神经细胞肿胀、尼氏体消失，核偏位，空泡变性，可见神经细胞卫星现象和噬神经细胞现象。③软化灶形成：为本病的特征性病变。神经组织灶状液化性坏死，局部疏松淡染，呈筛网状，又称筛状软化灶（图 14-5）。软化灶的发生可能与病毒及其诱发的免疫反应的损伤作用或局部血液循环障碍、微血栓形成有关。④胶质细胞增生：小胶质细胞局灶性增生，形成小胶质细胞结节。

3. 临床病理联系　早期为高热、全身不适等病毒血症表现，很快出现嗜睡、昏迷等神经功能障碍的表现，肌张力增强，腱反射亢进，并可伴有短暂或持续性抽搐。脑桥和延髓受累出现延髓性麻痹甚至发生呼吸、循环衰竭。颅内压增高表现为头痛、呕吐。小脑扁桃体疝可引起中枢性呼吸、循环衰竭甚至死亡。

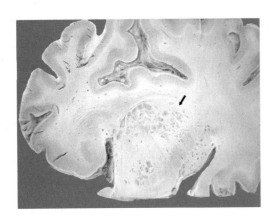

图 14-4　流行性乙型脑炎肉眼观

↓：密集的小软化灶

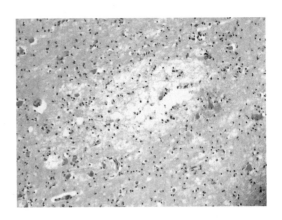

图 14-5　流行性乙型脑炎镜下观

筛状软化灶

4. 结局及并发症　多数患者经治疗后痊愈。少数出现痴呆、语言障碍、肢体瘫痪等后遗症。严重病例可因呼吸、循环衰竭或合并小叶性肺炎而死亡。

三、脊髓灰质炎

脊髓灰质炎（poliomyelitis）系由脊髓灰质炎病毒引起的一种急性传染病，是以脊髓前角损伤为主的急性变质性炎。本病多见于1~6岁儿童，临床主要表现有发热、咽痛及肢体疼痛，部分患儿发生肢体弛缓性瘫痪，故又称小儿麻痹症。

1. 病因及发病机制　脊髓灰质炎病毒是一种嗜神经性的肠道病毒，隐性感染（占99%以上）和轻症瘫痪型患者是本病的主要传染源，传播途径主要是经粪-口传播。脊髓灰质炎病毒经口进入体内，在肠黏膜上皮细胞和局部淋巴组织中增殖，病毒入血形成第一次病毒血症，进入全身淋巴组织中增殖，如果病毒未侵犯神经系统，即为顿挫型；若病毒再次入血形成第二次病毒血症，病毒则侵犯中枢神经系统而引发本病，其中，轻者引起神经系统症状而无瘫痪，称无瘫痪型，重者引起瘫痪，称瘫痪型。

2. 病理变化　病变侵犯中枢神经系统，主要侵犯脊髓，其中以腰膨大、颈膨大较严重。①肉眼观：早期为脊髓前角肿大、隆起，充血和出血；后期因胶质瘢痕形成，前角缩小，也可形成小囊腔。②镜下观：早期表现为前角神经元变性、坏死，出现噬神经细胞现象，间质充血水肿，中性粒细胞、淋巴细胞浸润，后期表现为淋巴细胞浸润、胶质瘢痕形成。

3. 临床病理联系　顿挫型以病毒血症为主，表现为全身和消化道、呼吸道症状，例如低热、乏力、咽痛、头痛、恶心、呕吐及咳嗽等。病毒侵犯中枢神经系统较轻者表现为发热、头痛、肌痛和脑膜刺激症状，脑脊液细胞数增多，不发生瘫痪。病毒侵犯中枢神经较重者可引起瘫痪，根据瘫痪部位分为脊髓型、脑干型、脑型和混合型，其中以脊髓尤其是腰膨大最为严重，常引起一侧下肢瘫痪。肢体瘫痪后1~2周开始恢复，若不能恢复则进入后遗症期，表现为肢体肌肉渐渐萎缩，致使肢体和躯干畸形，如脊柱弯曲、足内翻、足下垂等。

第四节　神经系统变性疾病

神经系统变性疾病是一组原因不明的以神经元原发性变性为主的神经系统退行性疾病。近年来，随着社会人口的老龄化趋势加强，其发病率在世界范围内呈逐年上升的趋势。

一、阿尔茨海默病

阿尔茨海默病（Alzheimer's disease）又称为老年性痴呆，是以进行性痴呆为主要临床表现的大脑变性疾病，多在 50 岁以后起病，我国 65 岁以上老人患病率高达 6.6%。阿尔茨海默病是引起痴呆最常见的疾病。此外，痴呆还可由其他神经系统变性疾病（例如额颞叶痴呆、Pick 病、帕金森病等）和神经系统非变性疾病（例如血管性痴呆、感染性痴呆、代谢性脑病、中毒性脑病等）引起。

1. 病因及发病机制　本病的主要危险因素有年龄、遗传因素、受教育程度、生活环境变化及不健康的饮食习惯等。发病机制有基因突变学说、炎症和免疫学说、胆碱能学说、铝中毒学说等。多数家族性早发型阿尔茨海默病患者的 14 号、1 号染色体上，编码早老蛋白-1、早老蛋白-2 的基因异常。以上多种因素导致神经原纤维缠结以及老年斑（淀粉样蛋白斑块）形成，使神经元功能障碍，这种病变渐渐向周围扩展，神经元死亡、消失，相应大脑区域开始萎缩。

2. 病理变化　①肉眼观：病变以额叶、顶叶及颞叶海马最明显，大脑皮质弥漫性或局限性萎缩，脑回变窄，脑沟增宽，继发性脑积水。②镜下观：表浅皮质较大的胆碱能神经元丢失，出现老年斑、神经原纤维缠结、颗粒空泡变性等。这些病变数目增多且达到诊断标准并具有特定分布部位时，可诊断为本病。

3. 临床病理联系　临床上起病较隐匿，记忆障碍出现最早，时间、地点及定向障碍，言语障碍，情感孤僻，日常生活能力下降。晚期，认知功能减退更明显，出现精神及行为异常，严重时大小便失禁、生活不能自理。病程通常持续 5~10 年，直接死亡原因常为营养不良、肺部感染、骨折和褥疮等并发症。临床上主要采用胆碱能增强药、脑代谢激活药及神经保护药治疗及康复治疗，以减缓病变的发展及病情的恶化。

二、帕金森病

帕金森病（Parkinson disease）又称为原发性震颤麻痹，是一种病变累及黑质纹状体系统多巴胺能神经元的慢性进行性变性疾病。多发生在 50 岁以后，男性发病率稍高于女性。由脑血管病、感染、药物、中毒、脑炎等因素引起的震颤麻痹为继发性，称帕金森综合征。

1. 病因及发病机制　帕金森病的发生与黑质纹状体多巴胺系统损害有关，但确切的病因及发病机制尚不清楚。目前认为，其与年龄老化、环境因素（例如接触 MPTP 及类似毒素、杀虫剂、除草剂以及工业、水源污染等）、内源性毒素（氧自由基、解毒酶基因突变、脑内黑质铁含量增加等）及遗传因素等有关。

2. 病理变化　①肉眼观：病变主要累及中脑黑质，致密带的多巴胺能神经元区域色素明显减少，神经色素脱失为大体相对特征性改变。此外，蓝斑核、迷走神经背核等脑干内的神经核团中的神经色素有时也会减少。②镜下观：可见神经黑色素细胞缺失，残存的神经细胞中 Lewy 小体形成。Lewy 小体为一种细胞内包涵体，位于胞质内，呈圆形，中心均质淡红染，周边着色浅甚至透明，其主要化学成分为 α-突触核蛋白。电镜下，Lewy 小体由细丝构成，中心细丝致密，周围则较松散。生化改变：黑质神经元变性导致纹状体内多巴胺缺乏。

3. 临床病理联系　中脑黑质神经元丧失，导致神经递质多巴胺减少，多巴胺-乙酰胆碱的平衡失调引起肌张力增高和随意运动减少。临床上起病缓慢，手部静止性震颤常为首发症状，肌强直、肌张力增高导致肢体活动不灵、运动迟缓、姿势及步态异常。病程常在 10 年以上。疾病后期易并发神经精神症状及认知功能障碍（痴呆），患者常死于继发性感染或跌伤、恶病质。近年来，应用左旋多巴来弥补脑内多巴胺不足或用抗胆碱能药物来抑制乙酰胆碱的作用以及采用外科技术（例如苍白球切断术）等可缓解症状。

第五节 缺氧与脑血管病

脑组织对缺氧非常敏感，停止供血、供氧4~5分钟，神经元即可发生坏死。脑血管病在临床上发病率高、致残率高、死亡率高，严重危害人体的健康和生命。

一、缺血缺氧性脑病

缺血缺氧性脑病（hypoxic-ischemic encephalopathy）是指各种原因所致的全脑缺血缺氧性损伤和由此引发一系列精神和神经异常表现的临床综合征。

1. 病因及发病机制 缺血缺氧性脑病在新生儿较常见，主要由围产期窒息引起。其他原因有低血压、心搏骤停复苏后、心力衰竭、休克、失血、贫血、CO中毒、机械性窒息及高热等。缺氧严重时引起深部灰质缺血缺氧性损伤。

2. 病理变化 在足月儿，早期表现为脑水肿，以后出现选择性神经元死亡及脑梗死。在脑皮质形成层状坏死（累及皮质第3、5、6层细胞），海马锥体细胞和小脑蒲肯野野细胞坏死，后期发生多囊性变及胶质瘢痕修复。另外可见脑室、蛛网膜下腔及脑出血。在早产儿主要引起脑室周围白质坏死及脑室周围室管膜下出血和脑室出血。大脑前、中、后动脉的末梢区易发生边缘带梗死。

3. 临床病理联系及结局 临床表现有不同程度的意识障碍、肌张力增高或减低、惊厥和脑干征（呼吸节律改变、瞳孔改变和对光反应迟钝或消失）等。重度缺氧者死亡率较高。渡过急性期可留有痴呆、瘫痪、脑积水、癫痫等后遗症，也可成为植物生存状态（vegetative state）。

二、脑血管病

脑血管病（cerebrovascular disease）是指以脑血管病变引起的脑缺血性和出血性损伤致脑功能障碍为主要临床表现的一组疾病，以缺血性脑血管病多见，占60%~70%。

1. 缺血性脑血管病（ischemic cerebrovascular disease） 主要是指血管腔阻塞引起局部血供中断所致的脑梗死。按原因不同分为以下两型。

（1）脑血栓 在动脉粥样硬化、动脉炎等的基础上形成闭塞性血栓可致动脉管腔阻塞，相应区域脑组织梗死而出现偏瘫和失语等神经系统症状，其症状常在数小时或数天内不断发展，意识障碍无或较轻。

（2）脑栓塞 栓子以心源性、大动脉血栓栓子居多。栓子阻塞动脉导致相应区域脑组织梗死及脑功能障碍，以大脑中动脉供应区多见。临床上突然发生头痛、呕吐、意识障碍、偏瘫和失语。脑梗死以贫血性梗死多见，如栓子碎裂随再通灌流的血液远行，梗死区血供部分恢复，可使贫血性梗死转变成出血性梗死。①肉眼观：脑梗死数小时后可见梗死区灰质暗淡，2~3天后局部水肿，夹杂有出血点。一周后，坏死组织软化、液化形成蜂窝状囊腔。②镜下观：早期神经元及神经胶质细胞肿胀，以后则崩解、液化，中性粒细胞、淋巴细胞及巨噬细胞浸润。范围较小者以胶质瘢痕修复，较大者则形成囊腔。

2. 出血性脑血管病（hemorrhagic cerebral vascular disease） 常见以下三种情况。

（1）脑出血 最常见的原因为高血压病和动脉粥样硬化，其他还有颅内动脉瘤、颅内动静脉畸形及血液病等。脑出血多发生在基底核和内囊，其次为大脑白质、脑桥和小脑。出血量较少者可被吸收，较大者机化形成胶质瘢痕或形成囊腔。临床上，脑出血常在情绪激动、过度劳累、用力排便等活动状态下急性发病，进展迅速。患者突感剧烈头痛，随即频繁呕吐、意识模糊，进而昏迷。神经系统的症状和体征取决于出血的部位和范围。

（2）蛛网膜下腔出血　自发性蛛网膜下腔出血约占脑血管意外的 10%~15%，最常见的原因为先天性粟粒样动脉瘤破裂，其他因素有动静脉畸形、高血压病和动脉粥样硬化的梭形动脉瘤以及血液病等。血液主要沉积于脑底池和脊髓池，也可逆行进入脑室系统，出血量较大时可致整个蛛网膜下腔积血。出血灶机化引起脑膜粘连和脑积水。典型临床表现为突发性剧烈头痛和呕吐、脑膜刺激征和血性脑脊液。蛛网膜下腔出血可并发再出血、颅内血管严重痉挛，进而导致脑梗死，大量出血可导致死亡。

（3）混合性出血　常由脑动静脉畸形引起。动静脉畸形多发于青壮年，以 16~35 岁常见。脑动静脉畸形是一团发育异常的脑血管，动静脉直接交通，畸形的血管壁发育不良，大量血流冲击后常可导致脑出血。约 90% 的脑动静脉畸形分布于大脑半球浅表层，因此，破裂后常导致脑内和蛛网膜下腔的混合性出血。

第六节　神经系统肿瘤

一、中枢神经系统肿瘤

原发性中枢神经系统肿瘤的发生率约为(5~10)/100000，其中以胶质瘤最常见，占 40%，脑膜瘤占 15%，听神经瘤（神经鞘瘤）约占 8%。儿童常见的颅内肿瘤为胶质瘤和髓母细胞瘤。

1. 胶质瘤（glioma）　主要有以下几型。

（1）星形细胞瘤　约占颅内原发性肿瘤的 30%、胶质瘤的 80%，男性多于女性。成人以额叶和颞叶最多，儿童多见于小脑。肉眼观：肿瘤呈结节状，质地稍硬或稍软，呈灰白色或灰黄色，多数境界不清，可伴有囊性变、出血及坏死。镜下观：常见类型有毛细胞型星形细胞瘤（WHO Ⅰ级）、弥漫型星形细胞瘤（WHO Ⅱ级）、间变型星形细胞瘤（WHO Ⅲ级）及多形性胶质母细胞瘤（WHO Ⅳ级）。

（2）少突胶质细胞瘤　占胶质瘤的 5%~10%，高峰年龄为 35~45 岁。好发于大脑皮质浅层，半数以上位于额叶。肉眼观：肿瘤呈浸润性生长为主，无包膜但界限清楚，颜色呈灰红色，常伴有出血、囊性变和钙化。镜下观：肿瘤细胞呈圆形，边界清楚，大小一致，核圆居中，核周胞质透亮。瘤细胞大片弥散排列，形成蜂窝样结构。间质较少，散布有树枝样毛细血管，并伴有不同程度的钙化和砂粒体形成。临床上首发症状多为局灶性癫痫，肿瘤内钙化在影像学诊断时具有重要参考价值。

（3）室管膜瘤　发生在脑室系统任何部位，以第四脑室最常见，多见于儿童和青少年。肉眼观：肿瘤大多数位于脑室内，少部分位于脑实质内和脑桥小脑角，境界清楚，切面呈灰白色，质脆，少数可伴有出血、囊性变或钙化。镜下观：肿瘤细胞大小形态一致，最具特征性的病变是瘤细胞围绕空腔排列成腺管状，即菊形团结构，或瘤细胞围绕血管排列，并以细长胞突与血管壁相连，即假菊形团结构，在血管周围形成无核区。

2. 髓母细胞瘤（medulloblastoma）　起源于小脑蚓部的原始神经上皮细胞或小脑皮质的胚胎性外颗粒层细胞。儿童占 80%，发病高峰年龄为 6~8 岁。肿瘤常位于小脑蚓部，占据第四脑室。肉眼观：肿瘤呈灰红色鱼肉样，质脆，境界清楚，有时可有出血和坏死，但钙化、囊性变少见。镜下观：肿瘤由原始未分化细胞构成，大多数细胞几乎呈裸核状态，核分裂象多见，菊形团结构具有诊断意义。

髓母细胞瘤恶性度高，预后差。但随着显微神经外科技术的不断提高，以及进行术后正规的放疗和多元联合化疗，患者的生存期有明显的提高。

3. 脑膜瘤（meningioma）　起源于蛛网膜内皮细胞或硬脊膜的成纤维细胞，是颅内和椎管内最常见的肿瘤之一。大多数为良性，中年女性多见。在颅内，发生于大脑凸面、矢状窦及大脑镰旁者约占 50%，其余依次为鞍结节、筛窦、海绵窦、小脑脑桥角、小脑幕等；发生于脊膜者，多在脊髓胸段脊神经椎间孔出口处。肉眼观：肿瘤呈球形或分叶状，边界清楚，有包膜，常与硬膜紧密粘连，邻近脑组织和颅骨有受压迹象。肿瘤质实，灰白或暗红色，可见钙化。镜下观：特征性病变为脑膜内皮细胞呈大小不等同心圆漩涡状排列，其中央血管壁常发生透明变性，最终钙化形成砂粒体（内皮细胞型或合体细胞型）。瘤细胞也可为梭形，其间可见网状纤维或胶原纤维（纤维细胞型）；也可呈现以上两种图像的过渡或混合（过渡型）。当细胞有明显异型性或呈浸润性生长时，称恶性脑膜瘤或间变型脑膜瘤（WHO Ⅲ级）。

脑膜瘤生长缓慢，易于手术切除，此瘤在中枢神经系统肿瘤中预后最好。主要临床表现为头痛、癫痫、视力障碍、肢体运动障碍等。脑膜瘤在儿童体内生长较快，一旦发现则肿块已很大，术后复发率较高。儿童恶性脑膜瘤较成人多见。

二、周围神经肿瘤

1. 神经鞘瘤（neurilemmoma）　又称施万细胞瘤（Schwannoma），是起源于神经鞘细胞（施万细胞）的良性肿瘤。多发生于头颈部和四肢屈侧较大的神经干。在颅内多见于听神经，称听神经瘤（acoustic neuroma）。研究表明，大约60%的神经鞘瘤可检测到 *NF2* 基因突变。

（1）肉眼观　肿瘤常单发，呈圆形或结节状，质实，包膜完整，切面呈灰白或灰黄色，可见黏液样变和囊性变。

（2）镜下观　主要有两种组织结构。①致密型：肿瘤细胞呈梭形，境界不清，相互紧密平行排列，细胞核常排列在同一水平面上，与"无核区"相间，形成栅栏状或不完全的漩涡状，称 Verocay 小体。②网状型：肿瘤细胞稀少，形成疏松网状结构，网眼内含有较多黏液样液体。

临床上主要表现为局部包块，有时伴有疼痛或压痛。听神经瘤主要表现为眩晕、耳鸣，听力减退，渐渐发展为耳聋。神经鞘瘤生长缓慢，包膜完整，手术切除后很少复发，恶变较少见。

2. 神经纤维瘤（neurofibroma）　起源于神经鞘细胞和神经内中胚叶分化而来的结缔组织。多发生于皮肤和皮下，单发或多发，多发性者又称为神经纤维瘤病，属于常染色体显性遗传病，25%~50%的患者有家族史，Ⅰ型神经纤维瘤病与 *NF1* 基因突变有关。肉眼观：单发的神经纤维瘤常突出于皮肤，呈结节状或息肉样，质较软，境界清楚，但无包膜。切面呈灰白色，囊性变或出血少见。多发性者肿瘤常沿神经干形成念珠或蚯蚓状结节，数目不定，少的几个，多的可达数百个。镜下观：肿瘤组织位于皮肤和皮下层，边界清楚，主要由神经束膜样细胞和成纤维细胞构成，呈束状紧密排列，神经鞘细胞排列不整齐，呈波浪弯曲状。间质内常见条索样粗大的神经纤维。若出现肿瘤细胞核大深染、瘤巨细胞及核分裂象，要考虑恶性变。

三、脑内转移性肿瘤

中枢神经系统的转移性肿瘤约占全部脑肿瘤的20%，恶性肿瘤以肺癌转移到脑最多见，其次为乳腺癌、黑色素瘤，其他如胃癌、结肠癌、肾癌及绒毛膜上皮癌等也较易转移到脑。脑内转移瘤绝大部分是通过血道播散而来。

多数转移瘤发生在大脑白质和灰质交界处及脑的深部，肿瘤呈结节状，单个或多个，界限较清，呈实性或囊性，常伴出血、坏死。癌细胞常沿血管周围浸润，也可沿蛛网膜下腔弥漫性浸润，称软脑膜癌病或癌性脑膜炎，由于蛛网膜下腔阻塞，脑积水明显。

答案解析

目标检测

一、选择题

（一）A1 型题

1. 卫星现象是指神经元周围围绕 5 个或 5 个以上的（　　）

    A. 小胶质细胞　　　　B. 少突胶质细胞　　　　C. 室管膜细胞　　　　D. 浆细胞　　　　E. 淋巴细胞

2. 流行性乙型脑炎的病变性质主要为（　　）

    A. 蜂窝织炎　　　B. 渗出性炎　　　C. 变质性炎　　　D. 增生性炎　　　E. 纤维蛋白性炎

3. 下列细胞中，参与形成噬神经细胞现象的是（　　）

    A. 小胶质细胞　　　B. 成纤维细胞　　　C. 淋巴细胞　　　D. 浆细胞　　　E. 纤维细胞

4. 神经鞘瘤起源于（　　）

    A. 神经上皮细胞　　　B. 神经的髓鞘　　　C. 少突胶质细胞　　　D. 施万细胞　　　E. 神经节细胞

5. 流行性脑脊髓膜炎最主要的传播途径是（　　）

    A. 消化道　　　B. 呼吸道　　　C. 蚊虫叮咬　　　D. 输血　　　E. 密切接触

（二）X 型题

1. 下列属于神经元基本病变的是（　　）

    A. 中央尼氏体溶解　　　B. 单纯性神经元萎缩　　　C. 包涵体形成

    D. 神经原纤维变性　　　E. 噬神经细胞现象

2. 流行性乙型脑炎的临床表现包括（　　）

    A. 高热　　　B. 嗜睡、昏迷　　　C. 头痛、呕吐　　　D. 角弓反张　　　E. 反复抽搐

二、思考题

1. 简述流行性乙型脑炎的病理变化。

2. 比较流行性脑脊髓膜炎与流行性乙型脑炎的发病、病理变化、临床表现、结局及并发症。

（纪海茹）

书网融合……

本章小结

微课

思政元素

题库

第十五章　传染病

PPT

📖 学习目标

　　1. **掌握**　结核病的基本病理变化；原发性和继发性肺结核病的区别；伤寒和细菌性痢疾的基本病理变化。

　　2. **熟悉**　肺外器官结核病、梅毒、淋病、尖锐湿疣、真菌病的病变特点。

　　3. **了解**　结核病、伤寒、细菌性痢疾、真菌病的病因和发病机制。

➡️ 案例引导

　　案例：患者，男性，27 岁。潮热、盗汗、无力、食欲减退 2 个月，咳嗽 1 个月，咯血 1 天入院。X 线检查见左锁骨下有边缘模糊、中心密度较高的片状致密阴影。痰液结核菌培养阳性。

　　讨论：该患者的临床诊断是什么？请解释 X 线影像的表现。

　　传染病（infectious disease）是病原体侵入人体所引起的具有传染性的一类疾病，在一定条件下，能在人群中引起局部或广泛的流行。病原体中，病原微生物占绝大多数，主要有细菌、病毒、衣原体、支原体、螺旋体、真菌等，其中危害性最大的是细菌和病毒。传染病在人群中的流行是一个复杂的过程，必须同时具备传染源、传播途径和易感人群三个基本环节。病原体入侵人体有一定的传染途径和方式，并定位于某个组织或者器官，出现特征性的病理变化，从而引起相应的临床表现。而传染病的病理过程取决于病原微生物的性质和机体的反应性，以及是否进行及时、适当的治疗。病原体侵入人体后能否引起发病，不仅取决于感染病原体的数量、毒力和侵袭力，还取决于机体的抗病能力。

　　传染病的发生、发展具有一定的社会原因，社会人群的卫生条件、教育水平、生活习惯等都与其有一定的关系。近年来，我国贯彻"预防为主、标本兼治、分类指导、综合治理、联防联控"的工作方针，因地制宜地实行了以控制传染源为主的综合防治策略，伤寒、阿米巴病、血吸虫病等疾病的发病率、病死率显著降低，但某些传染病如结核病、淋病、梅毒等的发病率有一定的上升，还出现了严重急性呼吸综合征（severe acute respiratory syndrome，SARS）、禽流感等新型传染病。由于传染病种类繁多，本章仅对一些在病理学和临床医学上具有重要意义的常见传染病、性传播疾病、真菌病等加以论述。

第一节　结核病

　　结核病（tuberculosis，TB）是一种结核分枝杆菌侵入机体后引起的慢性传染病，可累及全身各器官，但以肺结核最为多见，并且其他组织、器官的结核绝大多数源自肺结核。本病的特征病变是结核结节形成和干酪样坏死。

　　结核病曾经威胁全球，由于有效抗结核药物的发明和应用，由结核病引起的死亡一直呈下降趋势。但近年来由于艾滋病的流行和耐药菌株的出现，其发病率又趋上升。目前，我国每年新发结核病患者约90万例，结核病的防控形势依然严峻。为进一步遏制结核病流行，推进健康中国建设，2019 年 5 月，国家卫生健康委员会、国家发展和改革委员会等 8 部委联合制定了《遏制结核病行动计划（2019—2022 年）》。

一、病因、发病机制和基本病理变化 🅔微课

（一）病因

结核病由结核分枝杆菌（mycobacterium tuberculosis，简称结核杆菌）引起，有人型、牛型、鼠型和鸟型四型。对人致病的主要为人型和牛型。胞内鸟型结核杆菌毒力低，极少引起结核病，但在艾滋病患者中有10%~30%的病例继发该菌株感染。

（二）致病性

其致病力、免疫反应主要取决于菌体和细胞壁内含有的高分子量的脂肪酸、脂质、蛋白质及多糖类组成的复合成分。它们不仅可以使结核杆菌逃脱巨噬细胞的杀伤降解、刺激巨噬细胞转变为上皮样细胞并聚集形成结核性肉芽肿，还可诱发机体产生强烈的变态反应而引起干酪样坏死，形成结核病特有的病理变化。

> ⊕ 知识链接
>
> **结核杆菌引起的免疫反应和变态反应的特点**
>
> 结核杆菌侵入机体后，会引起免疫反应和变态反应。前者主要由菌体多肽、多糖复合物引起，产生的淋巴因子有趋化因子、巨噬细胞移动抑制因子、巨噬细胞活化因子等。后者由结核菌素蛋白、蜡质及其代谢产物引起，产生的淋巴因子有炎症介质、淋巴毒素等。

（三）传染源

本病的传染源为活动性肺结核患者，尤其是慢性纤维空洞型肺结核。感染途径主要为经呼吸道感染，少数可经消化道感染，经皮肤伤口感染少见。

（四）发病机制

结核病的发病因素有以下三点：①感染结核杆菌的数量及其毒力的大小；②机体的免疫力，以细胞免疫为主；结核杆菌所致变态反应，属Ⅳ型变态反应，结核菌素试验就是这种反应的表现。

结核病的免疫反应和变态反应（Ⅳ型）常同时发生或相继出现。免疫反应的出现提示机体已获得免疫力，对病原菌有杀伤作用。然而变态反应除包含免疫力外，常同时伴随干酪样坏死，引起组织结构的破坏。已致敏的个体动员机体防御反应较未致敏的个体快，但组织坏死也更明显。因此，机体对结核杆菌感染所呈现的病理变化取决于不同的反应。如以免疫反应为主，则病灶局限，结核杆菌被杀灭；如以变态反应为主，则呈现急性渗出性炎和干酪样坏死。

（五）基本病理变化

结核病是一种特殊的炎症，除具有一般炎症的基本病变外，又有区别于一般炎症的特殊病变，即结核结节形成及干酪样坏死。由于机体的反应性、菌量和毒力以及病变组织特性的不同，可呈现三种不同的病变类型。

1. 以渗出为主的病变 发生于病变早期或机体抵抗力低下，菌量多、毒力强或变态反应较强时。

此型结核好发于肺、浆膜、滑膜和脑膜等处。主要表现为浆液性质或浆液纤维蛋白性炎。早期病灶内有中性粒细胞浸润，但很快被巨噬细胞所取代。在渗出液和巨噬细胞中可检出结核杆菌。渗出物可被完全吸收，不留痕迹，或转变为以增生为主或以变质为主的病变。

2. 以增生为主的病变 发生于感染的菌量较少、毒力较低或机体免疫力较强时。病变以增生为主，形成有诊断意义的结核结节（结核性肉芽肿）。

结核结节（tubercle）是在细胞免疫反应的基础上形成的，由上皮样细胞、Langhans 巨细胞、外周局部集聚的淋巴细胞和少量反应性增生的成纤维细胞构成的特异性肉芽肿，又称结核性肉芽肿（tuberculous granuloma）。当有较强的变态反应发生时，典型的结核结节中央可出现干酪样坏死。上皮样细胞是由巨噬细胞吞噬结核杆菌后细胞体积增大逐渐转变而来，呈梭形或多角形，胞质丰富，染淡伊红色，境界不清，细胞间常有胞质突起相互连接，核圆形或卵圆形，染色质较少，呈空泡状，核内有 1~2 个核仁。Langhans 巨细胞是一种多核巨细胞，为多个上皮样细胞互相融合或一个细胞核分裂而胞质不分裂所形成，直径可达 300μm，胞质丰富，胞质突起常和上皮样细胞的胞质突起相连，核与上皮样细胞核相似，十几个到几十个不等，排列在胞质外周部呈花环状、马蹄形或密集于胞体的一端。

单个结核结节很小，直径约 0.1cm，肉眼和 X 线片不易看到；3~4 个结节融合成较大结节时肉眼可见，约粟粒大小、灰白半透明，有干酪样坏死时略呈淡黄色，略隆起于脏器表面。镜下观：典型的结核结节中央为干酪样坏死物，周围绕以大量上皮样细胞及一些 Langhans 巨细胞，外围为聚集的淋巴细胞和少量反应性增生的成纤维细胞（图 15-1，图 15-2）。

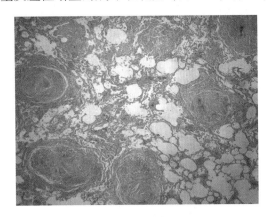

图 15-1　结核结节镜下观（×100）

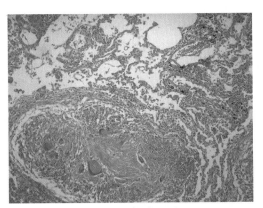

图 15-2　结核结节镜下观（×400）

3. 以变质为主的病变　出现于菌量多、毒力强，机体抵抗力低或变态反应强烈的情况下，上述以渗出为主或以增生为主的病变均可继发干酪样坏死，也有极少数一开始就发生干酪样坏死。

肉眼观：结核坏死灶由于含脂质较多而呈淡黄色，均匀细腻，质地较实，状似奶酪或豆腐渣（图 15-3），故称干酪样坏死（caseous necrosis）。镜下观：干酪样坏死物为红染无结构的颗粒状物。干酪样坏死对结核病具有诊断意义。

干酪样坏死物大多含有一定量的结核杆菌，坏死灶内含有大量抑制酶活性的物质，故坏死物可长期保存，不发生自溶，也不易被吸收。但有时可因中性粒细胞和巨噬细胞释放大量的溶解酶而发生液化，致使病菌大量繁殖，成为结核病恶化的原因。

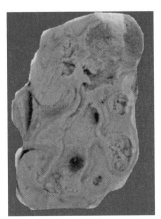

图 15-3　肾结核病灶内干酪样坏死肉眼观

结核病的基本病变与机体免疫状态之间的关系见表 15-1。渗出、变质和增生三种病变往往同时存在，但以某一种改变为主，而且各病变之间可以互相转化。例如，以渗出为主的病变可因适当的治疗或机体免疫力增强而转化为以增生为主的病变；反之，当机体免疫力低、变态反应剧烈或细菌数量多、毒力强时，以增生为主的病变则可转变为以渗出为主甚至以变质为主的病变，或原有的以渗出为主的病变可迅速发生坏死，形成以变质为主的病变。因此，结核病在同一器官或不同器官中的病变是复杂多变的。

表 15-1　结核病基本病变与机体免疫状态的关系

| 病变 | 机体状态 | | 结核杆菌 | | 病理特征 |
	免疫力	变态反应	菌量	毒力	
渗出为主	低	较强	多	强	浆液性炎或浆液纤维蛋白性炎
增生为主	较强	较弱	少	较低	结核结节
变质为主	低	强	多	强	干酪样坏死

（六）基本病理变化的转化规律

结核病的发展和结局取决于机体抵抗力和结核杆菌致病力之间的矛盾关系。在机体抵抗力增强时，结核杆菌被抑制和杀灭，病变转向愈合；反之，则转向恶化，即浸润进展或溶解播散。

1. 转向愈合

（1）吸收、消散　为渗出性病变的主要愈合方式。渗出物逐渐通过淋巴道吸收而使病灶缩小或完全吸收消散。X线检查可见渗出性病变边缘模糊、密度不匀、呈云絮状的阴影逐渐缩小或被分割成小片，以至完全消失，临床上称吸收好转期。较小的干酪样坏死灶或增生性病灶如经积极治疗，也可被吸收。

（2）纤维化、纤维包裹及钙化　增生性病变或小的干酪样坏死灶逐渐发生纤维化，最后形成瘢痕而愈合。较大的干酪样坏死灶难以全部纤维化，则由其周边的纤维组织增生将坏死物包裹，继而坏死物逐渐干燥浓缩，并有钙盐沉积，而发生钙化。在纤维包裹及钙化的结核灶内常有少量结核杆菌残留，病变处于相对静止状态，即临床痊愈，但当机体抵抗力降低时仍可复发进展。X线检查，可见纤维化病灶呈边缘清楚、密度较高的条索状阴影；钙化灶为密度更高、边缘清晰的阴影，临床上称为硬结钙化期。

2. 转向恶化

（1）浸润进展　原病灶周围出现渗出性改变（病灶周围炎），其范围不断扩大，并继而发生干酪样坏死，坏死区又随渗出性病变的扩延而增大。X线检查，在原病灶周围出现絮状阴影，边缘模糊，临床上称为浸润进展期。

（2）溶解播散　病情恶化时，干酪样坏死物可发生溶解液化，形成的半流体物质可经体内的自然管道（如支气管、输尿管等）排出，致局部形成空洞。空洞内液化的干酪样坏死物含有大量结核杆菌，可通过自然管道播散到其他部位，形成新的结核病灶。X线检查，可见病灶阴影密度不一，出现透亮区及大小不等的新播散病灶阴影，临床上称为溶解播散期。此外，结核杆菌还可循淋巴道蔓延至淋巴结，经血道播散至全身，引起血源性结核病，在各器官内形成多数结核病灶。

二、肺结核病

结核杆菌主要经呼吸道传播，故肺结核病（pulmonary tuberculosis）最为常见。机体首次和再次感染结核杆菌时，机体反应性不同，肺部病变的发生发展特点也不同，故将肺结核病分为原发性肺结核病与继发性肺结核病两种。肺结核病恶化进展可引起血源性结核病和肺外结核病。

（一）原发性肺结核病

原发性肺结核病（primary pulmonary tuberculosis）是机体第一次感染结核杆菌所引起的肺结核病。多见于儿童，又称儿童型肺结核病。偶见于未感染过结核杆菌的青少年或成年人。此外，免疫功能严重受抑制的成年人由于丧失对结核杆菌的免疫力，可多次发生原发性肺结核病。由于是初次感染，机体尚未形成对结核杆菌的免疫力，故病变易向全身播散。

1. 病变特点 肺原发综合征（primary complex）：即由肺结核原发灶、结核性淋巴管炎和肺门淋巴结结核三者共同组成的病变。

结核杆菌由呼吸道吸入肺内后，首先在肺内形成的结核灶，称原发灶。原发灶多位于肺通气较好的肺上叶的下部、肺下叶的上部靠近肺膜处，且以右肺多见。原发灶多为一个，圆形，直径约1cm。由于机体为首次感染，对结核杆菌缺乏免疫力，病灶局部反应亦轻微，病变开始时是渗出性改变，继而发生干酪样坏死，坏死灶周围有结核性肉芽组织形成，且原发灶内结核菌可很快侵入淋巴管而引起结核性淋巴管炎，并随淋巴流到肺门淋巴结，引起肺门淋巴结结核，在 X 线检查中呈现特征性的"哑铃状"阴影（图15-4）。

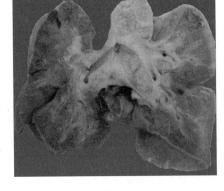

图15-4　原发性肺结核病肉眼观

2. 发展与结局

（1）愈合　绝大多数（约95%）的患者症状轻微而短暂或无明显症状，随着机体免疫力逐渐增强，可通过完全吸收、纤维化、纤维包裹或钙化等方式自然痊愈。有时肺门淋巴结结核经久不愈，且蔓延至邻近的纵隔淋巴结。肿大的肺门淋巴结若压迫支气管，可导致肺不张、远端肺部炎症或继发性支气管扩张。但经适当、及时治疗，这些病灶仍可包裹、钙化而痊愈。

（2）播散　少数营养不良或同时患有其他传染病（如流感、麻疹、百日咳、白喉等）的患儿，机体抵抗力下降或菌多、毒力强时，病变恶化，肺内原发灶及肺门淋巴结病变继续扩大，并通过支气管、淋巴管和血道播散。①血道播散：结核杆菌入血后，可引起血道播散。若进入血源的菌量较少而免疫力较强，则不发生明显病变；如有大量细菌入血，机体抵抗力较弱时，则可引起血源性结核病，这种病变亦见于继发性结核病。血源性结核病有 3 种。A. 全身粟粒性结核：为大量结核菌由肺静脉入血所引起，少数患儿可死于结核性脑膜炎（主要死因）。B. 粟粒性肺结核：急性者为全身粟粒性结核的一部分，慢性者主要为细菌由肺外器官结核灶入血，长期少量播散到肺。C. 肺外器官结核：如肾、骨、关节、脑膜等的结核病变。②淋巴道播散：肺门淋巴结病变恶化后，结核杆菌经淋巴管到达气管分叉处、气管旁（支气管淋巴结结核）、纵隔、锁骨上下及颈前颈后淋巴结而引起病变。如果引流淋巴管因结核病变发生阻塞，结核杆菌可逆流至腋下、腹股沟、腹膜后及肠系膜淋巴结，引起广泛的淋巴结结核。③支气管播散：少见，可能由于儿童支气管树发育不完善，炎症时易塌陷闭塞。肺原发灶或肺门淋巴结病变扩大，当侵及支气管时，坏死物可经支气管排出，其内含有的大量结核杆菌可沿支气管播散，引起邻近或远隔的肺组织发生多数小叶性干酪样肺炎灶。其原发部位则形成空洞，空洞内含氧量较高，故结核杆菌可大量繁殖，持续不断地沿支气管播散，造成严重的肺内播散。但临床上原发性肺结核病形成空洞和发生支气管播散者较少见。

（二）继发性肺结核病

继发性肺结核病（secondary pulmonary tuberculosis）是指机体再次感染结核杆菌所引起的肺结核病。多见于成人，又称成人型肺结核。肺内的病变常开始于肺尖，称再感染灶（reinfectious focus）。

1. 结核杆菌来源

（1）外源性再感染　结核杆菌由外界再次侵入机体。

（2）内源性再感染　为细菌由原发性肺结核病血道播散所致，当机体抵抗力下降时，潜伏病灶可发展为继发性肺结核病。所以，其可在原发性肺结核病后很短时间内发生，但大多在初次感染后十年或几十年后，机体抵抗力下降使暂停活动的原发病灶再活化而形成。病理观察及临床观察均认为，内源性再感染的可能性更大。

2. 病变特点　继发性肺结核病患者因对结核杆菌已有一定的特殊免疫力，其病变与原发性肺结核病相比，具有以下特点。

（1）病变多从肺尖部开始，以右肺多见。这可能与人体直立时该部动脉压低、血液循环较差，血流带去的巨噬细胞较少，且通气不畅，以致局部组织抵抗力较低，病菌易在该处繁殖有关。

（2）再感染时，机体已致敏，会发生迅速而且剧烈的变态反应，易形成干酪样坏死；同时，由于免疫反应较强，在坏死灶周围有以增生为主的病变，形成结核结节。

（3）免疫反应不仅可使病变局限化，还可抑制病菌的繁殖，防止其沿淋巴道和血道播散，因此，肺门淋巴结一般无明显病变，由血道播散引起的全身粟粒性结核病亦少见。病变在肺内的蔓延主要通过支气管播散。

（4）当局部病变恶化扩大时，在肺内的蔓延主要通过受累及的支气管播散，引起一侧或两侧小叶性干酪样肺炎及空洞形成。但这种变化多见于成人。

（5）继发性肺结核病程较长，病情复杂，随着机体免疫反应和变态反应的消长，临床经过常呈波浪状起伏，时好时坏，病变有时以增生性变化为主，有时则以渗出、坏死变化为主，常新旧病变交杂存在，临床类型多样。

3. 临床类型及病理变化　继发性肺结核的病理变化和临床表现比较复杂。根据其病变特点和临床经过，可分为以下几种类型。

（1）局灶型肺结核（focal pulmonary tuberculosis）　是继发性肺结核病的最早期病变。病变多位于肺尖下 2~4cm 处，右肺多见，单个或多个结节状病灶，境界清楚，大小一般为 0.5~1cm。病变多以增生为主，中央为干酪样坏死，周围有纤维组织包裹（图 15-5）。临床上，患者常无明显自觉症状，多在体检时发现。X 线显示肺尖部有单个或多个边界清楚的阴影。如患者免疫力较强，病灶多发生纤维化、钙化而痊愈，且常无明显自觉症状，属非活动性肺结核病；如免疫力降低，局部病变可发展为浸润型肺结核。

（2）浸润型肺结核（infiltrative pulmonary tuberculosis）　是临床上最常见的活动性肺结核病，多由局灶型肺结核发展而来。多为成年患者，起病缓慢。患者常有低热、疲乏、食欲不振、盗汗、咳嗽和咯血等症状，痰中可检出病菌。病变常位于肺尖部或锁骨下肺组织（图 15-6），故又称锁骨下浸润。病变以渗出为主，中央有干酪样坏死，病灶周围有病灶周围炎。镜下观：可见肺泡内充满浆液、单核细胞、淋巴细胞和少数中性粒细胞，中央常有干酪样坏死。X 线示锁骨下有边缘模糊的云絮状阴影。如及早发现，合理治疗，渗出性病变一般多在半年左右可完全或部分吸收好转；增生、坏死性病变可通过纤维化、钙化而愈合。病变继续发展，干酪样坏死灶扩大（浸润进展期），坏死物液化后经支气管排出，局部形成急性空洞（acute cavitation），洞壁坏死层内含大量结核杆菌，经支气管播散，可引起干酪样肺炎（溶解播散）。急性空洞一般易愈合，但如果空洞靠近胸膜，可穿破胸膜，造成自发性气胸；大量液化坏死物进入胸膜腔，可发生结核性脓气胸。急性空洞多较易愈合，经适当治疗后，洞壁肉芽组织增生，洞腔逐渐缩小、闭合，最终形成瘢痕组织而愈合；也可通过空洞塌陷、形成条索状瘢痕而愈合。急性空洞经久不愈，则可发展为慢性纤维空洞型肺结核。

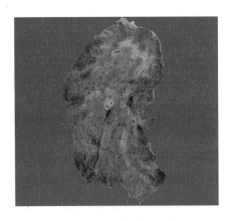

图 15-5　局灶型肺结核肉眼观

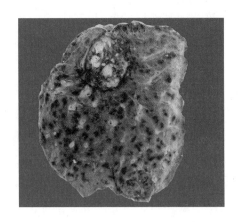

图 15-6　浸润型肺结核肉眼观

（3）慢性纤维空洞型肺结核（chronic fibro-cavernous pulmonary tuberculosis）　多为继发性肺结核晚期表现，该型有以下特点。①肺内有一个或多个厚壁空洞（图 15-7），多位于肺上叶，大小不一，形状不规则。壁厚可达 1cm 以上。洞壁分三层：内层为干酪样坏死物，含有大量细菌；中层为结核性肉芽组织；外层为纤维结缔组织。②同侧或对侧肺组织，特别是肺下叶可见由支气管播散引起的很多新旧不一、大小不等、病变类型不同的病灶，愈往下愈新鲜。③后期肺组织严重破坏，广泛纤维化、胸膜增厚并与胸壁粘连，使肺体积缩小、变形，严重影响肺功能。

空洞与支气管相通，故此型又有"开放性肺结核"（open pulmonary tuberculosis）之称。X 线可见一侧或两侧上、中肺野有一个厚壁空洞或多个厚壁空洞互相重叠呈蜂窝状。如空洞壁的干酪样坏死侵蚀较大血管，可引起大咯血，患者可因吸入大量血液而窒息死亡；空洞突破胸膜，可引起气胸或脓气胸；经常排出含菌痰液，可引起喉结核；咽下含菌痰液，可引起肠结核；后期由于肺动脉高压而致肺源性心脏病。广泛采用多药联合抗结核治疗及增强抵抗力的措施，较小的空洞一般可机化、收缩而闭塞，发生瘢痕愈合；体积较大的空洞，内壁坏死组织脱落，肉芽组织逐渐变成纤维瘢痕组织，由支气管上皮覆盖，空洞仍存在，但已无菌，称开放性愈合。

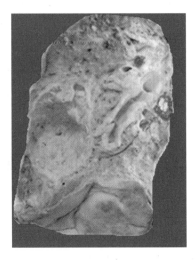

图 15-7　慢性纤维空洞型肺结核肉眼观

（4）干酪性肺炎（caseous pneumonia）　发生于机体免疫力极低、对结核杆菌的变态反应过高的患者。可由浸润型肺结核恶化进展而来，也可为急、慢性空洞内的细菌经支气管播散所致。肉眼观：病变肺组织实变，切面呈黄色干酪样，坏死物液化排出后可形成急性空洞。镜下观：可见肺泡腔内有大量浆液纤维蛋白性渗出物，内含巨噬细胞等炎性细胞，且见广泛的干酪样坏死。根据病灶范围的大小，分为小叶性干酪性肺炎和大叶性干酪性肺炎。此型结核病起病急剧，病情危重，中毒症状明显，病死率高，故有"百日痨"或"奔马痨"之称。

（5）结核球　又称结核瘤（tuberculoma），是指孤立的、纤维组织包裹的、境界清楚的球形干酪样坏死灶（图 15-8）。直径 2~5cm。多为单个，也可多个，常位于肺上叶。结核球可来自浸润型肺结核的干酪样坏死灶纤维包裹；或为结核空洞引流支气管阻塞，空洞由干酪样坏死物填充；或为多个干酪样坏死病灶融合并被纤维包裹。结核球为相对静止的病变，临床上多无症状。但由于其纤维包膜的存在，抗结核药不易发挥作用，且有恶化进展的可能，因此，临床上多采取手术切除。X 线上有时需与肺癌相鉴别。

（6）结核性胸膜炎（tuberculous pleurisy） 在原发性和继发性肺结核的各个时期均可发生。可根据病变性质分为渗出性和增生性两种，以渗出性结核性胸膜炎常见。①渗出性结核性胸膜炎：又称湿性结核性胸膜炎，大多继发于原发性肺结核病，且大多发生于肺原发综合征同侧胸膜。患者多为较大的儿童或青年人。可能为对结核菌菌体蛋白发生的过敏反应。病变主要为浆液纤维蛋白性炎，可引起血性胸腔积液、胸膜摩擦音、肺受压、纵隔移位等体征。经适当治疗，一般在 1~2 个月后完全吸收，如渗出物中纤维蛋白较多，不易吸收，则可因机化而使胸膜增厚、粘连。②增生性结核性胸膜炎：又称干性结核性胸膜炎，很少有胸腔积液，为肺膜下结核病灶直接蔓延到胸膜所致。常发生于肺尖，右肺多见。病变多为局限性，以增生性改变为主。一般通过纤维化而愈合，并常使局部胸膜增厚、粘连。

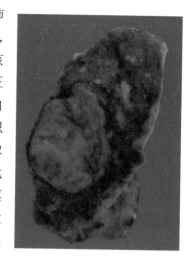

图 15-8　肺结核球肉眼观

原发性肺结核与继发性肺结核不同，具体见表 15-2。

表 15-2　原发性肺结核与继发性肺结核比较

不同点	原发性肺结核	继发性肺结核
结核杆菌感染	初次	再次
发病人群	儿童	成人
对结核杆菌的免疫力或致敏性	无	有
病变起始部位	上叶下部或下叶上部近胸膜处	多位于肺尖部
病变特点	肺原发综合征	病变多样，新旧病变并存，较局限
播散方式	淋巴道播散或血道播散	支气管播散
病程	短，绝大多数能治愈	长，需治疗

（三）血源性结核病

血源性结核病（hematogenic tuberculosis）为结核杆菌经血道播散所致，主要见于原发性和继发性肺结核病恶化进展时。此外，肺外结核病也可引起血源性结核病。常见有以下类型。

1. 急性全身粟粒性结核病 结核杆菌短期内一次或反复多次大量侵入肺静脉分支，经左心至大循环，播散到全身各器官，如肺、肝、脾、肾和脑膜等处，引起急性全身粟粒性结核病。肉眼观：各器官内均匀密布大小一致、灰白或灰黄色、圆形、境界清楚的粟粒大小的小结节（图 15-9）。镜下观：主要为增生性病变（结核结节），偶尔出现渗出、坏死性病变。临床表现：病情危重，有高热、肝脾大、全身衰竭、烦躁不安等中毒症状，常有脑膜刺激症状。X 线检查，双肺可见散在的、密度均匀、粟粒大小的细点状阴影。如及时治疗，预后仍属良好，少数病例可因结核性脑膜炎而死亡。

2. 慢性全身粟粒性结核病 为急性全身粟粒性结核病急性期不能及时控制而病程迁延 3 周以上，或结核杆菌在较长时期内少量多次、不规则地进入血液所致。病理变化：病变的性质和大小均不一致，同时可见增生、坏死及渗出性病变。临床表现：病程长，成人多见，患者多因结核性脑膜炎而死亡。

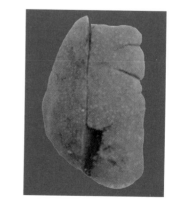

图 15-9　急性粟粒性脾结核病肉眼观

3. 急性肺粟粒性结核病 肺门、纵隔、支气管旁的淋巴结干酪样坏死破入邻近大静脉，或含有结核杆菌的淋巴液由胸导管回流，经静脉入右心，沿肺动脉播散于两肺，而引起两肺急性粟粒性结核病。也可是急性全身粟粒性结核病的一部分。肉眼观：肺表面和切面密布灰黄或灰白色粟粒大小结节（图15-10）。临床表现：起病急骤，有较严重的全身结核中毒症状。X 线示两肺散在分布、密度均匀、粟粒大小的点状阴影。

4. 慢性肺粟粒性结核病 多见于成人，患者原发灶已痊愈，当机体抵抗力较低时，肺外器官（如骨、关节、泌尿生殖道及肾上腺等处）结核病灶内的细菌在较长时间内少量、分批经血进入肺组织，间隔时间可为数月甚至数年。病程发展缓慢，通常无显著结核中毒症状。病变新旧、大小及分布不一，小的如粟粒，大者直径可达数厘米以上，病变以增生性改变为主。

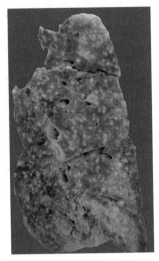

图 15-10　急性肺粟粒性结核病肉眼观

三、肺外结核病

肺外结核病（extrapulmonary tuberculosis）：除淋巴结结核由淋巴道播散所致、消化道结核由咽下含菌食物或痰液直接感染引起、皮肤结核通过损伤皮肤感染引起外，其他各器官结核病多为原发性肺结核的结核杆菌播散到肺外器官，形成潜伏病灶，当机体抵抗力低下时，潜伏的结核杆菌再繁殖，恶化进展为肺外结核病。肺外器官结核的基本病变与肺结核病相同，多数只限于一个器官，呈慢性经过。

（一）肠结核病

肠结核病（intestinal tuberculosis）包括原发性和继发性两型。原发性肠结核病很少见，常见于小儿，多由饮用未经消毒、含结核杆菌的牛奶或乳制品引起，形成由肠的原发性结核溃疡、结核性淋巴管炎及肠系膜淋巴结结核组成的肠原发综合征。绝大多数肠结核继发于活动性空洞型肺结核病，因反复咽下含结核杆菌的痰液而发生肠道感染。肠结核可发生于任何肠段，以回盲部为其好发部位（约占85%），其次为升结肠。根据病变特点的不同，肠结核病可分为两型。

1. 溃疡型 较多见。结核杆菌首先侵入肠壁淋巴组织，形成结核结节，继而发生干酪样坏死，病变处黏膜破溃、脱落，形成边缘不整齐、较浅的与肠管长轴垂直的环状溃疡；由于病变沿环形分布的肠壁淋巴管向周围扩展，溃疡呈环状。溃疡愈合后，常因纤维组织增生和瘢痕收缩而致肠腔狭窄；受累肠壁的浆膜面可见灰白成串的结核结节及纤维蛋白渗出，并常与邻近组织粘连。临床上有腹痛、腹泻与便秘交替，营养不良和结核中毒症状。由于溃疡底部血管多发生闭塞，一般很少发生肠出血和穿孔。

2. 增生型 较少见。病变特点是肠壁内有结核性肉芽组织及大量纤维组织显著增生，肠壁高度增厚、变硬，肠腔狭窄，黏膜有浅表性溃疡及息肉形成。临床上常有慢性不全性肠梗阻，临床表现为慢性不完全低位肠梗阻，右下腹可触及包块，需与肿瘤相鉴别。

（二）结核性腹膜炎

结核性腹膜炎（tuberculous peritonitis）多见于青少年。常继发于溃疡型肠结核、肠系膜淋巴结结核或输卵管结核，血道播散而致者少见。可分为干、湿两型，通常所见多为混合型。

1. 干型 病变腹膜上除见结核结节外，尚有大量纤维蛋白渗出，机化后引起肠管间、大网膜、肠系膜等腹腔器官广泛粘连，有时粘连处结核性肉芽组织发生干酪样坏死，穿破肠管在肠管间或向腹外溃破形成瘘管。

2. 湿型　腹腔内有大量草黄色浆液性腹水，亦可为血性。腹膜满布结核结节。因含纤维蛋白少，一般不粘连。临床上有腹胀、腹痛、腹泻及中毒症状。

（三）结核性脑膜炎

结核性脑膜炎（tuberculous meningitis）多见于儿童，常由原发性肺结核经血道播散导致；在成人则由肺结核、骨关节结核或泌尿生殖系统结核播散导致；也可因脑内结核球液化破溃，结核杆菌直接进入蛛网膜下腔而引起。

病理变化以脑底最为明显。肉眼观：可见脑桥、脚间池、视交叉及大脑外侧裂等处的蛛网膜下腔内，有多量灰黄色混浊胶冻样渗出物；偶见散在粟粒大小的结核结节。镜下观：可见蛛网膜下腔内的炎性渗出物，主要由浆液、纤维蛋白、巨噬细胞、淋巴细胞组成，偶见典型的结核结节。病变严重者可累及脑皮质，引起脑膜脑炎。部分病程迁延的病例，因蛛网膜下腔渗出物机化而发生蛛网膜粘连，造成第四脑室正中孔与外侧孔堵塞，引起脑积水。

（四）泌尿生殖系统结核病

1. 肾结核病（renal tuberculosis）　最常见于20~40岁男性，多为单侧，双侧约为10%。主要由原发性肺结核经血道播散而来。病变开始于肾皮质与髓质交界处或肾乳头内。结核结节和干酪样坏死形成后，病灶逐渐扩大，破坏肾乳头并溃入肾盂，形成结核性空洞。随着病变在肾内扩大蔓延，可形成多个结核空洞（图15-11），甚至使肾仅剩空壳。液化的干酪样坏死物中的结核杆菌随尿液下行，可相继感染输尿管和膀胱。膀胱结核常最先累及膀胱三角区，形成溃疡，逐渐侵及整个膀胱，引起膀胱壁纤维化，发生膀胱挛缩、容积缩小。当膀胱病变累及对侧输尿管口时，可引起对侧肾引流不畅而致肾盂积水，甚或逆行感染对侧肾，如两侧肾严重受损，则导致肾功能障碍。临床上常有血尿、脓尿，尿中可检出结核杆菌；多数患者可出现尿急、尿频、尿痛等膀胱刺激症状。

2. 生殖系统结核病（genital tuberculosis）

（1）**男性生殖系统结核病**　多为泌尿系统结核病经尿道感染所致，经精囊和前列腺蔓延至输精管和附睾等处，其中，以附睾结核多见，睾丸偶见累及；血源性感染较少见。病变器官有结核结节形成和干酪样坏死。其症状主要由附睾结核引起，病变附睾体积逐渐增大，轻微疼痛或无痛，可与阴囊壁粘连，溃破后形成经久不愈的窦道，引起男性不育。

（2）**女性生殖系统结核病**　主要为经血道或淋巴道播散所致，也可由邻近器官结核病直接蔓延引起。以输卵管结核最多见，其次为子宫内膜、卵巢、子宫颈等。输卵管结核病变可使管腔闭塞，引起不孕症。

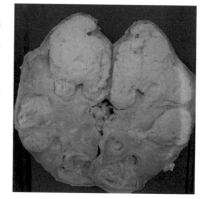

图15-11　肾结核病肉眼观

（五）骨关节结核

骨关节结核多见于儿童和青少年，多为血道播散所致。

1. 骨结核病（skeletal tuberculous）　多见于脊椎骨及长骨骨骺等处，以第10胸椎至第2腰椎多见。

（1）**干酪样坏死型**　多见，病变以干酪样坏死、骨质破坏为主，多形成死骨，可累及周围软组织而发生干酪样坏死及结核性脓肿。脓肿局部无红热痛，故有"冷脓肿"之称；病变穿透皮肤可形成经久不愈的窦道。

（2）增生型　较少见，无明显的干酪样坏死及死骨形成。病变骨组织中可见多个结核结节；骨小梁逐渐被侵蚀、吸收而消失。

脊椎结核（spinal tuberculosis）是骨结核中最常见的，常发生干酪样坏死。病变始于椎体，可破坏椎间盘及邻近椎体。由于病变椎体不能负重而发生塌陷，造成脊柱后凸畸形，可压迫脊髓引起截瘫。如病变穿破骨皮质可在脊柱两侧形成"冷脓肿"，或沿筋膜间隙向下流注，在腰大肌鞘膜下、腹股沟韧带下等远隔部位形成"冷脓肿"。

2. 关节结核病（articular tuberculous）　以髋、膝、踝、肘等处多见，常继发于骨结核，为骨骺或干骺端处干酪样坏死累及关节软骨和滑膜所引起。病变处软骨破坏，滑膜有结核性肉芽肿形成和纤维蛋白渗出；炎症波及周围软组织可使关节明显肿胀；当干酪样坏死穿破软组织及皮肤时，可形成经久不愈的窦道；病变愈合时，大量纤维组织增生，充填关节腔，致使关节强直。

（六）淋巴结结核

淋巴结结核病（lymph node tuberculosis）常为肺门淋巴结结核沿淋巴道播散所致，也可来自口腔、咽喉部的结核感染灶。多见于儿童和青年，临床上以颈部淋巴结结核最为常见，其次为支气管淋巴结结核和肠系膜淋巴结结核。病变淋巴结常成群受累，有结核性肉芽肿形成和干酪样坏死。淋巴结逐渐肿大，当病变累及淋巴结周围组织时，淋巴结可互相粘连而形成较大的包块。颈淋巴结结核病变严重者，干酪样坏死物液化后可穿破皮肤，在颈部形成多处经久不愈的窦道（俗称"老鼠疮"）。

第二节　伤　寒

伤寒（typhoid fever）是伤寒杆菌引起的、经消化道传播的发生在单核巨噬细胞系统的急性特异性增生性炎。病变特征是形成伤寒肉芽肿，以回肠末端淋巴组织的改变最为明显，故又称肠伤寒。临床上主要表现为持续性高热、相对缓脉、脾大、皮肤玫瑰疹以及中性粒细胞和嗜酸性粒细胞减少等。肠出血和肠穿孔为主要的及严重的并发症。

一、病因及发病机制

伤寒杆菌属沙门菌属D族，革兰阴性。具有菌体"O"抗原、鞭毛"H"抗原和表面"Vi"抗原，均能使人体产生相应的抗体。其中，"O"及"H"的抗原性较强，可用血清凝集试验（肥达试验，Widal test）辅助诊断。"Vi"抗原见于新分离（特别是从患者血液中分离）的菌株，能干扰血清的杀菌效能和吞噬功能，是伤寒杆菌的重要毒力因子，其抗原性不强，但有助于发现带菌者。伤寒杆菌菌体裂解时所释放的内毒素是致病的主要因素。

本病的传染源为伤寒患者或带菌者。儿童及青壮年多见。全年均可发病，以夏、秋两季最多。细菌随尿、粪排出，污染食物、饮用水和牛奶或以苍蝇为媒介，经口入消化道而引发感染。

伤寒杆菌进入消化道后，在胃内被胃酸杀灭。但细菌量较大时或者胃内酸度降低时，细菌可进入小肠并穿过肠黏膜上皮细胞而侵入肠壁淋巴组织，尤其是回肠末端的集合淋巴小结和孤立淋巴小结，沿淋巴管到达肠系膜淋巴结。病菌在肠壁淋巴组织内被巨噬细胞吞噬，并在细胞内生长繁殖。同时，细菌可沿着淋巴管扩散，经胸导管入血，引起一过性菌血症。入血的细菌被全身增生的单核巨噬细胞吞噬后在其内繁殖，进入大约 10 天的潜伏期，该时期患者无明显临床症状。随后，大量的细菌及内毒素再次释放入血，引起败血症，造成全身中毒症状，细菌随之散布到全身各器官和皮肤等处，引起病变。此为病程第 1 周，血培养伤寒杆菌阳性。在发病的第 2~3 周，胆囊内的大量细菌随胆汁再次进入小肠，使原已致敏的小肠淋巴组织发生强烈的超敏反应而坏死，坏死组织脱落，溃疡形成，此期粪便培养伤寒杆菌阳性。在发病的第 4 周，随着机体免疫力增强，细菌被清除，病变转向愈合。

二、基本病理变化及临床病理联系

伤寒杆菌引起的炎症是以巨噬细胞增生为特征的急性特异性增生性炎。主要累及全身单核巨噬细胞系统，尤其是肠壁淋巴组织、肠系膜淋巴结、肝、脾和骨髓等处。增生活跃的巨噬细胞胞质中，常有吞噬的伤寒杆菌、红细胞及细胞碎片，而吞噬红细胞的作用尤为明显，故称这种巨噬细胞为伤寒细胞（typhoid cell）。伤寒细胞常聚集成团，形成小结节，称伤寒肉芽肿（typhoid granuloma）或伤寒小结（typhoid nodule）。

1. 肠道病变　以回肠下段的集合淋巴小结和孤立淋巴小结的病变最为常见和明显。按病变发展过程，可分为髓样肿胀期、坏死期、溃疡期和愈合期四期，每期大约持续 1 周。

（1）髓样肿胀期　起病第 1 周。肉眼观：回肠下段淋巴组织略肿胀，隆起于黏膜表面，色灰红，质软。以集合淋巴小结最为明显，呈圆形或椭圆形，外形似大脑的沟回。镜下观：可见淋巴小结中形成典型的伤寒肉芽肿。

（2）坏死期　起病第 2 周。肉眼观：肿胀的淋巴组织在中心部发生灶性坏死，失去正常光泽，色灰白或被胆汁染成黄绿色，并逐步融合扩大。中央坏死区凹陷面周围淋巴组织肿胀凸起，外形呈脐状。镜下观：坏死组织呈一片红染无结构的物质。

（3）溃疡期　起病第 3 周。坏死肠黏膜脱落后形成溃疡，溃疡边缘隆起，底部凹凸不平。集合淋巴小结发生的溃疡呈椭圆形，其长轴与肠的长轴平行。孤立淋巴小结处的溃疡小而圆。溃疡一般侵及黏膜下层，严重者可深达肌层及浆膜层，甚至发生穿孔。肠穿孔是伤寒最严重的并发症，穿孔后可引起弥漫性腹膜炎。如侵及小动脉，可引起出血，出血严重者可致失血性休克。

（4）愈合期　起病第 4 周。溃疡处肉芽组织增生将其填平，溃疡边缘上皮再生覆盖而愈合。溃疡愈合后一般不留瘢痕，少数较大且较深的溃疡形成瘢痕，但一般不会引起肠腔狭窄。

由于抗生素的早期使用，现已很难见到上述四期的典型病变。

2. 其他病变

（1）肠系膜　淋巴结、肝脾肿大，骨髓增生。镜下观：可见伤寒肉芽肿和灶性坏死。

（2）心肌　心肌纤维可有水变性甚至坏死。临床上出现特征性重脉或相对缓脉。

（3）肾脏　肾小管上皮细胞增生，也可发生水变性。

（4）皮肤　出现淡红色小丘疹，称玫瑰疹，以胸、腹及背部为多，一般在 2~4 天内消失，在皮疹中可查见伤寒杆菌。

（5）肌肉　膈肌、腹直肌和股内收肌常发生凝固性坏死（亦称蜡样变性）。临床上出现肌痛和皮肤知觉过敏。

（6）胆囊　无明显病变，但伤寒杆菌在胆汁中大量繁殖。即使患者临床痊愈后，在一定时期内仍是带菌者，有的患者甚至可成为慢性带菌者或终身带菌者。

⊕ **知识链接**

伤寒患者的护理

伤寒患者的护理应给予高热量、高营养、易消化的饮食,包括足量碳水化合物、蛋白质及各种维生素,以补充发热期的消耗,促进恢复,发热期间宜用流质或细软无渣饮食,少量多餐。退热后,待食欲增加后,可逐渐进稀饭、软饭,忌吃坚硬多渣食物,以免诱发肠出血和肠穿孔,一般退热后2周才恢复正常饮食。应鼓励患者多进水,每日约2000~3000ml(包括饮食在内),以利毒素排泄。如因病重不能进食者,可用5%葡萄糖生理盐水静脉滴注。

第三节　细菌性痢疾

细菌性痢疾(bacillary dysentery),简称菌痢,是由痢疾杆菌引起的、经消化道传播的发生在肠道的纤维蛋白性炎。病变多发生在大肠,以其表面形成假膜为特征,假膜脱落形成不规则浅表溃疡。临床上主要表现为腹痛、腹泻、里急后重和黏液脓血便。

一、病因及发病机制

痢疾杆菌是革兰阴性短杆菌。按抗原结构和生化反应可分为4型:福氏志贺菌、宋氏志贺菌、鲍氏志贺菌和痢疾志贺菌,均能产生内毒素,痢疾志贺菌还可产生强烈的外毒素。患者和带菌者是本病的传染源。痢疾杆菌随粪便排出后,可直接或间接(苍蝇为媒介)污染食物、饮用水和日常用品,经口入消化道而传播。以夏秋季为多见。好发于儿童,其次为青壮年。

痢疾杆菌对黏膜的侵袭力是主要的致病因素,痢疾杆菌经口进入消化道后,是否致病取决于多种因素。当侵入细菌数量多、毒力强或人体全身或局部防御功能降低时,未被胃酸杀灭的细菌进入肠道,病菌进入肠道,在结肠内繁殖,从上皮细胞直接侵入肠黏膜,并在黏膜固有层内繁殖。随之,细菌释放的内毒素破坏肠黏膜形成溃疡。菌体内毒素被吸收入血,引起全身毒血症。痢疾志贺菌释放的外毒素是导致水样腹泻的主要因素。

二、基本病理变化及临床病理联系

菌痢的病变主要发生于大肠,尤以乙状结肠和直肠为重。严重者可累及整个结肠甚至回肠下段,很少有肠道以外的组织发生病变。根据肠道病变特征以及临床经过的不同,菌痢可分为三种类型。

1. **急性细菌性痢疾(acute bacillary dysentery)**　病变初期呈急性卡他性炎,随后,特征性假膜性炎和溃疡形成,最后愈合。假膜首先出现于黏膜皱襞的顶部,呈糠皮状,可融合成片。大约在发病后1周,中性粒细胞释放的蛋白酶使假膜溶解脱落,形成大小不等、形状不一的"地图状"浅表溃疡(图15-12)。经适当治疗或病变趋向愈合时,周围健康组织再生,缺损得以修复。

临床上可因毒血症而表现为发热、头痛、乏力、食欲减退、

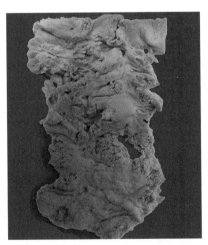

图 15-12　急性细菌性痢疾肉眼观

中性粒细胞增多等感染症状。病变肠管蠕动亢进并有痉挛，可出现阵发性腹痛、腹泻等症状。炎症刺激直肠壁内的神经末梢及肛门括约肌，导致里急后重和排便次数增多，最初为稀便混有黏液，后转为黏液脓血便，偶尔排出片状假膜。经适当治疗后大多痊愈，少数病例可转为慢性。

2. 中毒型细菌性痢疾（toxic bacillary dysentery）　发病机制尚未阐明，可能与患者的特异性体质有关。临床表现为起病急骤，肠病变轻微，常为卡他性炎或滤泡性肠炎，发病后数小时即可出现中毒性休克或呼吸、循环衰竭。临床症状常不明显，但有严重的全身中毒症状，如高热、惊厥、昏迷。多见于2~7岁儿童，常由毒力较低的福氏志贺菌或宋氏志贺菌引起。

3. 慢性细菌性痢疾（chronic bacillary dysentery）　病程超过2个月者称为慢性菌痢。多由急性菌痢转变而来，其中，由福氏志贺菌感染转为慢性者为多。病程可长达数月和数年，在此期间，肠道病变此起彼伏，新旧病灶共存。肠壁各层有慢性炎细胞浸润、纤维组织增生、瘢痕形成，从而使肠壁不规则增厚、变硬，严重者可致肠腔狭窄。由于组织的损伤和修复反复交替进行，溃疡边缘不规则，黏膜常过度增生而形成息肉。有少数慢性菌痢患者可无明显症状和体征，也可有腹痛、腹胀、腹泻等肠道症状。若炎症加剧，表现出急性菌痢的症状时，称慢性菌痢急性发作。大便培养持续阳性，成为慢性带菌者，常为菌痢的传染源。

第四节　钩端螺旋体病

钩端螺旋体病（leptospirosis）是由致病性钩端螺旋体引起的一种急性全身性传染病。此病遍及世界各大洲，尤以热带和亚热带为著。我国以盛产水稻的中南、西南、华东等地区流行较重。发病季节主要集中在夏秋期间，常以8~9月为高峰，青壮年农民发病率较高。在气温较高的地区，终年可见其散发病例。

一、病因及发病机制

利用PCR方法可以从脑脊液、尿液、血液中查出钩端螺旋体DNA，达到特异、敏感、快速诊断并可区分类型的目的。鼠类和猪是本病的主要传染源，其含菌的排泄物污染水源、食物，经皮肤（特别是破损的皮肤）、消化道黏膜进入人体引起感染，多在农业劳动、洪水泛滥或大雨后流行；患病孕妇可经过胎盘使胎儿受染。

患者感染钩端螺旋体后，潜伏期为1~2周，随后因菌体繁殖和裂解释放毒素引起全身症状而发病。病程可分为三期。①败血症期：起病后第1~3天。有明显的早期感染症状，而无明显的组织损伤。②败血症伴器官损伤期：起病后第4~10天。出现内脏器官的病变及轻重不等的出血、黄疸、脑膜炎和肾衰竭等，重症感染多于此期死亡。③恢复期：起病后第2~3周。患者逐渐恢复健康，一般不留后遗症，有时因特异的免疫反应可发生眼或神经系统后遗症。

二、基本病理变化及临床病理联系

本病的病理变化属急性全身毛细血管中毒性损害，引起不同程度的循环障碍和出血以及广泛的实质器官变性、坏死而导致严重功能障碍。炎性反应一般轻微。由于菌型和毒力的不同，所引起病变的轻重和主要累及器官也有差异。

1. 肺　主要表现为肺出血，为近年来无黄疸钩端螺旋体病患者常见的死亡原因。最初，出血呈点状分布，以后点状出血不断增多和扩大，并互相融合，形成全肺弥漫性出血。

2. 肝 以黄疸出血型患者最为显著。肉眼观：肝大，质软，色黄。镜下观：见肝细胞水肿、脂肪变性和小叶中央灶性坏死。Disse 腔水肿，肝细胞索离解。Kupffer 细胞增生。汇管区胆小管可见胆汁淤滞和淋巴细胞、中性粒细胞及少量嗜酸性粒细胞浸润。在全身各器官、组织中，以肝的钩体含量为最多。主要存在于 Disse 腔和毛细胆管内，肝细胞和 Kupffer 细胞内可见变性的钩端螺旋体。肝细胞的损害可引起胆汁排泄功能降低和凝血功能障碍，故临床上可见重度黄疸和广泛皮肤、黏膜出血。严重者可发生急性肝功能不全或肝肾综合征。

3. 肾 主要见间质性肾炎和肾小管上皮细胞不同程度的变性坏死。肾小管腔扩大，并可伴管型阻塞肾小管管腔。肾间质可见充血、水肿或出血，有散在的小灶性炎细胞浸润。肾小球一般无明显改变。肾损害严重者可引起急性肾功能不全。造成肾损害的原因除毒素作用外，肾微循环障碍所致的缺氧亦起一定的作用。

4. 心脏 心脏常扩大，质地较软，心外膜和心内膜可见出血点。镜下观：心肌细胞普遍混浊肿胀，偶见灶性坏死。间质有水肿、出血和血管周围炎，以单核细胞浸润为主，夹杂有少数中性粒细胞和淋巴细胞。临床上可出现心动过速、心律失常及心肌炎的征象。

5. 横纹肌 以腓肠肌病变最为明显。镜下观：主要见肌纤维节段性变性、肿胀、横纹模糊或消失，并可出现肌浆空泡或溶解性坏死，肌浆及肌原纤维溶解消失，仅存肌纤维轮廓。间质有水肿、出血和少量炎细胞浸润。临床上出现腓肠肌压痛。

6. 神经系统 部分病例有脑膜及脑充血、出血，炎细胞浸润和神经细胞变性。这些病变在钩体病的脑膜脑炎型中最为明显。临床上出现脑膜脑炎的症状和体征。

第五节　流行性出血热

流行性出血热（epidemic hemorrhagic fever，EHF）又称为肾综合征出血热，是由汉坦病毒（Hantaan virus）引起的自然疫源性急性传染病，病变以出血性血管炎为特征。全年均可发生，尤以冬季多发。本病广泛流行于欧亚等许多国家，我国大部分地区有本病流行。

一、病因及发病机制

流行性出血热由汉坦病毒引起。病毒可寄生于许多脊椎动物体内，鼠类如黑线姬鼠、大林姬鼠、褐家鼠是最主要的宿主和传染源。动物含有病毒的尿、粪、唾液等排泄物污染空气、食物后，可经呼吸道、消化道或直接接触皮肤黏膜伤口而感染人体。病毒还可经垂直传播和虫媒传播。

发病机制尚未完全清楚。目前认为，病毒感染人体后，可能侵入血管内皮细胞、巨噬细胞、淋巴细胞内复制繁殖，繁殖后进一步侵入周围实质细胞或释放入血，并引起病毒血症和组织损伤，同时激发免疫反应而导致免疫功能调节紊乱，这也是本病的重要发病基础。

二、基本病理变化及临床病理联系

流行性出血热的基本病变为全身小血管的出血性炎症，主要表现为小动脉、小静脉和毛细血管内皮肿胀、脱落和管壁的纤维素样坏死。尸检时可查见全身皮肤和各脏器广泛出血。肾上腺髓质、脑垂体前叶和右心房、右心耳内膜下大片出血通常恒定出现，具有病理诊断意义。组织学上发现肾、肾上腺、下丘脑和垂体的出血、血栓形成和坏死常是本病的特征性改变。

典型的流行性出血热的病程有五期：发热期、低血压休克期、少尿期、多尿期和恢复期。约 2/3 以上的病例病情较轻，主要表现为发热和上呼吸道感染症状，肾脏损害轻微。1/3 以下的重症病例发病急骤，患者有高热、头晕、烦躁、全身极度乏力等明显的中毒症状，眼结膜、咽部等充血，皮肤、黏膜有出血点，常伴有"三痛"（头痛、腰痛、眼眶痛）和"三红"（颜面、颈和上胸部潮红），呈醉酒貌。继而出现重要脏器进行性出血、休克和肾衰竭。

第六节　性传播疾病

性传播疾病（sexually transmitted diseases，STD）是指通过性行为传播的一类疾病，又称性病。传统的性病包括梅毒（syphilis）、淋病（gonorrhea）、性病性淋巴肉芽肿（lymphogranuloma venereum，又称腹股沟淋巴肉芽肿）、腹股沟肉芽肿（granuloma inguinale，又称性病性肉芽肿）、软下疳（chancroid）等。本节仅叙述尖锐湿疣、淋病和梅毒。

一、尖锐湿疣

尖锐湿疣（condyloma acuminatum）是由人乳头瘤病毒（human papilloma virus，HPV）引起的 STD，其主要特征是外生殖器良性增生性疣状病变。多见于 20~40 岁的青壮年。我国近几年尖锐湿疣的发病率明显升高，是仅次于淋病的第二位常见性病。

本病潜伏期通常为 3 个月。好发于潮湿温暖的黏膜和皮肤交界的部位。男性常见于阴茎冠状沟、龟头、包皮系带、尿道口或肛门附近；女性多见于阴蒂、阴唇、会阴部及肛周等部位。肉眼观：病变初起为小而尖的突起，如鸡冠的尖部，逐渐扩大，表面凹凸不平，呈疣状颗粒，有时融合成鸡冠状或菜花状，色淡红或暗红，质软。镜下观：表皮角质层轻度增厚，几乎全为角化不全细胞；棘层肥厚，出现有诊断意义的挖空细胞（koilocyte），其胞体较正常细胞大，核周胞质空化或呈空晕、核增大、居中，圆形、椭圆形或不规则形，染色深，可见双核或多核。真皮层可见毛细血管及淋巴管扩张，大量慢性炎细胞浸润。

二、淋病

淋病是淋球菌（*Neisseria gonorrhoeae*）引起的急性化脓性炎，是最常见的性病，多发生于 15~30 岁这一年龄段，以 20~24 岁最常见，成人之间几乎全部通过性交传染，儿童可通过接触患者用过的衣物等而感染。人类是淋球菌的唯一宿主，至今尚无免疫预防方法，加之耐药菌株的出现，本病的控制十分困难。

淋球菌主要侵犯泌尿生殖系统，对柱状上皮和移行上皮有特别的亲和力。男性的病变从前尿道开始，可逆行蔓延至后尿道，波及前列腺、精囊和附睾。女性的病变累及外阴和阴道腺体、子宫颈内膜、输卵管及尿道。少部分病例可经血道播散引起身体其他部位的病变。

三、梅毒

梅毒是由梅毒螺旋体引起的慢性传染病。流行于世界各地，95% 以上通过性交传染，少数因输血、接吻、医务人员不慎受染等直接接触传播（后天性梅毒），还可经胎盘感染胎儿（先天性梅毒）。梅毒患者为唯一传染源。

（一）病因及发病机制

患者被梅毒螺旋体感染后，会产生细胞免疫和体液免疫。免疫力强弱决定受染后是痊愈、潜匿还是发展为晚期梅毒。在本病的较晚阶段（二期梅毒以后），患者发生细胞介导的迟发性变态反应，使病原体所在部位形成肉芽肿（树胶肿）。患者也产生体液免疫，在感染后第 6 周血清中出现特异性抗体，有血清诊断学意义。患者可有肾病综合征的临床表现，其病理基础为膜性肾小球肾炎，肾小球毛细血管基底膜上皮下有免疫复合物沉积。

（二）病理变化及临床病理联系

1. 增生性动脉内膜炎和血管周围炎 增生性动脉内膜炎指小动脉内皮细胞肥大、增生及内膜纤维化，使管壁增厚、管腔狭窄甚至闭塞。血管周围炎指围管性单核细胞、淋巴细胞和浆细胞浸润。大量浆细胞浸润是本病的病变特点之一。血管炎病变能见于各期梅毒。

2. 树胶肿（gumma） 又称梅毒瘤（syphiloma），是本病的特征性病变。病灶灰白色，大小不一，小者镜下才可见到，大者达数厘米，质韧而有弹性，如树胶，故称树胶肿。镜下观：结构颇似结核结节，中央为凝固性坏死，形态类似干酪样坏死。坏死灶周围肉芽组织富含淋巴细胞和浆细胞，上皮样细胞和 Langhans 巨细胞较少，且必有闭塞性小动脉内膜炎和动脉周围炎。后期，树胶肿可被吸收、纤维化，最后瘢痕收缩使器官变形，但绝少钙化，这和结核结节截然有别。梅毒树胶肿可发生于任何器官，最常见于皮肤、黏膜、肝、骨和睾丸，仅见于三期梅毒。

（三）后天性梅毒

后天性梅毒（acquired syphilis）按照病程经过分为三期：一期、二期梅毒为早期梅毒，传染性强；三期梅毒又称为晚期梅毒，因常累及内脏，又称内脏梅毒。

一期梅毒（primary syphilis）：梅毒螺旋体侵入人体后 3 周左右，在侵入部位发生炎症反应，称下疳（chancre），常为单个，直径约 1cm，表面可发生糜烂和溃疡，溃疡底部及边缘质硬，乃称硬下疳，与杜克雷嗜血杆菌引起的软下疳相区别。硬下疳通常发生于阴茎冠状沟、龟头、子宫颈和阴唇。镜下观：为闭塞性动脉内膜炎和血管周围炎。硬下疳发生 1~2 周后，局部淋巴结肿大，呈非化脓性增生性反应。硬下疳经 1 个月多自行消退。

二期梅毒（secondary syphilis）：下疳发生后第 7~8 周，体内螺旋体大量繁殖进入血液循环，免疫复合物沉积引起全身广泛性皮肤、黏膜病变，即梅毒疹（syphilid）和全身非特异性淋巴结肿大。镜下观：典型的血管周围炎改变，其内可找到螺旋体。梅毒疹可自行消退。此期梅毒传染性大。

三期梅毒（tertiary syphilis）：为晚期梅毒，常发生于感染后 4~5 年，病变常累及内脏，特别是心血管系统和中枢神经系统，有特征性的树胶样肿形成。

1. 心血管梅毒（cardiovascular syphilis） 病变主要发生于动脉（梅毒性主动脉炎）。梅毒性主动脉瘤破裂是猝死的主要原因。

2. 神经梅毒（neurosyphilis） 病变涉及中枢神经及脑脊髓膜，有脑膜血管梅毒、脊髓痨（tabes dorsalis）和麻痹性痴呆（paralytic dementia, general paralysis of insane）。

3. 肝梅毒 肝的树胶样肿可使肝呈结节状肿大，继而发生纤维化、瘢痕收缩，使肝呈分叶状，称分叶肝（hepar lobatum）。

4. 骨和关节损害 鼻骨破坏形成鞍鼻（saddle nose）。胫骨前侧骨膜增生使胫骨向前呈弧形弯曲，形成所谓的"马刀胫"（saber shin）。

（四）先天性梅毒

胎儿在母体内经血源性感染而发生的梅毒称为先天性梅毒（congenital syphilis），根据被感染胎儿发病的早晚，有早期和晚期之分。早期先天性梅毒指胎儿或婴幼儿期发病，表现为皮肤和黏膜广泛性大疱和剥脱性皮炎，内脏淋巴细胞和浆细胞浸润，动脉内膜炎，肺弥漫性纤维化等。晚期先天性梅毒是发生于 2 岁以上幼儿的先天性梅毒，患儿发育不良、智力低下，可引发间质性角膜炎、神经性耳聋等。

第七节　麻　风

麻风（leprosy）是由麻风分枝杆菌引起的一种慢性传染病，主要病变在皮肤和周围神经。人类是唯一宿主，传播途径有呼吸道传播、接触传播等。本病在全世界流行甚广，我国则流行于广东、广西、四川、云南以及青海等地区。儿童、老人及免疫力低下人群有较大的感染风险，儿童以结核样型麻风为主，成人中瘤型麻风多见于男性。中华人民共和国成立后，由于积极防治，本病已得到有效的控制，发病率显著下降。

一、病因及发病机制

本病由麻风分枝杆菌（简称麻风杆菌）感染引起，这是一种抗酸杆菌。麻风杆菌的形态和结核杆菌相似，但较粗短，人工培养迄今尚未成功。本病的传染途径尚未十分明了，其传染源为瘤型麻风和界线类麻风患者，通常认为，主要传染方式是借由分泌液或患者皮肤病变的微小伤口（甚至无破损的病变皮肤）排出的细菌感染他人，一般系通过长期的直接接触，但间接接触（通过衣服、用具）可能也起一定作用。麻风杆菌侵入机体后，先潜伏于周围神经的鞘膜细胞或组织内的巨噬细胞内。对麻风杆菌的免疫反应以细胞免疫为主，患者虽亦有特异性抗体产生，但抗体抑制和杀灭麻风杆菌的作用不强。在细胞免疫力强的状态下，麻风杆菌将被巨噬细胞消灭而不发病；反之，麻风杆菌得以繁殖，引起病变。本病的潜伏期长达 2~4 年，但也有在感染数月后发病者。

二、基本病理变化及临床病理联系

由于患者对麻风杆菌感染的细胞免疫力不同，病变组织乃有不同的组织反应。据此，将麻风病变分为下述类型。

1. **结核样型麻风（tuberculoid leprosy）**　本型最常见，约占麻风患者的 70%，其病变与结核性肉芽肿相似，故得名。本型特点是患者有较强的细胞免疫力，局部组织的免疫病理反应强烈，因而病变局限化，病灶内含菌极少甚至难以发现。病变发展缓慢，传染性低。主要侵犯皮肤及周围神经，绝少侵入内脏。

（1）皮肤病变　多发生于面、四肢、肩、背和臀部皮肤，呈境界清晰、形状不规则的斑疹或中央略下陷、边缘略高起的丘疹。镜下观：病灶为类似结核病的肉芽肿，散在于真皮浅层，有时病灶和表皮接触。肉芽肿成分主要为类上皮细胞，偶有 Langhans 巨细胞，周围有淋巴细胞浸润。病灶中央极少有干酪样坏死，抗酸染色一般不见抗酸菌。病灶多围绕真皮小神经和皮肤附件，故引起局部感觉减退和闭汗。

（2）周围神经　常累及耳大神经、尺神经、正中神经、桡神经、胫神经等，受累后神经变粗、变硬，呈梭状、结节状或串珠状，有触痛，多为单侧性。多同时伴有皮肤病变，纯神经麻风而无皮肤病损者较少见。镜下观：有结核样病灶及淋巴细胞浸润。和皮肤病变不同的是，神经的结核样病灶往往有干酪样坏死，坏死可液化形成所谓的"神经脓肿（nervous abscess）"。病变愈复时类上皮细胞消失，病灶纤维化，神经的质地因而变硬。神经的病变除引起浅感觉障碍外，还伴有运动及营养障碍。严重时出现鹰爪手、垂腕、垂足、肌肉萎缩、足底溃疡以致指趾萎缩或吸收、消失。在有效的防治措施下，上述肢体改变已少见。

2. 瘤型麻风（lepromatous leprosy）   本型约占麻风患者的20%，皮肤病变常隆起于皮肤表面，故得名。本型的特点是患者对麻风杆菌的细胞免疫缺陷，病灶内有大量的麻风杆菌，传染性强，除侵犯皮肤和神经外，还常侵及鼻黏膜、淋巴结、肝、脾以及睾丸。病变发展较快。

（1）皮肤   初起的病变为红色斑疹，以后发展为高起于皮肤的结节状病灶，结节境界不清楚，可散在或聚集成团块，常溃破形成溃疡。多发生于面部、四肢及背部。面部结节呈对称性，耳垂、鼻、眉弓的皮肤结节使面容改观，形成狮容（leonine face）。镜下观：病灶为由多量泡沫细胞（foamy cell）组成的肉芽肿，夹杂少量淋巴细胞。泡沫细胞来源于巨噬细胞，在吞噬麻风杆菌后，麻风杆菌的脂质聚集于巨噬细胞胞质内，乃使后者呈泡沫状。抗酸染色可见泡沫细胞内含多量麻风杆菌，甚至聚集成堆，形成所谓的麻风球（globus leprosus）。经治疗病变消退时，麻风杆菌数量减少，形态也由杆状变为颗粒状，泡沫细胞减少或融合成空泡，纤维组织增生。最后，病灶消退，仅留瘢痕。

（2）周围神经   受累神经变粗。镜下观：神经纤维间的神经束衣内有泡沫细胞和淋巴细胞浸润，抗酸染色可在泡沫细胞和施万细胞内查得多量麻风杆菌。晚期，神经纤维消失而被纤维瘢痕所代替。神经病变的临床表现和结核样型相似。

（3）黏膜   鼻、口腔甚至喉和阴道的黏膜均可受累，尤以鼻黏膜最常发生病变。

（4）脏器   肝、脾、淋巴结和睾丸等脏器常被瘤型麻风波及，可伴有肝、脾和淋巴结的肿大。镜下观：皆见泡沫细胞浸润。

3. 界线类麻风（borderline leprosy）   本型患者的免疫反应介于瘤型和结核样型之间，病灶中同时有瘤型和结核样型病变。在瘤型病变内有泡沫细胞和麻风杆菌。

4. 未定类麻风（indeterminate leprosy）   是麻风病的早期改变，病变非特异性，只在皮肤血管周围或小神经周围有灶性淋巴细胞浸润。抗酸染色不易找到麻风杆菌。多数病例日后转变为结核样型，少数转变为瘤型。

麻风的早期诊断和分型有赖于活体组织检查，经及时有效的治疗可治愈。

第八节　狂犬病

狂犬病（rabies）是由狂犬病毒侵犯中枢神经系统引起的一种人兽共患病。狂犬病病死率极高，一旦发病几乎100%死亡，全世界仅有数例存活的报告。但被狂犬咬伤后，若能及时进行预防注射，则几乎均可避免发病。

一、病因及发病机制

狂犬病是由狂犬病毒引起的急性传染病。狂犬病毒属于弹状病毒科，一端圆凸，一端平，表面具有包膜，内含单链RNA，是引起狂犬病的病原体。病毒主要通过咬伤传播，病犬是主要传染源。一般来说，狂犬病患者不是传染源。但是，目前已有多起报告表明，"健康"带毒动物抓咬伤人后引起人发病，但动物仍健康存在。

狂犬病的潜伏期从10天到几年不等，一般为31~60天，15%发生在3个月以后，视被咬伤部位和神经系统之间的远近、咬伤的程度、咬伤后的处理、感染病毒的数量以及患者的全身状况而定。狂犬病毒对神经组织有特强的亲和力，自咬伤部位侵入人体，主要通过神经逆向性向中枢传播，再从中枢神经向各器官扩散而引起临床症状。

二、基本病理变化及临床病理联系

发病初期，多数患者可有低热、食欲不振、头痛、周身不适等类似"感冒"的症状。之后逐渐进入高度兴奋状态，表现为极度恐惧不安、恐水、怕风、发作性咽肌痉挛、呼吸困难等。特殊症状的患者见水、闻流水声、饮水或仅提及饮水时，均可出现严重咽肌痉挛，常伴声嘶及脱水。

狂犬病毒进入人体后，沿周围传入神经到达中枢神经系统，因此，头、颈部、上肢等处咬伤和创口面积大而深者发病机会多。狂犬病的病理学特征是在神经细胞胞质内见到嗜酸性病毒包涵体，即 Negri 小体。以大脑海马回、延髓、小脑浦肯野细胞内较多见。包涵体在神经细胞内为一个或数个，平均体积比红细胞稍大，圆形或卵圆形，HE 染色为红色，周围可有空晕。甲苯胺蓝染色呈淡蓝色，Giemsa 染色呈紫红色。Negri 小体对狂犬病具有诊断意义。

如有任何疑似接触狂犬病毒，如被动物咬伤、抓伤等情况，应立即到医院对伤口进行清洗消毒，必须接种狂犬疫苗，注射越早，免疫效果越好，以避免发病。

第九节　真菌病

真菌（fungi）感染引起的疾病称为真菌病（mycosis）。真菌种类很多，与细菌相比，对人致病者相对较少。近年来，由于广谱抗生素、肾上腺皮质激素和免疫抑制剂的大量应用，真菌感染有明显增长。真菌病根据病变部位的不同，可分为浅部真菌病和深部真菌病两大类。浅部真菌病主要侵犯含有角质的组织，如皮肤、毛发和指甲等处，引起各种癣病。深部真菌病侵犯皮肤深层和内脏，危害性较大。

真菌一般不产生内毒素和外毒素，其致病作用与真菌在体内繁殖引起的机械性损伤以及所产生的酶类、酸性代谢产物有关。真菌及其代谢产物具有弱抗原性，可引起变态反应而导致组织损伤。真菌的致病力一般较弱，只有当机体抵抗力降低时才能侵入组织，大量繁殖引起疾病，因此，深部真菌病多有诱发因素存在。

真菌在人体引起的病变没有特异性，诊断依据是在病灶中找到病原菌。真菌病常见的病理变化如下。①轻度非特异性炎：病灶中仅有少数淋巴细胞、单核细胞浸润，甚至没有明显的组织反应，如脑的隐球菌感染。②化脓性炎：有大量中性粒细胞浸润而形成小脓肿，如曲霉菌病、毛霉菌病等。③坏死性炎：可出现大小不等的坏死灶，常有明显的出血，而炎细胞相对较少，如毛霉菌、曲霉菌感染等。④肉芽肿性炎。上述病变可单独存在，也可同时存在。本节主要介绍念珠菌病、曲霉菌病、毛霉菌病等。

一、念珠菌病

念珠菌病（candidiasis）由念珠菌引起，常发生于婴儿及消耗性疾病患者的口腔，糖尿病妇女的阴道、会阴等处；也可发生于健康妇女，尤其是孕妇和口服避孕药者。病变常在皮肤和黏膜表面形成不规则的白色片状假膜状物。假膜状物由假菌丝和纤维蛋白性炎性渗出物组成，易脱落形成糜烂或表浅溃疡。黏膜内和溃疡底部有大量真菌孢子和菌丝，常向深部生长，侵入黏膜下层和肌层。念珠菌侵入血流可引起念珠菌性败血症和播散性念珠菌病，全身各脏器皆可受累，常为患者的死因。

二、曲霉菌病

曲霉菌病（aspergillosis）是由致病性曲霉菌引起的皮肤、指甲、外耳道、眼眶、支气管、肺、骨及脑膜等的慢性炎症性病变，但以肺病变最常见，表现为支气管炎或支气管肺炎。多发生在肺结核、支气管扩张、肺脓肿等情况下，特别是在伴有陈旧性空洞病变的基础上，病菌在空洞内繁殖形成棕色的菌丝团块，称曲霉菌球。在极少数严重免疫抑制患者中，病菌可引起播散性曲霉菌病，常累及心瓣膜、肾、脑等。

三、毛霉菌病

毛霉菌病（mucormycosis）由毛霉菌引起，只有在宿主免疫耐受、抵抗力降低时才致病，因此，本病几乎全部为继发性。本病常见的三个原发部位是鼻窦、肺和胃肠道。头面部毛霉菌病起始病灶常位于鼻腔，可依次蔓延至鼻窦、眼眶和中枢神经系统，引起鼻脑型毛霉菌病。

四、隐球菌病

隐球菌病（cryptococcosis）是由新型隐球菌（*Cryptococcus neoformans*）引起的一种亚急性或慢性真菌病，多为继发性。最常见的是中枢神经系统隐球菌病，约占隐球菌感染的 80%；也可发生于肺、皮肤、骨和其他器官。近年来由于艾滋病的出现和蔓延，隐球菌感染的发生率呈明显上升的趋势。本病起病缓慢，临床上有时易与结核性脑膜炎相混淆；脑实质病变范围较大时，常与占位性病变相混淆。

五、放线菌病

放线菌病（actinomycosis）是由各种放线菌引起的一种人畜共患的非接触性慢性病。放线菌可由伤口侵入，也可通过吞咽或吸入带菌物质而进入胃肠或肺，病变主要发生于颈面部和胸腹器官。本病病变为慢性化脓性炎症，形成多数小脓肿，周围纤维组织增生。脓肿大小不等，常相互融合，并向邻近组织蔓延，形成许多窦道和瘘管。本病常同时合并其他细菌感染，病变可侵犯颌骨引起骨膜炎和骨髓炎，严重者可进一步扩展至颅骨、脑膜及脑。

目标检测

答案解析

一、选择题

（一）A1 型题

1. 下列最能反映结核病典型病变的病变性质的是（　）

　　A. 渗出性　　　B. 纤维蛋白性炎　　　C. 肉芽肿性炎　　　D. 变质性炎　　　E. 化脓性炎

2. 结核病引起的坏死类型是（　）

　　A. 纤维素样坏死　　　B. 液化性坏死　　　C. 干酪样坏死　　　D. 脂肪坏死　　　E. 溶解坏死

3. 以渗出为主的结核病的基本病变主要表现为（　）

　　A. 假膜性炎　　　B. 浆液纤维蛋白性炎　　　C. 化脓性炎

　　D. 出血性炎　　　E. 黏液性卡他性炎

4. 结核病的主要传染途径是（　）

　　A. 呼吸道　　　B. 皮肤　　　C. 消化道　　　D. 输血　　　E. 接触

5. X 线检查中，肺原发综合征的特征性表现为（　）

　　A. 灶状阴影　　　B. 云絮状阴影　　　C. 哑铃状阴影　　　D. 斑点状阴影　　　E. 大片致密阴影

（二）X 型题

1. 典型结核结节的成分有 （　　）

　　A. 干酪样坏死　　　B. 类上皮细胞　　　C. 朗汉斯巨细胞　　　D. 淋巴细胞　　　E. 成纤维细胞

2. 下列属于肉芽肿的病变有 （　　）

　　A. 结核中的结核结节　　　　B. 伤寒中的伤寒结节　　　　C. 风湿病中的风湿小体

　　D. 快速进行性肾小球肾炎的新月体　　　　E. 菌痢中的假膜

二、简答题

1. 试述结核病的基本病变及形成条件。

2. 简述伤寒病肠道病变的分期。

（胡　　敏）

书网融合……

　　本章小结　　　　　　微课　　　　　　思政元素　　　　　　题库

第十六章　寄生虫病

PPT

📖 学习目标

1. **掌握**　血吸虫病、阿米巴病的病变特点及临床病理联系。
2. **熟悉**　血吸虫病、阿米巴病的发病机制及感染途径。
3. **了解**　华支睾吸虫病、肺并殖吸虫病、丝虫病和棘球蚴病的病理变化及临床病理联系。

➡ 案例引导

　　案例：患者，男性，12岁。因食用未熟蝲蛄后出现游走性皮下结节就诊。影像学提示双肺见多个囊性结节，胸壁皮下多个囊实性结节。辅助检查提示嗜酸性粒细胞数量增多，肺吸虫抗体阳性。皮下结节活检见多个不规则窟穴状病灶，中央可见坏死及虫卵，周围纤维组织增生，淋巴细胞、嗜酸性粒细胞浸润。

　　讨论：该患者为何种疾病？如何预防该病的发生？

　　寄生虫病（parasitosis）是寄生虫作为病原体感染人体后引起的疾病。寄生虫感染后是否发病及能引起的病变，取决于感染寄生虫的数量、发育阶段、毒性以及机体的免疫状态。同其他传染性疾病一样，寄生虫病的流行需具备传染源、传播途径和易感人群三个基本条件。因此，寄生虫病的传播常受到生物因素、自然因素和社会因素的影响，具有明显的地域性、季节性和自然性等特点。

　　寄生虫病分布广泛，世界各地均可发生，主要分布于热带和亚热带地区的发展中国家。寄生虫通过机械性损伤、毒性作用、变态反应及夺取营养等方式对宿主产生损伤作用，严重威胁人类的健康。中华人民共和国成立前，居民生活环境较差，导致寄生虫病流行广泛；中华人民共和国成立后，通过全面科学防治，寄生虫病的流行得到有效防控。但是，近年来随着人们生活食谱、生活方式的改变和中间宿主的多样化以及寄生虫耐药性的出现等，寄生虫病在我国的发病率有回升的趋势，给寄生虫病的防治带来了新的挑战。

　　寄生虫病种类繁多，本章重点介绍常见的寄生虫病，包括血吸虫病、阿米巴病、丝虫病、肺吸虫病、华支睾吸虫病及棘球蚴病。

第一节　血吸虫病

　　血吸虫病（schistosomiasis）是由血吸虫通过皮肤接触感染人体引起的寄生虫病。以虫卵引起肝和肠的肉芽肿形成为主要病变特点。我国只有日本血吸虫病流行，主要分布于长江中下游及其以南省市。近年来，有些地区的发病率有所回升或发现新疫区。

一、病因及发病机制

　　日本血吸虫属裂体吸虫，经虫卵、毛蚴、母胞蚴、子胞蚴、尾蚴、童虫最终发育为成虫。毛蚴至尾蚴阶段需钉螺为中间宿主才能发育成熟，成虫以人体或其他哺乳动物为终宿主。成熟的虫卵随患者或病畜的粪便排入水中，在适宜环境下孵化成毛蚴，在水中，毛蚴钻入中间宿主钉螺体内，发育成熟为尾蚴，游走于水中，当人或其他哺乳动物与疫水接触时，钻入人皮肤或黏膜，发育为童虫。童虫经小静脉或淋巴管进入血液循环，经肺静脉到达左心，进而进入体循环散布至全身。其中，仅有通过毛细血管到达肠系膜静脉的童虫才能发育为成虫。雌、雄成虫交配后产卵。虫卵随门静脉血流顺流到肝，或逆流入肠壁，虫卵成熟后可破坏肠黏膜而进入肠腔，并随粪便排出体外，再重演生活周期。

⊕ 知识链接

血吸虫分类

血吸虫属吸虫纲，裂体属，成虫寄生于哺乳动物的静脉血管内。寄生于人体的血吸虫主要有六种，即日本血吸虫、埃及血吸虫、曼氏血吸虫、间插血吸虫、湄公血吸虫和马来血吸虫。其中，以日本血吸虫、曼氏血吸虫和埃及血吸虫流行最为广泛，危害最大。

二、病理变化

血吸虫在不同发育阶段（主要包括尾蚴、童虫、成虫以及虫卵）均可对宿主造成不同的损伤，其中以虫卵引起的病变最严重，对机体的危害也最大。其损伤机制主要通过复杂的免疫反应来实现。

（一）尾蚴引起的损伤

尾蚴侵入皮肤后，其头腺分泌毒素和溶组织酶，引起尾蚴性皮炎，6~7日后可自然消退。临床表现为皮肤出现瘙痒的红色小丘疹。镜下观：早期见真皮充血、出血及水肿，中性粒细胞及嗜酸性粒细胞浸润，后期以巨噬细胞浸润为主。

（二）童虫引起的损伤

童虫随血流进入肺组织，通过机械损伤和免疫反应引起肺部血管炎或血管周围炎。镜下观：局部组织充血、水肿、出血，伴有嗜酸性粒细胞及巨噬细胞浸润。临床上出现咳嗽、痰中带血等症状。童虫出现至其他器官可引起相似的病变。

（三）成虫引起的损伤

成虫可通过吸盘破坏寄生部位的血管引起静脉内膜炎及静脉周围炎，同时成虫吞噬红细胞和其代谢产物引起变态反应，可使机体发生贫血、嗜酸性粒细胞增多、脾大、血栓形成等。肝、脾内的单核巨噬细胞增生，并常吞噬黑褐色的血吸虫色素。死亡虫体周围组织坏死，大量嗜酸性粒细胞浸润，形成嗜酸性脓肿。

（四）虫卵引起的损伤

虫卵导致的损伤是最主要的病变。以虫卵结节（血吸虫性肉芽肿）形成为其主要病理改变。虫卵主要沉着于乙状结肠壁、直肠壁和肝脏，也可见于回肠末段、阑尾、升结肠等处。根据病变发展过程，分为急性虫卵结节和慢性虫卵结节。

1. **急性虫卵结节** 为成熟虫卵引起的结节状病灶。肉眼观：呈灰黄色，直径0.5~4mm小结节。镜下观：结节中央为多少不等的成熟虫卵，虫卵的卵壳上附有放射状嗜酸性棒状物，为抗原抗体复合物，周围伴有大量嗜酸性粒细胞浸润，故称嗜酸性脓肿。在坏死组织中可见菱形或多面形有折光性的蛋白质晶体，即夏科-莱登结晶（Charcot-Leyden结晶），由嗜酸性粒细胞的嗜酸性颗粒相互融合而成。随着病程的发展，虫卵结节周围开始出现肉芽组织，并向虫卵结节中央生长，逐渐形成晚期急性虫卵结节（图16-1）。

2. 慢性虫卵结节　十余天后，急性虫卵结节中虫卵内的毛蚴死亡，虫卵崩解或钙化，病灶内坏死物质逐渐被清除，巨噬细胞变为上皮样细胞及异物巨细胞，周围有淋巴细胞浸润，病理上似结核样肉芽肿，故又称假结核结节，即慢性虫卵结节（图 16-2）。病变进一步发展，成纤维细胞增生逐渐取代类上皮细胞，并产生胶原，最后，结节发生纤维化、玻璃样变，中央的卵壳碎片及钙化的死虫卵可长期存留。

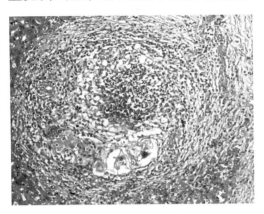

图 16-1　急性晚期虫卵结节镜下观

中央见虫卵及嗜酸性脓肿，周围肉芽组织增生

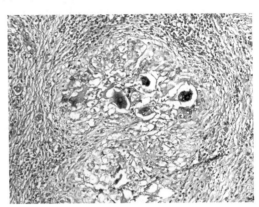

图 16-2　慢性虫卵结节镜下观

上皮样细胞及异物巨细胞，周围有淋巴细胞浸润

三、主要脏器的病理变化及其后果

（一）肝脏

肠壁的虫卵随门静脉血流到达肝并停留在门静脉小分支内，主要累及肝左叶。

1. 急性期　肉眼观：肝脏呈轻度肿大，表面和切面均可见粟粒或绿豆大小、灰白或黄色的小结节（图 16-3）。镜下观：在门管区附近可见急性虫卵结节。肝窦充血，肝细胞水样变，小灶状坏死及吞噬了黑褐色血吸虫色素的 Kupffer 细胞增生。

2. 慢性期　门管区反复多量虫卵结节形成，致肝大量纤维组织增生，形成血吸虫性肝硬化。肉眼观：肝脏体积缩小，质硬，表面可见散在浅沟纹及大小不等的结节。切面见纤维组织沿门静脉分支增生呈树枝状分布，故有干线型肝硬化之称。镜下观：门管区纤维组织增生，可见虫卵结节形成，伴有嗜酸性粒细胞、淋巴细胞等炎细胞浸润，Kupffer 细胞增生。肝小叶结构未受严重破坏，一般不形成明显的假小叶（图 16-4）。由于虫卵栓塞于门静脉分支内，伴发静脉内膜炎和血栓形成与机化以及门静脉周围纤维组织增生，致门静脉分支阻塞、受压，导致窦前性门脉高压，且门静脉高压较门脉性肝硬化更为明显。临床上常出现腹水、巨脾、食管静脉曲张等后果。

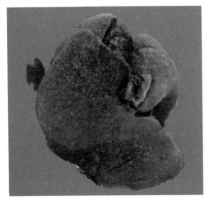

图 16-3　早期血吸虫病肝脏病变肉眼观

肝脏表面见粟粒大小的灰白小结节

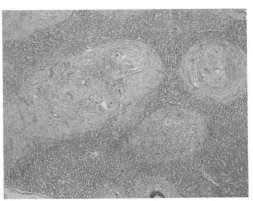

图 16-4　血吸虫病性肝硬化镜下观

肝小叶结构破坏不明显，门管区纤维

组织增生，虫卵结节形成

（二）结肠

病变主要累及大肠，以乙状结肠和直肠最为显著。

1. 急性期 虫卵沉积在肠黏膜下层和黏膜层，形成急性虫卵结节。肉眼观：肠黏膜充血、水肿，可见 0.5~4mm 灰黄色细颗粒状扁平隆起，表面可见点状出血和溃疡。镜下观：虫卵沉着在结肠黏膜及黏膜下层，引起急性虫卵结节形成。虫卵随坏死组织排入肠腔，在粪便中可查见虫卵。临床上可出现腹痛、腹泻等痢疾症状。

2. 慢性期 随着病变的发展，虫卵结节最后发生纤维化，虫卵也逐渐死亡及钙化，病变进入慢性期。肉眼观：肠黏膜粗糙不平，部分黏膜萎缩，皱襞消失，部分呈息肉状增生，部分可见溃疡形成。肠壁纤维化，致肠壁增厚变硬，甚至发生肠腔狭窄或肠梗阻。镜下观：黏膜下层及黏膜层内见慢性虫卵结节，纤维组织增生。临床上可出现间歇性腹泻，少数病例可并发结肠癌。

（三）脾脏

早期由于成虫和代谢产物引起的单核巨噬细胞增生，可出现脾脏轻度肿大。晚期由于门静脉高压所致的脾脏淤血，脾脏出现显著肿大，可形成巨脾，重量可达 4000g。肉眼观：脾脏肿大，质地坚韧，包膜增厚，切面呈暗红色，脾小体多不明显，可见棕黄色含铁结节，有时亦可见多数梗死灶。镜下观：脾窦扩张充血，窦内皮细胞和网状细胞增生，脾小体萎缩减少，单核巨噬细胞内伴有血吸虫色素沉着，偶见虫卵结节。临床上可出现贫血、白细胞和血小板减少等脾功能亢进症状。

⊕ 知识链接

侏儒型血吸虫病

侏儒型血吸虫病（schistosomiasis dwarf）是患者在儿童期反复长期重度感染血吸虫，严重影响肝脏功能，使雌激素、醛固酮、ADH 等激素不能被灭活，从而导致垂体功能抑制，垂体前叶、肾上腺、性腺等萎缩，影响骨骼发育和机体生长。表现为成年患者身材矮小、智力正常、面容苍老等；常伴有第二性征生殖器官发育迟缓，内分泌腺明显萎缩退化，长骨及软骨生长异常，骨骺线闭合延缓，钙化不足，俗称"小老人"。

（四）其他部位

血吸虫卵可通过血液循环进入其他部位，引起异位血吸虫病。在肺脏形成许多急性虫卵结节，周围可见渗出性炎症，在影像检查中类似肺的粟粒性结核，但肺的病变较轻微。颅内的血吸虫病变主要存在于大脑顶叶、额叶及枕叶，主要病理表现为虫卵结节形成及胶质细胞增生。临床上可出现脑炎、癫痫、头痛及占位性病变等症状。近年来发现的肾脏血吸虫病，肾小球内有 IgG 及 C3 的沉积，引起Ⅲ型变态反应性免疫复合物肾炎。少数病例中，胰腺、胆囊、心脏、膀胱及子宫等也可有血吸虫病的病变存在。

第二节 阿米巴病

阿米巴病（amoebiasis）是由溶组织内阿米巴原虫（*Entamoeba histolytica*）感染引起的寄生虫病。该原虫主要寄生于结肠，引起肠道的原发性损伤；亦可经血流运行或直接侵袭到达肝、肺、脑和皮肤等部位，引起肠外阿米巴病。以引起病变组织器官的变性、坏死、溃疡及脓肿形成为主要病理特征。本病遍及世界各地，以热带及亚热带地区多见，在我国多见于南方。

一、肠阿米巴病

肠阿米巴病（intestinal amoebiasis）是由溶组织内阿米巴原虫寄生于盲肠、结肠而引起的以坏死为主的变质性炎。因临床上常出现右下腹痛、腹泻和果酱样稀便等症状，又称阿米巴痢疾（amoebic dysentery）。

（一）病因和发病机制

肠阿米巴病是溶组织内阿米巴原虫经口感染引起，该原虫因人食用被包囊污染的水或食物而进入体内。包囊壁具有抗胃酸作用，能抵抗胃酸的腐蚀，通常能到达结肠的回盲部，在碱性肠液的作用下脱囊而出，发育成小滋养体。当肠道结构和功能正常时，小滋养体在肠腔内增生，不侵入肠壁而随粪便出，临床上一般无症状。当宿主抵抗力下降时，小滋养体进入肠壁黏膜分裂繁殖，变为大滋养体。大滋养体通过伪足运动机械性地损伤组织、吞噬和降解被破坏的细胞、分泌溶组织酶、释放细胞毒等，造成肠黏膜溶解坏死及溃疡形成，同时阿米巴原虫自身丰富的半胱氨酸蛋白酶能降解补体 C3 为 C3a，凝集素也具有抗补体的作用，从而降低补体介导的炎症反应，降低宿主的免疫攻击而存活。

⊕ **知识链接**

溶组织内阿米巴的生活史

溶组织内阿米巴的生活史一般分为包囊期和滋养体期。包囊是阿米巴的传染阶段，滋养体是致病阶段。包囊见于阿米巴病患者或包囊携带者的粪便中，感染途径多为摄入被包囊污染的食物和饮用水。

（二）病理变化

病变部位主要在盲肠、升结肠，其次为乙状结肠和直肠，严重者整个结肠和小肠下段均可受累。以发生组织溶解性坏死为主的变质性炎，形成口小底大的烧瓶状溃疡为特点，可分为急性期和慢性期。

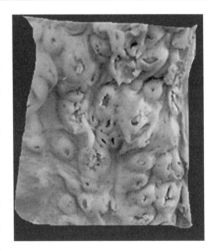

图 16-5　结肠阿米巴病肉眼观
肠黏膜表面可见多个散在的灰黄色微隆起浅溃疡

1. 急性期　肉眼观：早期在肠黏膜表面可见多数散在的灰黄色、针头大小、微隆起的点状坏死或浅溃疡（图 16-5），周围可见充血出血带形成。随病变进展，滋养体穿透黏膜肌层而进入黏膜下层，破坏周围组织，导致组织液化坏死，形成口小底大的烧瓶状溃疡，其边缘呈潜行性，对诊断本病具有重要意义。镜下观：溃疡底部及边缘组织发生液化性坏死，在溃疡边缘与正常组织交界处及肠壁的小静脉腔内可找到阿米巴滋养体。患者出现腹痛、腹泻、大便呈棕红色果酱样等临床表现，严重时可出现肠出血、肠穿孔等。

2. 慢性期　由于新旧病变共存，坏死、溃疡和肉芽组织增生及瘢痕形成交替发生，导致黏膜增生形成息肉，肠壁可因纤维组织增生、瘢痕形成而增厚变硬，引起肠腔狭窄甚至梗阻。有时大量肉芽组织增生，形成局限性包块，称阿米巴肿（amoeboma），临床上易误诊为结肠癌。患者可出现轻度腹痛、腹泻、腹胀等临床表现，长期不愈则可引起营养不良和消瘦。

二、肠外阿米巴病

肠外阿米巴病可见于许多器官，以阿米巴肝脓肿最为常见。

1. 阿米巴肝脓肿（amoebic liver abscess） 是最常见的肠外阿米巴病，多发生在阿米巴痢疾后 3 个月内。阿米巴滋养体侵入肠壁小静脉，经门静脉入肝，引起局部组织坏死。肉眼观：脓肿多位于右肝，单发或多发，大小不一。脓肿内容物呈棕褐色果酱样，脓肿壁上附有尚未彻底液化坏死的结缔组织、血管、胆管等，呈破棉絮状（图 16-6）。镜下观：脓液为液化性淡红色无结构物质，在坏死组织与正常组织交界处可查见阿米巴滋养体，脓肿壁附有尚未彻底液化坏死的组织，可见少量炎细胞浸润。患者可伴有发热、右上腹疼痛、肝大、全身消耗等临床表现。 📱微课

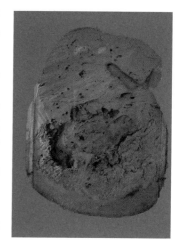

图 16-6 阿米巴肝脓肿肉眼观
肝内见一囊腔，囊壁呈破棉絮状

2. 阿米巴肺脓肿（amoebic pulmonary abscess） 少见，大多数是由阿米巴肝脓肿穿过横膈直接蔓延而来。脓肿常为单个，右肺下叶常见。有时因横膈被穿破，肺脓肿常与肝脓肿互相连通，如破入支气管，坏死物质被排出后形成空洞。患者有发热、胸痛、咯血或咯出大量褐色脓样痰等症状，其内可检出阿米巴滋养体。

3. 阿米巴性脑脓肿（amoebic cerebral abscess） 极少见，往往是肝脓肿或肺脓肿内的阿米巴滋养体经血液循环进入脑而引起。

第三节 丝虫病

丝虫病（filariasis）是由丝虫寄生于人体淋巴系统所引起的寄生虫病。急性期通过变态反应导致区域淋巴管炎及淋巴结炎；慢性期以丝虫阻塞及淋巴管内皮增生引起淋巴管狭窄而致淋巴液回流障碍为主要病理特征。全球范围内均有流行，多见于热带、亚热带地区，我国主要分布南方各省区。

一、病因及发病机制

当带有幼虫的蚊虫在吸人血时，蚊虫体内的蚴虫钻入体内，迅速进入附近淋巴管，在宿主淋巴系统内发育成熟。马来丝虫多寄生在四肢浅表淋巴系统中，以下肢常见，班氏丝虫多寄生于下肢、精索、阴囊及肾盂等深部淋巴系统。雌、雄成虫交配后，其虫卵发育成微丝蚴，经淋巴系统进入血液循环，白天主要出现于肺及其他器官的毛细血管内，夜间出现于周围血液中，称夜现周期性。微丝蚴在人体内的寿命为 2~3 个月，成虫为 4~10 年。

丝虫的发病机制尚不甚清楚，可能与虫体的代谢产物、分泌物等抗原刺激机体，产生局部或全身变态反应有关。同时，虫体及虫体的代谢产物、分泌物导致的机械性损伤和淋巴管内皮细胞反应性增生、丝虫成虫阻塞淋巴系统回流，是引起淋巴液回流受阻、淋巴循环严重障碍的主要原因。因此，丝虫病的发生发展受多种因素的影响，包括感染虫体的类型、次数、数量，虫体的发育阶段、寄生部位以及机体的免疫状态等。

⊕ 知识链接 ------------------------------------

丝虫病的生活史

寄生于人体的丝虫有 8 种，仅班氏丝虫和马来丝虫在我国流行。二者生活史相似，包括幼虫和成虫两个阶段，以蚊虫为传播媒介。人为其终宿主。

二、病理变化

丝虫的微丝蚴和成虫均可造成相应的病理改变，但后者所致危害更大。

（一）淋巴管炎和淋巴结炎

淋巴管炎主要见于下肢、精囊、附睾、腹腔内及乳腺等处的淋巴管及淋巴结。肉眼观：急性期浅表发炎的淋巴管呈一条红线自近端向远端蔓延，称离心性淋巴管炎。当皮肤浅表微细淋巴管受累及时，可形成丹毒性皮炎。镜下观：淋巴管扩张，内皮细胞肿胀，腔内充满淋巴液及嗜酸性粒细胞，淋巴管壁增厚，可见嗜酸性粒细胞及单核细胞浸润。虫体死亡后引起局部组织凝固性坏死和大量嗜酸性粒细胞浸润，形成嗜酸性脓肿，坏死区域可见死亡虫体和微丝蚴，周围可见夏科-莱登结晶。慢性期可形成结核结节样肉芽肿。随着死亡虫体的钙化和肉芽肿纤维化，淋巴管闭塞，导致淋巴回流障碍，引起闭塞性淋巴管炎。淋巴结炎和淋巴管炎常伴随出现，表现为腹股沟、腘窝及腋窝等处淋巴结肿大。镜下观：早期淋巴滤泡扩大，嗜酸性粒细胞浸润，间质血管充血，可找到丝虫虫体。后期纤维组织增生，甚至发生淋巴结纤维化。

（二）淋巴系统阻塞引起的继发性改变

1. 淋巴窦及淋巴管扩张 病变主要见于腹股沟淋巴结，淋巴窦扩张，局部呈囊状肿块。当精索、阴囊及大腿内侧等处远端的淋巴管阻塞时，其可因淋巴液淤滞而曲张，淋巴管通透性增加，淋巴液渗出或淋巴管破裂，造成组织水肿。当阻塞发生于肠干淋巴管入口的上方或主动脉前淋巴结时，小肠吸收来的乳糜液不能回流至乳糜池，导致胸导管以下的远端淋巴管曲张，如果乳糜液经侧支循环返流至泌尿系淋巴管而引起破裂，乳糜液入尿形成乳糜尿；乳糜液经精索淋巴管流入睾丸鞘膜内，引起鞘膜乳糜积液；乳糜液通过肠系膜淋巴管进入腹腔，则形成乳糜腹水。

2. 象皮肿（elephantiasis） 丝虫病晚期，淋巴液长期淤积导致皮肤和皮下组织显著增生，皮肤皱纹加深，皮肤粗糙变硬，可伴有棘刺、疣状突起及苔藓样改变。与大象皮肤相似，故名象皮肿。主要发生于下肢、阴囊、女性外生殖器等处，也可发生于手臂和女性乳腺，下肢最为常见。镜下观：皮肤角化过度，棘细胞增生肥厚，真皮和皮下纤维结缔组织增生，玻璃样变性，弹性纤维消失。皮下淋巴管及血管周围淋巴细胞、浆细胞及嗜酸性粒细胞浸润。部分患者可见真皮淋巴管内皮细胞增生，肌层肥厚，管腔狭窄甚至闭塞。

第四节 肺并殖吸虫病

肺并殖吸虫病（paragonimiasis）是并殖吸虫感染寄居于肺组织所引起的人畜共患的寄生虫病，简称肺吸虫病。以局部组织充血、纤维蛋白性炎、脓肿及窦道形成为其主要病理学特点。本病在全世界流行，主要分布在亚洲、非洲及拉丁美洲，我国以东北、西南及华南和华东为主。

一、病因及发病机制

并殖吸虫有 50 多种，在我国主要的致病种是卫氏并殖吸虫和斯氏并殖吸虫两种。肺吸虫各虫种的生活史及其与宿主的关系大致相同。成虫可寄生在人和其他哺乳动物的肺和肺外组织内。虫卵同痰咳出，入水后孵化成毛蚴。毛蚴侵入淡水螺（第一中间宿主），发育成尾蚴。尾蚴进入淡水石蟹或蝲蛄（第二中间宿主），发育成囊蚴。含有囊蚴的未熟石蟹或蝲蛄被人食入后，进入消化道，脱囊成为童虫。部分童虫穿过肠壁进入腹腔，大部分童虫先入腹背部肌肉，后经由横膈到达胸腔，到达肺部发育为成虫。少数童虫先停留于腹腔内发育，再穿入肝脏浅层、大网膜等组织发育为成虫，偶见进入脑、脊髓等处。从囊蚴进入机体到在肺内成熟产卵需 2~3 个月。

虫体在爬行过程中通过机械性损伤作用及其代谢产物引起变态反应，形成肉芽肿性病变。

二、病理变化

（一）浆膜炎

虫体穿行肠壁、肝、横膈、肺等处，引起相应组织的纤维蛋白性炎或浆液纤维蛋白性炎。后经机化、纤维化导致胸膜、腹膜或脏器粘连。对临床诊断最有价值的是在炎性渗出物中查到虫卵。

（二）窦道形成

虫体在组织中穿行可引起出血和坏死，形成不规则的窟穴状病灶或窦道。病灶中可有虫卵，周围有纤维组织增生，少量嗜酸性粒细胞和淋巴细胞浸润。

（三）脓肿、虫囊肿及纤维瘢痕形成

虫体在脏器内定居引起强烈的组织坏死和炎症反应，组织坏死液化后，和渗出的嗜酸性粒细胞、中性粒细胞一起形成脓肿，脓肿逐渐机化，被纤维包裹形成蜂窝状虫囊肿。囊肿内可含棕色黏稠液体，囊内见坏死组织、虫体、虫卵、夏科-莱登结晶、炎性渗出物，囊壁内可见异物肉芽肿形成。囊肿逐渐被肉芽组织取代，变为瘢痕组织。

三、各脏器的病变

1. 肺病变 在肺和胸膜上可见大小不一、新旧并存的虫囊肿。肺部虫囊肿常与支气管相通，在肺内形成多发性空洞。胸膜广泛性增厚、粘连。囊肿及周围组织可继发细菌感染，严重者并发气胸、脓胸、血胸。慢性患者可见肺纤维化。患者出现胸痛、咳嗽、痰中带血等临床表现。

2. 脑病变 多见于儿童和青少年，好发于大脑颞叶、枕叶，也可侵犯基底节、内囊、丘脑等，引起感觉、运动或意识障碍。病变周围脑组织可见软化灶及胶质细胞增生。

3. 其他器官病变 腹腔内虫体移行，致脏器粘连，脏器表面可见分散或成群的虫囊肿。如虫体迁徙至皮肤，出现由虫囊肿构成的游走性皮下结节（图 16-7）。穿通皮肤则形成溃疡。

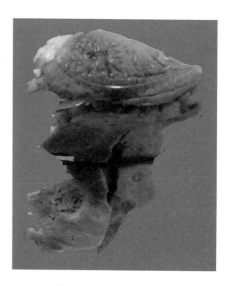

图 16-7 皮肤肺吸虫病
皮下见多个虫囊肿形成

第五节 华支睾吸虫病

华支睾吸虫病（clonorchiasis sinensis）是华支睾吸虫感染人体后引起的寄生虫病，虫体主要寄生于肝内胆道系统，俗称肝吸虫病。以肝脏肿大、胆管扩张，胆管上皮增生及化生为主要病理特点。本病主要流行于亚洲国家，在我国流行于除西北地区之外的省区，主要在广东省和台湾地区。

一、病因及发病机制

华支睾吸虫的成虫主要寄生于人、猫、狗及猪等的肝胆管内。虫卵随胆汁进入消化道，随粪便排出体外而入水，被淡水螺（第一中间宿主）吞食，在螺的消化管道内发育为尾蚴，尾蚴自螺体逸出后在水中游动，侵入淡水鱼或虾（第二中间宿主），在其肌肉内发育成囊蚴。当人或动物（终宿主）食入未熟的含有活囊蚴的鱼或虾后，囊蚴在胃肠消化酶和胆汁的作用下，在十二指肠内发育成童虫。童虫沿胆总管，经胆总管至肝内胆管中发育为成虫，长期寄生并产卵。从食入囊蚴至粪便中出现虫卵约需1个月。

虫体的机械性阻塞及代谢或崩解产物的化学刺激与华支睾吸虫产生的病理变化有关，同时，虫体产生的抗原所引起的变态反应也具有一定作用。

二、病理变化及临床表现

由于感染轻重和病程长短不一，肝内胆管病变轻重不一，轻者肝内胆管管腔内可见数量不等的虫体，重者达千条以上。重度感染者肝外胆管、胆囊和胰腺导管也可见。

1. **肝脏**　肉眼观：病变肝脏轻度增大，以左叶明显，重量增加，胆管壁增厚，管腔扩张，充满胆汁和成虫。镜下观：胆管扩张，上皮细胞和黏膜下腺体增生，严重者呈乳头状或腺瘤样增生。部分胆管上皮细胞还可发生杯状细胞化生。管壁内有多少不一的炎细胞浸润。由于长时间刺激，慢性患者常有纤维组织增生，肝细胞无明显变化。

2. **胆囊**　成虫可随胆汁进入胆囊寄生，引起胆囊炎。肉眼观：胆囊充血、水肿，黏膜粗糙，常见结石形成。镜下观：黏膜上皮增生，囊壁充血、水肿伴淋巴细胞、嗜酸性粒细胞浸润。

3. **胰腺**　成虫或童虫随胆汁进入胰管寄生。肉眼观：胰管扩张，管壁增厚。镜下观：胰管上皮增生及鳞状上皮化生，管壁内见嗜酸性粒细胞等混合性炎细胞浸润。

第六节 棘球蚴病

棘球蚴病（echinococcosis）是人体感染棘球绦虫的幼虫引起的寄生虫病，又称包虫病（hydatidosis）。寄生于人体的棘球蚴主要有细粒棘球绦虫和多房（泡状）棘球绦虫两种，在我国以前者较为常见。此病在全球均有分布，我国西北部畜牧地区多见。

一、细粒棘球蚴病

（一）病因及发病机制

细粒棘球绦虫是绦虫中最小的虫种之一。感染性虫卵随终宿主粪便排出而污染水、草等，被人及家畜（中间宿主）食入后，在胃或十二指肠液的作用下孵化为六钩蚴，进入肠黏膜，经小肠黏膜血管随血流入肝，故以肝棘球蚴病最为多见。少数六钩蚴可通过肝脏到肺，极少数可由肺循环到达全身。但六钩蚴也可从肠壁侵入淋巴管，经胸导管直接进入血流而至全身各处。

（二）病理变化

棘球蚴生存时间较长，可达 40 年，主要累及肝脏、肺和腹腔，少数发生于心、肾、脾、皮肤等其他部位。病理变化主要为囊肿压迫邻近组织。六钩蚴侵入组织后，大部分被巨噬细胞吞噬杀灭，仅少数存活发育成棘球蚴。棘球蚴生长缓慢，数年后直径1cm至儿头大或更大。囊壁分为内、外两层。内层由单层或多层生发细胞构成，具有芽生繁殖能力，向囊内壁形成无数小突起状的生发囊。生发囊脱落发育为子囊，其内壁又可发生出多数原头蚴。子囊与母囊结构相同，还可再产生生发囊或孙囊。在较老的棘球蚴囊或包虫囊中，子囊可多达数百个。囊壁外层有角皮层，肉眼呈白色半透明粉皮状，镜下观：为红染呈平行排列的板层结构（图16-8）。棘球蚴囊内含无色或微黄色液体。囊壁破裂后，囊液中具抗原性的蛋白质进入周围组织，引起局部变态反应，甚至发生过敏性休克。

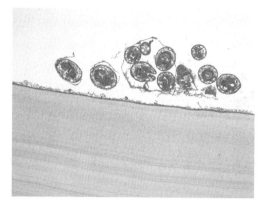

图 16-8 棘球蚴囊肿
囊壁内层为生发层，外层为角质层

（三）主要器官病理变化

1. 肝棘球蚴囊肿 病变多见于肝右叶膈面，囊肿单个常见，近肝表面，突向腹腔。逐渐增大的棘球蚴囊肿推挤周围肝组织，使肝细胞受压萎缩或变性，其外纤维组织增生形成外囊。继发性感染和囊肿破裂是肝棘球蚴囊肿的主要并发症。继发感染多为被包入外囊的小胆管破入囊腔所致，或由外伤、穿刺及血道感染引起。病变类似肝脓肿，但症状较轻。感染、外伤或穿刺导致囊肿破裂，可致过敏性休克，也可形成继发性棘球蚴囊肿，如子囊破入胆管或肝静脉内，可造成胆管阻塞或肺动脉栓塞。

2. 肺棘球蚴囊肿 囊肿多见于右肺，以下叶周边部多见，通常为单个。由于肺组织疏松和血液循环丰富以及受胸腔负压吸引等影响，肺棘球蚴囊肿生长快，压迫肺组织引起肺萎陷和纤维化。囊肿破裂后入支气管，囊内容物和囊壁被咳出而痊愈，如囊液过多可导致窒息。少数患者可因肺棘球蚴囊肿破入胸腔而发生棘球蚴性胸膜炎。

二、多房棘球蚴病

多房棘球蚴病是一种少见的由多房（泡沫）棘球蚴引起的严重的人兽共患寄生虫病。虫体主要寄生于肝，我国仅西北地区及四川、内蒙古等地区有病例报告。

1. 病因及发病机制 多房棘球绦虫虫体短小（2~7mm），体节 2~6 节。泡型棘球蚴病：囊泡呈小泡海绵状，生长较快；子囊外生性，原头蚴数目也较少。多房棘球绦虫成虫的终宿主为狐、狗、狼、猫等，中间宿主主要是啮齿类动物（鼠）。人感染较少。

2. 病理变化 肉眼观：病变一般为单个巨块型。无数多房棘球蚴小囊泡聚集，呈蜂窝状。囊泡内为豆腐渣样蚴体碎屑及小泡。部分发生坏死液化而呈胶冻样，如继发感染，则状似脓肿，与周围组织分界不清。外生性子囊可生长侵入周围组织及血管、淋巴管，播散到脑、肺、心、肾及淋巴结等处。镜下观：肝组织中散在大小不等的多房棘球蚴小囊泡，一般仅见角皮层，偶见生发层，通常无原头蚴。囊泡周围纤维组织增生、肉芽肿形成，嗜酸性粒细胞浸润。囊泡间及周围肝细胞因机械性压迫或过敏毒性反应而发生凝固性坏死、萎缩、变性、淤胆，可导致肝硬化、黄疸、门静脉高压、肝功能衰竭等。

目标检测

答案解析

一、选择题

（一）A1 型题

1. 肠阿米巴病引起的特征性溃疡是呈（　　）

　　A. 地图状溃疡　　　　B. 不规则形溃疡　　　　C. 横带状溃疡

　　D. 烧瓶状溃疡　　　　E. 溃疡纵轴与肠纵轴平行

2. 血吸虫虫卵主要沉着于（　　）

　　A. 肝脏、回肠　　　　B. 肝脏、升结肠　　　　C. 肝脏、横结肠

　　D. 肝脏、横结肠、降结肠　　　　E. 肝脏、乙状结肠、直肠

3. 引起卫氏并殖吸虫病病变的主要因素是（　　）

　　A. 虫体　　　B. 虫卵　　　C. 毛蚴　　　D. 毒素　　　E. 过敏反应

4. 华支睾吸虫病的感染途径是（　　）

　　A. 呼吸道　　　B. 消化道　　　C. 皮肤接触　　　D. 虫媒　　　E. 血道

5. 寄生虫病病变组织中的 Charcot-Leyden 结晶来自（　　）

　　A. 中性粒细胞　　　B. 嗜碱性粒细胞　　　C. 嗜酸性粒细胞　　　D. 淋巴细胞　　　E. 浆细胞

（二）X 型题

1. 肝血吸虫病可引起（　　）

　　A. 肝细胞功能明显下降　　　B. 门静脉高压　　　C. 肝纤维化

　　D. 门静脉分支虫卵栓塞　　　E. 假小叶形成及肝血管改建

2. 阿米巴病可累及的部位有（　　）

　　A. 结肠　　　B. 肝　　　C. 肺　　　D. 脑　　　E. 肛周皮肤

二、思考题

1. 简述血吸虫不同发育阶段所引起的病变和发病机制。

2. 试述急性期肠阿米巴病的病理变化。

（周铁军）

书网融合……

本章小结　　　　微课　　　　思政元素　　　　题库

第十七章 临床病理基础知识

PPT

学习目标

1. **掌握** 病理标本的采集和保存。
2. **熟悉** 病理诊断的基本过程；组织病理学诊断报告的类型及解读。
3. **了解** 病理诊断常用技术。

案例引导

案例：患者，女性，51岁。因发现左乳肿物半月余入院。查体：左乳外上象限3点距乳头3cm处可扪及一个质韧肿块，大小约2.5cm×2.5cm×2.0cm，边界欠清楚，表面光滑，活动度一般，伴轻压痛，右乳未扪及孤立肿块。左侧腋窝可触及大小约2cm×2cm×1cm的肿块，双侧锁骨上下区、右侧腋窝未扪及明显肿大淋巴结。门诊辅助检查：乳腺B超示：左乳及左腋窝低回声团块，BI-RADS-US 5类。乳腺MRI示：①左侧乳腺结节状异常信号影，考虑：肿瘤性病变，乳腺癌可能；BI-RADS分级：4~5级；②双侧乳腺增生；③左侧腋窝区淋巴结增大。乳腺钼靶示：①左乳肿块，BI-RADS：4类；②双侧乳腺增生（不均匀致密型），BI-RADS：2类。

讨论：1. 该患者需行手术中快速病理诊断，送检标本该如何保存固定？

2. 为了指导临床化疗方案的选择及评估预后，术后标本除了常规的HE病理组织诊断，还可应用哪些病理学诊断技术辅助诊断？

诊断病理学（diagnostic pathology），又称外科病理学（surgical pathology），主要是对患者活体内的病变组织、细胞，做出病理诊断，从而指导临床治疗，是病理学的一个重要分支。临床许多疾病的最后诊断、治疗方案制订和预后评估都有赖于病理学诊断（pathologic diagnosis）。病理学诊断是通过对活体组织、尸体解剖和细胞病理学标本进行病理学检查，根据临床症状、肉眼变化和镜下特征，结合分子免疫与遗传标记等综合分析，最后对疾病做出诊断。所以，病理学诊断常被视为"金标准"或"最终诊断"。随着生物医学新技术的发展，病理学诊断及研究方法呈现出多样化的特点，除了肉眼病变观察和显微镜下观察的基本形态学研究方法，一些新的先进技术方法已经应用于病理学诊断。了解临床病理基础知识，对于临床正确诊断、治疗和判断疾病预后均具有重要意义。

第一节 病理标本的采集、固定和保存

一、病理标本的采集

临床病理检查包括活体组织检查（即从患者活体内的病变部位获取部分或全部病变组织进行病理检查，简称活检）、尸体解剖（即对死者的遗体进行病理解剖和后续的病理学检查，通常简称尸检）和脱落细胞学检查（即采集病变处的细胞，涂片染色后进行诊断）。

(一）病理活检标本的采集

病理活检标本制作成切片后可进行病理诊断，其可通过局部手术切取、钳取或粗/细针穿刺及搔刮等手术方法，从患者活体内获取病变组织。要求准确获取病变标本（即取到真正的病变组织），并尽量避免挤压、电灼（挤压和电灼均可导致组织结构破坏，影响诊断）。由于组织新鲜、取材部位精准，固定后能较好地保存病变原状，从而确保及时、准确地做出病理诊断。当通过穿刺或内镜获取标本时，因标本较小，有可能不能代表病变全貌，常需在病变处多点取材（如宫颈病变时，往往在宫颈 3、6、9、12 点处进行多点组织取材）。由于术前活检标本取材较局限，据此做出的病理诊断可能有一定的局限性，无论术前是否做过病理检查，为达到治疗目的而切除的器官或肿块标本均需全部送检，以做出最后病理诊断（对恶性肿瘤标本，还需要进一步了解肿瘤浸润深度、范围以及淋巴结、脉管等部位的转移情况等）。

(二）尸体解剖标本的采集

尸检可分为病理解剖和法医解剖两种。

1. 病理解剖　必须在临床医师进行死亡鉴定并签署死亡证明后，遵循医疗卫生管理部门和政府有关管理部门的规定，同时，尸检委托单位按相关规定完善有关手续并填写尸检申请书，死者亲属或代理人按规定签署《委托尸检知情同意书》后，具有尸检合法资格的病理单位方可进行。按照尸体解剖专业规定操作程序对尸体进行解剖，获得各器官组织。

2. 法医解剖　涉及医疗纠纷和法律责任的尸体解剖属于法医解剖范畴，应按相关规定进行。

(三）细胞学检查标本的采集

细胞学检查标本可以通过各种采集器在黏膜表面直接采集脱落的细胞（如口腔、鼻咽部、食管、女性生殖道等病变部位），或采集自然分泌物（如乳头溢液、痰、前列腺液等）、体液（如腹腔、胸腔、心包腔、关节积液及脑脊液等）和排泄物（如尿液）、排遗物（粪便）中的脱落细胞；或通过组织印片采集细胞；或经内镜（支气管镜、食管镜、胃镜、结肠镜等）刷洗采集细胞。此外，位于体表的肿物（如皮肤、乳腺、睾丸等处）及淋巴结可直接经细针穿刺、涂抹、刮取病变部位采集细胞；位于胸腔、腹腔的肿块（包括肺、纵隔、肝、肾、胰腺、卵巢等处）可在 B 超或 CT 引导下通过内镜、细针穿刺采集细胞，制成切片、染色后经显微镜下观察做出细胞学诊断。细胞学检查操作简便，患者耐受度大，但所获得的标本量有限，因此，细胞病理学诊断具有一定的局限性（取材表浅、取材不准确等），最后确诊是否为恶性病变仍需活检证实。

二、病理标本的固定

病理标本获取成功后，应立即进行标本的固定。固定的目的是使细胞内的酶迅速灭活，避免细胞自溶，使组织细胞内的蛋白质、核酸等成分沉淀、凝固，保持组织细胞的形态和结构，以利于病理诊断医生正确判断病理形态改变，同时为后续的组织化学、免疫组织化学和分子病理检查等提供质量保证。离体组织在室温条件下，超过 30 分钟后未能及时固定，细胞内的蛋白质、化学酶和核酸等均会有不同程度的溶解和自溶，组织干枯、变硬变形，直接影响病理诊断报告的准确性。

(一）常用的固定剂

1. 甲醛　为具有易挥发、强烈刺激性气味的一种无色、可溶于水的气体。市面上出售的是浓度为 40% 的甲醛水溶液（又称福尔马林，formalin），需和水按 1∶9 配制成 pH 为 7.4 的 4% 中性甲醛（即 10% 福尔马林）用于固定。甲醛固定液渗透力强，组织收缩小，能硬化组织，固定效果较好，是常规病理组织标本最常使用的固定液。

2. 乙醇　为无色、可溶于水的液体，易被铬酸、重铬酸钾等氧化剂氧化成乙醛，再变成乙酸。用于固定的乙醇的浓度以 80%~95% 为佳，常用浓度为 95%。乙醇在短时间内即具有显著硬化、脱水的作用，故一般不用于常规病理组织标本的固定，是细胞涂片、刷片的常用固定液。

3. 乙酸（又称冰醋酸）　为具有强烈刺激性酸味的无色液体，可溶于水、乙醇等有机溶剂，常用浓度为 5%。乙酸对糖类、脂肪、类脂无固定作用，但可使核蛋白沉淀，常用于染色体的固定。

用于特殊检查的标本须用相应的固定液，如电镜标本须以 4% 戊二醛为固定液，做磷酸酶及脂肪酶染色时用丙酮固定液。对于不同用途的组织标本，应正确选择固定液，否则将影响病理结果的判读。

（二）标本的固定

通常直接使用手术室准备的标本袋（瓶）进行固定，标本袋（瓶）上应准确标明患者姓名、床号、病案号、组织名称、固定时间等，避免混淆。进行组织标本固定时，要求固定液体积为标本体积的 4~10 倍；由于 10% 中性福尔马林固定液的穿透力有限，对于体积较大的实性标本，应每隔 1~2cm 平行切开后再置于固定液中，空腔器官（如胃肠、子宫）应予剪开后置于固定液中。组织标本应完全浸没于固定液中，如固定液未完全浸没标本，将导致标本风干或腐败，影响病理检查结果。

标本的固定以室温 20℃ 左右为宜，固定时间视待固定标本的大小而定，一般 0.2~0.3cm 厚度的组织块，固定时间为 12~24 小时。室温高时可适当缩短固定时间，反之延长固定时间。组织标本过大而未剖开固定、固定液不足、固定时间过短均可导致组织脱水不彻底，产生脱片、切片不完整或漏切、切片困难，将影响切片质量。

三、病理标本的保存

病理标本是病理诊断的唯一依据，必须妥善保存。10% 福尔马林固定液渗透能力强、固定均匀、组织收缩小、防腐性能好，故经其固定后的组织标本可长时间保存。但病理组织标本在固定前，不能置于普通冰箱冷冻室保存，否则可导致组织内冰晶形成，破坏细胞结构，导致显微镜下无法观察病理改变，严重影响病理诊断。

对于已取过标本的病理组织及多余部分组织，需交有关人员送至焚化炉焚烧。

第二节　病理诊断的基本过程 🅔 微课

一、常规病理诊断的基本过程

常规病理诊断标本送达病理科后，在病理科进行相关信息登记，经严格的查对签收后，由病理科取材医师进行肉眼检查，并选取部分或全部标本（即取材），经固定、脱水、浸蜡等处理后，进行石蜡包埋而制成蜡块。蜡块经切片（石蜡切片厚度一般为 4~6μm）后，进行脱蜡、苏木素-伊红（hematoxylin and eosin，HE）染色、封片等步骤，最终制成 HE 石蜡切片。最后，由病理科医师在显微镜下观察并做出病理诊断。迄今为止，应用常规石蜡组织切片进行病理诊断仍然是病理诊断最可靠、最常用的手段。

常规病理诊断报告一般在 3~4 个工作日完成。如需要进一步做免疫组化标记或特殊染色，将顺延 1~2 个工作日。

如系脱落细胞学检查，则经固定后，直接进行 HE 染色或巴氏染色、封片等步骤，然后由病理医师做出诊断。

二、手术中快速病理诊断（冷冻切片）基本过程

手术中快速病理诊断（冷冻切片）是指在手术过程中，临床医师为了决定手术方式或范围（病变性质不同、切缘有无肿瘤残留、恶性肿瘤是否扩散等均与之有关），必要时需要病理诊断作为依据，采集组织进行的快速病理诊断。某些疾病在术前无法通过活检确定病变性质，需要术中切除病变组织确诊的，也可以采用这一手段来帮助诊断。由于时间紧迫（一般为收到标本30分钟之内出具病理诊断报告），采用恒温冷冻切片以缩短制片时间。手术中切下的标本应立即送病理科，不需固定液固定，巨检时选取1~2块组织（如肉眼观察病灶定位不明确，可酌情多取数块组织），切片仍采用HE染色，然后由病理医师做出诊断。但其病理报告的准确性不如石蜡切片报告（由于用此方法制作切片的组织和细胞形态清晰度不如石蜡切片，同时取材有限），故冷冻切片不能作为一种普通病理检查手段。术中冷冻切片要求诊断医师出具快速、准确的活检诊断意见，这对病理诊断医师的经验和判断力都是严峻的考验，当病理医师不能做出明确诊断时，需及时请上级医师会诊、与手术医师沟通，手术医师根据术中具体情况酌情处理手术的方式或范围问题。

需要注意的是，术前常规活检或穿刺活检容易获得明确诊断的病例、病灶过小（小于2mm）的病例不宜做术中冷冻切片；含水量较多的脑组织标本、骨组织、脂肪组织、钙化组织标本等均不宜做冷冻切片检查；已知传染性疾病（如乙型肝炎、艾滋病等）标本、要求确定是否为恶性淋巴瘤的淋巴结标本、依靠核分裂象计数判断良恶性者也不适用术中冷冻切片检查；对某些可能严重致残的根治性手术（如截肢等），应慎用手术中快速病理诊断；对有些疾病，应用手术中的快速病理诊断通常难以做出诊断（如淋巴瘤等）。

在疾病过程中，病变组织和细胞形态的改变千变万化，十分复杂。不同疾病病变形态可以表现相似，相同疾病病变也可以表现出很大的异质性。因此，常规HE染色切片有时很难明确诊断，故组织化学、免疫组织化学、分子病理学或电镜检查等已成为重要的辅助手段。

第三节　病理报告的类型和解读

一、组织学病理报告的类型和解读

病理诊断是在对病理标本进行肉眼和显微镜下形态观察，并结合临床资料（包括患者临床表现和各种临床检查结果）以及病理辅助检查结果，进行综合分析后所得出的判断（诊断）。组织学病理诊断报告受所取标本的代表性、病理学检查手段本身的局限性以及疾病发展的阶段性等因素的影响。组织学病理诊断报告的表述一般可分为以下类型。

1. I类病理学诊断报告（明确的病理诊断或基本明确的病理诊断）　病变部位和疾病名称及病变性质明确，如"甲状腺乳头状癌"；有时对某些疾病仅能做出病变性质的基本诊断，可确定是否为炎症或肿瘤，而不能做出疾病分类或疾病病因的准确判断，如"软组织肉瘤，倾向低级别子宫内膜间质肉瘤""淋巴结肉芽肿性炎，倾向结核病"。绝大部分手术切除标本、大部分活检标本取材准确且组织保存完好，均可获得此类报告。I类病理学诊断报告是指导临床制定治疗方案的主要依据。

2. II类病理学诊断报告（具有重要参考意义的病理诊断）　疾病名称或病变性质不能完全肯定。一般在拟诊疾病或病变名称之前或之后冠以"符合""考虑""疑为""可能为""不能除外"之类的词语，如"淋巴组织异常增生，淋巴瘤不能除外，建议加做免疫组化"。临床医师对报告所涉及的疾病不能视为明确病理诊断的，必须结合临床资料综合判断，必要时需进一步采取其他手段来明确疾病的最后

诊断。如果病理诊断与临床表现明显不符，应尽快反馈信息，复查切片，必要时重新活检，重新考虑诊断。

3. Ⅲ类病理学诊断报告（描述性病理学诊断报告） 当送检标本取材部位不当、组织小，而不足以明确诊断为某种疾病的，仅能对病理改变进行形态学描述。例如"送检标本为少许纤维结缔组织，未见其他特殊改变"。

4. Ⅳ类病理学诊断报告（不能诊断） 此类诊断报告由于送检标本过少、固定不当、破碎、自溶、严重受挤压、被烧灼或干涸等，无法做出病理诊断。

对后两类报告，通常需再做病理活检。

二、细胞学病理报告的类型和解读

细胞学病理诊断报告的表述一般可分为直接描述性诊断和间接分级性诊断。

1. 直接描述性诊断 一般用于疾病分类的诊断，适用于经采集器采集标本的细胞学病理诊断报告，可分为4类：Ⅰ类，对某种疾病/病变做出肯定性诊断；Ⅱ类，不同程度的倾向性诊断；Ⅲ类，形态学描述性诊断；Ⅳ类，无法做出细胞学诊断。

2. 间接分级性诊断 一般用于脱落细胞学查找恶性肿瘤细胞的诊断，可根据瘤细胞的异型性推测恶性程度，分为五级：Ⅰ级，未见异型细胞或恶性肿瘤细胞；Ⅱ级，可查见核异质细胞（根据细胞核的异型性分为Ⅱa（轻度核异质细胞）和Ⅱb（重度核异质细胞））；Ⅲ级，查见可疑恶性肿瘤细胞；Ⅳ级，可见高度可疑恶性肿瘤细胞；Ⅴ级，查见恶性肿瘤细胞。

细胞学检查具有操作简单、经济、快速和安全等优点，但不能对肿瘤进行精准定位，一般不能判断肿瘤的浸润深度和范围，适用于大规模的疾病普查、筛查（如宫颈癌），以期做到疾病的早发现、早诊断、早治疗。但假阴性与假阳性问题值得高度重视，一般当临床表现为恶性或高度疑为恶性肿瘤时，不能根据阴性结果否定恶性肿瘤的诊断；反之，当临床未考虑恶性肿瘤，对阳性结果应持慎重态度，一般需复查；当细胞学结果阳性且临床疑为恶性肿瘤时，应尽可能通过组织学活检加以证实，或结合其他检查进行综合分析后再确定治疗方案。

第四节 病理诊断常用技术

一、大体观察和苏木素-伊红染色

1. 大体观察 运用肉眼或辅以放大镜、量尺等度量工具，观测病变器官和组织的大小、重量、形态、色泽、质地以及表面与切面状况等，是做出病理诊断的第一步。

2. 苏木素-伊红染色（HE染色） 取病变组织，经石蜡包埋后制成切片或直接采用细胞学涂片，经不同染色后用光学显微镜观察。HE染色是广泛应用于医学领域的细胞和组织的染色方法，也是病理诊断、教学和科研中最常用的染色法，又称常规染色。

HE染色需经二甲苯脱蜡、乙醇脱水、苏木素染色、盐酸乙醇分化、伊红染色等步骤。细胞核内的脱氧核糖核酸（DNA）带负电荷，且呈酸性；细胞质主要成分为蛋白质，pH为4.7~5.0，不易被酸性或碱性染料着色。故HE染色时，碱性染料苏木素可将细胞核、钙盐和各种微生物染成蓝色或紫蓝色；酸性染料伊红可将细胞质、红细胞、肌纤维、纤维结缔组织等染成深浅不同的红色。

二、组织化学和细胞化学染色

组织化学（histochemistry）和细胞化学（cytochemistry）染色通常称为特殊染色，是通过某些显色试剂与组织或细胞的化学成分特异性结合，在保存细胞、组织原有形态结构的同时，对细胞或组织的特殊化学成分（如酶类、蛋白质、核酸、糖类及脂类等）或某些病原体（如真菌等）进行定位检测的一种技术。组织化学和细胞化学染色可用于判断病变组织来源、分化程度、肿瘤性质等，在病理诊断和鉴别诊断中具有重要辅助作用。如用过碘酸-Schiff反应（PAS）显示细胞内多糖、中性及某些酸性黏液、基底膜或组织内感染的真菌，阳性结果为红色或紫红色；用苏丹Ⅲ染色显示细胞内的脂滴，阳性结果为橘红色；用嗜银染色显示胺类激素细胞和肽类激素细胞，阳性结果为黑色颗粒；Masson三色染色中，胶原纤维呈蓝色，弹性纤维呈棕色，肌纤维呈红色，用于鉴别梭形细胞肿瘤等；Mallory三色染色（MCT）中，胶原纤维、网状纤维及嗜碱性颗粒呈深蓝色，黏液、软骨、淀粉样物质呈蓝色，肌纤维、神经胶质及嗜酸性颗粒呈红色或粉红色，弹性纤维、红细胞、髓鞘呈橘黄色，用于区分肿瘤组织中的纤维与平滑肌成分，鉴别脑垂体嗜酸性与嗜碱性细胞；氨银染色（Masson-Fontana染色）用于显示肿瘤组织的黑色素颗粒；普鲁士蓝反应可将含铁血黄素染成蓝色颗粒等。

三、免疫组织化学和免疫细胞化学染色

免疫组织化学（immunohistochemistry，IHC），简称免疫组化，与免疫细胞化学（immunocytochemistry，ICC）是利用抗原抗体的特异性结合反应，并将免疫学和传统的组织化学相结合，通过带有标记的抗体，在保存细胞或组织原有结构的同时，对细胞或组织中的某种化学物质进行定位检测的一种技术。免疫组织（细胞）化学技术具有较高的特异性和敏感性，结合流式细胞术、计算机图像分析等技术，尚可对被检测物质进行准确的定位及定量分析，广泛应用于各种蛋白质或肽类物质表达水平的检测、激素受体和耐药基因蛋白表达的检测、细胞属性判定以及细胞增殖与凋亡、细胞周期及信号传导等的研究。IHC也是目前恶性肿瘤，尤其是疑难肿瘤的病理诊断中最常用的诊断和鉴别诊断辅助方法，也可辅助肿瘤组织来源的判断、内分泌系统肿瘤的功能分类、靶向药物选择等。

免疫组织（细胞）化学技术常用的标记物包括荧光素、酶（辣根过氧化物酶、碱性磷酸酶等）、金、银及铁等。根据标记物定位的不同，分为直接法、间接法、桥连法、双标记或多重标记法；根据标记物的不同，分为免疫酶法、免疫荧光法、免疫胶体金-银化学法、免疫铁蛋白法等检测系统。

（一）免疫荧光法

免疫荧光法（immunofluorescence method）又称为荧光抗体技术，是免疫学、生物化学和显微镜技术的结合，是标记免疫技术中发展较早的一种技术。免疫荧光法的基本原理是将标记上荧光素的已知抗体分子作为探针，与抗原反应，形成带有荧光素标记的免疫复合物，通过荧光显微镜可观察到发出荧光的抗原抗体结合部位，由此检测出组织中的抗原。常用的荧光素有异硫氰酸荧光素（fluorescein isothiocyante，FITC）和四甲基异氰酸罗达明（tetrametrylrhodarnine isothiocyante，TRITC）。FITC呈现明亮的黄绿色荧光，是最常用的荧光素。TRITC是罗达明（rhodamine）的衍生物，呈橙红色荧光，与FITC的黄绿色荧光对比鲜明，用于双标记示踪。

免疫荧光法操作简便、灵敏、特异性高，但是标本因淬灭而不能长期保存，常用于组织或细胞内抗原物质的定位。按照抗原抗体反应的结合步骤，免疫荧光法可分为直接法、间接法和补体法。

（二）免疫酶法

免疫酶法（immunoenzyme method）是在免疫荧光法的基础上发展起来的一种新技术，其基本原理是利用酶代替荧光素作为标记物结合在特定抗体上，形成酶标抗体，与抗原结合形成抗原抗体复合物，通过酶特异性地催化底物，生成有色不溶性产物或具有一定电子密度的颗粒，在光镜或电镜下进行观察。与免疫荧光法相比较，免疫酶法所获得的反应产物可在普通光学显微镜下直接观察，进一步提高了诊断的灵敏度；同时，标本能长期保存，且能进行HE染色等复染，有利于进行病变组织的定性与定位

研究，弥补了免疫荧光法的不足。

免疫酶法常用的催化酶是辣根过氧化物酶（horseradish peroxidase，HRP）、碱性磷酸酶（alkaline phosphatase，ALP）和葡萄糖氧化酶（glucose oxidase，GOD）。GOD 因形成的不溶性色素扩散作用较大，在应用上受到很大限制，较为少用。免疫酶法分为直接法、间接法、酶桥法、PAP（非标记免疫酶）法、APAAP（碱性磷酸酶抗碱性磷酸酶）法、ABC（亲和素-生物素-过氧化物酶复合物）法六种。

四、电子显微镜技术

电子显微镜技术（electron microscopy，EM），简称电镜技术，是根据电子光学原理，应用电子显微镜（通过由电子束和电子透镜组合成的电子光学系统），观察组织和细胞的细胞膜、细胞器及细胞核的细微结构改变，在细胞内超微结构水平认识疾病，又称超微结构病理学（ultrastructural pathology）。

电子显微镜根据结构和功能的不同，可分为透射电镜、扫描电镜、超高压电镜和分析电镜等。透射电镜常用于观察一般光学显微镜所不能分辨的组织细胞内部的微细结构，但是会产生一定的辐射射线；扫描电镜主要用于观察物体、组织器官等固体表面的形貌、细胞断面结构，也能与 X 射线能谱仪相结合，同时进行显微组织形貌的观察和微区成分分析。

电镜技术结合了超微检测、动态观察和计算机分析，是病理诊断中的重要辅助手段之一，也是病理学研究的基本技术之一。综合运用电镜技术、电镜细胞化学（又称超微结构细胞化学，是电镜技术与细胞化学技术相结合的新技术）和免疫电镜技术（免疫化学技术与电镜技术相结合的产物）等观察病理状态下细胞超微结构的特异性变化，包括细胞形态结构的变化、细胞器的改变等，能为临床疾病诊断提供有力证据。电镜技术可用于多种疾病亚细胞结构病变的观察和诊断、疑难肿瘤的组织来源和细胞属性判定、细胞凋亡的形态观察等，对疾病的诊断，用得最多的还是肾活检和某些皮肤疾病，尤其是肾小球疾病的组织学类型的诊断，往往需要电镜、光镜、免疫荧光三者的结合。

五、激光扫描共聚焦显微技术

激光扫描共聚焦显微镜（laser scanning confocal microscope，LSCM）是光学显微镜、激光扫描技术及计算机图像处理技术相互结合而成的高技术设备。LSCM 具有普通光学显微镜无法达到的分辨率，同时又具有深度识别能力和纵向分辨率，因此可对较厚生物样本（如培养细胞样本、组织切片，但石蜡包埋组织切片不适用）中的细节进行观察。

LSCM 可断层扫描组织、细胞及亚细胞结构，进行细胞、组织光学切片；重建三维立体空间结构；长时间动态观察活细胞；测定细胞内酸碱度等。其主要用于培养细胞涂片、细胞玻片、冷冻组织切片等的观测。

六、显微切割技术

显微切割技术（microdissection）在显微状态或显微镜直视下，通过显微操作系统对欲选取的材料进行切割分离并收集特定的细胞群甚至是单个细胞，用于后续相关研究。

显微切割的方法包括手动直接显微切割、机械辅助显微切割、液压控制显微切割和激光捕获显微切割（laser capture microdissection，LCM）四种。显微切割技术可应用于冷冻组织切片、石蜡包埋组织切片、细胞涂片中，但是组织切片在切割前必须染色（如甲基绿、核固红、苏木素、IHC 染色等），以便进行目标细胞群的标记定位，显微切割后获得的材料可用于蛋白质、DNA 和 RNA 等的提取，可与多种分子生物学、免疫学及病理学技术结合使用，尤其适用于肿瘤分子生物学的研究。

七、核酸原位杂交技术

核酸原位杂交（mucleic acid in situ hybridization，ISH）是目前常用的分子生物学技术之一。该技术是基于 DNA 变性、复性和碱基互补配对原则而建立的，是核酸分子杂交的一部分。ISH 应用生物化学中的核酸分子杂交原理，将已知序列的核苷酸片段进行标记作为探针（probe），直接在组织切片、细胞涂片或培养细胞玻片上进行杂交，从而定位检测某一特定靶 DNA 或 RNA 的存在。

核酸分子杂交可依据作用环境分为固相杂交、液相杂交两种类型；根据所用的探针和靶核酸的不同，可分为 DNA-DNA 杂交、DNA-RNA 杂交、RNA-RNA 杂交。探针标记物可为放射性（如放射性核素 ^{3}H、^{32}P 等）和非放射性（如荧光素、地高辛和生物素等），可采用相应的检测系统进行检测。荧光原位杂交（fluorescence in situ hybridization，FISH）是目前常用的方法。

ISH 的样本可以来自冷冻组织切片、石蜡包埋组织切片、细胞涂片或者培养细胞爬片等，可应用于细胞特异性 mRNA 转录的定位、病毒 DNA/RNA 的检测、各种功能基因在转录水平的表达变化检测、基因在染色体上的定位、染色体变化检测、分裂间期细胞遗传学的研究等诸多方面。

八、原位聚合酶链反应技术

原位聚合酶链反应（in situ polymerase chain reaction，in situ PCR）技术，是将组织切片或细胞涂片中的核酸片段在原位进行高效扩增，用于检测细胞内单拷贝或低拷贝的特定 DNA 或 RNA 序列的一种方法。原位聚合酶链反应的本质是将聚合酶链反应（PCR）技术扩增与 ISH 相结合，故具有高效、快速、特异性高的特点。

PCR 技术能快速、特异地在体外对特定序列进行扩增，其重要的特质是合成 DNA 的特定序列与大量扩增特定序列。PCR 基于类似体内 DNA 半保留复制原则的原理，包括高温变性、低温退火和适温延伸三个基本步骤的反复热循环，以 2^n 的方式扩增（n 为循环次数），将量极微小的目的基因在较短的时间内（1~2 小时）扩增到极易检测的水平。

原位 PCR 根据扩增反应是否含有标记物，分为直接法和间接法；根据起始物模板的不同，分为一般 PCR 和逆转录 PCR。原位 PCR 的基本程序包括：标本制备、预处理、逆转录反应（检测 mRNA 需做此步骤）、原位 PCR 扩增、扩增产物的原位杂交和原位检测等。在扩增过程中需加入示踪剂或在扩增后再进行原位杂交。用作模板的 DNA 可以从新鲜组织、甲醛固定组织、石蜡包埋组织中提取。原位 PCR 技术主要在遗传学、微生物学、病理学、免疫学、组织胚胎学领域应用于感染基因、导入基因、突变基因和细胞固有基因的检测，是目前人们获得目标基因最常用的方法之一。

九、流式细胞术

流式细胞术（flow cytometry，FCM）是一种可对细胞或亚细胞结构进行快速定量分析和精确分选的技术。经过几十年的不断完善，今天的 FCM 已经十分成熟。

1. 流式细胞仪的工作原理　流式细胞仪主要包括传感系统、资料收集和计算机系统、电路和光路及水路系统三部分构成。将待测标本制成细胞悬液，用特异的荧光染料对细胞进行染色，通过测定库尔特电阻、荧光、光散射和光吸收等参数来快速定量测定细胞的体积、DNA 含量、蛋白质含量、酶活性、细胞膜受体和表面抗原等，经电子计算机分析处理后，整理出相应的单参数直方图（histogram）、二维点图（dot plot）、二维等高图（contour）、假三维结构图（pseudo 3D）和列表模式（list mode）等供分析用。

FCM 只能对良好的单个细胞悬液进行检测，故首检样品必须制成单细胞悬液。可通过酶消化法、机械打散法和化学分散法将新鲜实体瘤组织制成单细胞悬液。石蜡包埋组织可经蛋白酶充分消化后制成单细胞悬液，再经染色后可用于 FCM。

2. FCM 的应用　FCM 通过荧光抗原抗体检测技术，根据细胞表面抗原的不同，进行细胞分类和亚群分析，以其快速、准确、灵敏度高等优点，广泛应用于免疫学的理论研究和临床诊断，尤其是在判断自身免疫性疾病和确定白血病、淋巴瘤的表型等方面发挥重要作用。

肿瘤非整倍体细胞 DNA 与肿瘤恶性程度有关。先将实体肿瘤组织制备成单细胞悬液，随后用荧光染料染色，再对细胞进行 DNA 含量分析，获取肿瘤细胞非整倍体、DNA 指数（DNA index）、增殖细胞（S 期细胞）百分比，临床医师可根据以上三项参数数据进行分析，能快速判断恶性肿瘤患者的预后、设计最佳的化疗方案甚至进行多药耐药基因的研究。但为更准确地进行判断，FCM 的研究结果应密切结合经典的肿瘤组织病理学。

此外，流式细胞术在血液学、微生物学、遗传学、分子生物学等领域也得到了广泛的应用。流式细胞术正在向高灵敏、高速度、多参数测量、获取形态学信息等方面发展。

十、图像采集和分析技术

1. 病理图像采集　随着数字病理切片在病理诊断中的广泛应用，数字病理学应运而生，即通过全切片数字扫描技术获得高分辨率图像，应用计算机将病理组织切片转换为高质量的数字图像，称数字病理切片（digital slide of pathology），又称虚拟病理切片（virtual slide of pathology）。

数字病理切片包含切片的全视野信息，具有高清晰度、高分辨率、色彩逼真、操作便捷、易于保存、便于检索和教学管理等特点。数字病理切片将病理切片扫描后数字化，可应用于病理科信息管理，极大地方便了病理档案资料的保存与管理；应用于病理学教学、培训及学术交流，不受时间和场地的限制，可以直观病变且操作简便；适于上级医院通过远程会诊，指导基层医院明确诊断，帮助临床制定治疗方案；甚至可用于医学领域研究基因表达的分析。

数字病理切片的大量积累，为病理切片的分析提供了更大的平台，推动了数字病理远程诊断和病理图像自动诊断的发展，提高了病理医师的诊断能力并提供更多有价值的信息。在基于人工智能的数字病理学基础上，数字病理切片构建了丰富的数据集，为人工智能在病理学中的应用创造了条件，与人工智能的融合发展成为数字病理学发展的重要方向。

2. 病理图像分析　病理图像分析是指利用图像分析仪或图像分析系统对病理图像进行病理形态学定性分析和定量研究。在肿瘤病理学方面，图像分析技术主要用于细胞核形态参数（如核直径、周长、面积与体积等）的测定、DNA 倍体的测定和免疫组化显色反应的半定量，甚至用于肿瘤组织病理学分级与预后判断等。

随着计算机技术和形态结构测试手段的发展，在二维切片观察的基础之上，新的分析方法——体视学（stereology）应运而生。体视学可准确获得组织、细胞核及亚细胞三维形态的定量特征，且广泛应用于生物学、基础医学和临床医学的图像分析技术。

十一、比较基因组杂交技术

现代医学认为，肿瘤的发生与基因组染色体的异常有关。随着生物技术的快速发展，检测染色体异常的方法也在逐步更新和完善。比较基因组杂交（comparative genomic hybridization，CGH）技术借助不同的荧光染料分别标记待检测细胞或组织 DNA，并与正常人的分裂中期染色体进行共杂交，以待检测细胞或组织染色体上的荧光强度，反映待检测细胞或组织 DNA 表达情况的变化，再借助图像分析技术对染色体拷贝数量的变化进行准确的定量研究。

CGH 待检测样本类型较为广泛，可以来源于外周血、培养细胞、新鲜组织样本、石蜡包埋组织样本等，经一次单一的杂交即可对某一肿瘤全基因组染色体拷贝数量的变化进行检测，已经广泛用于肿瘤发病的分子机制研究。但 CGH 技术的使用也有局限性：CGH 能检测到的最小 DNA 扩增或缺失是 3~

5Mb，对于低水平的 DNA 扩增和小片段缺失可能存在漏检的情况；且当染色体的拷贝数量无变化时，CGH 检测不出平行染色体的易位。

微阵列比较基因组杂交技术（array comparative genomic hybridization，aCGH）是一种更为高效、准确的基因扫描方法，利用精心设计的微阵列能有效检测染色体 DNA 序列信息，它具有较高的分辨率（10~30 kb）、更简单快速的操作流程以及更高的自动化程度，已经应用于临床疾病诊断：能够发现同一肿瘤不同亚型之间的差别，可用于肿瘤的鉴别诊断和组织学分型，进而可以提示预后，从而指导临床选择适当的治疗方案；可以检测生长发育迟缓、先天性心脏缺损、先天性耳聋等由染色体畸变引起的先天性疾病；可以直接提取 DNA 样品，在全基因组水平对全部染色体进行扫描，应用于产前诊断。

十二、生物芯片技术

生物芯片技术（biochip technique）是近年来高速发展起来的生物医学高新技术之一，高度融合了物理学、微电子学、化学、生物学、计算机等学科，采用光导原位合成或微量点样等方法，将生物大分子（如核酸片段、多肽分子）以及组织切片、细胞等有序固化于载体上，与已标记的待测生物样品中的靶分子杂交，用相应的仪器对杂交信号强度进行检测分析。生物芯片技术根据芯片上固化的生物材料的不同，分为基因芯片、蛋白质芯片、组织芯片、细胞芯片、通道型微阵列芯片及生物传感芯片等新型生物芯片，本文主要介绍基因芯片、蛋白质芯片、组织芯片。

1. 基因芯片（gene chip） 又称 DNA 芯片（DNA chip）、寡核苷酸微阵列（oligonucleotide array）、DNA 微阵列（DNA microarray），是指运用原位合成（in situ synthesis）或显微打印手段将大量已知核酸序列的靶基因或寡核苷酸片段高密度有序地排列在固相载体（如硅片、玻璃片、聚丙烯或尼龙膜等）上，形成 DNA 微点阵（即基因芯片），然后利用荧光标记法将已知片段标记，通过基因杂交技术，对已标记的核酸探针进行杂交反应及相应检测，从而得到所需的大量基因信息，进行基因的高通量、大规模、平行化、集约化的信息处理及功能研究。基因芯片主要应用于测序、基因表达水平的检测、基因诊断、药物筛选等方面。

基因芯片按功能用途可分为三种：表达谱基因芯片、诊断芯片和检测芯片。表达谱基因芯片是功能基因组学研究中一项非常重要和关键的技术，主要应用于基因功能的研究；诊断芯片及检测芯片可自动、快速地检测出上万个基因的表达情况，从而对遗传信息进行快速准确的分析，主要应用于代谢病、遗传病及某些恶性肿瘤的诊断，病原微生物的检测，耐药菌株和药敏检测等方面。

表达谱基因芯片的检测原理：用不同的荧光染料通过逆转录反应将不同组织的 mRNA 分别标记制成探针，将探针混合后与芯片上的 DNA 片段进行杂交、洗涤，用特有的荧光波长扫描芯片，得到这些基因在不同组织或细胞中的表达谱，再通过计算机分析出不同基因在不同组织表达差异的重要信息。

基因芯片技术可经济、快速、准确获得大量基因表达模式，分析其调控过程，并且从数以万计的基因中找出差异表达基因，可应用于生命科学研究的各个领域，包括某些疾病的诊断、鉴别诊断和病原体检测等。利用基因芯片技术发现新基因在医学上有极其重要的意义，尤其是致癌基因的发现。但是基因芯片存在不能发现新的序列突变以及转录本等缺陷，需要用高通量测序进行补充。

2. 蛋白质芯片（protein chip） 又称蛋白质微阵列（protein microarray），是在基因芯片基础上发展起来的检测技术。蛋白质芯片是在玻璃片、聚丙烯酰胺凝胶膜、金膜等载体上高密度地点布不同种类的蛋白质，用 Cy3、Cy5 等荧光标记物标记已知抗体或配体以及待测样本中的抗体或配体，一起同芯片上的蛋白质竞争结合，利用荧光扫描仪测定芯片上各点阵的荧光强度，再经计算机分析得出待测样本的结果。蛋白质芯片具有高效率、低成本、全过程自动化检测等优点，尤其适合于蛋白质表达的大规模、多种类筛查，还可用于疾病多感染因素的筛查和肿瘤的诊断。

3. 组织芯片（tissue chip） 又称组织微阵列（tissue microarray），是将数十个至数百个小的组织片整齐排列在载玻片等载体上而成的微缩组织切片。组织芯片经组织筛选和定位、阵列蜡块的制作和切片等步骤制作而成。

组织芯片体积小、信息量大，可根据不同的需求进行组合而制成不同的组织芯片，有较好的内对照及实验条件可比性，并能快速、高效地进行组织的形态学、免疫组织化学、原位杂交、原位 PCR 等原位观察和研究。组织芯片用途多：在科研工作中可单独应用或联合应用基因芯片，分析基因及蛋白质表达产物和研究基因功能；筛选基因探针、鉴定抗体。

十三、第二代 DNA 测序技术

近年来发展起来的第二代 DNA 测序技术（next-generation sequencing，NGS）又称为大规模并行测序或深度测序，一次能对高达数百万条的 DNA 分子进行测序，具有大规模、高通量、短时间、低成本等特点，是一种高通量技术，使得全基因组或全转录组的测序变得方便易行。

对比第一代测序技术存在的相对弊端，NGS 允许大规模平行测序，且具有探索新的生物标志物并靶向识别特异性基因突变的能力，仅需要少量的 DNA 即可进行 NGS，广泛应用于肿瘤的诊断、恶性肿瘤靶向基因的筛查，辅助肿瘤靶向治疗的选择与实施，实现肿瘤的个体化治疗和精准医学（包括对癌症患者的精准分层、肿瘤生物学预测、治疗方案的制定、预后评估等）。目前，基于 NGS 的乳腺癌基因筛查技术已经投入临床试验，通过检测乳腺癌易感基因 *BRCA1* 和 *BRCA2* 预测乳腺癌的发生概率，用于筛查乳腺癌的高危人群；通过 NGS 检测甲状腺癌预后相关基因（如 *BRAF V600E*）提供了改善甲状腺癌的诊治、更好地分类甲状腺结节的可能性，极大地推动了肿瘤基因组学的研究进展。

NGS 为我们提供了高效的大数据基因组测序平台，使得该项技术在感染性疾病的诊断和产前诊断（包括无创产前染色体病、胚胎植入前遗传学筛查及诊断）中发挥重要作用。随着基因测序技术的发展，目前已有第三代、第四代测序技术逐渐应用到临床精准诊疗中。

十四、生物信息学技术

生物信息学（bioinformatics）是一门新兴的交叉学科，它主要研究生物系统中的信息现象，涉及多个领域，如生物学、数学和物理学、计算机科学及信息科学等。生物信息学从基因组 DNA 序列的信息分析着手，对基因组结构进行分析，以寻找新基因，进而分析基因调控信息，探究基因功能，并模拟和预测蛋白质空间结构及其与功能之间的关系，为靶向药物设计或蛋白质分子特性设计提供依据。

⊕ 知识链接

人工智能技术

人工智能（artificial intelligence，AI），又称机器智能，是计算机学科的一个重要分支，与生物学、大数据统计、医疗等领域有交叉应用，主要研究揭示和模拟人类智能、智能行为及其规律，设计可展现某些近似于人类智能行为的计算机系统，是计算机应用的新领域，与基因工程、纳米科学一起被认为是 21 世纪三大尖端技术。

AI 不仅广泛应用于计算机领域，也受到医学界的重视。随着数字病理切片在病理诊断中的应用，大数据背景下的分析得益于 AI。AI 不仅用于自动分析图像技术的快速检查和量化组织切片等病理形态数据分析，还可整合免疫组化、分子检测数据和临床信息，同时减少人工筛选所需的时间，最终得出综合的、最终的病理诊断报告，为患者提供预后信息和精准的药物治疗指导。

答案解析

目标检测

一、选择题

(一) A1 型题

1. 临床病理工作中，最常用的检查方法是（　）

    A. 细胞学检查　　B. 活体组织检查　　C. 电镜检查　　D. 免疫组织化学检查　　E. 尸体解剖

2. 送检的病理标本宜用（　）的甲醛液进行固定

    A. 4%　　　　B. 10%　　　　C. 50%　　　　D. 75%　　　　E. 95%

3. 组织学病理诊断报告中，可以明确病变性质的是（　）

    A. Ⅰ类报告　　B. Ⅱ类报告　　C. Ⅲ类报告　　D. Ⅳ类报告　　E. Ⅴ类报告

4. 下列适用手术中快速病理诊断的是（　）

    A. 乳腺肿块　　B. 骨组织肿瘤　　C. 病变含有大量的脂肪组织

    D. 乙型肝炎患者的组织标本　　E. 怀疑为淋巴瘤的淋巴结组织

5. 下列不属于电子显微镜的是（　）

    A. 透射电镜　　B. 扫描电镜　　C. 超高压电镜　　D. 荧光显微镜　　E. 分析电镜

(二) X 型题

1. 组织学病理诊断报告包括（　）

    A. Ⅰ类报告　　B. Ⅱ类报告　　C. Ⅲ类报告　　D. Ⅳ类报告　　E. Ⅴ类报告

2. 显微切割的方法包括（　）

    A. 机械辅助显微切割　　B. 液压控制显微切割　　C. 激光捕获显微切割

    D. LSCM　　E. 手动直接显微切割

二、思考题

1. 如何正确保存病理标本？

2. 临床病理诊断中，组织病理学诊断报告有哪几种类型？

（卢小敏）

书网融合……

本章小结　　　　　微课　　　　　思政元素　　　　　题库

参考文献

［1］ 苏宁，王世军. 病理学［M］. 3 版. 北京：人民卫生出版社，2020.

［2］ 刘春英，高维娟. 病理学［M］. 11 版. 北京：中国中医药出版社，2020.

［3］ 孙保存. 病理学［M］. 3 版. 北京：北京大学医学出版社，2019.

［4］ 步宏，李一雷. 病理学［M］. 9 版. 北京：人民卫生出版社，2018.

［5］ 王坚，朱雄增. 软组织肿瘤病理学［M］. 北京：人民卫生出版社，2017.

［6］ 来茂德，申洪. 病理学［M］. 北京：高等教育出版社，2015.

［7］ 陈杰，李甘地. 病理学［M］. 2 版. 北京：人民卫生出版社，2014.

［8］ 李雍龙. 人体寄生虫学［M］. 8 版. 北京：人民卫生出版社，2013.

［9］ 李玉林. 病理学［M］. 8 版. 北京：人民卫生出版社，2013.

［10］ 黄玉芳. 病理学［M］. 9 版. 北京：中国中医药出版社，2012.

［11］ 唐建武. 病理学［M］. 2 版. 北京：科学出版社，2011.

［12］ 陈杰，李甘地. 病理学（八年制教材）［M］. 2 版. 北京：人民卫生出版社，2010.

［13］ 刘彤华. 诊断病理学［M］. 2 版. 北京：人民卫生出版社，2006.

［14］ 王恩华. 病理学［M］. 2 版. 北京：高等教育出版社，2008.

［15］ 中华医学会. 临床技术操作规范病理学分册［M］. 北京：人民军医出版社，2004.

［16］ Kumar V, Abbas AK, Aster J. Robbins Basic Pathology［M］. 10th ed. Philadelphia：Elsevier, 2017.

［17］ Emanuel Rubin. Rubin's Pathology Clinic pathologic Foundations of Medicine［M］. 5th ed. Philadelphia：Lippincott Williams and Wilkins, 2008.

［18］ Fenderson BA. Lippincott's Review of Pathology［M］. Philadelphia：Lippincott Williams and Wilkins, 2007.

［19］ Klatt EC, Kumar V. Robbins and Cotran Review of pathology［M］. 5th ed. W. B Philadelphia：Sanders, 2021.

［20］ Kumar F, Abbas M, Aster MD. Robbins Pathologic Bases of Disease［M］. 9th ed. Philadelphia：Elsevier Saunders, 2014.

［21］ Kumar V, Abbas AK, Fauston N, et al. Bobbins and Cotran Pathologic Basis of Disease［M］. 8th ed. Philadelphia：Saunders Elsevier, 2009.

［22］ Swerdlow SH, Campo E, Harris NL, et al. World Health Organization classification of tumor hematopopoietic and lymphoid tissue［M］. Lyon：IARC, 2008.

［23］ Alexander J McAdam, Arene H Sharpe. Infectious Disease. Basic Pathology［M］. 8th ed. Philadelphia：Elsevier Saunders, 2010：331-398.